高等医学教育创新应用型教材

医疗卫生统计分析

主编 张永爱 门可

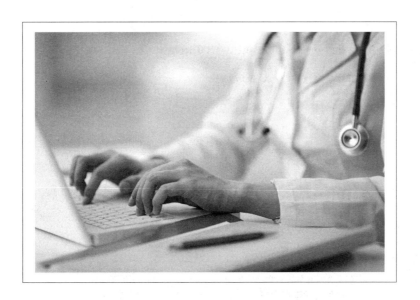

清华大学出版社
北 京

内 容 简 介

全书共十八章。第一章至第六章主要阐述统计分析相关的基础理论，包括一些基本的统计学概念、调查设计、实验设计、描述性统计、推断性统计等。阐述中尽可能避开复杂的数学公式和深奥的理论，只对统计分析方法所涉及的理论进行简述。第七章至第十八章介绍医疗卫生实际科研资料的各种统计方法，既包括简单的 t 检验、方差分析、卡方检验、非参数检验，也包括相对复杂的相关分析、回归分析，以及十分实用的信度和效度分析、生存分析、结构方程和 Meta 分析等。从科研实例出发，详细介绍各种统计分析方法的应用及 SPSS 等软件的操作实现过程，对结果进行解读，并规范整理了该类分析方法。学习本书，同学们和科研工作者可十分快捷地应用上述各类统计分析方法。本书可供临床、药学、预防、护理等医学类专业学生使用。

版权所有，侵权必究。举报：010—62782989，beiqinquan@tup. tsinghua. edu. cn。

图书在版编目 (CIP) 数据

医疗卫生统计分析/张永爱，门可主编 . —北京：清华大学出版社，2022.12
ISBN 978-7-302-62305-2

Ⅰ.①医…　Ⅱ.①张…②门…　Ⅲ.①医学统计　Ⅳ.①R195.1

中国版本图书馆 CIP 数据核字 (2022) 第 253796 号

责任编辑：罗　健
封面设计：刘艳芝
责任校对：李建庄
责任印制：丛怀宇

出版发行：清华大学出版社
　　　　网　　　址：http://www.tup.com.cn,http://www.wqbook.com
　　　　地　　　址：北京清华大学学研大厦 A 座　　　邮　　编：100084
　　　　社 总 机：010-83470000　　　邮　　购：010-62786544
　　　　投稿与读者服务：010-62776969，c-service@tup. tsinghua. edu. cn
　　　　质量反馈：010-62772015，zhiliang@tup. tsinghua. edu. cn
印 装 者：三河市东方印刷有限公司
经　　销：全国新华书店
开　　本：185mm×260mm　　　印　张：25.75　　　字　数：756 千字
版　　次：2022 年 12 月第 1 版　　　印　次：2022 年 12 月第 1 次印刷
定　　价：89.80 元

产品编号：083210-01

编委会名单

主　编　张永爱　门　可

副主编　张银玲　周晓荣　唐争艳

编　委

　　张永爱（西安医学院护理与康复学院）

　　门　可（西安医学院公共卫生学院）

　　张银玲（空军军医大学护理学院）

　　周晓荣（西安交通大学第二附属医院）

　　唐争艳（西安医学院护理与康复学院）

　　曹明芹（新疆医科大学公共卫生学院）

　　李述刚（石河子大学医学院）

　　武颂文（西安医学院公共卫生学院）

　　张海瑞（西安医学院公共卫生学院）

　　冯彦成（西安医学院公共卫生学院）

　　樊　霞（延安大学医学院）

　　张海苗（西安医学院护理与康复学院）

　　张　璐（西安医学院护理与康复学院）

　　张晓娜（西安医学院护理与康复学院）

　　李晓虹（西安医学院护理与康复学院）

　　吴倩倩（西安医学院公共卫生学院）

▶ 前言

从事医疗工作的人经常会碰到统计分析的问题。每天经手的大量病历记录将成为数据文件，最后还要写成报告书，但是，如果不懂统计分析方法，就很难写出正确的报告书，尤其是在各医疗卫生单位及社区服务站独立从事临床、药学、预防、护理工作的应用型高级医务人员，必须掌握统计分析方法。

目前国内有很多统计学教材，主要侧重于统计学的各种基础原理的阐述并含有复杂的公式。然而，在临床工作中，医务工作者面临的最大问题是，在处理数据时不知该选用何种统计分析方法，无从下手。针对广大非统计学专业人员，本教材尽量避免复杂的数学推理、难以理解的统计分析理论，从读者的实际情况出发，结合临床医疗工作及科研工作中收集的实例，借助 SPSS 软件，尽可能通俗易懂、详细地介绍统计学方法及其应用。对 SPSS 输出的结果给予合理、详尽的解释，统计学方法介绍、SPSS 操作、结果分析解释齐头并进，尤其强调常用的医学统计分析方法的介绍及其分析结果的解释。本书不是统计学理论教材，而是有关实用统计分析的书籍，它将教给初学者实用的医学统计分析原理及具体分析方法。书中提供了 60 多组临床科研数据，用 SPSS 格式建立数据文件，按照书中给出的 SPSS 操作步骤点击 SPSS 软件界面上的菜单，便可轻松得出书中所给结果，读者可将此方法运用于同类资料的分析中。需要提醒读者注意的是，本书中有些图和表是软件运行结果的截图，不完全符合报告书的统计描述格式规范，在报告中运用这些结果时需按规范重新整理撰写。我们相信本书能够成为医疗卫生行业从业者易学易用的常用统计分析工具书。

由于时间紧迫，加上作者水平有限，书中一定存在许多不尽如人意的地方，热忱欢迎读者批评指正，恳请各位读者通过 E-mail（xyhly01@163.com）等方式给予指正。

张永爱、门可

2022 年 9 月

目录

第三章
实验研究设计 021

第七章
t 检验

第八章
方差分析

第九章
χ^2 检验

第十章
非参数检验

第十一章
相关分析
219

第十五章
信度和效度分析
302

参考文献

附录

第一章 绪论

统计是伴随着人类生产活动而产生的。作为文明古国，我国是最早有统计活动文字记载的国家之一。在现代社会，大到国家重大政策的制定，小到人们的日常生活，几乎都离不开统计。特别是随着大数据时代的来临及其逐渐向医疗卫生行业渗透，医疗卫生行业正面临着大数据和非结构化数据的挑战，只有学习掌握统计学知识，在统计理论的指导下，正确运用统计学思维，针对数据特点，选用恰当的统计分析方法，才能得到可靠的结果和科学的结论。但首次接触统计学的大多数人都会有恐惧心理，听到"统计"一词，脑子里首先出现的是一大堆数字、复杂的公式或符号及较难理解的统计术语，以至于学习统计学的信心不足。本书旨在借助常用的 SPSS 统计软件，淡化统计公式和数据计算，介绍统计分析的基本原理和方法，根据研究目的和假设，结合统计结果和医学背景，以期合理地表达和解释数据分析的结果，从而客观、科学地认识医学发展的规律。

第一节 什么是统计学

为了总结经验、获取信息、发现知识，实现科学管理与决策，几乎所有的学科都需要统计学的帮助。2012 年 9 月，《普通高等学校本科专业目标（2012 年）》将统计学列为理学类一级学科。

一、定义

1. 统计学的定义

统计学（statistics）一词源于 state（国家、情况），最初多用于文字记录，后来发展为数量比较，随着概率论思想和方法的引入，逐渐形成今天的独立学科。著名的《韦氏国际大辞典》将统计学定义为关于收集、分析、解释和表达数据的科学。所谓科学，是指收集和利用的数据和信息应真实、可靠、实事求是，通过合理和科学的数据分析得到尽可能真实、可靠的结论。

2. 医学统计学的定义

近二十年来，统计学理论、方法和应用得到迅速发展，它与其他专业领域结合形成了多个分支学科，如社会统计学、心理统计学、遗传统计学等。医学与统计学的结合也是必然的，统计学是一门贯穿医学研究始终的学科。如检验某种新药能否有效改善血液循环，涉及下列一系列的统计学知识：

（1）如何确定研究对象；

（2）研究对象如何分组；

（3）什么对象作为试验组，什么对象作为对照组；

（4）为了获得可靠的信息，每组至少需要多少人；

（5）不同级别之间的治疗效果有无差异；

（6）为了节约成本，如何由较少对象的观察资料推断一般人群的疗效。

此外，生物医学中充满了不确定性，如个体的血压都不完全相同，每个高血压患者对同一种药物治疗的反应也存在差异，这就是所谓的不确定性和个体差异，统计学中把不确定性和个体差异称为变异（variation）。正是因为变异的存在，医学才需要观测和分析一定数量的个体数据，从中探索和发现数据背后蕴含的规律性。统计学是处理数据中变异和不确定性的一门科学和艺术。因此，医学统计学（medical statistics）的定义就是运用统计学原理和方法，研究医学领域中不确定性现象规律性的一门学科。它包括研究设计、数据收集、整理、分析及分析结果的正确解释和表达。

当前，医学统计学的应用价值已引起医疗卫生领域的高度关注，统计学思维和方法已经渗透到医学研究和卫生决策的方方面面。

（1）临床试验、医学实验、流行病学调查和公共卫生管理等离不开统计，医学科研基金申请书必须包含详尽的统计设计与分析；

（2）新药开发与报批必须依据统计学准则，递交统计分析报告；

（3）公共卫生管理项目的确立和验收，必须基于抽样调查的数据和较完善的评价体系；

（4）医学期刊社在论文审稿阶段邀请统计专业审稿专家对统计方面内容进行把关，严控论文的统计学缺陷。

但是，仍然存在一线医学科研工作者对统计学重视不够的现象，主要表现为忽视科研设计、盲目套用统计学方法、统计学描述不完整、对统计分析结果解释欠准确规范等。医学统计学是为医学科研发展保驾护航的工具，研究者必须培养统计思维，根据研究目的，结合临床研究实际情况，准确分析表达研究结果，科学合理推导结论，保证研究结果的真实性和科学性。

二、医学统计工作的基本步骤

统计方法和统计工作贯穿于医学科学研究的全过程，基本步骤包括科研项目设计、收集资料、整理资料和分析资料。

1. 设计

设计（design）是根据研究的问题与目的，从统计学角度对研究的每个步骤提前做出的周密计划和安排。它是决定研究能否成功的最关键环节，是提高实验质量的重要保证。

医学研究分为调查研究和实验研究，统计设计相应地分为调查研究设计和实验研究设计。两类统计设计均强调：获得符合研究目的的可靠资料、整理分析资料、准确回答研究问题。具体内容包括：①明确研究总体、研究对象、抽取样本的方法；②明确观察指标；③设置对照，是否对研究对象施加干预及如何干预；④收集哪些原始资料以及如何获取；⑤如何对资料进行整理，如何控制误差和偏倚；⑥预期结果；⑦所需经费和时间安排。上述内容都需要提前周密考虑、统筹安排，力求科学、实用、可行。

2. 收集资料

收集资料（collection of data）指获取研究所需要的原始数据的过程。医疗卫生工作中的统计资料主要来自以下几个方面：①卫生统计报表，如医院年度统计报表、疾病监测报表等；②经常性工作记录，如住院病历、门诊病历、健康检查记录等；③专题调查或实验研究数据，如吸烟对胎儿影响的研究数据、补钙对绝经期妇女骨密度影响的数据等。

无论何种途径收集的资料，都应确保其准确性、完整性。

3. 整理资料

整理资料（sorting data）是对原始资料进行归类整理的过程，旨在将原始资料净化、系统化、条理化，为计算和分析打好基础。所谓净化，是指对数据进行检查、核对、纠错和改正。所谓系统化和条理化，是指根据研究目的，将原始数据合理分组并归纳汇总。例如，如果分析对比 A、B、C 三种不同补钙剂量对绝经期妇女骨密度的影响，必须按照 A、B、C 三种补钙剂量，将原始数据进行分组汇总，分别获取相应类型的资料。

4. 分析资料

分析资料（analysis of data）就是对整理的资料进行统计分析，在表达数据特征的基础上，阐明事物的内在联系和规律。通常包括统计描述和统计推断两部分。

（1）统计描述（statistical description）是指运用统计指标，如平均数、标准差、率及统计表和统计图等，对数据的数量特征及分布规律进行客观的描述和表达。如，了解小学一年级学生的身高、体重，通常先收集数据，对数据进行归纳分类，列表画图，再计算出这些数据的代表值以及衡量这组数据分散程度的数据指标，用以描述这组数据的特征。

（2）统计推断（statistical inference）是指在一定的可信程度下由样本信息去推断总体特征。统计推断包括参数估计和假设检验两部分：①参数估计是指用样本统计量估计总体参数，如用样本均数估计总体均数：用 100 名某市健康男性的血红蛋白平均水平估计该市所有健康男性的血红蛋白平均水平；②假设检验是对总体进行假设，依据一次抽样的样本信息对支持该假设的可能性作出推断结论，决定是否拒绝该假设。

上述四个基本步骤虽然是人为进行的分隔，但实际上它们是紧密联系、不可分割的整体，缺少或忽视任何一步，都会影响整个研究的结果。

第二节 统计学基本概念

一、总体和样本

1. 总体

总体（population）是根据研究目的确定的所有同质观察单位某种观察值（即变量值）的集合。其中，观察单位（observed unit）是统计研究中的基本单位。它可以是一个人、一头动物或一群人（一个家庭、一个学校、一个自然村等），也可以是一个器官或一个细胞。

总体可分为有限总体和无限总体，前者是指同质研究对象个体数有限者；后者是指在没有时间、空间限定的情况下，同质研究对象个体数无限者。如，调查某市 2021 年 6 岁正常男童的体重，观察对象则是该市 2021 年全体正常 6 岁男童，观察单位是每个男童，观察值是测得的体重值，该市 2021 年全体 6 岁正常男童的体重值就构成一个总体。它的同质基础是同一个城市、同一年份、同一年龄的正常男童。这里的总体规定了空间、时间、人群范围，是有限总体。如，研究某新药治疗肺癌的疗效，该总体的同质基础是肺癌病人，总体包括用该药治疗的所有肺癌病人的治疗结果，没有时间和空间范围的限制，观察单位的全体数只是理论存在，因而可视为"无限"，这样的总体为无限总体。

在医学研究中，对于无限总体，研究和收集总体中的每一个观察个体是不现实的，也是不太可能的，为节省人力、物力、财力和时间，通常的做法是从总体中抽取样本，根据样本信息来推断总体特征，这种方法称为抽样研究（sampling research）。

2. 样本

样本（sample）是从总体中随机抽取的、数量足够的、能代表总体特征的部分观察单位的观测值组成的集合。样本一定要具备代表性和可靠性。所谓代表性，就是要求样本能够充分反映总体的特征，为保证样本的代表性，抽样时必须遵循随机化原则，保证每个个体被抽取到的机会均等；如上例，可从某市 2021 年 6 岁正常男童中，随机抽取 150 名男童，逐个进行体重测量，得到 150 名男童的体重测量值，组成样本。也可从就诊的肺癌病人中，随机抽取 130 名病人，观察某新药治疗前和治疗一段时间后的病情变化，组成反映治疗结果的样本。所谓可靠性，就是在总体范围内，样本数量要足够大。样本中所包含的观察单位数称为样本的样本含量。这里的"足够"究竟为多少例数，需要对样本含量进行计算。

应当强调，医学研究中常采用的是抽样研究，获取样本仅仅是手段，而通过样本信息来推断总体特征才是研究的目的。但个体间存在的差异易导致由样本信息推断总体信息时出现误差，即样本信息与总体信息不完全一致，统计学上称其为抽样误差（sampling error）。抽样误差在抽样研究中是不可避免的，统计推断时必须考虑抽样误差的大小下结论，这就是统计学思维。

二、参数和统计量

总体的数值特征称为参数（parameter），用希腊字母表示。根据研究目的确定的总体，理论上，总体参数是客观存在和固定不变的。如，研究某地健康男性的血红蛋白平均水平，常用希腊字母 μ 表示总体均数。根据样本量计算获得的某些数值特征称为统计量（statistic），常用英文字母表示。如，随机抽取该地健康男性 100 例，实验室检测其血红蛋白含量，可计算出 100 名男性血红蛋白的平均水平，此为样本均数，常用 $\bar{X}$ 表示。因抽取的个体血红蛋白存在差异，抽取不同的样本，得到的样本均数也可以不同。

三、变量与资料

变量（variable）是描述研究对象某种特征、属性的指标。变量的测量值称变量值，由变量值构成资料（data）。例如，在补钙对绝经期妇女骨密度的影响研究中，获得 100 名绝经期妇女的骨密度值，骨密度即为研究变量，这 100 名妇女的骨密度测量值构成资料。变量的观察结果可以是定量的，如骨密度的值（g/cm^3）；也可以是定性的，如男或女。统计分析时，识别变量和资料的类型非常重要，它决定了统计分析方法的选择，不同类型的资料要用不同的统计方法去分析。按变量是定量还是定性，资料类型可分为计量资料、计数资料和等级资料。

1. 计量资料

计量资料（measurement data）又称定量资料（quantitative data），是观测每个观察单位的某项指标的大小而获得的资料。其变量值是定量的，表现为数值大小，一般有度量衡单位。计量资料可以是连续型变量资料，即在实数轴上连续变动的任何数值，如身高（cm）、体重（kg）、骨密度（g/cm^3）等；也可以是离散型变量资料，即只能取整数值的资料，如某医院一年中的手术人数、新生儿数等。

2. 计数资料

计数资料（enumeration data）又称定性资料（qualitative data），是将观察单位按某种属性或类别分组计数，分组汇总各组观察单位数后而得到的资料。其观察值是定性的，表现为互不相容的类别或属性，分两种情形。

（1）二分类：变量值的属性或类别为二分类，如性别（男或女）、检验结果的阴性或阳性、疾病治疗的治愈与未愈等。两类互相对立，互不相容。

（2）多分类：表现为互不相容的多个分类。如人类的 ABO 血型，以人为观察单位，结果分为 A 型、B 型、AB 型、O 型。

3. 等级资料

等级资料（ranked data）又称半定量资料或有序分类变量资料，是将观察单位按某种属性的不同程度分成等级后分组计数，分类汇总各组观察单位数而得到的资料。如观察某药物治疗肺癌的疗效，以每个病人为观察单位，治疗效果分为治愈、显效、好转、无效；测定某人群某血清学反应，以人为观察单位，结果可分为－、±、＋、＋＋。各类之间有程度的差异，其变量值具有半定量性质，表现为等级大小或属性程度。

统计分析方法的选用，与资料类型密切联系。在数据分析时，常需要依据不同的分析目的，根据有关专业理论的指导，对变量类型进行转换，以满足不同统计分析方法的要求。一般是将计量资料转为计数资料或等级资料，例如，病人的年龄（岁）为定量变量，可将其分为＜20 岁、20～29 岁、30～39 岁、40～49 岁、50～59 岁、≥60 岁等年龄段，则转换为等级变量；若将病人的年龄分为≤60 岁和＞60 岁，则转换为二分类变量。血红蛋白为定量变量，临床研究时，可将血红蛋白值根据几个界点划分为正常、轻度贫血、中度贫血、重度贫血，如此就转换成为有序分类变量；还可进一步转换为正常、异常二分类变量。

软件输入数据时，常用的数据格式分为数值型和字符型。如，贫血程度为有序分类变量，若直接输入汉字分类，则软件默认为是字符型，为了输入数据快捷，常采用数值编码输入，输入 1、2、3、4 数值，分别代表正常、轻度贫血、中度贫血、重度贫血，此时，软件默认为数值型。再如，性别的输入，若直接在软件中输入"男"和"女"，则为字符型；若输入 1、2 分别代表男性和女性，则软件默认为数值型。

四、误差

误差（error）泛指实测值与真实值之差，按其产生原因和性质可分为三类。

1. 非系统误差

科研工作者在实验过程中偶然失误或过错造成的误差，又称过失误差（gross error）。

如，抄错数字、点错小数点、写错单位、仪器失灵等。这是绝对不允许出现的误差，要求科研工作者坚持严谨的科研态度，认真检查核对，以达到消除过失误差的目的。

2. 系统误差

系统误差是在科学研究过程中产生的误差，误差值或恒定不变，或遵循一定的变化规律。系统误差影响原始资料的准确性，其原因是可以找到的，如受试者抽样不均、分配不随机、研究者个人感觉或操作上的差异、不标准的仪器、环境条件等，在医学科研中，应尽可能预见到各种系统误差的具体来源，力求通过严密的研究设计和严格的技术措施予以控制。统计设计中，随机分组、设立对照等是控制系统误差的重要手段。如，在补钙对绝经期妇女骨密度的影响研究中，将研究对象随机分为四组，即三组食用不同剂量的钙、一组为对照组（未补钙），以控制系统误差造成的影响。

3. 随机误差

随机误差在没有过失误差和系统误差的情况下，仍然存在由大量偶然的无法消除的不确定因素造成的误差，即随机误差，这是一类不恒定的、随机变化的误差。在大量重复测量或抽样过程中，是不可避免的，它可出现或大或小或正或负的呈一定规律的变化。如，收集原始资料时，虽然仪器初始状态及标准试剂已经校正，但由于各种偶然因素的影响，也会造成同一对象多次测定的结果不完全一致，即随机测量误差。对于此类误差，应采取措施尽最大可能进行控制，至少控制在一定的允许范围内。此外，在实验中，也会出现由抽样引起的样本统计量与总体参数之间的差异，即抽样误差。此类误差是由于研究个体间存在变异以及抽样而导致的，一般情况下，样本量越大抽样误差越小，样本统计量与总体参数越接近，反之亦然。统计分析主要针对抽样误差而言。

五、频率与概率

1. 频率（frequency）

在相同条件下，独立重复试验 n 次，其中事件 A 出现了 m 次，那么事件 A 发生的频率记为 $f(A)=m/n$，$0 \leqslant f(A) \leqslant 1$。如，投掷一枚硬币，结果不外乎"正面"或"反面"两种，在相同条件下重复投掷多次，出现"正面"（或"反面"）结果的比例就是频率。

2. 概率（probability）

概率是表征随机事件发生可能性大小的一个度量，是事件本身所固有的不随人的主观意愿而改变的一种属性。假设在相同条件下，独立地重复 n 次实验，随机事件 A 出现 f 次，则称 f/n 为随机事件 A 出现的频率。当 n 逐渐增大时，频率 f/n 始终在一个常数 p 左右微小波动，则称该常数 p 为随机事件 A 的概率，记为 $P(A)=p$。

随机事件概率的大小介于 0 与 1 之间，p 越接近 1，表示某事件发生的可能性越大；p 越接近 0，表示事件发生的可能性越小。习惯上，将 $p \leqslant 0.05$ 的事件，称为小概率事件，表示在一次实验或观察中该事件发生的可能性很小，统计学上可视为不太可能发生。

小概率事件是统计推断的基本依据，通常是依据一次抽样的信息对总体进行统计推断，若一次抽样样本信息支持某总体假设的可能性非常小，为小概率事件，则通常认为样本不是来自该总体，结论为放弃该假设。

（张银玲　张永爱）

第二章 调查研究设计

医学研究按是否给研究对象人为地施加干预措施可分为调查研究和实验研究。调查研究是研究者被动的调查客观实际情况，而对研究对象未施加任何干预处理因素，只是针对相关因素的状况和结局指标进行调查。对调查研究而言，其研究因素是客观存在的，一般不能通过随机化的方法完全消除各研究组间混杂因素的影响。实验研究中，研究者能够人为地设置处理因素，研究对象接受何种处理措施也是随机分配的，因而能够很好地规避混杂因素的影响。

无论在进行调查研究还是实验研究之前必须进行科学合理的科研设计和安排，确保研究的方法、标准相统一，否则很难得出科学的结论。所以在进行科学研究之前，应根据研究目的制订出科学严谨的研究设计方案是非常有必要的。一个科学周密的研究设计，能够选择恰当的研究对象，确定合适的样本量，采用最佳的研究方法，同时能尽量减少人力、物力、财力以及时间的浪费，减小偏倚的影响，从而获得科学、准确、客观的研究结果，以达到预期的研究目标。

第一节 调查研究概述

一、调查研究的概念

调查研究（investigation）又称观察性研究，是指采用调查问卷、结构式访问或测量等科学方法，有目的地、直接地从某社会群体中或其样本收集资料，并通过对资料的统计分析来认识社会现象及其规律的研究方式。

在医学科学研究中，调查研究是一种非常重要而又常用的科学研究手段。调查研究通过客观地描述事物在自然状态下的状况，真实地记录有关的数据和资料，可以了解被调查对象疾病或卫生服务的现状及其与之相联系的各种因素（如某病的患病率、机体的各种生理生化或病理检查指标、社会卫生资源的配置状况等）的分布情况。

二、调查研究的特点

1. 没有人为干预措施

研究过程没有人为施加的干预措施，而是客观地观察记录某些现象的现状及其相关特征，这是调查研究区别于实验研究最重要的特征。

2. 无法消除非研究因素影响

在调查中，欲研究的因素及其特征（研究因素和非研究因素）是客观存在的，不能采用随机的方法消除或平衡非研究因素对本研究结果的影响。

3. 需要对混杂因素进行调整

调查资料的统计分析常常需要借助于标准化法、分层分析以及多因素分析方法对混杂因素进行调整。

4. 一般不能确定因果关系

在调查研究中，调查的因素和结局事件指标是同时存在的，因而不能确定因果关系的结论。

三、调查研究的类型

根据是否对研究对象进行分组可将调查研究分为描述性研究和分析性研究。描述性研究主要是对疾病或健康状态在人群、时间、地区的分布及暴露因素进行真实的描述，主要方式是现况调查。分析性研究的特点是探索和验证病因假设，包括病例对照研究和队列研究。

1. 描述性研究

描述性研究（descriptive study）又称为描述流行病学（descriptive epidemiology），主要用来描述人群中疾病或健康及暴露因素的分布情况，目的是提出病因假设，为进一步调查研究提供线索。其常见研究类型有现况研究、生态学研究、病例报告、病例系列分析、个案研究、历史资料研究和随访研究。

现况研究是描述性研究方法中最常用的方法，即在某一特定的时间对一定地区的人群进行疾病或健康状况的调查，客观地反映"这一特定时点"的疾病或健康分布与暴露因素的关系。其特点是不能得到发病率指标，不能得出疾病因果关系的先后顺序，只能初步提出病因线索。从时间上来说，现况研究收集的是某特定时间断面的资料，故又称为横断面研究（cross-sectional study）。从观察指标上来说，由于这种研究所得到的频率指标一般为特定时间内调查群体的患病率，故又称为患病率研究（prevalence study）。

现况研究一般可用于：①描述疾病或健康的分布；②初步提出病因线索；③评价疾病的防治效果；④进行疾病的监测；⑤评价一个国家或地区的健康水平。

2. 病例对照研究

病例对照研究（case control study）主要用于探索疾病的危险因素，进一步验证病因假设，该方法是选择一组有研究疾病的病人与一组无此病的对照，调查他们发病前对某个（些）因素的暴露情况，比较两组中暴露率和暴露水平的差异，以研究该病与这个（些）因素的关系。其特点是在疾病发生后进行，已经有一批可供选择的病例存在；设立对照组，在研究开始前，已经确立了均衡可比的对照组；在时间顺序上属于由"果"索"因"的研究；属于观察性研究的序列。

其优点是研究时间短，耗费人力、物力、财力资源少，适合罕见疾病的病因探究。缺点是回顾性研究，容易出现回忆偏倚。

3. 队列研究

队列研究（cohort study）是指将研究对象按是否暴露于某因素分成暴露组与非暴露组（对照组），随访适当长的时间，比较两组之间某种疾病的发病率或死亡率差异，以研究暴露因素与疾病之间的关系。"队列"是指在一定期间对其进行随访的人群组。它是一种由"因"

到"果"的研究，因而在观察性研究方法中对因果关系的论证强度是最强的。

四、调查研究设计的意义

从研究的目的出发，调查研究是根据某个具体的研究目的，采用科学的方法，有计划有组织地向客观实际收集统计资料的工作过程，其最主要的意义在于了解客观实际情况，为制定相应的政策措施提供依据或进行评价。

调查研究设计是对研究所做的周密计划，是调查研究工作的第一步，是关系整个调查研究是否能够取得成功的关键步骤。它是调查研究的总体计划和安排，既是调查研究顺利进行的基础，也是统计分析的前提。

第二节　调查研究设计的基本内容

调查研究设计在调查研究工作中占有重要地位，也是调查研究结果准确可靠的重要保证。调查研究计划的主要内容是先将需要证实的研究假设（即研究目的）转化为具体的分析指标，然后将分析指标转化为调查项目，再根据调查项目设计出调查表或调查问卷。同时，在制定调查研究计划时，要明确调查的范围，并确定调查的方法。

一、确定调查目的和指标

确定调查目的，就是要明确调查所要解决的问题，一般调查研究的目的可归纳为两大类：①通过了解参数来说明总体的特征，如研究某地区人群糖尿病的患病率水平；②探索事物或现象间的相互关系，如研究手机的过度使用与近视的关系。

调查目的是选定调查指标的依据，而调查指标则是调查目的的具体体现。如研究某地区肺癌的患病水平，其观察指标就是患病率。在制定调查指标时，应采用少而精的原则，尽量选用灵敏度和特异度高、客观性强且能够量化的指标。

二、确定调查对象和观察单位

根据调查目的，确定调查对象，即确定调查总体的同质性范围。如要了解某医院住院患者的护理满意度情况，则该院所有的住院患者即为研究对象。观察单位是指组成调查总体或样本的各个单位或个体，它可以是一个人、一个家庭、一个集体或采样点。如要了解某医院住院患者的护理满意度情况，则该院每一个住院患者即为观察单位。

三、确定调查方法

调查方法需要结合调查目的来确定。按调查的范围，可分为普查和非全面调查，非全面调查又分为抽样调查和典型调查，一般常以非全面调查为常用。

1. 普查

普查（census）亦称全面调查（complete survey），是指在特定的时间对特定范围内的全体人员进行的调查，此处应强调的"特定时间"既可是某一时点，也可是几天或 1~2 周，若为大规模的普查，有时亦可持续几个月，但比较少见，如我国的人口普查。所谓特定范围即指在某个地区、某个单位、某些年龄组、某个性别或从事某项特定的职业。

1) 优点

(1) 通过普查能及时发现某人群的全部病例，并给予及时治疗；

(2) 通过普查可全面描述普查地区的人群某病流行特点及相关因素分布规律；

(3) 一次调查可观察多个因素与疾病的关系，同时可借普查之机向群众宣传疾病的防治知识。

2) 局限性

(1) 对于患病率较低和现场诊断技术繁琐的疾病，不适合开展普查；

(2) 普查对象较多，时间较短，易出现漏查等现象，无应答比也较高，质控工作难度较大；

(3) 耗费人力、物力、财力资源。

2. 抽样调查

抽样调查（sampling survey）是指从总体中随机抽取一定数量且具有代表性的观察单位组成样本，然后根据样本的指标来推断总体特征。在医学研究领域中，总体往往是无限总体，无法采用普查的方法进行调查，因此选择抽样调查是唯一可行有效的办法。在抽样调查中，为保证样本具有代表性，就须针对调查对象的特点来选择合理的随机化抽样方法。抽样调查在实际工作中应用最多，可根据抽样误差对总体特征进行统计推断，因而节省人力、物力、财力资源和时间。

抽样调查的基本原理是抽样必须遵循随机化原则，且样本要足够大，随机抽样是研究样本由总体中抽取，且组成总体的每一个个体均有同等机会被抽取进入样本。

常用的抽样方法有简单随机抽样、系统抽样、分层抽样、整群抽样和多级抽样等 5 种方法，具体请详见本章第三节。

优点：抽样调查与普查相比具有费用少、速度快、覆盖面大、正确性高等。

缺点：该法不适用于患病率低的疾病，也不适用于个体间变异过大的资料，而且在设计、实施和资料分析过程中要求技术条件均比较高。

3. 典型调查

典型调查（typical survey）是研究者首先在对调查对象的基本情况进行全面分析的基础上，有目的地选择典型的观察单位或群体进行深入的调查分析。典型是指同类事物特征的集中表现，抓住典型，有利于对事物的特征做深入了解。如调查某个医改试点市、县，用于总结医改进展情况及相关经验教训，以便推广到其它地区。由于典型调查没有遵循随机抽样的原则，属于非概率抽样方法，故不能用于总体参数的推断。

四、确定调查内容

根据调查指标所确定的每个观察单位的调查项目（item），即为调查内容，包括分析项目和备考项目。分析项目是直接用于整理和计算调查指标以及分析时排除混杂因素影响所必需的项目，如研究某地居民冠心病的患病情况，分析项目就应该有身高、体重、年龄、血压等结果。备考项目通常是为了保证分析项目填写的完整、准确，便于核查、填补和更正，一般不直接用于分析，如被调查者的姓名、地址、联系电话、编号等。调查项目应精选，其中分析项目一个也不能少，备考项目则不宜过多。此外，调查内容应该有确切的含义和统一的解释，尽量保证调查者和被调查者能正确理解。

五、制订调查表

调查表也称为调查问卷（questionnaire），是在调查研究工作中用于收集原始资料的一种测量工具，把调查项目按照一定的顺序加以排列所形成的表格即为调查表。调查表按格式不同分为单一表和一览表两种。单一表又称为调查卡片，每张表只填写一个观察单位，当每一个观察单位的调查项目较多时适用，如患者的病例信息、体检表等。一览表可填写多个观察单位，适用于每一个观察单位的调查项目较少的情况，如死亡情况登记表等。

（一）调查表的构成

1. 标题

调查表的标题应简明扼要，能概括调查的主题，能易引起被调查者的兴趣。

2. 说明信和填表说明

说明信是调查者向被调查者写的封简短信，主要说明调查的目的、意义、选择方法以及填答说明等，一般放在调查表的开头。

3. 被调查者的基本情况

一般包括被调查者的主要社会人口学特征，如年龄、性别、民族、文化程度、婚姻状况、家庭收入等。

4. 调查的主要内容

调查的主要内容包括各类问题，问题的回答方式及其指导语，这是调查问卷的主体，也是问卷设计的主要内容。

5. 编码

编码是将调查问卷中的调查项目以及备选答案给予统一设计的代码。编码既可以在问卷设计的同时就设计好，也可以等调查工作完成以后再进行。前者称为预编码，后者称为后编码，在实际调查中，常采用预编码。编码一般应用于大规模的问卷调查中。因为在大规模问卷调查中，调查资料的统计汇总工作十分繁重，借助于编码技术和计算机，则可大大简化这一工作。

6. 结束语

结束语一般放在问卷的最后面，用来简短地对被调查者的合作表示感谢，也可征询一下被调查者对问卷设计和问卷调查本身的看法和感受。

（二）调查表中问题的设计

1. 问题的设计

调查项目的提问形式和类型主要包括开放式问题和封闭式问题。

（1）开放式问题：开放式问题是问卷调查最常采用的问题形式，主要是指一些不能那么轻易地只用一个简单的"是"、"不是"或者其他一个简单的词或数字来回答的问题。开放式问题会请被调查者对有关事情做进一步的描述，并把他们自己的注意力转向所描述过的那件事比较具体的某个方面。以"怎么样……"开始的开放式问题比那些以"为什么……"开始的开放式问题会得到更有价值的信息。如您认为母乳喂养的方式怎么样？开放式问题的优点是被调查者可以自由地按自己想法回答问题，能获得较为丰富的信息。缺点是调查时间较长，容易被拒绝或答非所问，难于进行数据统计和分析。

（2）封闭式问题：封闭式问题是相对于开放式问题而言的，研究者针对问题设计了各种可能的答案（各备选答案须互斥且要完备，为防止列举不全，往往在最后列出一项"其他"），被调查者只需从中选定一个或几个选项。封闭式问题有点像对错判断或多项选择题，回答只需要一两个词。如：您的受教育程度是？①初中及以下；②高中；③大专/本科；④研究生及以上；⑤其他。封闭式问题的优点是回答方便，便于进行各种数据统计和分析；缺点是被调查者要在规定的时间内回答，可能会导致他随意选答。

2. 问题的设计原则

（1）问题要按一定的逻辑顺序排列，一般被调查者易答且较为关心的内容在前，较难和特殊的问题在后；

（2）先排列封闭式问题，后排列开放式问题；

（3）避免使用语意模糊的词，如"大概""也许""偶尔"等词汇，如必须使用，应给出本次调查的定义或标准；

（4）尽量根据被调查者的语言特点，使用通俗易懂的语言，避免过多的使用专业术语。

（三）调查表的考评

在调查表的设计初步完成后，可选择小样本调查对象进行预调查，对调查表内容的可接受性、问卷的回收率及适用性进行评价，根据反馈信息，进一步修订完善调查表，此外可通过专业的问卷信度和效度检验方法（参见本书第十五章），对调查表的信度和效度进行考评。

六、制订调查的组织计划

调查研究是一项社会性很强的研究工作，调查的组织计划十分重要，它是调查研究得以顺利实施的重要保证。调查的组织计划包括组织领导、宣传发动、时间进度、地域划分、调查员培训、分工协调、经费预算、调查表格准备、调查资料的检查制度以及资料的汇总要求等。

调查设计中必须对上述工作做出周密的计划安排，并认真执行，尤其应注意原始资料的完整性和准确性。在实施大规模现场调查前，最好先做小范围的预调查，以便发现问题及时补查或修正。

七、整理资料的计划

调查设计时应明确规定数据资料收集整理的核查制度，并严格执行，确保原始资料的完整（观察单位无遗漏、无重复，调查项目填写无空缺）和正确（调查表项目填写无错误）。

调查研究结束后首先应对原始资料逐项进行检查与核对，纠正错误；建立相应的数据库，将原始资料录入计算机进行分析。资料的检查一般从两方面考虑：①逻辑检查，根据项目性质及其相互关系进行，检查填写内容是否有矛盾，如"出生日期"不应迟于"调查日期"；②计算检查，即验算计算项目有无错误。如"调查日期"减去"出生日期"应符合"实足年龄"。现场调查时，调查员完成调查表后需要进行完整性核查、逻辑核查。逻辑检查还可以在数据录入电脑后，采用统计软件进行，其逻辑核查能力远高于人工检查。

第三节　常用的抽样方法

随机化（randomization）是医学科研设计现代化的一个重要标志，也是正确进行统计学分析的前提和重要保证。随机化是控制偏倚的一项十分有效的措施。在医学科研中，一方面需要在研究对象的总体中按随机的原则抽取样本进行研究，另一方面就是将随机抽样所获得的样本进行随机化分组，使得所有研究对象都应有相等的机会被分配到各组。

在抽样调查中，根据是否遵循"随机化"的原则，可将抽样方式分为概率抽样和非概率抽样两类。下面就两类抽样方法分别进行介绍。

一、常用的概率抽样方法

必须明确，随机不是随便或随意，对一个样本而言，其作为研究对象被抽取到的机会完全相等以及被分到各组的机会也完全相等，而不是受研究者的主观愿望或无意识的客观原因所影响。在医学研究中，如果违背了随机化原则，那么所采用的统计推断自然也就失去了依据，偏倚难以避免，结论的正确性自然也就要受到质疑，因为统计学中的许多公式尤其是常用的显著性检验公式和所查用的公式表都是依据随机化原则而制定的。

（一）简单随机抽样

简单随机抽样（simple random sampling）又称为单纯随机抽样，是指将研究总体的全部观察对象进行编号，然后再应用各种随机的方法抽取被选作样本的观察对象的号数组成样本。具体方法有：

（1）抽签法。如抛硬币，根据落下后哪面朝上而入选。还有抽签、抓阄或摸有色球等，这种方法的特点是简单易行，适合小样本抽样。

（2）随机数字表法（random number table）。随机数字表是根据随机抽样原则编制的，含有一系列组别的数字表。其中全部数字无论从行、列或斜向等各种顺序均呈随机状态。它是一种可最大限度减少选择偏倚的最有效方法。

采用随机数字表法的具体步骤是先将研究对象依次编号并写在序号栏内，再从随机数字表中任一行或任一列开始选择随机数字，再按设计规定的分组方法即可将研究对象随机分组。如表 2-1 共有 24 名研究对象，将随机数字中与奇数相对应的患者分配到 A 组，偶数者分配到 B 组，其中 A 组有 15 人，B 组有 9 人，这种方法即为简单随机化分组方法。

表 2-1　用随机数字表把 24 例患者分成两组

患者序号	随机数字	组别	患者序号	随机数字	组别
1	5	A	13	0	B
2	3	A	14	2	B
3	4	B	15	3	A
4	7	A	16	9	A
5	9	A	17	9	A
6	9	A	18	7	A
7	7	A	19	7	A
8	3	A	20	6	B
9	4	B	21	3	A
10	4	B	22	0	B
11	6	B	23	1	A
12	6	B	24	7	A

（二）系统抽样

系统抽样（systematic sampling）又称机械抽样、等距抽样或间隔抽样。具体方法是先将总体的观察单位编号，按一定的间隔分成若干个部分，再从第一部分开始依次抽取一定观察单位组成样本。

例如：某单位有成年男性 2000 人，欲了解其白细胞计数，若以系统抽样法随机抽取 200 人作为样本，其方法为：抽样间隔＝总体人数/样本数＝2000/200＝10，先在 1～10 之间随机确定一个数字，比如 8，其后每隔 10 号抽取一位，即抽取 8，18，28，38，……，1998 号共计 200 人。

系统抽样比较简单，其优点是方便操作，容易得到一个按比例分配的样本，而且抽样误差小于同样大小的简单随机抽样样本，缺点是当总体中观察单位的顺序有周期趋势时，系统抽样也会产生明显的误差。

（三）整群抽样

整群抽样（cluster sampling）是先将总体按照与研究目的无关的特征（如省、市、县乡等）分为若干个"群"组（即若干个地区或单位等），每个群包括若干个观察单位，然后再根据需要在这若干个群中随机抽取某个或多个群组，其中任何一个被抽到的地区或单位中的每个成员都是研究对象。整群抽样的特点为，这种抽样所抽到的不是个体，而是由个体所组成的集体（即群体）。如调查某大学学生近视眼的患病情况，可按学院分为若干个群体，再随机抽取若干个学院，然后对所抽取的学院内全部学生进行调查。

其优点是：调查工作便于组织，可节省经费，调查质量易于控制；缺点就是群与群之间差异较大，所抽取的样本在总体中分布不均匀，当样本例数一定时，其抽样误差一般大于单纯随机抽样误差。当群间差异越小，抽取的群数越多则精确度越高。所以，在确定样本例数后，应增加抽样的"群"数而相应减少群内的观察单位数。

（四）分层抽样

分层抽样（stratified sampling）又称分类抽样，是指先按照与研究目的明显有关的因素（或某些主要特征），将总体分为若干类型或若干个层，然后再从每一层内随机抽取一定数量的观察单位共同组成该层的样本，各层样本之和组成整个样本。

采用分层抽样时，一般需事先对研究对象重要的特点、相关因素等有所了解，以便有助于恰当选择用于分层的特征标志。当样本含量确定后，对各层内的抽样方法可根据具体情况灵活采用分层系统抽样、分层整群抽样以及分层随机抽样等。

（五）多阶段抽样

多阶段抽样（multistage sampling）前述的四种基本抽样方法都是通过概率抽样的原则通过一次抽样完成的，因此统称为概率抽样，且各个方法误差大小的关系顺序是：分层抽样≤系统抽样≤单纯随机抽样≤整群抽样误差。但在实际工作中，很难通过一次抽样产生一个完整的样本，往往是通过将整个抽样过程分为若干个阶段来进行，各阶段可采用相同或不同的随机抽样方法，称为多阶段抽样（multistage sampling），亦称为多级抽样或复杂抽样。

例如某校有 10000 名大学生，10 个学院。每个学院的学生数相差不多。若要调查 200 名学生，具体抽样应为：先自 10 个学院随机抽取 1 个学院，再自这个学院随机抽出 200 名学生，这就是两级抽样。再如，欲调查某市儿童疫苗接种，从全市 70 个居委会中随机抽取 10 个，若对这 10 个居委会儿童均做调查，即是上述的整群抽样，也是单一阶段抽样。如果再从抽出的 10 个居委会分别再抽取 10 名儿童做调查，这就是二阶段抽样。这里的居委会是一级单位，儿童为二级单位。依实际情况还可产生三阶段抽样、四阶段抽样。若阶段分的过多，理论与实践上都会有一定困难，通常以 2～3 阶段为宜。

二、常见的非概率抽样方法

非概率抽样（non-random sampling）是指抽样时没有采用随机抽样的方法，总体中每一个研究对象不都是有均等的机会被选择进入样本。非概率抽样所抽取的样本代表性不如概率抽样，但是实际工作中依然常常会用到非概率抽样。常见的非概率抽样方法主要有方便抽样（accidental sampling）、立意抽样（purposive sampling）、定额抽样（quota sampling）、雪球抽样（snowball sampling）。

（一）方便抽样

又称偶遇抽样，是指研究者选择那些最容易接近的人作为研究对象，如邻居、朋友等。此法虽在抽样的准确性上有所不足，但却节约了时间和费用。常用于预实验和预调查，其目的在于确定调查表是否设计得当，调查方案是否可行等，并不用于推论总体。

（二）立意抽样

立意抽样又称判断抽样，是指研究者根据研究目的和自己的主观经验从总体样本中选择那些被判断为最能代表总体的观察单位作为样本的抽样方法。当调查人员对自己的研究领域十分熟悉，对调查总体比较了解时采用这种抽样方法，可获代表性较高的样本。这种抽样方法要求研究者对总体的有关特征有相当的了解，且多应用于总体小而内部差异大的情况，以及在总体边界无法确定或因研究者的时间与人力、物力有限时采用。

（三）定额抽样

定额抽样又称配额抽样，是指研究者根据总体各层的特点，利用总体内各层的构成比抽取与总体相似的样本。定额抽样与分层抽样看起来很相似，实则不同，因为它不是在各层中随机抽样的，在确定配额后往往采用方便抽样的的方式。

（四）雪球抽样

雪球抽样是指利用社会网络的优势和朋友间具有共性的特点来进行抽样。具体抽样办法是，先调查具有代表性的某些人，然后再由第一次的被调查者推荐，调查这些被推荐的人，以此类推，如同滚雪球一样，逐渐增加样本的数量，从而达到研究目的。

第四节 调查研究常用的样本量估计

在医学科学研究中，无论是调查研究，还是实验研究，预先确定样本含量是一个很重要的问题，如果样本含量被高估，可造成人力、物力、财力资源的浪费，也会给实际调查的质量控制带来不便；如果样本量被低估，所得指标不够稳定，样本推断总体的精度差，检验效能低。样本量的估计是调查研究设计的重要内容。

实际中的样本含量 n 取决于以下 4 个因素：

（1）检验水准 α。α 越小所需的样本量越大。同一个检验水准 α，对于双侧检验来说，比单侧检验所需样本量更多。α 通常取 0.05。

（2）检验效能（$1-\beta$）。亦称为把握度，是指当两总体确有差异时，按规定的检验水准

α 所能发现该差异的能力。β 越小，检验效能（$1-\beta$）越大，所需样本量越大。医学研究中，通常要求检验效能不低于 0.8。

（3）允许误差 δ。即预计样本统计量与相应总体参数的误差用 δ 表示，$\delta=(\bar{X}-\mu)$ 或 $\delta=(p-\pi)$。允许误差 δ 越小，所需的样本量越大。

（4）总体标准差 σ 或总体概率 π。σ 越大，相应所需的样本含量也越大。总体概率 π 越接近 0.05，所需样本含量愈多。

下面给出几种常用设计的样本含量估计的计算方法：

一、单纯随机抽样的样本含量估计

（一）估计总体均数时的样本含量

无限总体抽样时按公式（2-1）计算；有限总体抽样还需将算得的 n 代入公式（2-2）进行校正。当有限总体中的样本数目足够大时，由于 n/N 接近 0，无需使用公式校正。

$$n=\left(\frac{z_{\alpha/2}\sigma}{\delta}\right)^2 \tag{2-1}$$

$$n_c=\frac{n}{1+n/N} \tag{2-2}$$

在公式（2-1）中：n 为无限总体的样本总量；σ 为总体标准差；δ 为允许误差；$z_{\alpha/2}$ 为指定检验水准 α 下的双侧 z 值。当 $\alpha=0.05$ 时，取 1.96；当 $\alpha=0.01$ 时，取 2.58。公式（2-2）中，n_c 为有限总体的样本含量；N 是有限总体包含的单位数。

在实际工作中，总体标准差 σ 不易得到，可用样本标准差 S 代替。公式（2-1）转换为

$$n=\left(\frac{z_{\alpha/2}S}{\delta}\right)^2 \tag{2-3}$$

例题 2-1　拟用抽样调查的方法了解某地区正常成年人白细胞数的平均水平，希望允许误差不超过 100 个/mm^3。据文献记载正常成年人白细胞数的标准差约为 1000 个/mm^3，若选取 $\alpha=0.05$，问需调查多少人？

解：已知 $\alpha=0.05$，$z_{\alpha/2}=z_{0.05/2}=1.96$，$S=1000$ 个/mm^3，$\delta=100$ 个/mm^3，代入公式（2-3）

$n=\left(\dfrac{1.96\times1000}{100}\right)^2=384.16\approx385$，即需要调查 385 人。

（二）估计总体率时的样本含量

无限总体抽样按公式（2-4）计算；有限总体抽样需用公式（2-2）进行校正，当 N 很大时，可以不做修正。

$$n=\left(\frac{z_{\alpha/2}}{\delta}\right)\cdot\pi(1-\pi) \tag{2-4}$$

公式（2-4）中 π 为总体率，其它符号意义与前面一样。当总体率 π 未知，为保证对总体率推断的准确性，一般取 π 接近或等于 50%，因为当 $\pi=0.5$ 时，$\pi(1-\pi)=0.5^2=0.25$，此时其方差最大，所需样本量也最大。

例题 2-2　某市约有中小学生 5.2 万人，某眼病防治所欲开展儿童沙眼防治工作，据以往经验，儿童沙眼患病率为 20%，取 $\alpha=0.05$，要求允许误差不超过 2%，问需要调查多少人？

解：已知 $\alpha=0.05$，$z_{\alpha/2}=z_{0.05/2}=1.96$，$\pi=0.2$，$\delta=0.02$，代入公式（2-4）得

$$n=\left(\frac{1.96}{0.02}\right)^2\times0.2\times(1-0.2)=1536.64\approx1537，即需要调查 1537 人。$$

此外，估计总体均数时所用的样本含量公式，要求数据呈正态分布或近似正态。估计总体率时所用的样本含量公式，要求 $n\pi$ 和 $n(1-\pi)$ 都大于 5。

二、整群抽样的样本含量估计

（一）估计总体均数时的样本含量

$$k_0=z_{\alpha/2}^2\sum\frac{n_i(\bar{x_i}-\bar{x})^2}{(k-1)\bar{n}^2\delta^2} \tag{2-5}$$

公式（2-5）中：k_0 为应抽取的样本群数；k 为预查的群数；n_i 为预查的群体中第 i 群的调查人数；$\bar{x_i}$ 为预查的第 i 群的样本均数；$\bar{x}$ 为总体均数；$\bar{n}$ 为 k 群的平均调查人数；δ 为允许误差。

（二）估计总体率时的样本含量

对于无限总体抽样估计样本含量，其公式为

$$k_0=z_{\alpha/2}^2\sum\frac{n_i(p_i-p)^2}{(k-1)\bar{n}^2\delta^2} \tag{2-6}$$

对于有限总体估计样本含量，还需使用公式（2-7）进行校正

$$k_1=k_0\left(1-\frac{k_0}{K}\right) \tag{2-7}$$

公式（2-6）中：k_0、k、n_i、$\bar{n}$、δ 意义同上，p_i 为预查的群体中第 i 群的样本频率；p 为总体概率。公式（2-7）中 K 为所有群数。

例题 2-3 为了解某市 40 岁以上人群心血管疾病患病率，拟对该市 62 个社区采用整体抽样调查，调查组随机预调查了 2 个社区，第一个社区调查了 5368 人，心血管疾病 1860 人，患病率为 0.3465，第二个社区调查了 6236 人，心血管疾病 1268 人，患病率为 0.2033，请在此基础上估算正式作整群抽样调查所需的样本量（$\alpha=0.05$，$\delta=0.1$）？

解：已知 $\alpha=0.05$，$z_{\alpha/2}=z_{0.05/2}=1.96$，$\delta=0.1$，$k=2$，$K=62$，$\bar{n}=(5368+6236)/2=5802$，$p=(1860+126)/(5368+6236)=0.2696$，代入公式（2-6）得

$$k_0=1.96^2\times\frac{5368^2\times(0.3465-0.2696)^2+6236^2\times(0.2033-0.2696)^2}{(2-1)\times5802^2\times0.1^2}=3.90\approx4$$

因该调查为有限总体，需用公式公式（2-7）进行校正。

$k_1=4\times\left(1-\dfrac{4}{62}\right)=3.74\approx4$，即正式调查的抽样群数为 4 个。

三、分层抽样的样本含量估计

（一）估计总体均数时的样本含量

$$n=\frac{\sum W_i^2 S_i^2/w_i}{V+\sum W_i S_i^2/N} \tag{2-8}$$

在公式(2-8)中，$W_i = N_i / N$，$w_i = N_i S_i / \sum N_i S_i$，$N_i$ 为第 i 层的样本含量；S_i^2 为第 i 层的方差；n 为样本含量；N 为总体样本含量；$V = (\delta / Z_{\alpha/2})^2$ 为估计总体均数的方差。

估计总体中各层样本含量 n_i 的公式为

$$n_i = n \cdot \frac{N_i S_i}{\sum N_i S_i} \tag{2-9}$$

（二）估计总体率时的样本含量

对于有限总体抽样估计样本含量，其公式为

$$n = \frac{\sum W_i^2 p_i (1 - p_i) / w_i}{V + \sum W_i p_i (1 - p_i) / N} \tag{2-10}$$

公式(2-10) 中 W_i、N_i、N、V 意义同上，$w_i = N_i \sqrt{p_i (1 - p_i)} / \sum N_i \sqrt{p_i (1 - p_i)}$；$p_i$ 为第 i 层的概率估计值。

估计总体中各层样本含量 n_i 的公式为

$$n_i = n \cdot \frac{N_i \sqrt{p_i (1 - p_i)}}{\sum N_i \sqrt{p_i (1 - p_i)}} \tag{2-11}$$

第五节　调查研究的质量控制

一、误差来源

在调查研究的过程中，每个阶段都会产生误差，误差的出现会使资料的研究结果失去真实性和可靠性。误差大致可分为抽样误差和非抽样误差（包括系统误差和过失误差）两大类。

（一）抽样误差

由于生物的个体性差异存在，因此样本和总体之间总是存在着差异，只要这种差异存在，就会出现抽样误差，也称为随机误差。抽样误差不可消除，但有一定的规律可循，可以通过随机抽样尽可能减小。

（二）非抽样误差

非抽样误差是由人为原因或偶然因素造成的，涉及研究者和研究对象两方面。一般非抽样误差可来自于调查研究的设计、资料的收集、整理和分析整个过程。

1. 过失误差

主要有记录错误、理解误差、计算错误、调查员与研究对象虚报、瞒报数据信息以及调查方案的设计和规定不明确等造成的误差。

2. 系统误差

又称偏倚（bias），是指在研究中样本人群所测得的某变量值系统地偏离了目标人群中该变量的真实值，使研究结果或推论的结果与真实情况之间出现偏差。偏倚的出现主要来源于设计方案不周密，测量不准确等。常见的偏倚包括以下几个方面。

（1）选择偏倚（selection bias）：主要产生于研究的设计阶段，是由于选择对象的方法不当而导致的研究结果偏离真实情况。在研究的开始时，研究对象间存在着研究因素以外的其他因素分布的不均衡，是首先遇到而又难以完全避免的偏倚。易对结果造成人为地夸大或减小研究因素与疾病之间的关联程度。

（2）信息偏倚（information bias）：指在收集资料阶段对各研究对象所采用的观察或测量方法不一致，使最终所获得的信息存在系统误差。此类偏倚可来源于研究者的主观因素和研究对象的客观因素。

（3）混杂偏倚（confounding bias）：是指由于一个或多个潜在的非研究因素的影响，掩盖或夸大了研究因素与结局效应间的联系，成为混杂偏倚。这种非研究因素即为混杂因素，混杂因素与研究因素和研究疾病均有关。

识别混杂因素应注意：混杂因素必须是所研究指标的独立危险因素，如果不找出或不去除，所得结果可能不是研究因素造成的；必须与待研究因素存在统计学联系。

二、研究阶段的质量控制

在调查研究中为保证所获得的结果真实、可靠，就必须充分认识、分析影响调查研究质量的因素，针对调查研究的各个阶段采取有效地质量控制措施，这是保证获得真实可靠数据的重要保证。

（一）设计阶段

设计阶段误差产生的原因主要有理论不严谨、设计方案脱离实际，如调查对象的范围划分不当、调查指标的选择不当、调查项目的定义不明确等。

对设计阶段的质量控制应注意从以下方面进行：

（1）围绕研究目的从实际出发，严密设计调查的总体方案。

（2）明确定义研究对象，正确划分研究范围。避免遗漏研究对象或包含非研究对象。正确划分研究范围，要求列出的抽样单位全面、无重复、界限分明。

（3）正确选择研究指标，明确指标定义和调查问题。应首先选择客观、明确的指标，制定详细、明确的调查表说明。

（4）选择恰当的调查方式，保证调查质量。

（5）广泛开展专家咨询，听取各方专家意见，及时修改。

（6）通过预调查、试点研究，对方案进行可行性评价，考察设计方案是否合理可行，是否能够达到预期。

（二）调查阶段

调查阶段的误差主要来源于研究人员和研究对象，如一线调查人员工作态度不端正、业务能力不强；研究对象缺失、依存性差以及瞒报、谎报调查信息等。

对调查阶段的质量控制注意从以下几个方面进行：

（1）研究人员的选择和培训，一线研究人员要求具备一定的专业知识、诚实认真、踏实耐心等基本条件。对调查员严格按照设计方案的要求进行培训，统一认识，掌握技巧，并通过预调查获取调查经验。

（2）采用盲法，盲法是指研究者或研究对象不知道研究的分组情况，目的是避免研究者或研究对象的主观因素对研究结果造成影响。

（3）调查时应严格遵守调查设计中规定的抽样方法，不可随意更换。

（4）应严格按照调查设计方案规定的资料检查程序定期进行现场检查，发现错误及时补救。

（5）现场调查时尽量取得当地有关部门的积极配合，广泛开展宣传，争取获得研究对象的广泛认同和参与，提高其依存性。

（三）资料的整理与分析阶段

资料的整理和分析阶段误差主要来源于数据的录入、汇总以及计算等方面。

对资料的整理和分析阶段的质量控制注意从以下几个方面进行：

（1）调查问卷的核对包括调查表的登记与编号，重复与遗漏问题，调查表信息的完整性和正确性。

（2）数据录入时，应由两名工作人员背靠背独立的使用计算机进行双录入，利用统计软件的逻辑核查功能进行逻辑检查。

（3）在数据分析时，采用分层分析或多因素分析。

（门可　张海瑞　吴倩倩）

第三章　实验研究设计

根据研究者是否对观察对象主动地施加干预，医学研究可分为观察性研究和实验性研究两大类。第二章介绍了观察性研究及其设计，本章将继续从统计设计的角度介绍实验性研究。20 世纪 20 年代，英国统计学家 R. A. Fisher 创立了实验设计的理论与方法，这是统计学对现代科学方法论的一个突出贡献，也奠定了统计学在今天仍然得以广泛运用的实践基础。

第一节　实验设计的基本要素

实验设计（experimental design）的基本要素包括受试对象、处理因素和实验效应三个部分。如研究某药物对高血压患者的降压效果，其中高血压患者为受试对象，某药物为处理因素，血压的变化值是实验效应。

一、受试对象

受试对象（study subject）是处理因素作用的客体，也叫实验对象。根据研究目的不同，受试对象可以是人、动物和植物，也可以是某个器官、组织、细胞、血清等生物材料或者其它实验材料。在实验开始前，为了保证受试对象的同质性，应对其进行严格的规定。

（1）根据研究目的，制定受试对象纳入和剔除标准。动物实验中，应注意动物种类、品系、年龄、性别、体重、窝别和营养状况等；临床试验中，选择患者应诊断明确、依从性好，还应注意性别、年龄、病情和病程等的基本一致；现场试验中，应注意受试对象的性别、年龄、民族、职业、文化程度和经济状况等。

（2）选择受试对象，应满足敏感性、特异性、稳定性、同质性、依从性和经济性要求。

（3）注意医学伦理道德问题。

二、处理因素

处理因素（treatment）是指研究者根据研究目的施加于受试对象，并引起其直接或间接效应的因素，亦称受试因素。处理因素可以是一个或者多个，即称为单因素或多因素。每个因素在数量上或强度上可有不同，这种数量或强度上的不同称为水平。如比较某种降压药四组不同剂量及安慰剂对照的降压效果，该研究有一个处理因素，但有 5 个不同水平，包括 4 个剂量和 1 个安慰剂。

1. 抓实验中的主要因素

任何实验效应都是多种因素综合作用的结果。一个良好的实验设计，首先要求在众多因素与水平中抓住主要的几个，水平数不能定得太多。例如，研究某种骨病的治疗方法，与其有关的因素有很多，如年龄、病程、损伤程度等，其中每个因素又分若干水平。如果我们选定其中的两个因素各有 10 个水平，就有 $10^2 = 100$ 种实验条件。

2. 区别处理因素与非处理因素

与处理因素相对应并同时存在，能使受试对象产生效应的其他因素称非处理因素。如受试对象的性别、体重、年龄、心理状态等基本特征，实验者的技术水平和情绪等是否稳定，药物或试剂的质量和性能是否稳定，做实验时的环境和条件是否稳定等。某些非处理因素会使实验结果产生混杂效应，又称为混杂因素（confounder）。设计时应明确这些非实验因素，有意识地控制和消除其干扰作用。应结合具体问题，选定其中对观测结果具有最大影响的一个或若干个，将其定为"重要的非实验因素（简称为区组因素）"，在实验设计时，设法对它们加以控制，这就是所谓"含区组因素"的实验设计类型，如配对设计、随机区组设计、平衡不完全随机区组设计、含区组因素的析因设计等。

3. 注意交互作用

多种因素之间往往存在交互作用。交互作用是在原效应的基础上产生增强效应或减弱效应的作用，最易于理解的是两药共用可发生药效的协同作用或拮抗作用。所谓交互作用，就是一个因素不同水平对观测结果的影响情况会随着另一个因素水平的改变而改变。因此，在实验设计时除了要考虑各因素单独施加于受试对象的效应，还应特别关注因素配合施加于受试对象后产生的效应。

4. 处理因素要标准化

处理因素在整个实验中应统一标准，始终保持不变，包括处理因素的实施方式、强度、频率和持续时间等，这对于最终的效果评价至关重要。如观察某药品的疗效，作为处理因素的药品必须出产于同一厂家，若是抗生素，还需要求同一批号。

三、实验效应

实验效应（experimental effect）是处理因素作用于受试对象的结果，一般通过观测指标（即变量）来体现。选择适合的观测指标是关系整个研究成败的重要环节，所选指标要特异性强、灵敏度高、准确与可靠。

1. 主观指标与客观指标

观测指标分为主观指标和客观指标。主观指标是受试对象的主观感觉、记忆、陈述或实验者的主观判断结果，如疼痛感、头晕、好转等均为主观指标；而客观指标则是借助测量仪器或实验室检验等手段获得的结果，如体温、白细胞计数等均属客观指标。一般来说，主观指标易受研究者和受试对象心理因素的影响，具有随意性和偶然性，而客观指标则具有较好的真实性和可靠性。因此医学研究中应尽量选用客观的、定量的指标来反映实验效应。

2. 选择特异度和灵敏度高的指标

指标的特异性反映其鉴别真阴性的能力，特异度高的指标不易受混杂因素的干扰，可减少假阳性率。例如，对于原发性肝癌，甲种胎儿球蛋白（AFP）就是特异性比较高的指标。指标的灵敏性反映其检出真阳性的能力，灵敏度高的指标能将处理因素的效应更好地显示出来，可减少假阴性率。如研究某药治疗缺铁性贫血的效果，与选择其临床症状和体征相比，选用血清铁蛋白作为观察指标，更能敏锐地反映出处理因素的效应。

3. 观测指标的准确度和精密度

准确度指观察值与真值的接近程度，主要受系统误差的影响。精密度指相同条件下对同一对象的相同指标进行重复观察时，观察值与其均数的接近程度，其差值受随机误差的影响。实验设计时应选择准确度和精密度均较高的观察指标或测定方法。

4. 指标的先进性

要选择高、精、尖、新的指标。研究的先进性一般由指标的先进性体现出来，先进指标更能深入地反映所研究的问题，揭示事物的本质。

第二节 实验设计的基本原则

为了减少偏倚和控制随机误差，实验设计要遵循三个基本统计学原则，即对照（contrast）、随机化（randomization）和重复（replication）原则。

一、对照原则

对照原则是指在实验研究中必须设置合理的对照组。任何一个实验研究，若仅依据一个实验组得出结论，则如"王婆卖瓜，自卖自夸"一样，结论没有任何说服力。有了对照组，可将处理因素给受试对象带来的效应（症状、体征或指标的改变）与非处理因素（如疾病的自然进展、观察者或患者的期望、其他治疗措施等非处理因素）造成的效应区分开来。因此对照原则的作用就是提高实验的鉴别能力，增强结论的说服力。

那究竟什么是合理的对照组呢？一般来讲，合理的对照组应符合下列要求：①应满足均衡性要求，即通过盲法、随机化等手段，使实验组与对照组除所考察的处理因素不同外，其他对实验结果有影响的非处理因素所起的作用应尽量一致或相近。如在以人为受试对象时，受试对象的年龄、性别、病情、种族等基线资料应相同或相近；②应遵循专设、同步的要求，即从合格的受试对象中专门分出部分受试对象设立平行对照组；③对照形式应与研究目的和内容相符，如在药物临床试验中，尽量选择安慰剂对照或标准对照或阳性药对照，而不选择空白对照，只有当安慰剂盲法试验无法执行，或执行起来非常困难，又没有合适的标准对照或阳性药对照，且不会严重违背伦理道德时，才选择空白对照。下面将进一步介绍常用的对照形式。

1. 空白对照

空白对照（blank control）是指对照组不接受任何真实的处理。空白对照简单易行，常用于动物实验和实验室研究，但在以人为受试对象的研究中可能会出现下列两种情形之一：

（1）在某些实际临床问题中违反了医学伦理道德，将导致拟开展的临床试验研究项目不能获得有资质的伦理委员会的批准；

（2）有时并不违反医学伦理道德，但未采取有效的"盲法"或"遮蔽措施"，容易引起对照组与试验组中的受试对象在心理和依从性上的差异，从而影响试验结果的可靠性。

2. 安慰剂对照

安慰剂对照（placebo control）是指外观与受试药物相同，且无药理活性的物质。在临床研究中安慰剂对照常用来代替受试药物，以排除精神心理等非药物因素的影响。

3. 实验对照

实验对照（experimental control）是指对照组不施加与实验组相同的处理因素，但施加实验组也具有的相同基础处理。如研究含赖氨酸的面包是否有助于儿童生长发育，实验组受试对象吃含赖氨酸面包，而对照组受试对象吃不含赖氨酸面包，这两组儿童除了所吃的面包中"含"与"不含"赖氨酸不同外，在其他方面（面包的大小、颜色、口味等完全一样；受试对象在同一所学校住宿、作息时间相同、饮食结构和量接近、学习负担和身体锻炼情况接近、不接受儿童家长给予的任何物质和精神帮助）应尽可能一致。

4. 自身对照

自身对照（self-control）即对照与实验在同一受试对象身上进行，可以是同一受试对象同期接受不同的处理，也可以是同一受试对象处理前后。如评价 A、B 两种血清学方法检测肺癌的检出率有无差别，将一份血清均分成两份，分别采用 A 法和 B 法进行检测，从而避免个体差异引起的误差。

5. 标准对照

标准对照（standard control）即用现有标准方法、常规方法、标准值或参考值作为对照。如在新药临床试验中，对照组采用目前疗效明确的药物进行治疗（代表当时疗法的水平），试验组采用新药。

6. 相互对照

相互对照（mutual control）指各实验组之间互为对照，如比较三种不同药物对某疾病的疗效，或者同一种药物不同剂量对某种疾病的疗效。

在实验设计中，经常有这样的误区：必须且仅设置一个对照组。其实，对照组的数目和形式应视具体情况而定。若研究者的实验中仅涉及一个处理因素，一个对照组足矣。若研究者的实验涉及到多个处理因素，往往要求每个处理因素都有相对应的对照组，否则，如果对照设置不全，某些处理因素就有可能成为其他处理因素的"混杂因素"，从而破坏组间的均衡性。

二、随机化原则

随机化原则（randomization）即在抽样或分组时，必须做到总体中任何一个个体都有同等的机会被抽取进入样本，以及样本中任何一个个体都有同等机会被分配到任何一个组中去。随机化应贯穿于实验研究的全过程，具体体现在以下三个方面：①抽样随机：每一个符合条件的实验对象参加实验的机会相同。它可保证样本具有代表性，使实验结论具有较好的外推性；②分组随机：每个实验对象分配到不同组的机会相同。它可保证非处理因素在对比组间尽可能均衡，提高各组间的可比性；③实验顺序随机：每个受试对象先后接受处理的机会相等，它使实验顺序的影响也达到均衡。

随机化主要通过随机数来实现，随机数的产生有两种方法，即随机数字表法和计算机程序（SPSS、SAS 和 EXCEL 等）产生的伪随机数。当采用软件产生伪随机数时，可设置种子数使产生的伪随机数再次重现。

例题 3-1　请用 SPSS 产生 20 个伪随机数。

SPSS 操作步骤如下：

（1）定义种子数。通过"转换（T）"→"随机数字生成器（G）"实现。在弹出的对话框中"活动生成器初始化"下选择"设置起点"中的"固定值"，在其后的框中键入预设的种子数，本例设置为 2019。单击"确定"完成。如图 3-1 所示。

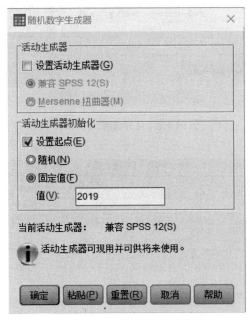

图 3-1　随机数字生成器对话框

（2）在空的数据视图窗口中第一列输入变量"顺序号"，即想要生成的随机数的数量。此处在第一列中输入数据 1～20。

（3）生成随机数。通过"转换（T）"→"计算变量（C）"实现。在弹出的对话框左侧"目标变量（T）"框中键入随机数的变量名，本例为"随机数"；在右侧的"函数组（G）"中先选择"随机数字"，再从下方的"函数和特殊变量（F）"中选择欲生成随机数的分布类型，此处应选择均匀分布的随机数 Rv.Uniform。单击向上的箭头，在"数字表达式"框中定义随机数的取值范围，依次在"?"处输入最小值 1 和最大值 20，该范围可自行定义。单击"确定"完成。若随机数要取整数，则只需在变量视图窗口，将变量"随机数"的小数位数定义为 0。如图 3-2、图 3-3 所示。

随机抽样与随机分组都用到了"随机数产生"的关键技术，第二章第三节介绍了随机抽样的常用方法，此处不再赘述，接下来将介绍几种常用的随机化分组方法。目前常用的随机化分组方法有简单随机化、区组随机化、分层随机化和动态随机化。

1. 简单随机化（simple randomization）

简单随机化又称完全随机化（complete randomization），是指直接对受试对象进行随机

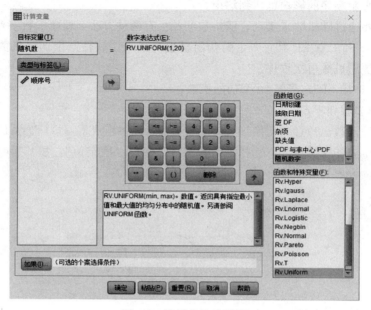

图 3-2　计算变量对话框

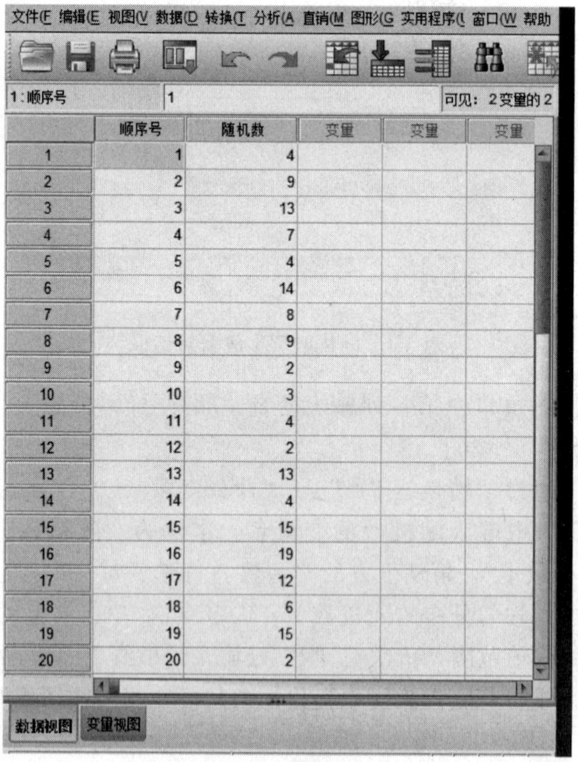

图 3-3　产生随机数结果

化分组，在实施前或者实施过程中不作任何限制和干预，分组后各组受试对象的例数不一定相等。具体步骤如下：

①　编号：将 n 个受试对象从 1 到 n 编号。

② 获取随机数字：从随机数字表或随机数发生器获得随机数，一般要求每个受试对象获得的随机数的位数与 n 的位数相同。

③ 分组：根据受试对象获得的随机数确定组别。如分两组可按随机数的奇偶划分，分 k 组可按随机数除以 k 后的余数进行划分。当然，也可以规定其他的分组规则，但规则必须事先确定下来，一旦确定不能随意改动。

④ 调整：假如共有 m 例待调整，需要从中抽取 1 例，续取一个随机数，除以 n 后将得到的余数作为所抽受试对象的序号。

例题 3-2 根据例题 3-1 产生的随机数，请将此 20 名受试者随机分配至两组中，且每组人数相同。

根据四个步骤，具体做法为：

① 编号：将 20 名受试对象从 1 到 20 编号（表 3-1 第 1 列）。

② 获取随机数字：通过 SPSS 软件产生均匀分布的伪随机数（表 3-1 第 2 列），一般要求每个受试对象获得的随机数的位数与 n 的位数相同。

③ 分组：按事先确定好的规则进行分组。一般分两组可按随机数的奇偶划分，但两组人数不一定相等，因此本例采用的规则是对随机数编秩，遇相同数按顺序编（表 3-1 第 3 列），规定秩次为 1～10 为第 1 组，秩次为 11～20 为第 2 组（表 3-1 第 4 列）。

④ 调整：两组人数相同，符合要求，无须调整。

结果：第 1、4、5、9、10、11、12、14、18、20 号受试者被分到第一组，第 2、3、6、7、8、13、15、16、17、19 号被分到第二组。

表 3-1　随机分配 20 名受试对象

编号(1)	随机数(2)	对随机数编秩(3)	组别(4)
1	4	5	1
2	9	12	2
3	13	15	2
4	7	10	1
5	4	8	1
6	14	17	2
7	8	11	2
8	9	13	2
9	2	3	1
10	3	4	1
11	4	6	1
12	2	2	1
13	13	16	2
14	4	7	1
15	15	18	2
16	19	20	2
17	12	14	2
18	6	9	1
19	15	18	2
20	2	1	1

SPSS 操作过程：

第①与②步骤的操作过程同例 3-1→随机数编秩（"转换"→"个案排秩"→"随机数"调至"变量"框→单击"确定"，见图 3-4）→根据随机数的秩次与分组原则进行分组（"转

换"→"重新编码为不同变量"→"随机数"调至"变量"框→"输出变量"的"名称"框
中填入"分组"→单击"更改"→单击"旧值与新值"→打开"重新编码到其它变量：旧值
和新值"对话框→单击其下"范围"→按照事先定好的分组规则进行旧值和新值的定义→单
击"继续"→单击"确定"，见图 3-5、图 3-6）。为了简便易读，数据集中所有变量均定义
为整数。

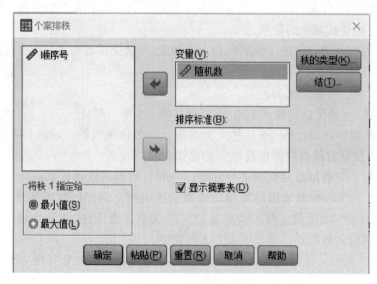

图 3-4　个案排秩对话框

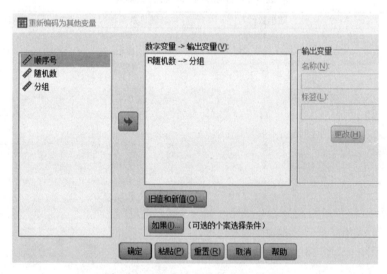

图 3-5　重新编码为其他变量对话框

2. 分层随机化（stratified randomization）

首先对可能影响实验过程和结果的主要混杂因素（如年龄、性别、病情、疾病分期等）
进行分层，然后在每一层内进行完全随机化分组，最后分别合并为实验组和对照组。配对随
机化（paired randomization）和区组随机化（block randomization）可看成分层随机化的实
际应用。

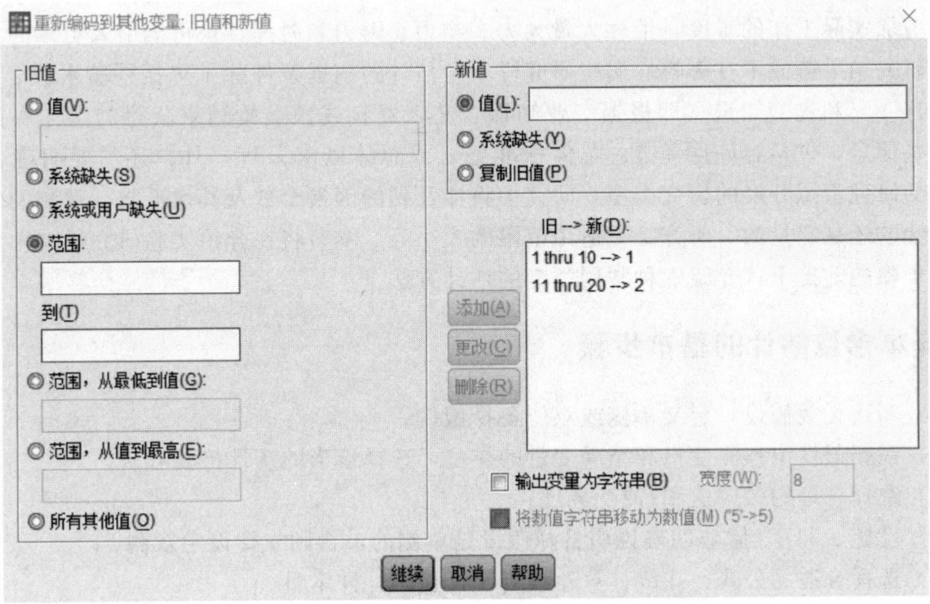

图 3-6　根据随机数秩次重新赋值对话框

3. 动态随机化 (dynamic randomization)

在临床试验过程中，来院就诊的患者可能带有某种"聚集性"，比如某一段时间来就诊的患者多数为重症患者，另一段时间则多数为轻症患者，若规定第一个就诊者分入实验组，第二个就诊者分入对照组，这样交叉分组可能导致两组患者在某些重要非实验因素方面相差悬殊，组间缺乏均衡性。为了保证各处理组间例数和某些重要因素在各组间的分布接近一致，将受试对象随机分组的概率根据一定的条件而变化的方法就是动态随机化，包括最小化法、瓮法和偏性掷币法。

三、重复原则

重复原则是指在特定的条件下应做足够多次的独立重复试验，以便使随机变量的变化规律能充分地显露出来。在生物医学和临床研究中，"重复"有三层含义：①独立重复整个实验，一个不可重复的研究是没有科学性的，特别是在病因学研究中，研究因素是病因的条件之一是结论可以在不同地区、不同人群、不同时间重复观测到；②重复取样，从每位受试对象身上获得一个样品，将其均分成若干份，在同一时间点上对其进行逐一观测，其目的是看各标本中某定量观测指标值的分布是否均匀或检测方法是否具有重现性；③重复测量，即在不同时间点或不同部位，对同一位受试对象或取自其身上的样品进行观测，其目的是看定量指标随时间推移的动态变化情况或部位改变条件下定量指标取值的分布情况。

第三节　实验研究常用的样本含量估计

正确估计样本含量体现了重复原则，不仅可降低研究中的抽样误差，还是保证实验研究中组间均衡性的基础。若样本含量过小，则抽样误差大，统计检验的效能低；若样本含量过大，会增加实际工作的难度，消耗大量人力、物力、财力和时间，也可能引入更多的混杂因素，对研究结果造成不良影响。实验研究样本量估计的前提条件除了包括检验水准 α、检验效能 $(1-\beta)$ 和先验知识（即根据专业知识、文献资料或预试验结果获得的由样本推断总体的一些信息，包括容许误差 δ、总体标准差 σ 或总体概率 π 等）外，还需要明确其他信息，包括研究者拟开展的研究类型，研究中将涉及到的因素个数及其水平数，观测的效应指标是定性的还是定量的，研究结果适用范围的大小等。本节将在介绍实验研究样本含量估计的基本步骤的前提下，介绍六种常用类型的估计方法。

一、样本含量估计的基本步骤

（1）阐述无效假设，定义单侧或双侧备择假设；

（2）根据假设中预测变量和结局变量的类型，选择恰当的统计检验方法；

（3）选择合理的效应值和/或变异度；

（4）设定 α 和 β。除非明确说明备择假设是单侧的，否则一律设定双侧 α；

（5）选择合适的公式、在线计算器或者统计包估计样本量。

二、单样本（或配对设计均数比较）t 检验的样本含量估计

$$n=\left[\frac{(z_{\alpha/2}+z_{\beta})\sigma}{\delta}\right]^2 \tag{3-1}$$

式（3-1）适合于双侧检验，$z_{\alpha/2}$ 为指定检验水准 α 下的双侧 z 值；单侧检验时，可改为单侧临界值 z_{α}；而不论单侧还是双侧，均取单侧临界值 z_{β}。总体标准差 σ 未知时，可用样本标准差 S 代替。若为配对比较时，σ 取 σ_d，若用 S 估计则取 S_d。δ 为效应值。

例题 3-3 为了解高温作业工人的心率是否高于一般人群，研究者随机抽查了 10 名高温作业工人做了预试验，测得标准差为 6.2 次/分，若高温作业工人的心率高于一般人群 3.0 次/分才有专业意义，取 $\alpha=0.05$（单侧），$\beta=0.10$ 时，需要多大样本量？

解： 本题样本量估算的步骤如下：

（1）无效假设：高温作业工人的心率与一般人群相等；

备择假设（单侧）：高温作业工人的心率高于一般人群。

（2）结局变量为定量变量，采用单样本 t 检验。

（3）效应值：均值差 δ 为 3.0 次/分，变异度 $S=6.2$ 次/分（作为 σ 估计值）。

（4）$\alpha=0.05$，$\beta=0.10$，均为单侧。

（5）选择公式 3-1 估算样本含量。

$z_{\alpha}=z_{0.05}=1.645$，$z_{\beta}=z_{0.01}=1.282$，$S=6.2$ 次/分，$\delta=3.0$ 次/分，代入公式（3-1）得

$$n=\left[\frac{(1.645+1.282)\times 6.2}{3.0}\right]^2=36.59\approx 37$$

即至少需要抽取 37 位高温作业工人作为研究对象。

三、两独立样本均数比较 t 检验的样本含量估计

（1）两组样本例数相等时

$$n_1 = n_2 = 2\left[\frac{(z_{\alpha/2} + z_\beta)\sigma}{\delta}\right]^2 \qquad (3\text{-}2)$$

（2）两组样本例数不相等时

$$n = \left[\frac{(z_{\alpha/2} + z_\beta)\sigma}{\delta}\right]^2 (Q_1^{-1} + Q_2^{-1}) \qquad (3\text{-}3)$$

公式（3-2）和（3-3）中，n_1 和 n_2 分别为每组样本含量；n 为两组样本含量之和（$n = n_1 + n_2$）；Q_1 和 Q_2 分别为每组的样本比例，$Q_1 = n_1/n$，$Q_2 = n_2/n$，$Q_1 + Q_2 = 1$。

例题 3-4 为研究 A 药和 B 药对粒细胞减少症的疗效，根据以往经验，A 药可平均增加粒细胞 1×10^9 个/L，B 药可平均增加粒细胞 2×10^9 个/L，若 $\sigma = 1.8 \times 10^9$ 个/L。取 $\alpha = 0.05$（单侧），$\beta = 0.20$，每组例数相等，问每组需要多少病例？若 A 药组样本含量占整个样本含量的 60%，则每组又各需要多少病例？

解：本题样本量估算的步骤如下：

（1）无效假设：A、B 两药增加粒细胞数相等；

备择假设（单侧）：B 药粒细胞增加数高于 A 药。

（2）结局变量为定量变量，采用两独立样本 t 检验。

（3）效应值：均值差 δ 为 1×10^9 个/L，变异度 σ 为 1.8×10^9 个/L。

（4）$\alpha = 0.05$，$\beta = 0.20$，均为单侧。

（5）选择公式 3-2（两组样本例数相等）或 3-3（两组样本例数不等）估算样本含量。

两组例数相等：已知 $\alpha = 0.05$，$\beta = 0.20$，均取单侧，则 $z_\alpha = z_{0.05} = 1.645$，$z_\beta = z_{0.20} = 0.842$，$\sigma = 1.8 \times 10^9$ 个/L，$\delta = \bar{x}_B - \bar{x}_A = (2-1) \times 10^9$ 个/L $= 1 \times 10^9$ 个/L，代入公式（3-2）得

$$n_1 = n_2 = 2 \times \left[\frac{(1.645 + 0.842) \times 1.8 \times 10^9}{1 \times 10^9}\right]^2 \approx 40$$

即两组例数相等时，每组各需要病例 40 例，共 80 例。

两组例数不等：$Q_1 = 0.60$，则 $Q_2 = 1 - 0.6 = 0.40$，代入公式（3-3）得

$$n = \left[\frac{(1.645 + 0.842) \times 1.8 \times 10^9}{1 \times 10^9}\right]^2 (0.60^{-1} + 0.40^{-1}) \approx 84$$

$$n_1 = n \times Q_1 = 84 \times 0.60 \approx 50$$

$$n_2 = n \times Q_2 = 84 \times 0.40 \approx 34$$

即两组例数共需 84 例，A 药组需要 50 例，B 药组需要 34 例。

从上例可以看出，在其他条件不变的情况下，若两组的样本含量比例相同，所需的样本含量最少。

四、样本率与总体率比较的样本含量估计

$$n = \left[\frac{(z_{\alpha/2} + z_\beta)}{\delta}\right]^2 \pi(1 - \pi) \qquad (3\text{-}4)$$

公式（3-4）中 π 为总体率，其它符号意义同前。

例题 3-5 已知用常规方法治疗某病的有效率是 50%，现试验某一新药，该新药的有效率必须达到 60% 才认为有推广价值，取 $\alpha = 0.05$（单侧），$\beta = 0.10$，问需要观察多少病例才能发现两种方法的有效率有 10% 的差别？

解：本题样本量估算的步骤如下：

（1）无效假设：两药有效率相等；

备择假设（单侧）：新药疗效高于常规药。

（2）结局变量为有效率。

（3）效应值：二组有效率之差 δ 为 10%。

（4）$\alpha=0.05$，$\beta=0.10$，均为单侧。

（5）选择公式 3-4 估算样本含量。

$\alpha=0.05$，$\beta=0.10$，均取单侧，则 $z_\alpha=z_{0.05}=1.645$，$z_\beta=z_{0.10}=1.282$，$\pi=0.50$，$\delta=0.10$，代入公式（3-4）得

$$n=\left[\frac{(1.645+1.282)}{0.10}\right]^2\times0.50\times(1-0.50)\approx214$$

即需要观察 214 个病例。

五、两样本率比较的样本含量估计

（1）两组样本例数相等时

$$n_1=n_2=2\left[\frac{(z_{\alpha/2}+z_\beta)}{\pi_1-\pi_2}\right]^2\pi(1-\pi) \tag{3-5}$$

（2）两组样本例数不相等时

$$n=\left[\frac{z_{\alpha/2}\sqrt{\pi(1-\pi)(Q_1^{-1}+Q_2^{-1})}+z_\beta\sqrt{\pi_1(1-\pi_1)Q_1^{-1}+\pi_2(1-\pi_2)Q_2^{-1}}}{\pi_1-\pi_2}\right]^2 \tag{3-6}$$

公式（3-6）中，π_1、π_2 分别为两比较样本的总体率；π 为合并后的总体率。当两组样本比例相等时，$\pi=(\pi_1+\pi_2)/2$；两组样本例数不相等时，$\pi=Q_1\pi_1+Q_2\pi_2$。

例题 3-6 比较甲、乙两种药物对某病的疗效情况。初步观察甲药的有效率为 60%，乙药有效率为 75%。现拟进一步做治疗试验，取 $\alpha=0.05$（双侧），$\beta=0.10$ 时，问每组例数相等时各需多少病例？如果要求甲药组的样本含量占 55%，乙药组样本含量占 45%，两组各需多少病例？

解：本题样本量估算的步骤如下：

（1）无效假设：甲乙两药有效率相等；

备择假设（双侧）：甲乙两药有效率有差异。

（2）结局变量为有效率。

（3）效应值：$\pi_1=0.60$、$\pi_2=0.75$，$\pi=(\pi_1+\pi_2)/2=(0.60+0.75)/2=0.675$。

（4）$\alpha=0.05$（双侧），$\beta=0.10$（单侧），则 $z_{\alpha/2}=z_{0.05/2}=1.96$，$z_\beta=z_{0.10}=1.282$。

（5）选择公式 3-5（两组样本例数相等）或 3-6（两组样本例数不等）估算样本含量。

两组例数相等：代入公式（3-5）得

$$n_1=n_2=2\left[\frac{(1.96+1.282)}{0.60-0.75}\right]^2\times0.675\times(1-0.675)\approx205$$

即两组例数相等时，每组均需要病例 205 例，共 410 例。

两组例数不等：代入公式（3-6）得

$$n=\left[\frac{1.96\sqrt{0.6675(1-0.6675)(0.55^{-1}+0.45^{-1})}+1.282\sqrt{0.60(1-0.60)0.55^{-1}+0.75(1-0.75)0.45^{-1}}}{0.60-0.75}\right]^2$$

$$\approx 411$$

$$n_1 = n \times Q_1 = 411 \times 0.55 \approx 226$$
$$n_2 = n \times Q_2 = 411 \times 0.45 \approx 185$$

即两组例数共需 411 例，其中 A 药组需要病例 226 例，B 药组需要病例 185 例。

六、配对分类资料的样本含量估计

$$n = \left[\frac{z_{\alpha/2}\sqrt{2\overline{\pi}} + z_\beta\sqrt{2(\pi_1-\pi)(\pi_2-\pi)/\overline{\pi}}}{\pi_1-\pi_2} \right]^2 \tag{3-7}$$

公式(3-7) 中，π_1、π_2 分别为两总体的阳性概率；π 为两处理结果一致的总体阳性概率；$\overline{\pi} = (\pi_1 + \pi_2 - 2\pi)/2$。

例题 3-7 拟比较甲、乙两种快速检测试纸对乙型肝炎表面抗原的检出情况，初步估计甲法的阳性检出率为 96%，乙型肝炎阳性检出率为 90%，两种方法一致的阳性检出率为 88%，请估计需要检测多少名乙型肝炎患者的血样？

解：本题样本量估算的步骤如下：

(1) 无效假设：甲、乙两种检测试纸对乙型肝炎表面抗原的检出情况相同；

备择假设（双侧）：甲、乙两种检测试纸对乙型肝炎表面抗原的检出情况不同。

(2) 结局变量为检出率。

(3) 效应值：$\pi_1 = 0.96$、$\pi_2 = 0.90$，$\pi = 0.88$，$\overline{\pi} = (0.96 + 0.90 - 2 \times 0.88)/2 = 0.05$。

(4) $\alpha = 0.05$（双侧），$\beta = 0.10$（单侧）。

(5) 选择公式 3-7 估算样本含量。

已知 $\alpha = 0.05$（双侧），$\beta = 0.10$，则 $z_{\alpha/2} = z_{0.05/2} = 1.96$，$z_\beta = z_{0.10} = 1.282$，代入公式(3-7) 得

$$n = \left[\frac{1.96\sqrt{2 \times 0.05} + 1.282\sqrt{2(0.96-0.88)(0.90-0.88)/0.05}}{0.96-0.90} \right]^2 \approx 248$$

即需要检测 248 名乙肝患者的血样。

七、直线相关分析的样本含量估计

$$n = 4 \times \left[(z_{\alpha/2} + z_\beta)/\ln\left(\frac{1+\rho}{1-\rho}\right) \right]^2 + 3 \tag{3-8}$$

公式(3-8) 中，ρ 为总体相关系数，其它符号意义同前。

例题 3-8 据以往经验可知，血硒与发硒含量之间的相关系数为 0.8，若在 $\alpha = 0.05$（双侧），$\beta = 0.10$ 的水平上得到相关系数有统计学意义的结论，请问应调查多少人？

解：本题样本量估算的步骤如下：

(1) 无效假设：血硒与发硒相关系数为 0；

备择假设（双侧）：血硒与发硒有相关系数不为 0。

(2) 结局变量为相关系数。

(3) 效应值：$\rho = 0.8$。

(4) $\alpha = 0.05$（双侧），$\beta = 0.10$（单侧）。

（5）选择公式 3-8 估算样本含量。

已知 $\alpha=0.05$（双侧），$\beta=0.10$，则 $z_{\alpha/2}=z_{0.05/2}=1.96$，$z_{\beta}=z_{0.10}=1.282$，代入公式（3-8）得

$$n=4\times\left[(1.96+1.282)/\ln\left(\frac{1+0.8}{1-0.8}\right)\right]^2+3\approx12$$

即应调查 12 人。

第四节　常用的实验设计方案

实验设计是指根据实验目的，结合统计要求对实验的全过程作出周密而完善的设计方案，以保证用较少的人力、物力、时间得到较为可靠的结果。一个好的设计是顺利进行实验和统计分析的先决条件，也是使实验性研究得到预期结果、做到事半功倍的保证。下面对常用的实验设计方法进行简单介绍。

一、完全随机化设计

完全随机化设计（completely randomized design）即将实验对象按随机化的方法分配到各个处理组中，观察实验效应，各处理组的样本例数可以相等（检验效率较高，平衡设计），也可不等（非平衡设计）。该设计的实验目的是比较一个处理因素多个水平的优劣。图 3-7 为随机分为两组的示意图。

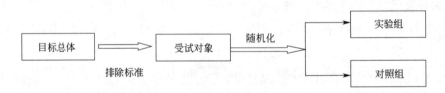

图 3-7　完全随机化设计示意图

完全随机化设计定量数据的分析，如果满足正态分布条件，可以采用方差分析（多组）和/或 t 检验（两组），如果不满足正态性条件则用秩和检验。

二、配对设计

配对设计（paired design）即将实验对象按一定条件配成对子，再将每对中的两个受试对象随机分配到不同处理组。配对的因素为可能影响实验结果的主要混杂因素。在动物实验中，常将窝别、性别、体重等作为配对条件；在临床试验中，常将病情轻重、性别、年龄、职业等作为配对条件。图 3-8 为配对设计的示意图。

在医学科研中，配对设计主要有以下三种情形：

（1）将两个条件相同或相近的同质受试对象配成对子（含同一个体的两对称器官或组织），分别接受两种不同的处理。

（2）同一实验对象分别接受两种不同的处理。如对同一受试对象分别采集耳垂血和指尖血，测定白细胞数是否有差异。

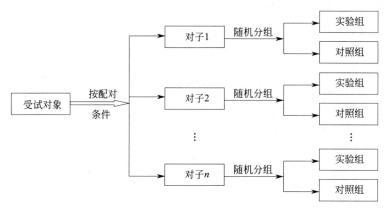

图 3-8　配对设计的示意图

（3）自身前后配对。如同一受试对象接受一种处理的前后。因在处理因素前后，重要的非处理因素（如气候、饮食等）常常难以做到一致，故存在一定缺陷，不提倡单独使用。在实际研究中，可在应用自身前后配对的同时，设立一个平行的对照组。

配对设计数据的分析可用配对 t 检验或符号秩和检验法。

三、随机区组设计

随机区组设计（randomized block design）即先将受试对象按性质（如动物的性别、体重，患者的病情、性别、年龄等非处理因素）相同或相近者分成 m 个区组（或称配伍组），然后分别将各区组内的受试对象随机分配到 k 个处理组。随机区组设计时应遵循"单位组间差别越大越好，单位组内差别越小越好"的原则。表 3-2 所示为随机区组设计的数据结构。

表 3-2　随机区组设计方差分析的数据结构

B：区组因素	A：处理因素			
	水平 1	水平 2	...	水平 k
区组 1	X_{11}	X_{12}	...	X_{K1}
区组 2	X_{12}	X_{22}	...	X_{K2}
...	...	...	...	
区组 m	X_{1m}	X_{2m}	...	X_{Km}

随机区组设计定量资料的分析可以用随机区组方差分析法。

四、交叉设计

交叉设计（cross-over design）是按事先设计好的试验次序（sequence），在各个时期（period）对研究对象先后实施各种处理，以比较各处理组间的差异。交叉设计时受试对象可以采用完全随机设计或随机区组设计方法来安排。

交叉设计的具体实施方法：假设有两种处理 A 和 B，首先将受试对象完全随机分为两组，然后将 A、B 两种处理因素先后施于同一批受试对象，使一组受试对象在第 Ⅰ 阶段接受 A 处理，第 Ⅱ 阶段接受 B 处理；另一组受试对象在第 Ⅰ 阶段接受 B 处理，第 Ⅱ 阶段接受 A

处理。在上述模式中，每个受试对象都接受了 A、B 两种处理，同时 A 和 B 两种处理在阶段 I 和 II 上都进行了试验，这样使处理 A 和 B 先后试验的机会均等，平衡了试验顺序的影响，而且能将不同处理组间的差别及时间先后顺序的差别分开来分析。

交叉设计中最简单的形式是 2×2 交叉设计，表 3-3 为 2×2 交叉设计模式。同理，交叉设计亦可以划分为三个或三个以上的实验阶段，以便安排更多的不同处理。如三个处理的比较用三阶段交叉设计，四个处理的比较用四阶段交叉设计。当然，二个处理的比较也可用三阶段交叉设计，称为二处理三阶段交叉设计。

表 3-3　2×2 交叉设计模式

受试对象	阶段 I		洗脱阶段		阶段 II
1	处理 A	→	无处理	→	处理 B
2					
…	…	…	…	…	…
n_1	处理 A	→	无处理	→	处理 B
1	处理 B	→	无处理	→	处理 A
2					
…	…	…	…	…	…
n_2	处理 B	→	无处理	→	处理 A

进行交叉设计时应当注意以下几点：

（1）交叉设计中的各种处理因素不能相互影响，即受试对象在接受第二种处理时，不能有前一种处理的剩余效应（carry-over effects）。在两次处理之间应有适当时间间隔即洗脱阶段（washout period）。

（2）交叉设计试验应采用盲法进行观察，以提高受试对象的依从性，避免偏倚。

（3）不宜用于具有自愈倾向或病程较短的疾病研究。

应用统计分析可检验阶段效应、处理效应、实验对象间的效应。

五、析因设计

析因设计（factorial design）是用于多个因素不同水平的一种实验设计。即将两个或多个因素的各个水平进行排列组合，交叉分组进行实验，用于分析各因素间的交互作用，比较各因素不同水平的平均效应和因素间不同水平组合下的平均效应，进而寻找最佳组合。

在析因设计中，通常用数学表达式表示不同因素和水平数的设计。如 2×2 析因设计表示有 2 个因素，每个因素有 2 个水平；2×2×2 析因设计表示有 3 个因素，每个因素有 2 个水平；3×5 析因设计表示有 2 个因素，其中一个因素有 3 个水平，另一个因素有 5 个水平。最为简单的析因设计是 2×2 析因设计。表 3-4 为 2×2 析因设计模式，其中各水平均搭配一次，共有 4 种处理。

表 3-4　2×2 析因设计模式

处理因素 A	处理因素 B	
	b_1	b_2
a_1	$a_1 b_1$	$a_1 b_2$
a_2	$a_2 b_1$	$a_2 b_2$

析因设计的优点在于其全面性、高效性，其缺点为工作量较大。当析因分析的处理数过

多，不但会导致统计分析计算复杂，而且会给众多交互作用的解释带来困难。析因设计数据的分析用方差分析。

第五节　临床试验设计

一、基本概念

临床试验是指在人群中、人体上或者利用人的组织/体液等标本所开展的前瞻性研究。它包括与疾病诊疗相关的所有新药物、新设备、新器械、新材料、新技术及新规范等在上市前于限量特定人群中开展的确证性研究，以及上市后在临床真实条件下，于广大人群中开展的验证性研究。

在临床试验中，通过人为地施加某种干预措施，观察一个或多个结局效应，因此，它具备阐明因果关系的能力。但是，临床试验通常昂贵、耗时，且只能关注一个具体问题，有时还会将试验对象暴露于潜在的危险因素中。所以，最好针对相对成熟的研究问题，在观察性研究和其他证据提示一种干预措施可能有效且安全，但需要更强的证据时，才推荐使用临床试验。值得指出的是，并不是每一个问题都适合使用临床试验设计，比如为了确定吸烟对肺癌的影响，而将实验对象随机分为真正的吸烟组和伪随机组就不符合伦理的要求。

二、临床试验的基本原则

临床试验也应遵循对照、随机、重复的基本原则，但由于研究对象是人，还需考虑受试者的伦理道德和心理因素等，因此，还需要遵循以下两个原则——医学伦理学和盲法原则。

1. 医学伦理学原则

临床试验必须符合《赫尔辛基宣言》和国际医学科学组织委员会颁布的《人体生物医学研究国际道德指南》的道德原则，即公正、尊重人格、力求使受试者最大限度受益和尽可能避免损害。具体体现为在临床试验开始前，所有涉及人类受试者的试验方案必须呈送给临床研究负责单位的国家临床药品研究基地伦理委员会，以便对其科学价值和伦理可接受性进行审查，在得到伦理委员会的批准或准许后方可开始实施临床试验计划。如果是新药或新的医疗器械的临床试验，还必须得到药品监督管理部门的批准。在准备进入临床试验程序前，研究者必须周密考虑该试验目的、方法、预期的结果及可能产生的危害等，并向受试对象提供口头或书面的详细材料，使其在充分理解并进行考虑后自由选择是否参与临床试验，若受试对象同意后，须由受试者或其法定代理人在知情同意书上签字并注明日期，同时执行知情同意过程的研究者或其代表也需签字，并注明日期。

2. 盲法原则（blind method）

盲法是为了避免研究者和/或试验对象的测量与实施偏倚的重要措施。根据设盲的对象和数量的不同，盲法可以分为单盲（single blind）、双盲（double blind）和三盲（triple blind）。

单盲是指研究中只对受试者设盲，即受试者不知道自己是试验组还是对照组。该设计能使受试者的安全性得到保障，但是无法避免研究者方面带来的主观因素影响。双盲是指受试者和给予干预的研究者均不了解试验分组情况，而是由研究设计者来安排和控制全部试验。此类设计可以避免受试者和研究者的主观因素所带来的偏倚，但是方法复杂，较难实行，且一般不适用于危重患者。三盲是在双盲研究的基础上，对结局评价者进行设盲。作为试验参与者，该类人员仅限于知晓不同组别，却不知道组别对应何种干预措施。由于伦理学或可行性方面的原因，如果试验中无法采用以上盲法形式，如评价外科手术、针灸、推拿等非药物疗法，则可以考虑是否能够实施结局评价者盲法。即虽然研究者和受试者知晓分组情况，但是可以采用独立的结局评价者去评价疗效和安全性指标，这种设计对于带有主观性的结局指标（如症状改善）尤为重要。

对于 1∶1 设计的双臂或者均衡设计的三臂及以上试验，需要进行两次揭盲。对于组间非均衡比例（例如 2∶1）的试验，则可只进行一次揭盲。盲法技术在规避某些偏倚的同时，也带来了伦理学问题。因此，在试验开始前，应对试验中的紧急破盲情况（如严重不良事件）进行详细的说明和建立完备的预案。

三、临床试验的设计类型和比较类型

临床试验的常用设计类型包括平行组设计（将受试者随机地分配到试验各组，各组同时进行试验）、交叉设计、析因设计等。详见本章第四节。

目前，已公认传统假设检验在临床试验中用于判断药物的疗效是不全面的，它不能准确区分临床疗效差异的方向和大小。因此，国际上根据研究目的不同，将临床试验分为非劣效性、等效性和优效性试验三种。

1. 非劣效性试验

非劣效性试验的主要研究目的是显示试验药的疗效，在临床意义上不差于（非劣于）对照药的疗效。设 A 药为待确证疗效的试验药，B 药为对照药，有临床意义的疗效差异界值为 Δ，下同。非劣效试验的假设检验如下：

无效假设（H_0）：A 药疗效－B 药疗效$\leqslant-\Delta$。

备择假设（H_1）：A 药疗效－B 药疗效$>-\Delta$。

结论：如 $p>0.025$，按单侧 $\alpha=0.025$ 的检验水准不能拒绝 H_0 假设，即无法判断 A 药不差于 B 药；如 $p\leqslant0.025$，则接受 H_1 假设，可认为 A 药不差于 B 药。

根据非劣效试验的统计学原理，治疗差异（A 药疗效-B 药疗效）>0，则试验药的疗效较好；治疗差异<0，则对照药疗效较好；如果治疗差异$>-\Delta$，则试验药非劣效于对照药。此处的 Δ 表示临床意义上判断疗效不差、所允许的最大差异值，即非劣效试验的判断界值。

2. 等效性试验

等效性试验指一种药物是否与另一种药物的疗效相差不超过一个指定的等效性界值 Δ。等效性试验的假设检验如下：

无效假设（H_0）：A 药疗效－B 药疗效$\leqslant-\Delta$。

　　　　或　A 药疗效－B 药疗效$\geqslant\Delta$。

备择假设（H_1）：$-\Delta<$A 药疗效－B 药疗效$<\Delta$。

结论：如 $p_1>0.025$ 或 $p_2>0.025$，按 $2\alpha=0.05$ 的检验水准不能拒绝 H_0 假设，即无法判断 A 药等效于 B 药；如 $p_1\leqslant0.025$ 且 $p_2\leqslant0.025$，则接受 H_1 假设，可认为 A 药等效

于 B 药。

3. 优效性试验

优效性试验指检验一种药物是否优于安慰剂或另一种药物的试验。优效性试验的假设检验如下：

无效假设（H_0）：A 药疗效-B 药疗效$\leq\Delta$。

备择假设（H_1）：A 药疗效-B 药疗效$>\Delta$。

结论：如 $p>0.025$，按单侧 $\alpha=0.025$ 的检验水准不能拒绝 H_0 假设，即无法判断 A 药优于 B 药；如 $p\leq0.025$，则接受 H_1 假设，可认为 A 药优于 B 药。

实际应用中，也可采用可信区间法检验。详情请查看其它资料。

四、临床试验的注意事项

1. 新药临床试验的分期

通常分为四期，即Ⅰ、Ⅱ、Ⅲ、Ⅳ期，每一期都有各自不同的要求。

Ⅰ期临床试验：为初步的临床药理学及人体安全性评价试验。它是在大量实验室研究、试管实验和动物实验基础上，将新疗法开始用于人类的试验，试验对象为少量志愿者。目的在于研究人体对于新药的耐受程度和药物代谢动力学，为Ⅱ期临床提供安全有效的给药方案。

Ⅱ期临床试验：为新药临床评价最为重要的一期。通过盲法的随机对照试验，探索药物疗效适应症、副作用、最适剂量和用法，对新药有效性及安全性做出初步评价。

Ⅲ期临床试验：为Ⅱ期的延续，多中心临床试验，完成 300 例病例，进一步验证Ⅱ期临床试验提出的用法、用量的有效性及安全性。

Ⅳ期临床试验：为新药上市后临床试验。将进一步考察药物的疗效和不良反应（特别是罕见不良反应），评价药物的有效性。

2. 主要指标的确定

根据研究目的，必须明确定义能够反映处理因素效应的主要观察指标，安全性也可以是主要指标，通常只选择 1~2 个主要指标。它是临床试验评价和样本含量计算的主要依据。

3. 设立合理的对照与盲法的使用

研究对象是人，所以绝不允许危害对照组的健康，要符合医学伦理道德。安慰剂对照、标准对照都是常用的对照形式，要按其适用范围进行合理选择。为了控制偏倚，通常需采用"盲法"。

4. 意向性分析的原则

意向性分析的原则（intention-to-treat，ITT）指主要分析应包括所有随机化的受试者。ITT 原则维持了随机化的结果，不管受试者随机化后是否违背方案、是否接受处理、是否有观察结果、是否完成治疗以及依从性好坏等，均纳入分析。其目的是为了防止偏倚，并为统计学检验提供可靠的基础。然而，在实际工作中常难以达到，如在随机化分组后患者再也没有提供任何信息，将这样的病例纳入分析显然不合理。所以 ITT 实际上仅仅是个原则。临床试验统计分析的数据集有以下三种情形：

（1）全分析集（full analysis set，FAS）

根据意向性分析原则确定的数据集称为全分析集。该数据集是由所有随机化受试对象以最小和最合理的方法剔除后得到的。在选择全分析集进行统计分析时，对主要指标缺失值的估计，可以采用最接近的一次观察值进行结转。全分析集能保持原始随机化数据集的完整性，控制偏倚，并为统计检验提供合理的基础。

（2）符合方案集（per protocol set，PPS）

符合方案集亦称为有效病例、有效样本或可评价病例样本，是充分依从试验方案的病例数据集，是全分析集的一个子集。纳入 PPS 的病例应符合治疗方案、接受试验分配的治疗、依从性好、具有主要指标的测量指标等。

（3）安全性数据（safety analysis set，SS）

对于安全性分析，使用"暴露"原则，即包括所有随机化后至少接受一次治疗且至少有一次安全性评估的受试者。

实际分析中，应同时对 FAS 和 PPS 进行分析，如果结果不一致，应进行解释。

（张银玲　武颂文）

第四章 SPSS 统计软件的应用

统计学通过收集、处理、分析、解释多种资料，并从数据中得出结论。

统计要处理大量的数据，涉及繁杂的计算和图表绘制。现代的数据分析工作如果离开统计软件几乎无法正常开展，所以掌握统计软件的实际操作，是十分必要的。但要注意使用者应该特别清楚自己的分析目的，根据目的选择恰当的统计分析方法。

常见的统计软件有 SAS、SPSS、MINITAB、EXCEL 等。其中，SAS 和 SPSS 是目前广泛使用的两种统计软件。特别是 SPSS，其界面清晰简洁、功能强大、易于操作，包含了几乎全部尖端的统计分析方法，具备完善的数据定义、操作管理和开放的数据接口以及灵活而美观的统计图表制作等功能，所以 SPSS 在高等院校以及科研机构中更为流行。

第一节 SPSS 统计软件介绍

SPSS 是国际上最流行的统计分析软件之一。2000 年 SPSS 公司将其名称更新为 Statistical Product and Service Solutions（统计产品和服务解决方案）。该软件可以在众多的操作系统平台上运行，包括 Windows 系统、UNIX 系统、MAC OS/X 系统等。SPSS for Windows 即该产品的 Windows 版本。2010 年 SPSS 公司被 IBM 公司并购，之后软件更名为 IBM SPSS Statistics（后文仍简写为 SPSS）。随着操作系统的升级和新的统计分析模块的增加，SPSS for Windows 目前已升级到 28.0 版。尽管现在每年更新一个版本，但其基本统计分析的内容保持一致。本书介绍的是 SPSS 24.0 中文版。对于其他版本，本书内容也基本适用。

一、SPSS 的特点

（1）专业的统计分析功能。既可进行经典的统计分析，也可进行最新统计方法的分析。

（2）强有力的数据处理能力。通过类似 EXCEL 表格的方式输入与管理数据，数据接口较为通用，能够直接读取多种类型的数据文件（如 EXCEL 及 DBF 数据文件）。提供丰富的内部函数，易于进行数据转换。内置 SQL 语言，能够与大型数据库完美联机，提取数据。

（3）制作统计图表功能强大。能够轻松输出各种统计图表，清晰美观，为结构化的组织形式，有利于浏览查看。

（4）系统操作采用菜单栏和程序语言并重的方式。绝大多数操作都可以使用菜单和对话框，通过单击鼠标选择和填充完成，操作简便、直观。对于高级客户，SPSS 提供了先进、强大的程序语言，通过程序语言可使分析过程自动化、标准化。同时菜单操作过程能自动生成对应的操作程序，可供用户学习、研究。

（5）全部分析的操作过程具有追溯性。所有操作过程都可以在系统日志中完整地反映出来，便于核查分析过程，使分析过程具有重复性、客观性，同时也便于找出分析中的问题。

（6）SPSS 还有很好的练习帮助系统及良好的电子文档发布能力等。

二、SPSS 的主要窗口及其功能

SPSS 主要有三大窗口：数据编辑窗（data editor）、结果输出窗（viewer）和程序编辑窗（syntax editor）。

1. 数据编辑窗

启动 SPSS 后，数据编辑窗自动打开。主要有建立新的数据文件、编辑和显示已有数据文件的功能，由数据窗口（data view）和变量窗口（variable view）组成，两个窗口可切换单独显示。数据窗口用于录入、显示和编辑变量值，变量窗口用于定义、显示和编辑变量特征。

2. 结果输出窗

在第一次实现操作后，结果输出窗自动打开；从菜单选择"文件（F）"→"新建（N）"→"输出（O）"，可打开新的结果输出窗。

所有统计分析结果，包括文本、表格和图形，均在其中显示。自结果输出窗自动打开后，所有分析结果会依此写在这个输出窗。通过打开新的结果输出窗，可以同时显示多个结果输出窗，但指定结果输出窗只有一个，即输出结果只在当前指定的输出窗记录。

3. 程序编辑窗

启动 SPSS 后，从菜单栏选择"文件（F）"→"新建（N）"→"语法（S）"，新建一个 SPSS 的语句文件，程序编辑窗中 SPSS 过程以命令语句形式出现。该窗口还可以编辑对话框操作不能实现的特殊过程的命令语句。所有命令语句最终形成一个可执行程序文件，存为以 .sps 为后缀（系统默认）的文件。建立程序文件的好处是：处理大型或复杂资料时，将所有分析过程汇集在一个文件中，可以避免因数据的小小改动而大量重复已完成的分析过程。这种模式要求掌握 SPSS 语句。

第二节　SPSS 基本操作

一、SPSS 的启动

单击 windows "开始"→"程序"→"IBM SPSS Statistics"，在它的次级菜单中单击 "IBM SPSS Statistics 24.0" 即可启动 SPSS 软件。将弹出的小对话框关闭，呈现的就是 SPSS 操作界面，称为数据编辑器。如图 4-1、图 4-2 所示。

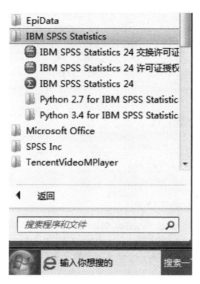

图 4-1　SPSS 启动

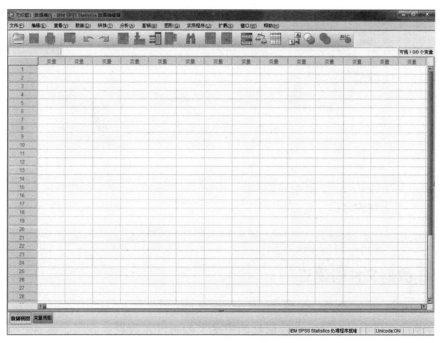

图 4-2　SPSS 数据编辑器

二、数据文件的打开

在 SPSS 软件中，除了可以打开以 SPSS 格式（.sav）保存的数据文件以外，还可以直接打开 Excel、SAS、Stata、制表符分隔文件等多种类型文件，无须转换文件格式。基本操作是：选择菜单中的"文件（F）"→"打开（O）"→"数据（D）"，出现"打开数据"对话框，在该对话框"文件类型（T）"中选择要打开的文件类型，单击"打开"按钮。图 4-3 为打开 SPSS 格式数据，图 4-4 为打开 Excel 格式数据。

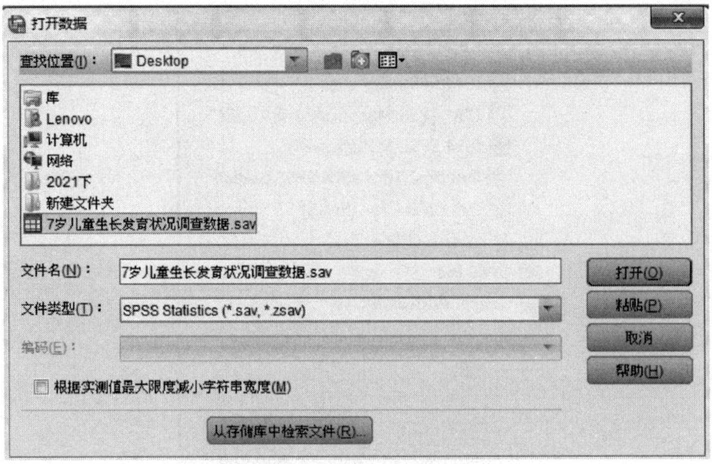

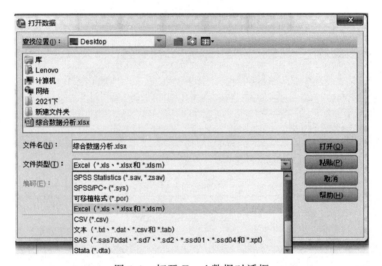

图 4-3　打开 SPSS 数据对话框

图 4-4　打开 Excel 数据对话框

三、SPSS 数据文件的建立

1. 数据编辑窗

在数据编辑窗口中可以进行变量属性的定义、编辑以及数据的录入，是 SPSS 的基本界面。主要由以下几部分构成：标题栏、菜单栏、工具栏、编辑栏、变量名栏、单元序列号、窗口切换标签、状态栏。如图 4-5 所示。

（1）标题栏：显示数据编辑的数据文件名。

（2）菜单栏：通过对菜单中各项功能的选择，用户可以进行几乎所有的 SPSS 操作。

关于菜单的详细操作步骤将在后续统计分析内容中分别介绍。

为了方便用户操作，SPSS 软件把菜单项中常用的命令放到了工具栏里。当鼠标停留在某个工具栏按钮上时，会自动跳出一个文本框，提示当前按钮的功能。另外，如果用户对系统预设的工具栏设置不满意，也可以用"视图（V）"→"工具栏（T）"→"设定"命令对工具栏按钮进行定义。

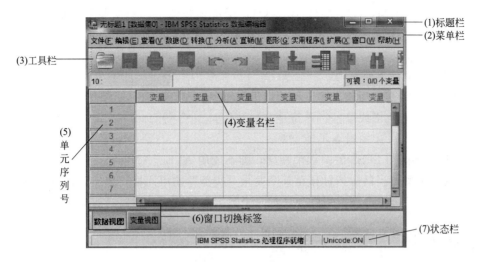

图 4-5　SPSS 数据编辑器

（3）工具栏：显示 SPSS 常用的工具按钮。

（4）变量名栏：列出数据文件中所包含变量的变量名。

（5）单元序列号：列出数据文件中的所有观测值。观测的个数通常与样本容量的大小一致。

（6）窗口切换标签：用于"数据视图"和"变量视图"的切换。即数据浏览窗口与变量浏览窗口。数据浏览窗口用于样本数据的查看、录入和修改。变量浏览窗口用于变量属性定义的输入和修改。

（7）状态栏：用于说明显示 SPSS 当前的运行状态。SPSS 被打开时，将会显示"处理程序就绪"的提示信息。

2. 变量视图

建立数据文件的第一步是定义变量。在数据编辑窗口的左下角单击"变量视图"激活窗口。窗口内显示数据表中各个变量及有关属性。行代表各个变量，列是变量的各种属性。变量属性包含：名称（name）、类型（type）、宽度（width）、小数位（decimal）、变量标签（label）、标签值（values）、缺失值（missing）、显示宽度（columns）、对齐（align）、变量测度（measure）等（图 4-6）。

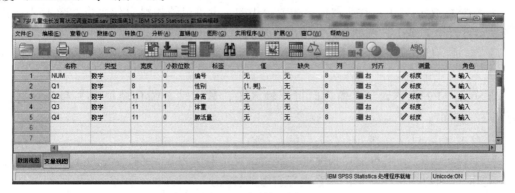

图 4-6　变量视图窗口

（1）变量名称：输入字符（可包含汉字、英文、数字）作为变量的名称，上图数据文件中的变量名称有 NUM、Q1、Q2、Q3、Q4，变量标签框中注明变量名称的含义分别为编号、性别、身高、体重、肺活量。如不输入名称，系统依次默认为 var00001、var00002、var00003…。

变量名称应遵循下列原则：

① 首字符必须是字母或汉字，不能以下划线（_）或圆点（.）结尾。

② 变量不能有空格或某些特殊符号，如"!、?、、*"等。

③ 同一数据文件中变量名不能重复。

④ 变量名不能与 SPSS 的关键字相同，即不能用 ALL、AND 等。

（2）变量类型：当鼠标指针移至某个变量"类型"的单元格，单击后该单元格的右边就会显示一个■按钮，单击该按钮就会显示一个数据类型设置对话框，如图 4-7、图 4-8 所示。

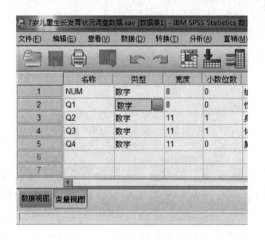
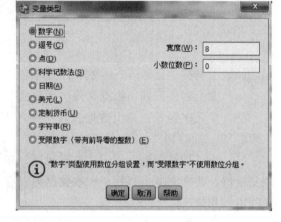

图 4-7　显示变量类型操作示意　　　　　图 4-8　变量类型对话框

可供选择的数据类型有：

① 数值（N）：标准数值型，系统默认，长度为 8，小数位数可根据实际需要选择。

② 逗号（C）：逗号数值型，显示时整数部分自右向左每隔三位用逗号做分隔符，用圆点做小数点。例如：12,345.67 千分位用逗号。

③ 点（D）：圆点数值型，显示时整数部分自右向左每隔三位用圆点做分隔符，用逗号做小数点。例如：12.345,67 千分位用圆点。

④ 科学计数法（S）：对于数值很大或很小的变量可以使用科学计数法。输入时表示指数的字母可以用 E 或 D。例如：$1.2 * 10^4$ 表示成 1.2E+004。

⑤ 用/或－做分隔符的具体日期，回车后系统自动转换成指定格式。例如：mm/dd/yyyy。

⑥ 美元（L）：美元型，输入时可不输入 $，显示时系统自动加上 $ 和分隔符。例如：$ 12345.67。

⑦ 设定货币（U）：例如：123,456,789。

⑧ 字符串（R）：字符型，长度可以任意设置，默认为 8，字符型变量不能参与通常的数学运算，但可以用一些特殊的函数进行有限的转换。

（3）数据宽度：指定数据字符占据的总个数（包括小数点和小数位）。

（4）小数位数：指定小数位。

（5）变量标签：有时变量名不能正确反映变量含义，有必要给它注明标签以便识别。这时就在变量定义的标签栏里输入注释。

（6）值标签：变量值标签是用来解释某些变量，特别是分类变量各个取值的含义。例如，对于变量年级，若"1"表示一年级，"2"表示二年级，"3"表示三年级，"4"表示四年级。此时，为了便于识别这些数值，需要使用值标签。当鼠标指针移至该变量的"值"单元格，单击后该单元格的右边显示█按钮，单击该按钮显示"值标签（V）"对话框，在"值（U）"栏输入数值，在"标签（L）"栏输入相应标签。当两个输入栏输入内容后，"添加（A）"按钮激活，单击"添加（A）"，就定义了变量值的一个标签，如图4-9所示。按此操作继续定义其他值标签，直到完成一个变量所有值标签的定义。需要修改和删除，使用"更改（C）"和"除去（M）"按钮。

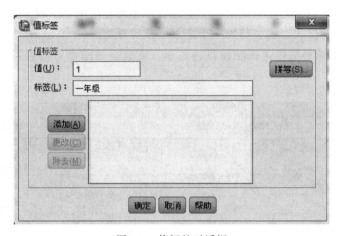

图 4-9　值标签对话框

（7）缺失值：缺失值是统计分析时，对数据中缺少数据的一种统计识别值。缺失值定义对话框，如图4-10所示。

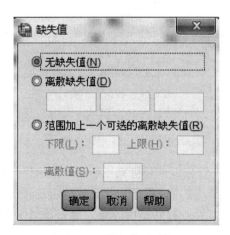

图 4-10　缺失值对话框

①"无缺失值（N）"：用系统默认值圆点"."表示。

②"离散缺失值（D）"：可以定义3个缺失值，例如，第一格输入0，表示凡为0的数

据是缺失值。

③"范围加一个离散缺失值（R）"：定义取值区间为缺失值。例如，"下限（R）"输入1，"上限（H）"输入5，"离散值（S）"输入10；表示1～5之间的数据及数值10视为缺失值。

（8）列：显示数据的列宽，默认8个字符。

（9）对齐：有左对齐、居中、右对齐3种数据显示方式。

（10）测量：按度量精度将变量分为定量变量（scale）、等级变量（ordinal）和定性变量（nominal）。该选项用于统计绘图时坐标轴变量的区分以及决策树模块的变量定义等。变量类型的设定不同，采用的统计描述指标及统计推断的方法也就不同。

3. 数据视图

变量定义完成后，就可以切换至数据视图窗口，在编辑区中录入相应数据。

数据视图可输入数据的原始记录，其窗口最左边列显示单元序列号，最上边一行显示变量名称。数据文件的格式以每一行为一个记录，或称观察单位（cases），每一列为一个变量（variable）。数据值按一览表形式在窗口内显示。在数据视图窗口内可以浏览、修改、编辑数据值及数据值标签，如图4-11所示。

	NUM	Q1	Q2	Q3	Q4	变量	变量
1	1	2	123.5	15.9	800		
2	2	2	115.8	15.0	1100		
3	3	2	115.0	15.0	1000		
4	4	1	107.0	13.1	900		
5	5	2	125.3	19.0	700		
6	6	2	118.2	17.0	600		
7	7	2	115.2	16.2	900		
8	8	2	119.0	17.3	700		
9	9	1	117.4	17.0	700		
10	10	2	119.0	17.5	552		

图 4-11   数据视图窗口

四、统计分析结果显示

当用户对数据进行某项统计分析，分析完成后结果输出窗（viewer）将被自动调出。

结果输出窗由两部分组成，左窗是标题窗，显示输出结果的目录，可以通过单击目录来展开左边窗口中的统计分析结果；右窗是内容窗，显示统计分析具体输出内容，包括统计表、统计图和文字说明。

结果输出窗相应地设有3个编辑器——文本编辑器、统计表编辑器和统计图编辑器。单击输出结果可以激活相应编辑器进行编辑，按统计学规范要求完善结果的表达；也可以根据需要进行改变输出显示顺序等操作；还可将统计结果输出到其他软件中，比如输出到 Microsoft Word 中，如图 4-12 所示。

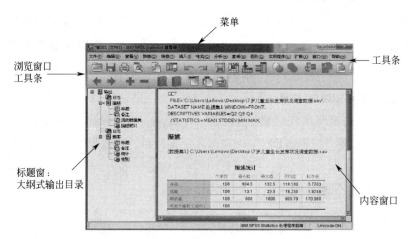

图 4-12　结果输出窗

五、　SPSS 文件的保存

　　SPSS 的文件类型主要有：①数据文件，扩展名为 ".sav"；②结果文件，扩展名为 ".spv"；③图形文件，扩展名为 ".cht"；④程序文件，扩展名为 ".sps"。

　　数据文件必须先保存以便今后使用，否则，退出 SPSS 则所有的数据都会丢失。如果不仅想保存数据窗口内的数据，同时想更换数据文件名称和类型，则要选择文件菜单中的 "另存为"。系统默认保存类型为 SPSS（*.sav），SPSS 还可以将数据存为 Excel（*.xls）、dBASE（*.dbf）、ASCII（*.dat，*.txt）等各类形式。操作过程：数据编辑窗口→ "文件（F）" → "另存为（A）" →输入文件名，选择保存位置→ "保存（S）"，选择要保存的文件类型。

　　结果输出文件保存的默认格式为 "*.spv"，用户可以通过双击后缀名为 "*.spv" 的 SPSS 输出结果文件来打开已有的统计结果。为方便结果浏览，还可以选择保存为 "*.htm" 格式。

第三节　数据的整理和转换

　　在数据分析前，一般需要进行必要的数据编辑和整理，这些功能集中在 "编辑（E）"、"数据（D）" 和 "转换（T）" 菜单中。

一、数据的整理

　　数量整理工作主要包括：对数据的增添和删减，修改变量属性；对数据表的重构操作，如排序、转置、重构、校正设计、合并和拆分数据表等；定义变量在分析中的角色。下面介绍一些常用的操作。

（一）插入变量（insert variable）

在数据视图窗口选定要插入变量位置的后一个变量，从工具条直接点击插入变量按钮，或从菜单中选择"编辑（E）"→"插入变量（A）"。数据视图窗口产生一个新变量列。

（二）插入个案（insert case）

在数据视图窗口选定要插入记录位置的后一个记录，可以从工具条直接点击插入记录按钮，或从菜单中选择"编辑（E）"→"插入个案（I）"。数据视图窗口产生一个新的记录行。

（三）标识重复个案（identify duplicate cases）

从菜单中选择"数据（D）"→"标识重复个案（U）"，将出现一个对话框，见图4-13。复选框选入某一个变量后，数据文件将该变量值相同的观察单位相邻排列。

下面对操作选项进行说明：

（1）"定义匹配个案的依据（define matching cases by）"指以选择的变量为依据，该变量取值相同则为重复记录。

（2）"在匹配组内的排序标准（sort within matching groups by）"指按选择的变量值进行重复个体的组内排序。

（3）"要创建的变量（variables to create）"是指将在变量视图及数据视图中创建的标识重复的变量，"主个案指示符（indicator of primary cases）（1＝唯一或基本，0＝重复）"是对该变量的赋值。"每个组合中的匹配个案的连续计算（sequential count of matching case in each group）（0＝非匹配个案）"是指重复数据的组内编号，0表示没有重复数据。

在数据录入后，这项功能可以帮助进行数据检查。如果某观察个体有多条记录（重复），则大多数情况下是由于录入错误导致的。通过该功能，可以迅速定位这些重复现象。

举例说明，对400名女大学生进行月经状况的相关调查后，数据输入SPSS。下面要对原始数据进行检查，以便发现并清除重复录入的数据。因为每份问卷都有唯一的编号，且代表一名学生，如果编号重复有可能是编号录入错误或某份数据重复录入所致。那么，以编号为依据进行重复记录查询，就可以查找错误原因并进行相应修正。

操作过程如下：打开"重复个案"对话框，见图4-13，将变量"编号"选入"定义匹配个案的依据"，其他不改变，结果显示为图4-14和图4-15。结果发现，一

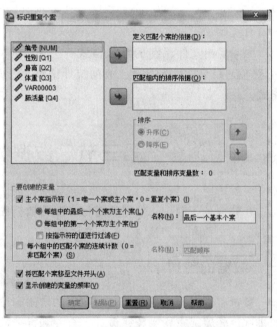

图4-13 "标识重复个案"对话框

共有 409 条记录，其中有效个案 400 例，重复个案有 9 例，它们的编号是 127、153、154、155、156、360、392、394。

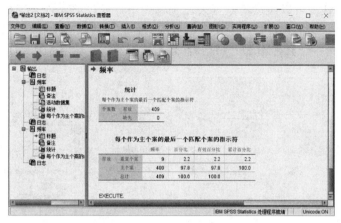

图 4-14　查询重复个案结果浏览窗口

	编号	年级1	年龄2	初潮年龄3	月经周期4	月经量5	疼痛程度7
3	127	1	19	13	2	4	1
4	127	1	25	12	1	5	2
5	153	2	21	11	1	6	4
6	153	2	21	11	1	6	4
7	154	2	28	14	2	6	2
8	154	2	28	14	2	6	2
9	155	2	20	18	1	10	4
10	155	2	20	18	1	10	4
11	156	2	20	11	1	3	4
12	156	2	20	11	1	4	4
13	360	1	19	13	2	6	3
14	360	2	20	14	3	3	5
15	392	2	19	12	2	5	4
16	392	2	20	14	2	4	3
17	394	2	20	11	1	9	5
18	394	2	20	12	2	5	2
19	1	2	20	19	1	7	3
20	2	2	19	12	2	3	2
21	3	2	25	24	4	1	4

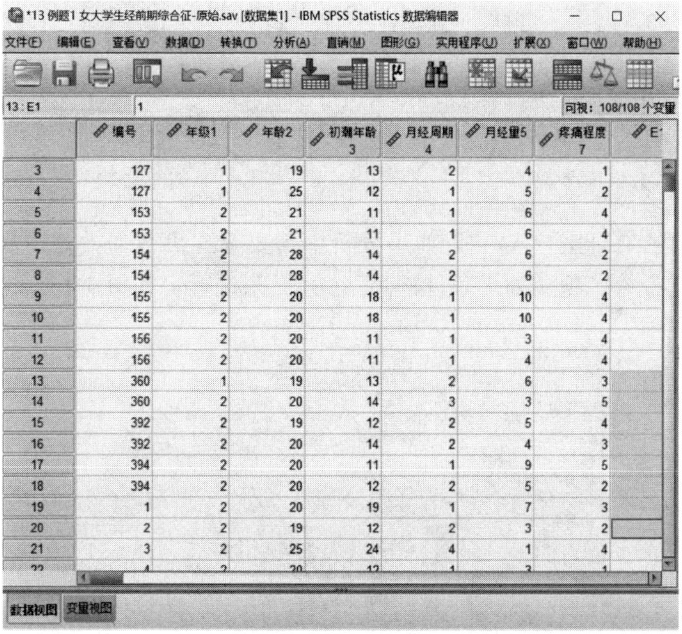

图 4-15　显示重复个案数据视图窗口

（四）个案排序（sort cases）

对数据按照某一个或多个变量的大小排序将有利于对数据的总体浏览，SPSS 可以基于一个或者多个变量对数据进行排序。基本操作是：选择菜单“数据（D）”→“个案排序（O）”，打开相应对话框，见图 4-16。在变量清单中选择依据的变量，确定排列顺序。

下面对操作选项进行说明：

（1）“排序依据（sort by）”按该变量进行排序。

（2）“排列顺序（sort order）”中选择按照升序或者降序进行排列。

（五）选择个案

在数据分析过程中，有时需要对特定个体（观察对象）进行分析，只有被选择的数据才参加统计分析，该任务可以通过给数据表设置选择条件或过滤条件来完成。SPSS设计了3种选择数据的方法，即按条件选择、按数据范围选择和从数据表中抽样。基本操作是：选择菜单"数据（D）"→"选择个案（S）"打开相应对话框，如图4-17所示。

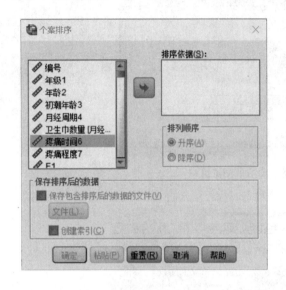

图 4-16　数据排序对话框

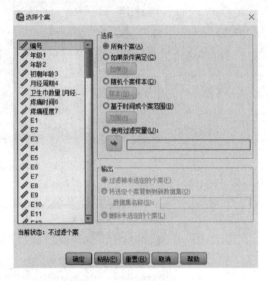

图 4-17　选择个案对话框

默认选项为"所有个案（A）"，如果分析中需要筛选出数据文件中满足一定条件的部分个案，则可以选择第二项"如果条件满足（C）"来进行，如图4-18所示。

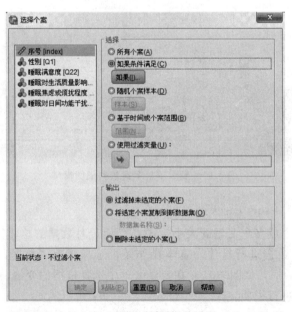

图 4-18　选择个案对话框"如果条件满足（C）"选项

1. 按条件选择

点击"如果条件满足（C）"，打开"选择个案：if"对话框，如图 4-19 所示。

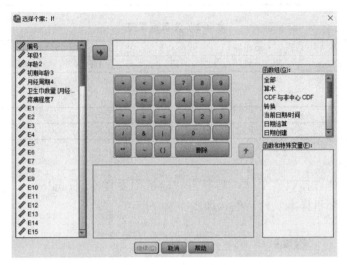

图 4-19 "选择个案：if"对话框

下面对操作选项进行说明：

1）在条件公式输入框中直接输入条件公式，也可进行条件公式的编辑修改。

2）变量名清单用于选择变量，双击目标变量后，在条件公式输入框中显示该变量。

3）数字符号按钮单击后在条件公式输入框输入相应的数字或符号。一条完整的条件公式需要变量、数字及符号共同构成。

4）"函数组（functions）"框内列有常用函数，双击某函数后，在条件公式输入框中显示该函数。

针对该对话框，就 SPSS 中的函数、表达式及运算符做以下解释说明：

（1）函数

通过计算公式对话框，还可以使用 SPSS 内建的大约 70 个函数，以适应复杂的计算公式。SPSS 函数的常用类型如下：①算数函数；②统计函数；③字符函数；④随机数函数；⑤统计分布函数；⑥缺失值函数；⑦分值函数；⑧时间函数。

（2）表达式

在计算公式对话框中输入的计算公式就是 SPSS 的表达式，它主要用于公式计算、指定条件情况计算。按表达式计算结果可分为数值、字符和逻辑三类表达式。无论是哪类表达式，它的计算结果都是一个值，即为一个数值、字符串或者逻辑真假值。在 SPSS 中，逻辑真用非零数值表示，系统内用数值 1 表示逻辑真；反之，逻辑假则用数值 0 表示。一般情况下，不同类型的变量、常量、函数不能用在同一表达式中。

公式中如果表达式参与计算的值有系统缺失值，则计算结果在大多数情况下是系统缺失值。在汇总统计函数中的变量值有缺失数据，则该值被忽略，不参加该函数的计算。

（3）运算符

SPSS 包含三类运算符，分别为算术运算符、关系运算符和逻辑运算符（表 4-1、表 4-2、表 4-3）。除此之外，还能使用圆括号（ ）。

表 4-1　算数运算符

功能	加	减	乘	除	乘方
运算符	＋	—	*	/	* *

表 4-2　关系运算符

功能	相等	不相等	大于	小于	小于等于	大于等于
运算符	EQ，＝	NE，～＝，～，¬	GT，＞	LT，＜	LE，＜＝	GE，＞＝

表 4-3　逻辑运算符

功能	或者	并且	非（不是）
运算符	OR，|	AND，&	NOT，～，¬

2. 随机抽样

如果按随机抽样选择观察个体，则点击"随机个案样本（random sample of cases）"，打开"选择个案：随机样本"对话框，如图 4-20 所示。

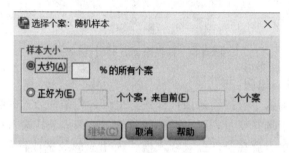

图 4-20　"选择个案：随机样本"对话框

以下对操作选项进行说明：

（1）"样本大小（sample size）"指随机抽取样本的量；

（2）"大约（approximately）"指从中抽取例数的百分比；

（3）"精确（exactly）"指从 N 例中抽取 M 例。

3. 按数据范围选择

如果按在数据表中的位置范围选择数据，则点击"基于时间或个案全距（based on time or case range）"，打开"选择个案：范围"对话框，如图 4-21 所示。"观测值（observation）"中填写首末个案序号。

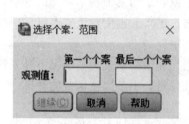

图 4-21　"选择个案：范围"对话框

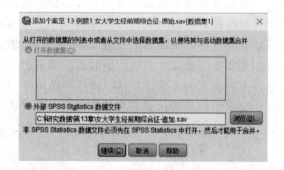

图 4-22　合并个案对话框

（六） 数据的合并

在进行统计处理的过程中，有时需要将两个数据文件进行合并。合并的方式有两种：一种是两个数据文件的变量相同，合并的目的是增加个案例数；另一种是两个数据文件的变量不同，但是却有相同的个案，合并的目的是增加变量。合并时同时涉及两个数据文件，一个为打开的数据表，即活动文件；另一个用打开的数据表进行菜单选择，即外部数据文件。进行合并操作时，变量名后用"＊"表示当前活动数据的变量，用"＋"表示外部文件的变量。

1. 增加个案的合并

基本操作是：确认数据编辑窗口为当前活动窗口，选择菜单"数据"（D）→"合并文件"（M）→"添加个案"（A），显示添加个案对话框。在打开的数据集或是外部数据文件中选择需要追加的数据文件，如图 4-22 所示。点击［继续］，出现如图 4-23 所示对话框，说明追加的外部数据集中没有"疼痛时间 6"变量，而该变量在当前活动数据集中是存在的。此时，如果需要该变量，那么将该变量选入"新的活动数据集中的变量"中，最终生成的合并数据集将包含此变量；反之，最终生成的合并数据集将不包含此变量。

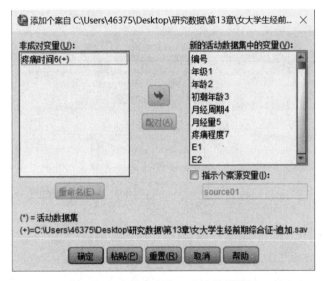

图 4-23　合并个案的匹配情况对话框

2. 增加变量的合并

将活动数据集与另一个打开的数据集或包含相同个案（行）但不同变量（列）的 SPSS Statistics 数据文件合并在一起。在两个数据集中个案必须以相同的顺序排序。基本操作是：确认数据编辑窗口为当前活动窗口，选择菜单"数据（D）"→"合并文件（M）"→"添加变量（A）"，显示添加个案对话框，在打开的数据集或是外部数据文件中选择需要追加的数据文件，如图 4-24 所示。点击"继续"，出现如图 4-25 所示对话框。

以下对操作选项进行说明：

（1）"排除的变量（excluded variables）"指要从新的合并的数据文件中排除的变量。此列表包含外部数据集中与活动数据集有重复变量名的所有变量名。如果想在合并数据集中包含具有重复名称的已排除变量，您可将其重命名并添加到要包含的变量列表中。

（2）"新的活动数据集（new active dataset）"指要包含在新的合并的数据集中的变量。此列表包含这两个数据集中的所有唯一变量名。

（3）"键变量（key variables）"表示如果一个数据集中的某些个案在另一个数据集中没有匹配的个案（即一个数据集中的某些个案缺失），可以使用"关键变量"在两个数据集中标识使两者能够进行个案匹配。关键变量在两个数据集中的名称必须相同，同时数据合并时以关键变量的升序对两个数据集进行排序，"关键变量"列表上的变量顺序必须与其排序顺序相同。关键变量上不匹配的个案会包含在合并文件中，不与其他文件中的个案相合并，合并文件仅包含其所处原文件中的变量的值。

（4）"指示个案源变量（indicate case source as variable）"指示每个个案的源数据文件，对于来自活动数据集的个案，此变量值为 0；对于来自外部数据文件的个案，此变量值为 1。

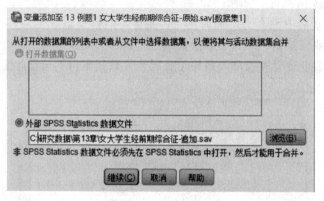

图 4-24　合并变量对话框

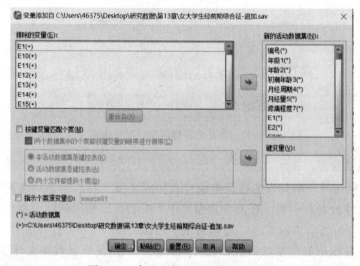

图 4-25　合并变量的匹配情况对话框

（七）数据的拆分

在进行统计分析时，经常需要对文件中的观测个案进行分组，对按照分组变量生成的虚数据表进行分组分析，得到各组的结果。如在分析 7 岁儿童的生长发育时，将儿童按性别分组，分别得到男童和女童的生长发育分析结果。此时要通过"拆分文件"实现，但操作后数据表并没有发生改变。基本操作是：选择菜单"数据（D）"→"拆分文件（F）"，打开"拆分文件"对话框，如图 4-26 所示。

以下对操作选项进行说明：

（1）该对话框提供了 3 种输出结果的排列方式：

①"分析所有个案，不创建组（A）"：表示对全部观测个案进行分析，不进行拆分；

②"比较组（C）"：表示将各组的分析结果放在一起进行比较；

③"按组来组织输出（O）"：表示单独显示每一分组的分析结果。

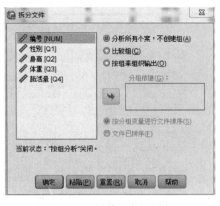

图 4-26　拆分文件对话框

（2）"分组依据（G）"：选择用于分组的变量。

（3）"按分组变量进行文件排序（S）"：选择数据的排序方式。

（4）"文件已排序（F）"：表示汇总前已对数据按分组变量排序。

（八）数据汇总

数据分析时，有时需要将对某些变量的分析结果，如均数、标准差等（包括分组分析结

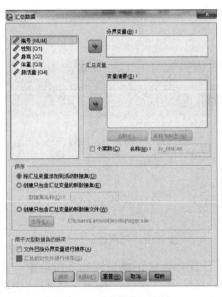

图 4-27　汇总数据对话框

果）作为中间变量，在数据文件中保存或形成一个新的数据文件，此时可应用数据汇总功能。基本操作是：选择菜单"数据（D）"→"汇总（A）"。"汇总数据"对话框如图 4-27 所示。

以下对操作选项进行说明：

（1）"分界变量（B）"：框中选择的是分组的依据变量。

（2）"汇总变量"：有三个操作框。

①"变量摘要（S）"：表示汇总的特定变量的某个计算结果，默认为计算均数。

② 点击下方的"函数（F）"按钮，会出现"汇总函数"对话框，如图 4-28 所示，从中选择需要的函数关系。

③ 点击"变量名与标签（N）"按钮，出现对话框如图 4-29 所示，在此输入汇总所得新变量的名称及标签。

（3）"保存"，其中有三种结果输出方式：

①"将汇总变量添加到活动数据集（D）"：所产生的汇总变量以原数据文件中一个变量的形式出现。

②"创建只包含活动变量的新数据集（E）"：需要输入下方的数据集名称，弹出一个新的 SPSS 数据文件显示汇总结果，可将此文件恰当命名后保存。

③"创建只包含汇总变量的新数据文件（W）"：需要点击下方的"文件（F）"，确定新文件的名称及保存路径，生成显示汇总结果的新数据文件。

（4）"用于大型数据集的选项"：给出两种选择，已经按分组变量排序的文件选择上边的选项"文件已按分界变量进行排序（A）"，未排序的选择下边选项，可在汇总之前先进行排序。

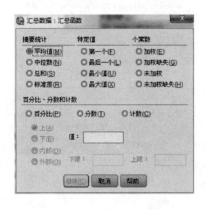

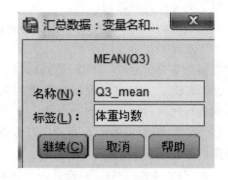

图 4-28　"汇总函数"对话框　　　　　图 4-29　"变量名和标签"对话框

（九）变量赋权

一般情况下，使用 SPSS 输入数据时每一行就是一条记录，代表一个观察单位。对某个变量来说，每个观察单位的取值逐一录入后就形成该变量的数据。对于一些分类变量，有时可以采取一种简便快速的录入方式，将相同取值的观察值只输入一次，另添加一个频数变量来记录该值出现的次数，如图 4-30a、b 所示。

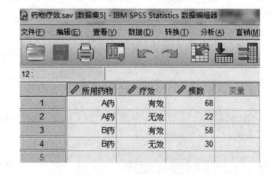

图 4-30a　变量用药和疗效取值及频数　　　　图 4-30b　变量用药和疗效值标签及频数

采用这种输入方式，需先对数据进行加权设定，统计软件才能正确识别和分析数据。基本操作是：在菜单中点击"数据（D）"→"个案加权（W）"，打开"加权个案"对话框（图 4-31a），选择需要加权的变量（图 4-31b）。

加权变量的值表示在数据文件中观察数据的个数，所以加权变量值为 0、负值或缺失值的个案将排除在分析之外。加权变量为小数值是有效的，在一些过程如"频率"、"交叉表"和"定制表"中会使用小数权重值。然而，大多数过程将权重变量视为重复权重，并将小数权重简单地四舍五入为整数。

（十）查找数据

在进行数据编辑时常常需要搜索特定个案或者数据值，当数据文件中变量或者个案较多时，用肉眼查找是个繁重的工作，也容易出现遗漏。利用 SPSS 提供的查找工具可以减轻查找负担，提高查找效率。

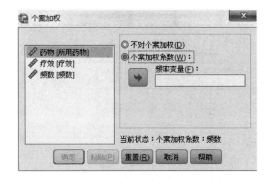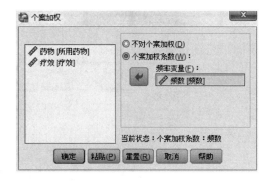

图 4-31a　加权个案对话框　　　　　　　　图 4-31b　需加权变量选入

1. 按序号/变量查找

查看已知序号的观测个案（按 SPSS 数据窗口的自动序号）或是某变量，基本操作是：点击菜单中"编辑（E）"→"转到个案（S）"或"转到变量（G）"，出现"转到"对话框，如图 4-32a 和图 4-32b 显示。在相应窗口输入或选择查找的序号或变量名后点击跳转。

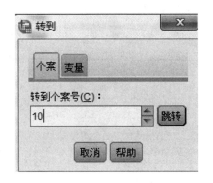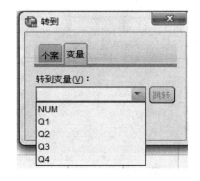

图 4-32a　查找个案对话框　　　　　　　　图 4-32b　查找变量对话框

2. 查找特定个案

此方法既可以查找某变量的特定值又可查找具体变量，能准确找到数据而不发生遗漏。

查找某变量特定值时，将数据视图转为当前窗口，鼠标选中该变量，点击菜单中"编辑（E）"→"查找（F）"，出现"查找和替换"对话框，如图 4-33 所示，将需要查找的具体内容输入"查找（N）"中，还需要进行值替换的，点击"替换"激活窗口，并输入替换内容。

查找某个变量时，将变量视图转为当前窗口，鼠标选中"名称"列，或某个变量名称。点击"编辑（E）"→"查找（F）"，在图 4-34 所示对话框中进行相应操作。

查找到满足条件的数据后光标移动到该列，在当前数据编辑窗口中显示该列。没有查找到则显示失败提示对话框，数据编辑窗口不发生变化。

二、数据转换

在统计分析过程中，原始数据有时很难满足数据分析的全部要求，此时需要对原始数据进行适当的转换（transform），改变变量的取值或对数据文件中的变量加工产生新的变量

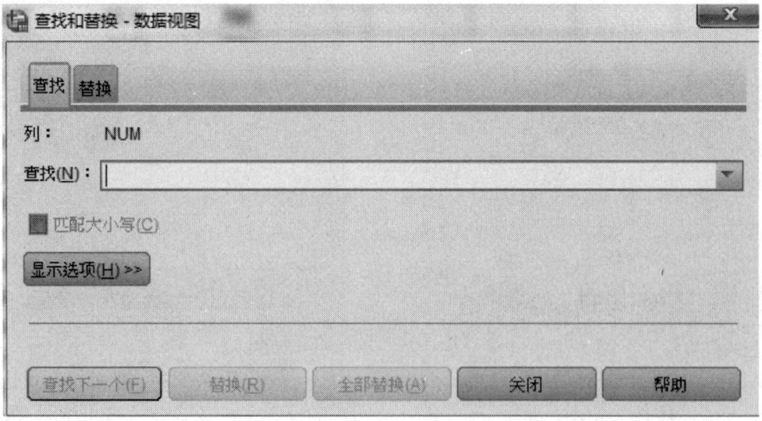

图 4-33　数据视图中的"查找与替换"对话框

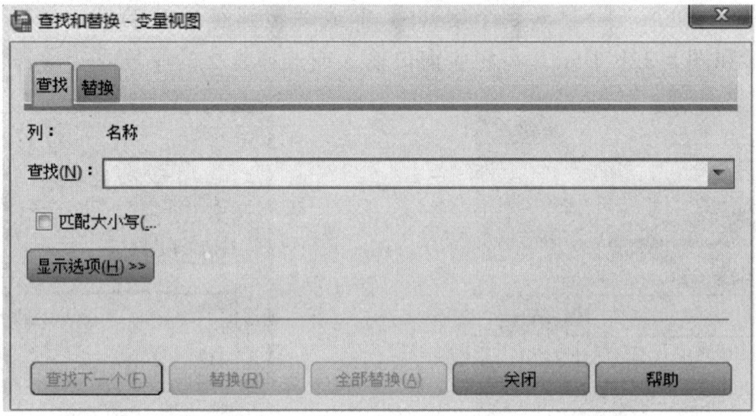

图 4-34　变量视图中的"查找与替换"对话框

等。SPSS 具有强大的数据转换功能，如公式计算、重新编码变量值、缺失数据处理；时间变量的操作，时间变量是 SPSS 时序分析中的一类特殊变量，与时间变量相关的操作通过特定的菜单完成；随机数据的模拟，通过 SPSS 丰富的随机函数库，可以进行多类型的数据模拟。

（一）计算变量

计算变量是指根据已存在的变量，经函数计算后，建立新变量或替换原变量的值。

在"计算变量"对话框内输入目标变量名称及算数表达式就可以计算出相应结果，并把计算出的结果变量保存在活动数据文件的变量中。保存变量可以是新建变量也可以是数据文件中已有变量。计算的基本单位是观测个案，即算数表达式针对个案发挥作用。

基本操作是：菜单中点击"转换（T）"→"计算变量（C）"，出现"计算变量"对话框，"目标变量（T）"框中输入结果变量名称，"数字表达式"中输入计算表达式。

例如，使用学习压力量表调查大学生学习压力感，该问卷有 42 个条目，条目采用五点计分法，分数越高，学习压力感越大，即每个条目为一个变量，取值为 1，2，3，4，5。学习压力感即 42 个条目的得分之和。在数据文件中，这 42 个变量对应的变量名为 Q7_行 1直至 Q7_行 42。

学习压力感计算操作过程如图 4-35 所示，目标变量名称 SS（类型与标签中输入：学习压力感），SS= Q7 _ 行 1＋ Q7_行 2＋ Q7_行 3＋...＋ Q7_行 42。计算结果保存后，数据文件中将显示变量 SS，如图 4-36 所示。

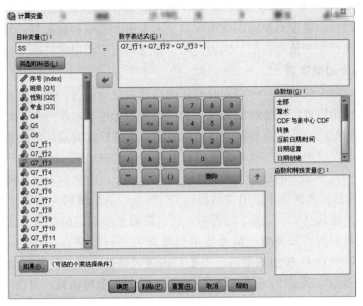

图 4-35　“计算变量”对话框

	T	SD	SS	SE	SG
1	7.0	0	127	1	3
2	7.0	0	128	1	0
3	8.0	3	151	1	3
4	7.0	0	203	2	3
5	7.0	0	118	1	0
6	8.0	0	126	2	0
7	8.5	0	141	1	3
8	8.0	0	110	0	3
9	8.0	0	108	1	2
10	7.0	0	89	1	2
11	7.0	0	130	1	3
12	10.0	0	69	1	2
13	7.3	0	134	3	3
14	7.5	0	104	1	0
15	9.0	0	148	1	2
16	7.3	1	117	2	2
17	7.0	0	144	2	1
18	7.2	1	115	1	3
19	8.0	0	102	1	0
20	7.5	0	176	1	3
21	8.0	0	143	1	3
22	8.0	0	70	1	2

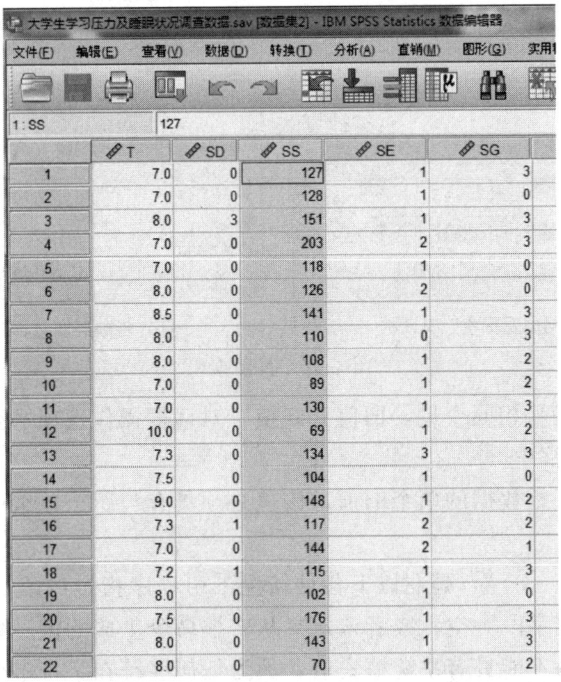

图 4-36　计算变量后数据视图窗口

另外，“数学表达式”中，不仅可以输入运算符，还能从“函数组”中选择各种函数（SPSS 提供了 70 多种系统函数），点击具体函数后，其解释将出现在左下方的框内。

（二）数据重新编码

如果因为某个分析目的，需要对某个变量的取值进行变换，可通过对现有变量值重新编码来实现。数据编码有两种方式："重新编码为相同变量（S）"以及"重新编码为不同变量（R）"，前者表示用编码后的新变量值替换原变量值，后者表示编码后生成新的变量（原变量及值仍保留）。需要重新编码的值可以是单个值、范围和缺失值，但当原变量为字符串变量时，不可选择缺失值和范围，因为这两个概念都不适用于字符串变量。

1. 重新编码为相同变量

问卷调查中，一个问卷中往往会同时有正向问题和反向问题，造成答案编码和实际赋值不符的情况，而原始数据是按答案编码录入的，因此需要将某些反向变量的原始录入值重新编码，转换为实际赋值；或者有些问卷条目的答案编码与计算时所计的分数不一致，需要将录入的数据转换为对应的分数。这些需要通过此项功能实现。

以将某问卷 Q22～Q25 的原始录入值 1，2，3，4，5，转化为对应的得分 0，1，2，3，4 为例。基本操作是：在菜单中点击"转换（T）"→"重新编码为相同变量（S）"，出现相应对话框。在"变量（V）"下方的框中，选入需要重新编码的变量（注意，同时选择多个变量，则它们必须为相同类型，都为数值型或都为字符串型），如图 4-37a、b 所示。之后，"旧值和新值（O）"按钮被激活，点击后出现对话框，对旧值和新值的对应关系重新界定，如图 4-38 所示，完成后点击"继续"，即返回上一个对话框，点击"确定"，操作结束，变量值完成替换。

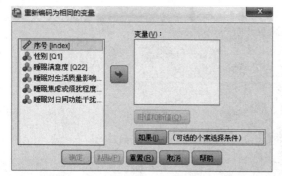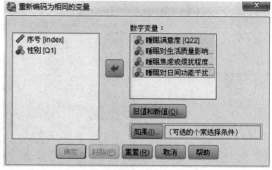

（a）"重新编码到相同的变量中"对话框　　　（b）待编码变量选入右侧变量框示意图

图 4-37　重新编码

以下对"重新编码为相同变量：旧值和新值"对话框操作选项进行说明：

1）左侧"旧值"框中

（1）"值"：是原变量数据的单个旧值，该值必须具有与所重新编码的变量相同的数据类型（数值或字符串）。

（2）"系统缺失值（S）"：是在以下各种情况下由程序指定的值，未根据您已指定的格式类型定义的值；数值字段为空；或者未定义从转换命令生成的值。数值型的系统缺失值显示为句号。字符串变量不能具有系统缺失值，因为任何字符在字符串变量中均是合法的。

（3）"系统缺失值或用户缺失值（U）"：指满足以下条件的观察值，其值定义为用户缺失值；或者未知且被指定了系统缺失值（以句点"。"表示）。

（4）"范围（N）"：用于规定取值区间，指包含在范围内的所有值。

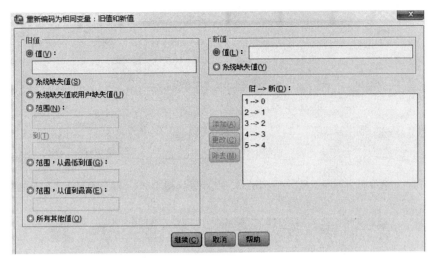

图 4-38　"编码为相同变量：旧值和新值"对话框

（5）"范围，从最低值到值（G）"，填入某个值后，指变量取值中≤该值的所有值。

（6）"范围，从值到最高值（E）"，填入某个值后，指变量取值中≥该值的所有值。

（7）"所有其他值（O）"：指未包含在"旧→新"列表中任何一个规定范围中剩余的所有值，在"旧→新（D）"列表中显示为"ELSE"。

2）右侧"新值"框中

（1）"值"：指一个或多个旧值将要重新编码为的值。该值必须具有与旧值相同的数据类型（数值或字符串）。

（2）"系统缺失"：表示将指定的旧值重新编码为系统缺失值。系统缺失值不用于计算中，许多统计分析都排除带有系统缺失值的个案，不适用于字符串变量。

（3）旧→新（D）"：将在此显示对变量重新编码的指定值列表，可以在列表中添加、更改和删除指定值。列表将基于指定的旧值按下列顺序自动排序：单值、缺失值、范围和其他值。

2. 重新编码为不同变量

该操作可以重新编码数值变量和字符串变量，也可以将数值变量重新编码为字符串变量，反之亦然。以"计算变量"中所列举的学习压力感为例，具体应用时压力感常以 126 分来划分，≤126 分为无压力，＞126 分为有压力。通过此功能将学习压力感转换为新的分类变量。

基本操作是：在菜单中点击"转换（T）"→"重新编码为不同变量（R）"，出现对话框，将需要重新编码的变量选入"输入变量→输出变量（V）"下方的框中，接着在"输出变量"中写入新变量的名称及标签，如图 4-39a、b 所示。

点击"旧值和新值（O）"，出现相应对话框，如图 4-40 所示，在此编辑旧值和新值对应关系。之后点击"继续"，即回到图 4-39 所示对话框，点击"变化量（H）"，点击"确定"。数据视图窗口出现新变量（图 4-41）。

此转换也可在"重新编码为相同变量（S）"中进行，只是原变量值被新值替换，故通常选用编码为新变量，以保留原变量。

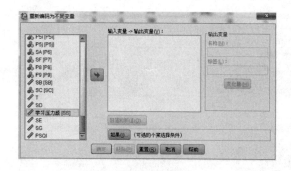 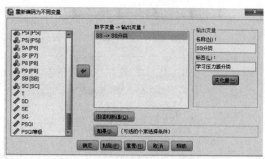

图 4-39a "重新编码为不同变量"对话框 　　　　　图 4-39b　输出变量命名和标签示意图

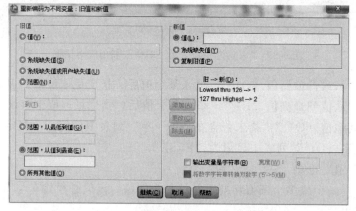

图 4-40　原变量旧值编码为新值示意图

图 4-41　重新编码为不同变量后数据视图窗口

以下对"旧值和新值"对话框中有别于"重新编码为相同变量（S）"的操作选项进行

说明：

（1）"复制旧值（P）"：可保留旧值。如果某些值不需要重新编码，则使用此项以包含旧值。但任何未指定的旧值不包含在新变量中，具有那些值的个案将分配为新变量的系统缺失值。

（2）"输出变量是字符串（B）"：将重新编码的新变量定义为字符串变量。旧变量可以是数值型或字符串。

（李晓虹　张海苗）

第五章　统计描述

　　医学统计学贯穿医学科研活动的全过程。从科研设计阶段的统计设计，收集资料阶段使用的统计报表、工作记录、统计年鉴等，到资料整理阶段对原始数据的净化、系统化和条理化，最终通过统计分析实现从原始的数据资料到科研结论的产生都离不开统计学的支撑。其中统计分析包括两个方面，即统计描述（statistical description）和统计推断（statistical inference）。统计描述是指选用恰当的统计指标，选用合适的统计表和统计图，对资料的数量特征及其分布规律进行描述。本章将对不同类型资料的统计描述内容进行阐述。统计推断的内容将在后续的几个章节中逐一解析。

第一节　定量资料的统计描述

一、频数分布表与频数分布图

　　研究过程中收集到的数据类型有离散型变量和连续性变量之分。离散型变量的取值范围通常是指自然数，比如家庭成员数。如果变量可以在某个区间内取任一实数，即变量的取值可以是连续的，这样的变量就称为连续型随机变量，比如身高、血压等的数值。想要了解数据分布的范围、数据最集中的区间以及分布的形态，可通过对变量值出现的频数编制频数分布表（frequency distribution table），简称频数表。用频数分布表制成的图形即为频数分布图。

（一）离散型定量变量的频数表

　　例题 5-1　某市 2013 年进行学生体质评价，抽样调查了 102 名高中男生引体向上完成次数的情况，数据如下：5，7，5，6，4，5，7，7，3，5，4，7，8，5，…，4，6（完整数据见 5-例题 1. sav），试编制频数表。

　　可使用"频率（F）"编制频数表。"频率（F）"的主要功能是编制频数表，计算描述变量的百分位数，绘制统计图，用它能产生原始数据的详细频数，还能用于清理数据。

　　1. SPSS 操作

　　（1）在菜单中选择"分析（A）"——→"描述统计"——→"频率（F）"。

　　（2）在"频率"对话框中，将左边的"引体向上"移动至右边的"变量（V）"，见图

5-1，单击"图表（C）"选择"直方图（H）"，单击"继续"。

（3）单击"确定"。

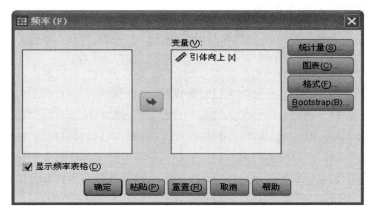

图 5-1　频数过程对话框

2. 结果解读

SPSS 生成频数表（表 5-1）以及直方图（图 5-2）。

表 5-1　102 名高中男生引体向上完成次数的频数分布表

有效完成次数	频率	百分比/%	有效百分比/%	累计百分比/%
2	3	2.9	2.9	2.9
3	7	6.9	6.9	9.8
4	16	15.7	15.7	25.5
5	33	32.4	32.4	57.8
6	24	23.5	23.5	81.4
7	14	13.7	13.7	95.1
8	4	3.9	3.9	99.0
9	1	1.0	1.0	100.0
总计	102	100.0	100.0	

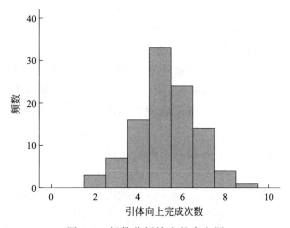

图 5-2　频数分析输出的直方图

直接清点各变量值及相同变量值出现的频次，计算频率（%）、累计频数、累计频率（%），得到频数表。频数分布绘制的直方图中，横坐标为引体向上的完成次数，纵坐标为不同次数出现的频数，各个等宽直条的高度直观显示各组频数的大小。从表 5-1 和图 5-2 可以看出，完成 5 次引体向上的人数最多，完成次数少于 5 次和多于 5 次的人以 5 为中心向两侧递减。

（二）连续型定量变量的频数表

例题 5-2 某医生调查某地区儿童生长发育的情况，共调查了 106 名 7 岁儿童，试编制身高的频数表。（数据见 5-例题 2.sav）

123.5 115.8 115.0 107.0 125.3 118.2 115.2 119.0 117.4 119.0 110.0 104.5 116.7 117.0
119.7 126.0 115.1 121.7 121.0 106.7 112.0 106.8 111.8 114.0 126.3 116.0 127.8 118.3
124.0 126.0 121.2 117.8 124.0 130.0 112.2 112.5 116.5 110.7 117.0 113.0 120.5 116.6
119.5 123.5 115.5 113.1 124.3 118.3 117.0 120.0 123.1 113.8 115.1 115.0 129.5 129.2
113.3 125.0 116.5 116.5 118.4 124.3 126.6 125.7 113.4 122.0 113.0 113.0 115.6 122.5
122.5 127.0 124.0 124.0 120.3 114.5 116.4 116.0 115.0 132.5 121.0 110.0 122.2 110.3
119.0 123.0 112.5 117.3 114.7 124.9 114.0 109.0 117.2 120.3 105.5 122.4 118.7 120.5
117.0 117.0 121.0 125.2 113.7 105.6 120.0

身高是连续型定量变量，需要按变量的取值范围划分成几个区间，每个区间称为一个组段，用各组段与对应的频数列表，即得到频数表。

编制连续型定量变量的频数表的过程为：

（1）求全距（range）。

全距又称为极差，是全部数据中最大值与最小值之差，用符号 R 表示，本例的全距

$$R = 132.5 - 104.5 = 28(cm)$$

（2）划分组段。

确定组数：分组的目的是反映数据分布的特征，因此组数应适中，若组数太多，数据的分布过于分散，难以显示出频数分布的规律性；若组数过少，不能充分体现资料的分布特征。一般分为 8～15 组，本例可以分为 10 组。

确定组距：等距分组时，组距＝R/组数，为便于计算，组距可适当取整。本例组距＝28/10＝2.8，取整数 3 为组距。

确定各组段的上下限：确定组数和组距后，要使每一个观察值都有组可归，同时又要使每一个观察值只能归属于某一组，这就要合理地设置各组段的上下限。每个组段的起点称为该组的下限（lower limit），终点称为该组的上限（upper limit），上限＝下限＋组距。在确定第一个组段时，其下限可取一个小于最小观察值的数，例如，本例取 104 为第一组下限，第二组下限为 107，依次类推，直到最末一组。注意：每组数据的上限即为下一组段数据的下限，而为了避免数据归类时含混，每个组段只列出组段的下限，下一组段的下限自然为本组段的上限，因此各组段均为半开半闭区间（下限为闭区间，上限为开区间）。各组段要连续，但不重叠，最末一组段应同时写出其下限和上限。

（3）统计各组段频数。

采用计算机汇总或用手工划记法，得到各组段内的观察值个数即频数，划记时为避免重复计数，对于刚好等于某一组上限的观察值要算在下一组内。将各组段与相应频数列表，即得到频数表。

利用 SPSS 完成上述过程，结果解读如下：

1. SPSS 操作

（1）在菜单中选择"转换（T）"→"可视分箱"→"要分箱的变量"→"身高"，单

击"继续"。

（2）在"可视分箱"对话框中，"分箱化变量"输入新的变量名（本例输入 height），选取上端点中的"排除（＜）（E）"，单击"生成分割点"。

（3）在"生成分割点对话框"中的"第一个分割点位置（F）"输入最小组下限 104.0，"分割点数"输入 10，"宽度"输入 3，单击"应用"。分组效果可以立即在图中的直方图中表示出来，各组的上、下限在图上标示为蓝色的分割线。单击"生成标签"，在"标签栏"显示每个组段的下限和上限（图 5-3 和图 5-4）。

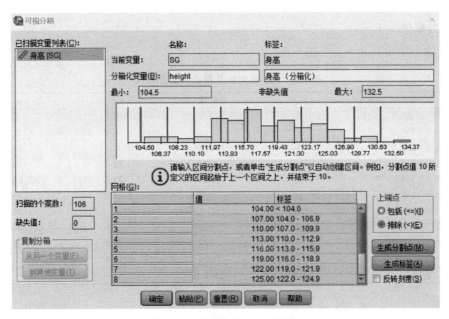

图 5-3   "可视分箱"对话框

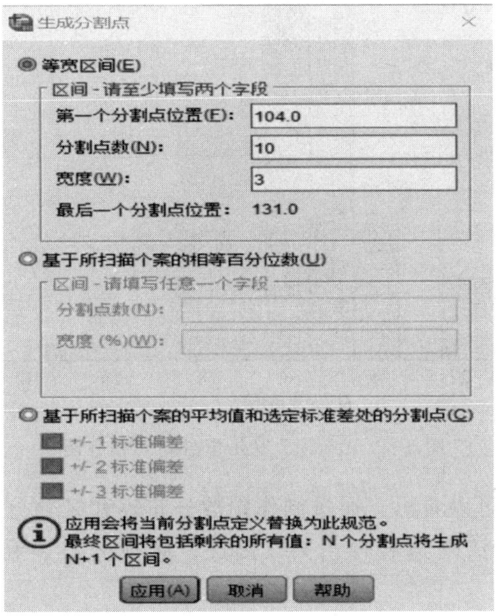

图 5-4   "生成分割点"对话框

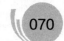

（4）单击"确定"，提示："确定要替换现有变量吗?"，单击"确定"。提示："分箱指定项将创建一个变量"，单击"确定"。关闭输出对话框，回到原始数据库，看到有一列新的变量产生，反映研究个体在身高变量上的组段归属。

随后，使用"频数（F）"产生频数表和频数图。具体 SPSS 操作步骤如下：

（1）在菜单中选择"分析（A）"→"描述统计"→"频率（F）"。

（2）将左边的 Height 移动至右边的"变量（V）"→"图表（C）"→"直方图（F）"，单击"继续"。

（3）单击"确定"。

2. 结果解读

SPSS 输出结果见表 5-2 及图 5-5。

表 5-2　106 名 7 岁儿童身高的频数表

有效身高(已离散化)/cm	频率	百分比/%	有效百分比/%	累计百分比/%
104.0~106.9	5	4.7	4.7	4.7
107.0~109.9	2	1.9	1.9	6.6
110.0~112.9	9	8.5	8.5	15.1
113.0~115.9	21	19.8	19.8	34.9
116.0~118.9	23	21.7	21.7	56.6
119.0~121.9	16	15.1	15.1	71.7
122.0~124.9	16	15.1	15.1	86.8
125.0~127.9	10	9.4	9.4	96.2
128.0~130.9	3	2.8	2.8	99.1
131.0+	1	0.9	0.9	100.0
合计	106	100.0	100.0	

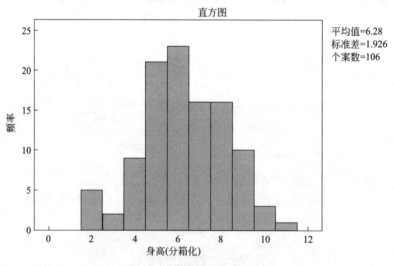

图 5-5　106 名 7 岁儿童身高的频数图

从上述的例题中我们可以看出，通过制作频数分布表和频数分布图，106 名儿童身高的分布特征、分布的类型等清晰地展现出来。因此，频数分布表和频数分布图的主要用途如下：

（1）揭示频数分布的特征。从频数分布表和频数分布图可以看出频数分布的两个重要特征：集中趋势（central tendency）和离散趋势（dispersion lendency）。集中趋势是指一组数据向某一个位置聚集或集中的倾向，离散趋势则反映的是一组数据的分散程度或变异程度，即各个数据偏离集中位置的程度。如从表 5-2 和图 5-5 可见 106 名 7 岁儿童的身高，大多数集中在中间部分，即中等身高者居多；从中间部分到两侧的频数分布逐渐减少，即少数人具有较高或较低的身高，表现了身高分布的离散趋势。集中趋势与离散趋势同时存在，它们可以较全面地揭示定量资料的分布特征。

（2）揭示频数分布的类型。根据频数分布的特征可以将资料的分布分成对称型和不对称型两种类型。对称型的分布是指频数分布的高峰在中间，左右两侧的频数基本对称的分布，如表 5-2 和图 5-5 所示。不对称型的分布是指频数分布不对称，高峰偏离中心，也称为偏态分布。如果高峰偏向数值小的一侧（左侧），称为正偏态（positive skew），如图 5-6 所示；如果高峰偏向数值大的一侧（右侧），称为负偏态（negative skew），如图 5-7 所示。根据资料的分布类型选择合适的统计描述指标。

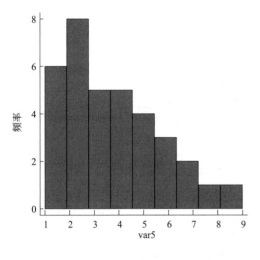

图 5-6　正偏态示意图

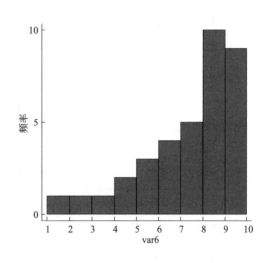

图 5-7　负偏态示意图

（3）便于发现某些特大或特小的可疑值。例如，有时在频数表的两端连续出现几个组段的频数为 0 后，又出现个别特大或特小的值，这些值的正确性值得怀疑，需要进一步检查核对。

（4）便于进一步计算统计指标和进行统计分析。

二、集中趋势的描述

频数分布表和频数分布图直观地展示了数据分布的规律，除此之外还需要用统计指标从数量上准确地反映数据分布的特征，常从集中趋势（即平均水平）和离散趋势（即变异程度）两个方面描述。平均数（average）是描述定量变量集中趋势的特征值，用来说明数据的集中位置或平均水平。需要注意的是平均数的计算和应用必须具备同质基础，必须先合理分组，否则平均数是没有意义的。例如，男、女儿童的生长发育规律不同，如果不分性别求取某一年龄组儿童的身高或体重平均数，既不能说明男孩也不能说明女孩的身高或体重特征，因此是毫无意义的。平均数是一类统计指标的统称，在医学领域中常用的平均数有均数、几何均数和中位数。

（一）均数（mean）

均数是算术均数（arithmetic mean）的简称。总体均数用希腊字母 μ 表示，样本均数用 $\overline{X}$ 表示。均数反映一组分布呈对称的观察值在数量上的平均水平。适用于单峰对称分布，特别是正态分布或近似正态分布的资料，但由于均数易受到极端值的影响，故不适用于描述偏态分布资料的集中趋势，这时需要采用几何均数或中位数。均数在描述正态分布的特征方面有重要意义。计算公式为：

$$\overline{X} = \frac{\sum_{i=1}^{n} X_i}{n}$$

例题 5-3　利用例题 5-2 的 106 名 7 岁儿童的生长发育资料，计算身高的均数（数据见 5-例题 2. sav）。

1. SPSS 操作

（1）在菜单中选择"分析"→"描述统计"→"描述"。

（2）将左边的"身高"移动至"变量（V）"。

（3）单击"确定"。

"描述"过程主要用于描述统计量计算和变量标准化，与"频率（F）"相比，其统计量的计算除了不能计算百分位数外，其他与频率过程相同。

2. 结果解读

SPSS 输出结果见表 5-3。

表 5-3　例题 5-3 中身高的均数计算结果

项目	个案数	最小值	最大值	平均值	标准差
身高	106	104.5	132.5	118.160	5.7703
有效个案数(成列)	106				

由结果可见，本例中 106 名 7 岁儿童的身高的均数为 118.16cm。

（二）几何均数（geometric mean）

一般而言，几何均数适用于取对数后资料呈近似对称分布的资料。医学研究中的某些资料如血清抗体滴度、细菌计数、体内某些微量元素含量等，其特点是原始观察值呈非正态的分布，各观察值之间常呈倍数关系，但经过对数变换后呈正态或近似正态分布，或者其观察值数值相差极大甚至达到不同数量级，此时若计算均数则不能正确描述其集中趋势，宜采用几何均数。

计算的基本公式如下：

直接法：　$G = \sqrt[n]{X_1 \cdot X_2 \cdot X_3 \cdot X_4 \cdots X_i \cdots X_n}$

这个公式在观察值较多时使用不便，利用对数运算的性质，可表达为原始观察值对数值的算术均数，再取反对数，即

$$G = \lg^{-1}\left[\frac{\sum \lg X}{n}\right]$$

例题 5-4　五人的血清抗体滴度为 1：2、1：4、1：8、1：16、1：32，求平均滴度。

SPSS 操作：

（1）将这 5 个数的倒数录入 SPSS（图 5-8）。

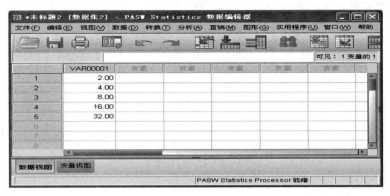

图 5-8　数据输入格式

（2）在菜单中选择"分析"→"报告"→"个案摘要"。

（3）将左边的 VAR00001 移动至"变量（v）"，单击"统计（S）"。

（4）在"摘要报告：统计"对话框，将"几何平均值"移动至"单元格统计"，单击"继续"。取消"显示个案（L）"复选框，单击"确定"，见图 5-9。

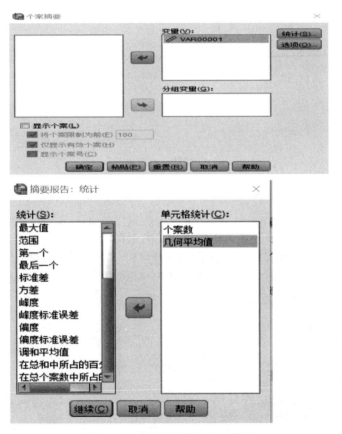

图 5-9　几何均数计算过程对话框

结果显示，本例中 5 个人的血清抗体滴度的几何均数为 8，故平均滴度为 1：8。

例题 5-5　某医院预防保健科用流脑疫苗为 75 名儿童进行免疫接种，1 个月后测定其抗体滴度，如表 5-4 所示，试求其平均滴度。

对于频数表资料，应先进行加权，再进行计算。

表 5-4　75 名儿童的平均抗体滴度计算表

抗体滴度	滴度倒数 X	$\lg X$	频数 f	$f \lg X$
1 : 4	4	0.6021	4	2.4084
1 : 8	8	0.9031	9	8.1279
1 : 16	16	1.2041	21	25.2861
1 : 32	32	1.5051	20	30.1020
1 : 64	64	1.8062	12	21.6744
1 : 128	128	2.1072	5	10.5360
1 : 256	256	2.4082	4	9.6328
合计	—	—	75	107.7676

SPSS 操作步骤如下：

（1）将抗体数据录入 SPSS，数据格式见图 5-10。

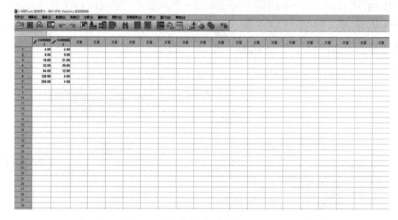

图 5-10　抗体滴度数据录入格式

（2）在菜单中选择"数据"→"个案加权"，VAR00002→"频率变量"，选择"个案加权系数（W）"。见图 5-11(a)。

（3）在菜单中选择"分析"→"报告"→"个案摘要（V）"。在"个案摘要"对话框将 VAR00001 移动至"变量（V）"，单击"统计-（S）"，见图 5-11(b)。

（4）在"摘要报告：统计"对话框将"几何平均值"移动至"单元格统计（C）"→"继续"→取消"显示个案"复选框→"确定"，见图 5-11(c)。

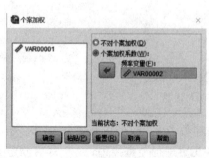

(a)

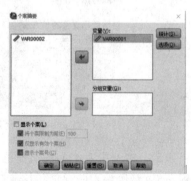

(b)

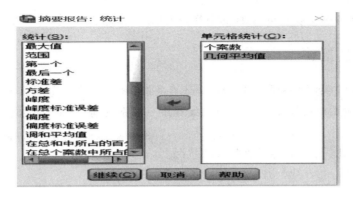

(c)

图 5-11 抗体滴度几何均数计算过程对话框

由结果可见，$G = 27.35$，75 名儿童进行流脑疫苗免疫接种后，平均抗体滴度为 1：27.35。

（三）中位数（median，M）和百分位数（percentile）

对于非对称分布（asymmetric distribution）资料以及半定量资料、分布的两端无确切数值或分布类型未知的资料，常用中位数描述其平均水平。中位数是将一组观察值从小到大按顺序排列，位次居中的那个观察值。因此全部观察值中，大于和小于中位数的观察值个数相等。

百分位数也是一种位置指标，用 P_x 表示，其中 P_{50} 分位数就是中位数。

例题 5-6 利用例题 5-2 的 106 名 7 岁儿童的生长发育资料，计算 BMI 的中位数（数据见 5-例题 2.sav）。

SPSS 操作步骤如下：

（1）在菜单中选择"分析"→"描述统计"→"频率"。

（2）在"频率"对话框中，将左边的 BMI 移动至右边的"变量（V）"，单击"统计（S）"。见图 5-12（a）。

（3）在"统计"对话框中选"中位数"→"继续"→回到频率对话框→取消选中"显示频率表（D）"→"确定"。见图 5-12（a）和图 5-12（b）。

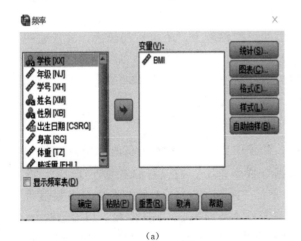

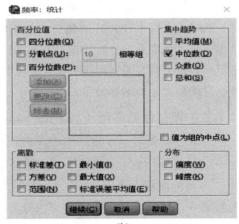

(a)   (b)

图 5-12 BMI 中位数计算过程对话框

结果显示，106 名 7 岁儿童 BMI 的中位数为 13.2（kg/m²）。

三、离散趋势的描述

频数分布的两个重要特征除了集中趋势还有离散趋势。集中趋势只反映了数据分布的一个特征，需要继续了解各观察值之间的变异程度（离散趋势），才能全面认识频数的分布规律。

例题 5-7   试观察下列三组数据的离散状况。

A 组：26，28，30，32，34；

B 组：24，27，30，33，36；

C 组：26，29，30，31，34。

将三组数据分别点在直线上，如图 5-13 所示。

可见 3 组的例数都是 5 例，均数都是 30，但凭直观就可以发现三组数据变异的程度是不相同的。为了全面把握数据特征，还需要了解数据的变异程度，也就是数据参差不齐的程度。描述离散趋势的常用指标有极差、四分位数间距、方差、标准差和变异系数。

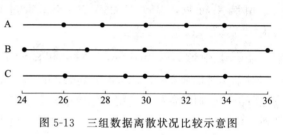

图 5-13   三组数据离散状况比较示意图

（一）极差

极差（range）也称全距，即一组数据中最大值与最小值之差，用符号 R 表示，极差大，说明变异程度大；反之说明变异程度小。

例题 5-8   计算例题 5-7 中三组数据的极差。

A 组：$R = 34 - 26 = 8$；

B 组：$R = 36 - 24 = 12$；

C 组：$R = 34 - 26 = 8$。

可见，A 组和 C 组的极差相等，而 B 组的极差较大。极差的计算简便，可用于各种分布的资料，但它只涉及两个极端值，没有利用全部数据的信息，不能反映组内其他观察值的变异，同时由于样本较大时抽到极大值或极小值的可能性较大，R 也可能较大，故极差一般常用于描述单峰对称分布小样本资料的离散程度，或用于初步了解资料的变异程度；当样本含量相差较大时，不宜用极差来比较资料的离散程度。且即使样本例数不变，极差的抽样误差也可能较大，即不够稳定。

（二）四分位数间距（quartile range，Q）

前面讲过位置指标百分位数 P_x（读作第 x 百分位数），是指将观察值从小到大排列后处于第 x 百分位置上的数值。P_x 将全部数据分成两部分，有 $x\%$ 的数据小于 P_x，有 $(100-x)\%$ 的数据大于 P_x。P_{50} 即为中位数。P_{25}、P_{50}、P_{75} 这 3 个点将全部观察值等分为四部分，这三个分位数统称为四分位数。下四分位数即第 25 百分位数，用 Q_L 表示，上四分位数即第 75 百分位数，用 Q_U 表示。四分位数间距为上、下四分位数之间的差距，即 $Q_U - Q_L$。四分位数间距是去除两端各四分之一数据后中间一半观察值的变动范围，其数值越大，说明观察值分布的离散程度越大。四分位数间距常用于描述偏态分布资料、一端或两端无确切值的资料或分布不明资料的变异程度。对于服从偏态分布的变量，常把中位数和四分位数间距结合起来描述偏态分布资料的平均水平和变异程度。实际应用中，也可直接用中位数和下、上四分位数表示，记作 $M(P_{25}, P_{75})$。四分位数随样本量的增大越趋于稳定。

例题 5-9　利用例题 5-2 的 106 名 7 岁儿童的生长发育资料，计算 BMI 的四分位数间距（数据见 5-例题 2. sav）。

1. SPSS 操作

（1）在菜单选择"分析（A）"→"描述统计"→"频率（F）"。

（2）将左边的 BMI 移动至右边的"变量（V）"→"统计（S）"，见图 5-14(a)。

（3）在"统计"对话框中选中"四分位数"→"继续"。

（4）回到"统计"对话框，取消选中"显示频率表（D）"→"确定"。

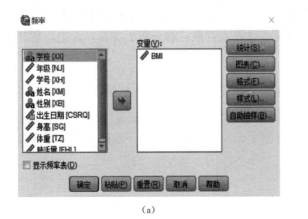
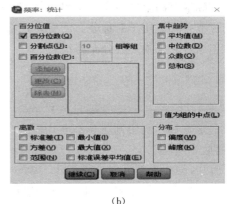

(a)　　　　　　　　　　　　　　　　(b)

图 5-14　BMI 的四分位数计算过程对话框

2. 结果解读

SPSS 结果见表 5-5。

表 5-5　BMI 的四分位数计算结果

个案数	有效	106
	缺失	0
百分位数	25	12.8573
	50	13.2069
	75	13.3842

由表 5-5 可见，$Q = P_{75} - P_{25} = 13.38 - 12.86 = 0.52$（kg/m^2）。

（三）方差

从例题 5-8 可以看出，虽然 A 组和 C 组的极差相等，但是不难看出，A 组的两个观察值比 C 组更加远离均数 30。实际上极差与四分位数间距均未考虑每个观察值的离散程度。为了准确地描述一组数据的变异程度，需要求出每一个变量值 X 与总体均数 μ 之差，即离均差（deviation from average）$X - \mu$，但是 $X - \mu$ 的平均水平不能反映总体中个体值的变异程度，这是因为 $X - \mu$ 有正有负，总和为 0，所以采用离均差平方和（sum of squares）即 $\sum (X - \mu)^2$ 以表示总变异程度，为消除观察值个数的影响，对离均差平方和求平均值即得到方差（variance）。总体方差用 σ^2 表示：

$$\sigma^2 = \frac{\sum(X-\mu)^2}{N}$$

实际工作中往往无法获得总体均数 μ，只能用样本均数 $\overline{X}$ 来估计 μ。若用 $\overline{X}$ 代替 μ，样本中的个体偏离 $\overline{X}$ 的程度比其偏离 μ 的程度缩小一些，以致离均差平方的平均值也缩小一些。因此，有统计学家提出用 $n-1$ 代替 n 来计算样本中离均差平方的平均水平，即样本方差（sample variance）。若方差越大，说明总体中观察值变异程度越大。

$$S^2 = \frac{\sum(X-\overline{X})^2}{n-1}$$

（四）标准差

方差的单位是原变量单位的平方，在统计应用中更常用的是方差的算术平方根，称为标准差。标准差的单位与原变量单位相同。总体标准差用 σ 表示，样本标准差用 S 表示。方差与标准差都适用于对称分布的变量，特别是正态分布或近似正态分布的变量，常把均数和标准差结合起来描述其分布特征。

$$S = \sqrt{\frac{\sum(X-\overline{X})^2}{n-1}}$$

例题 5-10 利用例题 5-2 的 106 名 7 岁儿童的生长发育资料，计算体重的方差与标准差（数据见 5-例题 2.sav）。

SPSS 操作步骤如下：

（1）在菜单中选择"分析"→"描述统计"→"频率（F）"。

（2）将"体重"移至"变量（V）"。单击"统计（S）"，见图 5-15(a)。

（3）在"统计"对话框，"离散"中选择"标准差""方差"，单击"继续"，见图 5-15(b)。

（4）取消"显示频率表"选项→"确定"。

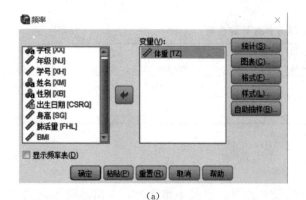

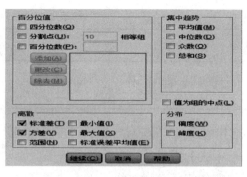

(a) (b)

图 5-15 体重标准差与方差的计算过程对话框

结果可见，$S^2 = 3.899\text{kg}^2$，$S = 1.975\text{kg}$

（五）变异系数（coefficient of variation，CV）

亦称为离散系数，是标准差与均数之比，用百分数表示。变异系数是相对数，描述变量的相对离散程度，因而没有计量单位。主要用于单位不同的资料或者单位相同，但均数相差较大的资料间变异程度的比较。

例题 5-11 某地区随机调查 70 名 5 岁女孩体重均数为 17.71kg，标准差为 1.44kg，同年该地 80 名 5 个月女孩体重均数为 7.37kg，标准差为 0.77kg，比较其离散程度。

5 岁女孩体重 $\mathrm{CV}=\dfrac{1.44}{17.71}\times100\%=8.13\%$。

5 个月女孩体重 $\mathrm{CV}=\dfrac{0.77}{7.37}\times100\%=10.45\%$。

可见，该地区 5 个月女孩体重的变异大于 5 岁女孩体重的变异。

四、正态分布及其应用

（一）正态分布（normal distribution）

直方图近似地反映了变量的分布，以本章例题 5-2 中 7 岁儿童身高的数据为例，图 5-5 是资料绘制的直方图，可见中间频数多，两侧频数少，大致对称。设想如果逐步放大样本量，组段不断分细，那么直方图中的直条逐渐变窄，顶端逐渐接近光滑曲线，直方图越来越接近于一条光滑的曲线（图 5-16），高峰位于中央、两侧逐渐降低且左右对称、不与横轴相交的钟形曲线，近似于数学上的正态分布曲线。若变量 X 的频率曲线逼近数学上的正态分布曲线，则称该变量服从正态分布。

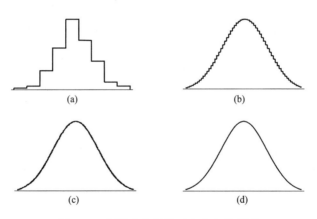

图 5-16 频数分布渐进正态分布示意图

正态分布曲线的密度函数为：

$$f(X)=\frac{1}{\sigma\sqrt{2\pi}}\mathrm{e}^{\frac{-(X-\mu)^2}{2\sigma^2}}\quad(-\infty<X<+\infty)$$，式中 μ 为总体均数，σ 为总体标准差，π 为圆周率，e 为自然对数的底，即 2.71828。其中 μ、σ 是不确定的常数，称为正态分布的参数。如果随机变量 X 具有这样的概率密度函数，则称随机变量 X 服从参数为 μ 和 σ 的正态分布，记为 $X\sim N(\mu,\sigma^2)$。正态分布最早是由德国数学家高斯（C. F. Gauss）提出的，又被称为高斯分布，它是自然界和人类社会中最常见的一种概率分布，无论在理论研究还是实际应用中都占有重要地位。正态分布具有几个重要特征：

（1）正态分布以均数 μ 为中心，左右对称（图 5-17）。

（2）正态分布有两个参数，μ 是位置参数，σ 是形状参数。若固定 σ，μ 增大，曲线沿着 X 轴向右移动；μ 减小，曲线沿着 X 轴向左移动。若固定 μ，σ 越小，X 的取值越集中在 μ 附近，曲线越"瘦高"；反之，σ 越大，曲线越"矮胖"，见图 5-18。

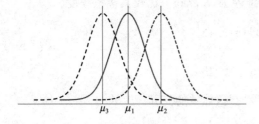

图 5-17　正态分布位置变换示意图　　　　图 5-18　正态分布形状变换示意图

（3）正态曲线在横轴上方均数处最高，即在 $X=\mu$ 处 $f(x)$ 取得最大值。

（4）正态曲线下的面积分布有一定的规律：

① 正态曲线与横轴间的面积恒等于 1 或 100%；

② 曲线下，区间 $(\mu-1.64\sigma,\mu+1.64\sigma)$ 内的面积为 90%，说明 X 在区间 $\mu\pm1.64\sigma$ 内取值的概率是 0.9，见图 5-19（a）。

③ 曲线下，区间 $(\mu-1.96\sigma,\mu+1.96\sigma)$ 内的面积为 95%，说明 X 在区间 $\mu\pm1.96\sigma$ 内取值的概率是 0.95，见图 5-19（b）。

④ 曲线下，区间 $(\mu-2.58\sigma,\mu+2.58\sigma)$ 内的面积为 99%，说明 X 在区间 $\mu\pm2.58\sigma$ 内取值的概率是 0.99，见图 5-19（c）。

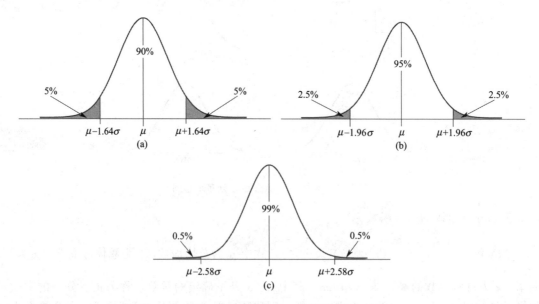

图 5-19　正态分布曲线下面积的分布规律

（二）标准正态分布（standard normal distribution）

在数据的分布中，正态分布是一个大的分布族，对应不同的参数，μ 和 σ 会产生不同位置、不同形态的正态分布。为应用方便，常将服从正态分布的随机变量 X 进行标准化变换，

$z = \dfrac{X - \mu}{\sigma}$ 这种变换叫做标准正态变换。变换后的 z 服从均数 $\mu = 0$ 标准差 $\sigma = 1$ 的标准正

态分布，即 $z \sim N(0, 1)$，又称 z 分布。其概率密度函数为：$\varphi(z) = \dfrac{1}{\sqrt{2\pi}} e^{-\frac{z^2}{2}}$

$(-\infty < z < +\infty)$。

对上式求积分即可得到标准正态变量 Z 的分布函数

$$\Phi(z) = \int_{-\infty}^{z} \frac{1}{\sqrt{2\pi}} e^{\frac{-z^2}{2}} \mathrm{d}z \qquad (-\infty < z < +\infty)$$

$\varphi(z)$ 表示标准正态变量 z 落在 $(-\infty, z)$ 内的概率（即图 5-20 中阴影部分的面积）。

标准正态分布的特征同正态分布，它是正态分布的特例，每一条正态分布曲线经 z 变换都可转换为标准正态分布，正态分布取值与标准正态分布取值具有一一对应的关系，曲线下的面积也具有一一对应的关系。标准正态曲线下在 $(-1.64, 1.64)$ 范围内的面积为 90%，在 $(-1.96, +1.96)$ 范围内的面积为 95%，在 $(-2.58, 2.58)$ 范围内的面积为 99%。

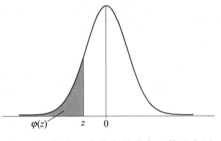

图 5-20　标准正态分布的分布函数示意图

计算正态分布或者标准正态分布曲线下的概率可以通过 SPSS 的 CDF.NORMAL（quant，mean，stddev）和 CDFNORM（zvalue）计算过程实现。其中，CDF.NORMAL（quant，mean，stddev）用于计算正态分布（指定了均值和标准差）中的变量值小于 quant 的累积概率。CDFNORM（zvalue）用于计算标准正态分布的变量值小于 zvalue 的概率。

例题 5-12　已知某地正常成年女子的血清总蛋白服从正态分布，调查了该地 110 名正常成年女子，得样本均数为 74.6(g/L)，标准差为 2.5(g/L)，试估计该地正常成年女子血清总蛋白在 68.0～77.0（g/L）之间的比例。

SPSS 操作步骤如下：

(1) 建立一个新的 SPSS 数据文件，并至少输入一个数据值，见图 5-21。

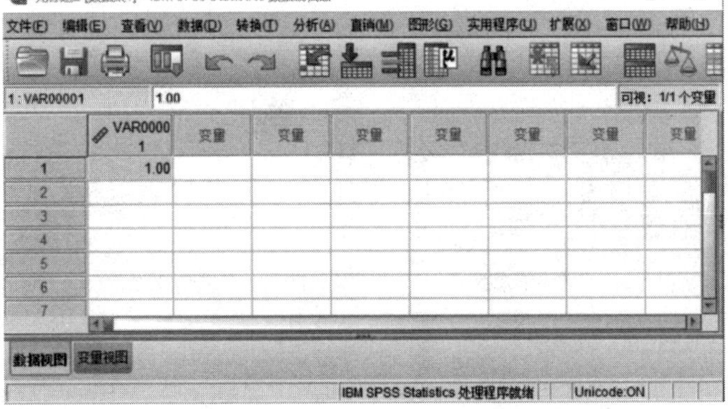

图 5-21　计算正态变量概率值的数据窗口

（2）在菜单栏选择"转换（T）"→"计算变量"。

（3）在"计算变量"对话框中，"目标变量"输入一个变量名（如 P1），数字表达式框内→"CDF 与非中心 CDF"→Cdf. Normal→单击向上箭头→CDF.Normal（?,?,?）→单击"数字键盘"输入相应的数字→CDF.Normal（68,74.6,2.5）→"确定"。见图 5-22(a)。

（4）重复步骤（3）操作另外一个变量名（如 P2），输入数字 CDF.Normal（77,74.6,2.5）→"确定"，见图 5-22(b)。

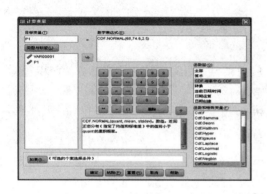
（a）

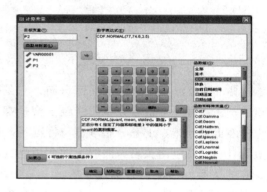
（b）

图 5-22　计算正态变量概率值过程

结果可见，数据窗口中 $p_1 = 0.0041$，$p_2 = 0.8315$，于是

$$P(68.0 < X < 77.0) = 0.8315 - 0.0041 = 0.8274 = 82.74\%$$

所以该地正常成年女子血清总蛋白在 68.0～77.0（g/L）之间的比例为 82.74%。

例题 5-13　计算 $\varphi(-2.09) = ?$ $\varphi(2.58) = ?$

SPSS 操作步骤如下：

（1）建立一个新的 SPSS 数据文件，并至少输入一个数据值。

（2）在菜单中选择"转换（T）"→"计算变量"。

（3）"目标变量"填入一个变量名（如 P1），数字表达式框内→"CDF 与非中心 CDF"→Cdfnorm→单击向上箭头→CDFNORM（-2.09）→"确定"。见图 5-23(a)。

（4）重复步骤（3）操作另外一个变量名（如 P2），输入 CDFNORM（2.58）→"确定"。见图 5-23(b)。

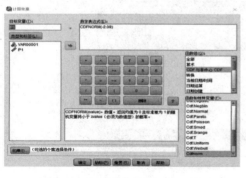
（a）

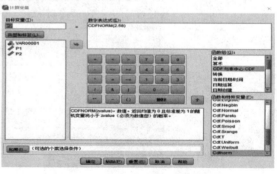
（b）

图 5-23　计算标准正态变量概率值过程

结果可见，数据窗口中 $p_1=0.018$，$p_2=0.995$

即 $\varphi(-2.09)=0.018$，$\varphi(2.58)=0.995$。

（三）正态分布的应用

医疗卫生领域中很多医学现象服从或近似服从正态分布，例如同性别同年龄正常儿童的身高、同性别健康成人的红细胞数等，以及实验中的随机误差等均服从正态分布。许多统计分析方法是以正态分布为基础的。此外，对于一些对数正态分布资料，也可按照正态分布规律处理。

1. 制定医学参考值范围（medical reference range）

医学参考值（medical reference value）又称正常值，指包括绝大多数正常人的结构、功能、代谢等生理生化指标的观察值范围，在临床诊断、治疗等过程中作为判定正常和异常的参考标准。而所谓"正常人"不是指机体器官、组织形态及功能都正常的人，而是指排除了影响所研究指标的疾病和有关因素的同质人群。制定医学参考值范围的方法可以根据数据分布是否服从正态分布分别采取正态分布法和百分位数法。具体步骤和注意事项如下：

（1）抽取足够例数的同质"正常人"样本：制定医学参考值范围的主要目的是为临床判定指标正常与否提供参考标准。在制定时，必须抽取足够量的样本提供参考范围，而且样本具有很好的同质性，方能有参考的价值。

（2）确定好具有实际意义的统一的测量标准。首先相同的指标可能有多种不同方法进行检测，应采用得到公认的或权威机构推荐的标准方法，以利于结果的评价和比较。操作人员必须严格经过培训，测定时使用灵敏度较高的分析仪器，新仪器、新方法一定要校正和验证。实验室内和实验室间通过测定已知浓度的质控样品或标准物质来控制分析中的误差。

（3）根据指标的含义和特点选择使用单侧或双侧参考值范围。如果指标过高、过低均属异常，则需确定参考值范围的上限和下限，即双侧，如白细胞数等。如果指标过高为异常，则制定单侧上限值，如血铅、发汞等。如果指标过低属异常，则需确定单侧下限值，如肺活量、IQ 等。

（4）根据研究目的，选择适宜的百分界值范围。医学参考值范围中的"绝大多数"可以是 90%、95% 或 99% 等，应根据正常人和患者（患有影响研究变量疾病的患者）的数据分布特点来选择适当的百分界限。一般以 95% 医学参考值范围最常用。

（5）根据资料的特点选择不同的方法计算医学参考值范围。常用的有正态分布法和百分位数法。对于服从正态分布或近似正态分布的指标可采用正态分布法，有些偏态分布资料经过变量变换后服从正态分布，也可按正态分布法计算。对于偏态分布或分布不明的资料，可采用百分位数法，见表 5-6。

表 5-6　医学参考值范围的制定

%	正态分布法			百分位数法		
	双侧	单侧		双侧	单侧	
		下限	上限		下限	上限
90	$\overline{X}\pm1.64S$	$\overline{X}-1.28S$	$\overline{X}+1.28S$	$P_5\sim P_{95}$	P_{10}	P_{90}
95	$\overline{X}\pm1.96S$	$\overline{X}-1.64S$	$\overline{X}+1.64S$	$P_{2.5}\sim P_{97.5}$	P_5	P_{95}
99	$\overline{X}\pm2.58S$	$\overline{X}-2.32S$	$\overline{X}+2.32S$	$P_{0.5}\sim P_{99.5}$	P_1	P_{99}

例题 5-14 某地调查正常成年男子 144 人的红细胞数（近似正态分布），得均数 $\overline{X} = 55.38 \times 1012/L$，标准差 $S = 0.44 \times 1012/L$。试估计该地成年男子红细胞数的 95% 参考值范围。

因红细胞数过多或过少均属异常，故按双侧估计该地正常成年男子红细胞数的 95% 参考值范围。

下限：$\overline{X} - 1.96S = 55.38 - 1.96 \times 0.44 = 54.52 \times 1012/L$；

上限：$\overline{X} + 1.96S = 55.38 + 1.96 \times 0.44 = 56.24 \times 1012/L$。

故该地正常成年男子红细胞数的 95% 参考值范围为 $(54.52 \sim 56.24) \times 1012/L$。

例题 5-15 某医院调查该地区维吾尔族居民的数据资料（见 5-例题 15.sav），试估计该地维吾尔族居民白细胞数的 95% 参考值范围。

先了解白细胞数的分布类型，采用 SPSS 的频率过程输出直方图，观察频数分布类型。

SPSS 操作步骤如下：

（1）在菜单选择"分析"→"描述统计"→"频率（F）"，在频率对话框中，将左边的变量 WBC 移动至右边的"变量（V）"，取消选中"显示频率表"，见图 5-24(a)。

（2）单击"图表（C）"在图表对话框中，选择"直方图（H）"→"继续"。见图 5-24(b)。

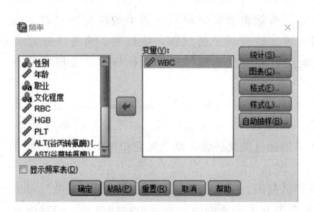
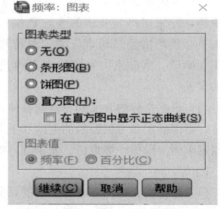

(a)　　　　　　　　　　　　　　　　(b)

图 5-24　WBC 的直方图的绘制

（3）单击"确定"。

结果见图 5-25。

可见，WBC 的频数分布为非正态分布，采用百分位数法计算医学参考值范围，因 WBC 过高过低均为异常，应制定双侧 95% 参考值范围。

SPSS 操作步骤如下：

（1）在菜单中选择"分析（A）"→"描述统计"→"频率（F）"。在"频率"对话框中，将左边的变量 WBC 移动至右边的"变量（V）"，取消选中"显示频率表"，见图 5-26(a)。

（2）单击"统计（S）"，在"统计"对话框中，"百分位数（P）"输入 2.5，单击"添加（A）"输入 97.5→"添加（A）"→"继续"，见图 5-26(b)。

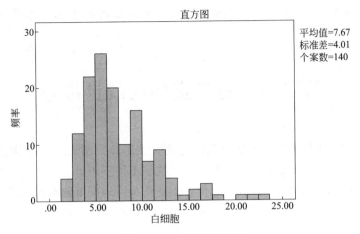

图 5-25 WBC 的直方图

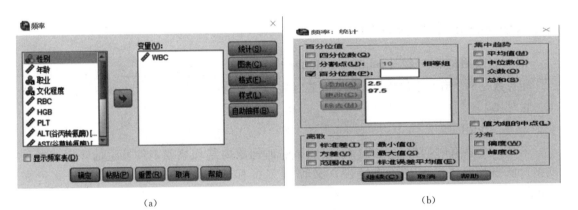

(a)   (b)

图 5-26 WBC 医学参考值计算过程

结果可见，$P_{2.5} = 2.37 \times 10^9/\text{L}$ $P_{97.5} = 19.05 \times 10^9/\text{L}$，故该地维吾尔族居民白细胞数的医学参考值范围为 $2.37 \times 10^9/\text{L} \sim 19.05 \times 10^9/\text{L}$。

2. 质量控制（quality control）

质量控制是保证产品质量的有效措施。如果作为质量控制的指标服从正态分布，则指标变异仅由个体差异及随机误差所致。基于正态分布的原理可以实现对测量过程的质量控制。正态曲线下区间 $(\mu - 2\sigma, \mu + 2\sigma)$ 内的面积为 95.45%，故以 $\overline{X} \pm 2S$ 作为实验观测值的上警戒限（UWL）和下警戒限（LWL）；区间 $(\mu - 3\sigma, \mu + 3\sigma)$ 内的面积为 99.73%，故以 $\overline{X} \pm 3S$ 作为实验观测值的上控制限（UCL）和下控制限（LCL）。按时间顺序记录观察数据，在控制图上依次描点连线，如果数据分布在警戒限内，则质量在控制中；如果数据越过上下控制限，则表示出现异常情况，质量失控，需采取措施。

3. 正态分布是很多统计方法的理论基础

很多统计方法是建立在正态分布的基础上的，本书后面章节将要讲到的 t 检验、F 检验及相关回归分析等多种统计分析方法均要求分析的变量服从正态分布或近似正态分布。

对于非正态分布资料，进行统计分析的一个重要途径就是先做变量转换，使转换后的资料服从或近似服从正态分布，然后按正态分布的方法做统计处理。此外，某些分布，比如二项分布、Poisson 分布的极限形式就是正态分布，因此，正态分布是许多统计分析方法的理论基础。

第二节　定性资料的统计描述

定性资料是先按照观察值的性质或属性分类，然后分别清点每个类别的频数所得的资料，也称为分类资料。对于这类资料，其绝对数往往不便于进行相互比较。如调查某年小学生中流脑患病：甲地区 63 例，乙地区 35 例，由此认为甲地区流脑流行比乙地区严重，这种结论不正确。患病人数是根据患病与未患病分组直接清点频数所得的数据即绝对数，可以说明某现象在一定条件下的规模和实际水平，但不能互相比较，因为基数（或调查人数）未知，需要使用相对数指标进行统计描述。

一、常用的相对数及其应用

（一）常用的相对数（relative number）

相对数是两个有联系的指标之比，是描述定性资料的统计指标。常用相对数有率、构成比、相对比。

1. 率（rate）

率是一个具有时期概念的指标。说明某一时间段内某现象或事件发生的频率或者强度。反映事物的普遍性及严重程度，又称频率指标或强度指标。率的计算公式可表示为：

$$率=\frac{某现象实际发生的例数}{可能发生某现象的总数}\times K$$

K 为比例基数，可以是 100%、1000‰、100000/10 万等。比例基数的选择主要根据习惯用法或使计算结果保留 1~2 位整数，以便阅读。如调查得某年小学生中流脑患病：甲地区 63 例，乙地区 35 例，已知甲地区小学生 50051 人，乙地区学生 14338 人，可算出甲地区小学生流脑患病率为 63/50051×1000‰＝1.26‰，乙地区小学生流脑患病率为 35/14338×1000‰＝2.44‰，乙地区流脑流行比甲地区严重。

率具有以下特点：①合计率或总率不等于 100%；②某一部分的分率改变不影响其他分率的变化；③各小组率（如年龄别率）不能直接相加求其总率。

2. 构成比（proportion）

构成比是指事物内部某一组成部分观察单位数与同一事物各组成部分的观察单位总数之比，用以说明事物内部各组成部分所占的比重，常用百分数表示。计算公式为：

$$构成比=\frac{某一组成部分的观察单位数}{同一事物各组成部分的观察单位总数}\times 100\%$$

例题 5-16　某医院收集 89 名体检人员的资料，试计算民族的构成比（数据见 5-例题

16. sav）。

1）SPSS 操作

（1）在菜单中选择"分析（A）"→"描述统计（E）"→"频率（F）"。见图 5-27（a）。

（2）在"频率"对话框，将左边的变量"民族"移动至右边的"变量（V）"，单击"图表"对话框，选择"饼图（P）"，单击"继续"。

（3）单击"确定"。见图 5-27（b）。

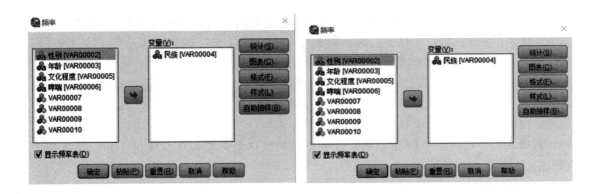

（a）　　　　　　　　　　　　　　　　　（b）

图 5-27　构成比计算过程对话框

2）结果解读

见表 5-7 和图 5-28。

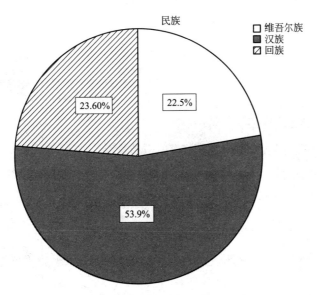

图 5-28　民族分布情况

表 5-7　民族的构成比结果

民族	频率	百分比/%	有效百分比/%	累计百分比/%
维吾尔族	20	22.5	22.5	22.5
汉族	48	53.9	53.9	76.4
回族	21	23.6	23.6	100.0
总计	89	100.0	100.0	

描述定性资料的分布特征，可以用统计表或统计图的形式，也可以计算相对数指标。如表 5-7 所示，体检人群中，汉族占总人群的 53.9%，三个民族的构成比总和为 100%。图 5-28 也描述了不同民族的构成情况。

针对单个分类变量，SPSS 的频率过程可以输出频数表，从中可以得到频数、率或构成比、累计百分比等统计量，还可以直接绘制描述分类变量的条图和饼图等。而对于多个分类变量之间的交叉频数分布，则可用交叉表过程分析。

例题 5-17　对例题 5-16 的数据，了解不同民族体检者哮喘患病情况，并绘制直条图（数据见 5-例题 16. sav）。

1）SPSS 操作

（1）在菜单中选择"分析（A）"→"描述统计"→"交叉表（C）"。在"交叉表"对话框中，将左边的变量"民族"移动至右边的"行（S）"，"哮喘"移动至"列（C）"。见图 5-29（a）。

（2）单击"单元格（E）"，在"单元格"对话框中，"百分比"选择"行（R）""列（C）"，单击"继续"。见图 5-29（b）。

（3）选择"显示簇状条形图（B）"，单击"确定"。

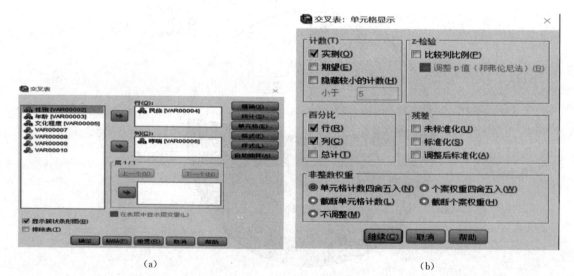

（a）　　　　　　　　　　　　　（b）

图 5-29　交叉表分析对话框

2）结果解读

见表 5-8 和图 5-30。

表 5-8 民族与哮喘交叉表

民族	计数与占比	哮喘		总计
		有	无	
维吾尔族	计数	5	15	20
	占 民族 的百分比	25.0%	75.0%	100.0%
	占 哮喘 的百分比	13.2%	29.4%	22.5%
汉族	计数	20	28	48
	占 民族 的百分比	41.7%	58.3%	100.0%
	占 哮喘 的百分比	52.6%	54.9%	53.9%
回族	计数	13	8	21
	占 民族 的百分比	61.9%	38.1%	100.0%
	占 哮喘 的百分比	34.2%	15.7%	23.6%
总计	计数	38	51	89
	占 民族 的百分比	42.7%	57.3%	100.0%
	占 哮喘 的百分比	100.0%	100.0%	100.0%

本例中，民族为行变量，哮喘为列变量，民族中的%为行百分比，哮喘中的%为列百分比。结果可见不同民族体检者哮喘的患病情况。

图 5-30 是以民族为横轴，以哮喘患病的频数为纵轴绘制的复式直条图，比较了不同民族体检者的哮喘患病情况，可见汉族体检者中患哮喘病人数高于维吾尔族和回族。

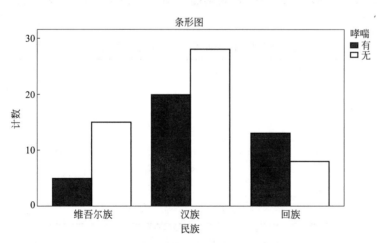

图 5-30 交叉表分析输出的复式直方图

构成比具有以下特点：①各组成部分的构成比数值之和等于 1 或 100%；②当某一组成部分构成比增大，其他组成部分构成比必然会减少。例如在一定数量的人口性别构成中，若男性比例增加，则女性比例减少。

3. 相对比（ratio）

相对比是表示两个有关联的指标之比，常以百分数和倍数表示。计算方法为：

$$相对比 = \frac{甲指标}{乙指标}（或 \times 100\%）$$，甲、乙两指标可以是性质相同的，也可以是性质不同

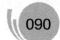

的，可以是绝对数，也可以是相对数或平均数。常用来表示一个指标是另一个指标的几倍或几分之几。

例如，某地男性肺心病死亡率为 101.9/10 万，女性肺心病死亡率为 146.8/10 万，则肺心病死亡率的性别比为：101.9/146.8＝0.69，表示当地一年内男子和女子因肺心病而死亡的频率之比为 0.69∶1。再例如某年某医院出生婴儿中，男性婴儿为 370 人，女性婴儿为358 人，则出生婴儿性别比例为 370/358×100%＝103%。

（二）应用相对数的注意事项

（1）计算相对数应有足够的观察单位数，例数不能太小。观察单位足够多时，计算的相对数比较稳定，能正确反映实际情况。例如临床试验中用某种疗法治疗 2 例患者，1 例有效，则认为有效率是 50%；如果 2 例都有效，则有效率是 100%，可见相差 1 例，其有效率波动非常大，结果不稳定，不能反映客观规律。观察例数少时，最好用绝对数表示，如果必须要用相对数表示，应同时列出率的置信区间。

（2）区分构成比与率，分析时不能用构成比代替率。构成比说明事物内部各组成部分所占的比重，而率说明某现象发生的频率或强度大小。构成比和率的含义各有不同，使用时要注意区分。构成比越大，说明该组成部分的比重越大，观察实际数越多；而影响因素相同时，率越大，说明疾病的强度越重。表 5-9 为某地居民体检资料，计算了白内障的构成比与患病率。

患者年龄构成比一栏，仅说明各年龄组白内障患者所占的比重，只能计算构成比指标，不能反映各年龄组的患病水平，不能由 60~69 岁组构成比最高而得出该年龄组最容易患白内障的结论。如表 5-9 所示，白内障患病率随年龄升高而增加，80 岁以上组白内障患病率最高。

表 5-9　某地居民白内障的患病情况

年龄组(1)	受检人数(2)	白内障例数(3)	患者年龄构成比/%(4)	患病率/%(5)＝(3)/(2)
40~	560	68	15.18	12.14
50~	441	129	28.79	29.25
60~	296	135	30.13	45.61
70~	149	97	21.65	65.10
≥80	22	19	4.24	86.36
合计	1468	448	100.00	30.52

（3）计算观察单位不等的几个率的平均率（合计率）时，不能将几个率直接相加求其平均率。

例如表 5-9 中，白内障合计患病率应该是 448/1468＝30.52%，而不是将各年龄组患病率直接相加再除以 5。

（4）相对数的比较应注意资料的可比性。

所谓可比，就是说除了要对比的因素外（如不同药物），其余的影响因素应尽可能的相同、相似或接近。例如观察对象同质，研究方法相同，观察时间相等，以及地区、周围环境、风俗习惯和经济条件等应一致或相近。可比性还体现在观察对象内部构成是否相同，若两组资料的年龄、性别构成不同时，可以分组或进行标准化后再做比较。

（5）样本率或样本构成比的比较应作假设检验。由于样本率或样本构成比存在抽样误差，如果通过样本推断总体率或总体构成比有无差异，不能凭样本率或样本构成的差别作结论，而必须进行差别的假设检验。

二、动态数列及其分析指标

动态数列（dynamic series）是一系列按照时间顺序排列的统计指标（绝对数、相对数或平均数），用以反映事物或现象在时间上的变化和发展趋势。常用的动态数列分析指标有绝对增长量、发展速度与增长速度、平均发展速度与平均增长速度。

例题 5-18　表 5-10 是某医院 2001—2009 年日门诊量的统计数据，试计算动态数列的分析指标。

表 5-10　某医院 2001—2009 年日门诊量动态变化

年份	指标符号	日门诊人次	绝对增长量		发展速度%		增长速度%	
			累计	逐年	定基比	环比	定基比	环比
(1)	(2)	(3)	(4)	(5)	(6)	(7)	(8)	(9)
2001	a_0	1200	—	—	—	—	—	—
2002	a_1	1500	300	300	125.0	125.0	25.0	25.0
2003	a_2	1600	400	100	133.3	106.7	33.3	6.7
2004	a_3	1670	470	70	139.2	104.4	39.2	4.4
2005	a_4	1750	550	80	145.8	104.8	45.8	4.8
2006	a_5	1820	620	70	151.7	104.0	51.7	4.0
2007	a_6	2210	1010	390	184.2	121.4	84.2	21.4
2008	a_7	2680	1480	470	223.3	121.3	123.3	21.3
2009	a_8	3450	2250	770	287.5	128.7	187.5	28.7

（1）绝对增长量：表示事物在一定时期所增加的绝对数量，分为累计增长量和逐年增长量。

累计增长量＝某一年指标－基数年指标。如表 5-10 第（4）栏所示，2002 年累计增长量＝1500－1200＝300 人次。

逐年增长量＝某一年指标－前一年指标。2003 年逐年增长量＝1600－1500＝100 人次。

（2）发展速度：表示两个不同时期的某事物的数值相比，说明后一时期为前一时期的倍数或百分倍数，分为定基比发展速度和环比发展速度。

定基比发展速度＝各年指标/基数年指标（或×100%），如 2002 年定基比发展速度＝1500/1200＝125.0%

环比发展速度＝某年指标/前一年指标（或×100%），可表达为 a_1/a_0，a_2/a_1，…，a_n/a_{n-1}。

（3）增长速度：表示两个不同时期的某种现象的数值相比，说明后一时期比前一时期增长的倍数或百分倍数，分为定基比增长速度和环比增长速度。

定基比增长速度＝定基比发展速度－1（或100％），见表5-10第（8）栏。

环比增长速度＝环比发展速度－1（或100％），见表5-10第（9）栏。

（4）平均发展速度和平均增长速度：平均发展速度是指一定时期内各环比发展速度的平均值，用以说明事物现象在一定时期内逐年的平均发展程度，常用几何平均数来计算平均发展速度。计算公式为：

$$平均发展速度 = \sqrt[n]{a_n/a_0} \quad 或者 \quad G = \lg^1\left(\frac{\lg a_n - \lg a_0}{n}\right) - 1$$

本例中，

$$平均发展速度 = \sqrt[8]{3450/1200} = 1.141(141.1\%)$$

平均增长速度是说明某事物在一定时期内逐年的平均增长程度。计算公式为：

平均增长速度＝平均发展速度－1。本例中，

$$平均增长速度 = 1.141 - 1 = 0.141(14.1\%)$$

动态数列分析还可以进行预测，即根据平均发展速度公式计算几年后达到的指标。

$1.141 = \sqrt[10]{a_{10}/1200}$，$a_{10} = 1.1411^{10} \times 1200 = 4488$（人次），即根据该医院2001—2009年的平均发展速度，预计到2011年该医院的日门诊量可达4488人次。

三、率的标准化

（一）标准化法的意义和基本思想

当比较的两组或多组资料，其内部各小组率明显不同，且各小组观察例数的构成比，诸如年龄、性别、工龄、病情轻重、病程长短等也明显不同时，直接比较两个或多个合计率是不合理的。因为其内部构成不同，往往影响合计率大小，应考虑进行分层比较，或者对合计率进行标准化后再做比较。

例题 5-19　某医院甲、乙两种疗法治疗某病，试比较甲、乙两种疗法的治愈率（数据见5-例题19.sav）。

由表5-11可见，甲疗法普通型病人和重型病人的治愈率均低于乙疗法，但合计治愈率高于乙疗法。原因是两种疗法治疗的病人病型不同，甲疗法普通型病人多于乙疗法，而重型病人少于乙疗法。要正确比较两种疗法的合计治愈率，必须先将两组治疗对象的病型构成按照统一标准进行校正，然后计算出校正后的标准化治愈率再进行比较。这种用统一的内部构成，然后计算标准化率的方法，称为标准化法。

表 5-11　甲、乙两种疗法的治愈率

病　型	甲疗法			乙疗法		
	病人数	治愈数	治愈率/%	病人数	治愈数	治愈率/%
普通型	300	180	60.0	100	65	65.0
重　型	100	35	35.0	300	125	41.7
合　计	400	215	53.8	400	190	47.5

　　标准化法的基本思想是：采用某影响因素的统一标准构成以消除构成不同对合计率的影响，使通过标准化后的标准化合计率具有可比性。常用的标准化法有直接法和间接法。应根据数据的条件选择直接法或间接法。本章只介绍直接法。

　　选择标准的方法有：①根据研究目的选择有代表性的、较稳定的、数量较大的人群，例如全国的、全省的或本地区的数据；②也可将要比较的两地或两组的人口数合并作为标准组，或选择其中一组人口作为标准。

　　本例中，选择甲、乙两种疗法合并治疗人数作为标准人口数，标准化率计算方法为 $p' = \dfrac{\sum N_i p_i}{N}$，式中，$p'$ 为标准化率；$N_i p_i$ 为各病型的预期治愈数，是指用被标化组的病型别治愈率 p_i 去预测在标准人口 N_i 中，可能会有多少人治愈；总的预期治愈数 $\sum N_i p_i$ 除以标准组总人口数 N 就得到标准化率。

　　甲疗法标准化治愈率　　$p' = \dfrac{380}{800} \times 100\% = 47.5\%$

　　乙疗法标准化治愈率　　$p' = \dfrac{427}{800} \times 100\% = 53.4\%$

　　可见，经标准化以后，甲疗法合计治愈率低于乙疗法。标准化法解决了患者病型构成不同对比较合计率的影响，见表 5-12。

表 5-12　用直接法计算标准化治愈率（%）

病型	标准治疗人数 (N_i)	甲疗法		乙疗法	
		原治愈率(p_i)	预期治愈数$(N_i p_i)$	原治愈率(p_i)	预期治愈数$(N_i p_i)$
(1)	(2)	(3)	(4)=(2)(3)	(5)	(6)=(2)(5)
普通型	400	60.0	240	65.0	260
重型	400	35.0	140	41.7	167
合计	800(N)	—	380	—	427

　　SPSS 操作如下：

　　(1) 打开数据"例题 5-19.sav"，在菜单中选择"转换（T）"→"计算变量（C）"，在"计算变量"对话框中，"目标变量（T）"输入 sp，"数字表达式（E）"中键入 p1＋p2，单击"确定"。

　　(2) 在菜单中选择"转换（T）"→"计算变量"，在"计算变量"对话框中，"目标变量（T）"输入 sp1，"数字表达式"中键入 c1/p1 * sp，单击"确定"。

　　(3) 在菜单中选择"转换（T）"→"计算变量"，在"计算变量"对话框中，"目标变量（T）"输入 sp2，"数字表达式"中键入 c2/p2 * sp，单击"确定"。

　　(4) 在菜单中选择"分析（A）"→"描述统计"→"描述"。

　　(5) 在"描述"对话框中，将左边的变量 sp、sp1、sp2 移动至右边的"变量（V）"。单击"选项（O）"，在"选项"对话框中，选择"总和"。单击"继续"。

　　(6) 单击"确定"，如图 5-31 所示。

　　结果可见，sp＝800，sp1＝380，sp2＝427，甲疗法的标准化治愈率＝sp1/sp＝380/800＝47.5%，乙疗法的标准化治愈率＝sp2/sp＝427/800＝53.4%。

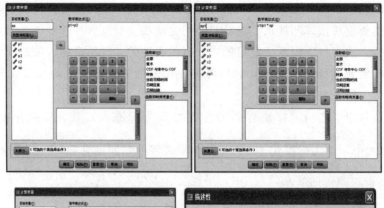

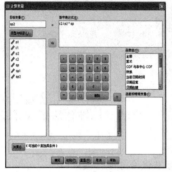
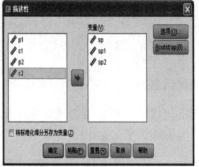

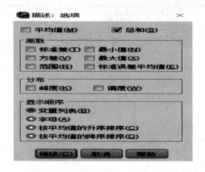

图 5-31　标准化率计算过程

（二）　应用标准化法的注意事项

（1）标准化法仅适用于内部构成不同，并有可能影响总率的比较，对于因其他条件不同而产生的不可比性问题，标准化率不能解决。

（2）标准化率不代表真实水平。选择标准不同，计算出的标准化率也不相同，但比较组的相对水平不变。因此，标准化率是适用于相互间的比较，实际水平应采用未标化率来反映。

（3）样本的标准化率是样本指标值，亦存在抽样误差，若要比较其代表的总体标准化率是否相同，需作假设检验。

（4）各组若出现明显交叉，或呈非平行变化趋势时，则不适合采用标准化法，宜分层比较各年龄组率。

第三节　统计表与统计图

统计表和统计图是对资料蕴涵的信息进行统计描述的重要工具。在科研报告中，常把统计分析的内容用表格列出，称为统计表（statistical table）。它可代替冗长的文字叙述，使数据系统化、条理化，便于计算、分析和对比。统计表制作合理与否，对统计分析的质量有重要的影响。统计图（statistical graph）是以点的位置、线段的升降、直条的长短或面积的大小等几何图形，将被研究事物的特征、内部构成、相互关系等形象地表达出来。统计表和统计图在揭示资料所蕴涵的信息方面各有千秋，前者数量精准，后者形象直观，有时两者结合使用。

一、统计表

（一）统计表的结构

从形式上看，每张统计表都有一个标题说明表的名称；有横标目说明各横标目各横行数字的意义，纵标目说明各纵列数字的意义，必要时横（纵）标目可以进一步细分。表中有数字、线条，有时还在紧随表格的下方用不同于正文的字体附上文字说明或注释。

从内容上看，每张表都有主语部分和谓语部分。主语部分是被说明的对象，如表 5-13 的"职业"，通常列在表的左侧；谓语部分则用以阐述主语具备的特征，如表 5-13 中"职业"之后的各列，一般列在表的右侧。主语部分和谓语部分连接起来能组成一句意义完整、逻辑顺畅的陈述句，如表 5-13 可读作某妇产科医生调查职业为工人的产妇 208 人，其中剖宫产者 83 人，剖宫产率为 39.9%；调查职业为农民的产妇 102 人，其中剖宫产者 42 人，剖宫产率为 41.2% 等。

表 5-13　某妇产科医生调查不同职业产妇的剖宫产率

职业	调查数	剖宫产数	剖宫产率/%
工人	208	83	39.9
农民	102	42	41.2
知识分子	206	76	36.9
管理人员	141	42	29.8
服务业	208	61	29.3
其他	537	173	32.2
合计	1402	477	34.0

（二）统计表的种类

统计表按分组标志多少可分为简单表（simple table）和复合表（combinative table）。简单表只按一个特征分组，如表 5-14 按性别分为两组。

表 5-14　某地 2012 年男、女 HBsAg 阳性率

性别	调查数	阳性数	阳性率/%
男	4234	303	7.16
女	4530	181	4.00
合计	8764	484	5.52

复合表是将两个或两个以上特征结合起来分组，如表 5-15 将产妇的职业与住院天数结合起来分组，分析不同职业、不同住院天数产妇的剖宫产率。

表 5-15　某妇产科医生调查不同职业、不同住院天数产妇的剖宫产率

职业	住院天数≤7 天			住院天数＞7 天		
	调查数	剖宫产数	剖宫产率/%	调查数	剖宫产数	剖宫产率/%
工人	169	57	33.7	39	26	66.7
农民	75	25	33.3	27	17	63.0
知识分子	148	41	27.7	58	35	60.3
管理人员	119	32	26.9	22	10	45.5
服务业	168	37	22.0	40	24	60.0
其他	425	102	24.0	112	71	63.4
合计	1104	294	26.6	298	183	61.4

（三）编制统计表的原则和一般要求

列表原则之一是重点突出，简洁明了。在一张表中只包含一个主题，使人一目了然，不要试图在一张表中囊括多个主题。原则之二是主谓分明，层次清楚。主语和谓语的排列要合理，标目的安排及其进一步的细分符合专业考虑。其一般要求是：

（1）标题：概括性地阐明表的内容，必要时注明研究开展的时间和地点，标出本表在全文中的序号，写于表的上方。

（2）标目：标目分为横标目和纵标目，必要时可设总标目。分别说明表格每行和每列数字的意义。横标目位于表头的左侧，代表研究的对象；纵标目位于表头右侧，表达研究对象的指标。注意标明指标的单位。

（3）线条：不宜过多，除顶线、底线以及纵标目下面与合计上面的横线外，其余尽量省去，不使用竖线和斜线。

（4）数字：表中一律采用阿拉伯数字，同类指标的小数位数一致，纵向位次对齐。表内不留空白，暂缺或未记录用…表示，无数字可用—表示，观察结果为 0 时需写出 0。

（5）备注：不是表格的必要组成部分，表中需要注释的地方标出 * 或其他符号，具体解释内容写在表的下方。

以上要求是对所有统计分析报告通用的。不同的学术期刊有时给出自己的特别规定，必要时查阅其具体要求（例如期刊的"约稿要求"）。

二、统计图

统计图用点、线、面等各种几何图形来形象化表达统计数据，使数据形象生动，便于理解。绘制统计图首先要根据数据类型和统计分析目的不同选用适当的统计图来表达数据和统计指标值。比如定性变量主要反映现象的分类情况，而定量变量主要反映现象的数值大小，因此针对不同的变量采用相应的图形表示。制图的基本要

求是：

① 根据资料的性质和分析目的选择最合适的图形。

② 在图形的下方写出标题，内容要求同统计表的标题。

③ 同一张图中涉及不同事物的比较时，应以不同的图案或颜色区分，并在恰当的位置（图形的右侧、图形的下方或图形的右上空白部分）给出图例。

④ 用到坐标轴的统计图（条图、线图等），横轴的取向自左向右，纵轴的取向自下而上，各自均有标目。坐标轴为定量资料时，需标注原点、量纲及合适的刻度；坐标轴为定性资料时，需注明组别。出于美观考虑，一般取统计图的纵、横轴的比例为 5：7。

在医学中常用的统计图有直条图、百分条图、圆图、线图、直方图、散点图、箱式图等。

（一）直条图（bar chart）

直条图是用相同宽度的直条的长短表示相互独立的变量数据的大小，主要用于相互独立的资料。直条图的纵轴尺度必须从 0 开始，各直条宽度相等，间隔一般与直条等宽或为其一半。直条排列顺序可按数据值大小排列，也可按组别的自然顺序排列。常用的直条图有如下两种：①单式条图，具有一个统计指标，一个分组因素；②复式条图，具有一个统计指标，两个或两个以上分组因素。

例题 5-20　数据 5-例题 20.sav 记录了 1990 年、2000 年我国某些地区年龄别人口情况（万人）。用图比较 1990 年全国 6 个地区总人口数。

本例可绘制单式条图。

SPSS 操作步骤如下：

（1）在菜单中选择"图形（G）"→"旧对话框（L）"→"条形图（B）"→"简单"→"定义"。

（2）在"个案组摘要"对话框中，将左边的变量"一九九○年人口数"移动至右边的"变量"，"更改统计（H）"对话框中，选择"值的总和（F）"，单击"继续"。

（3）单击"确定"，如图 5-32 和图 5-33 所示。

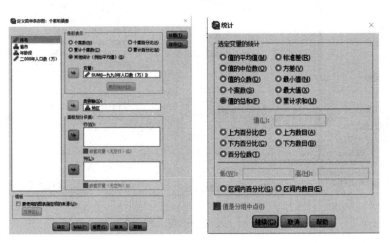

图 5-32　单式条图定义对话框

例题 5-21　对上例资料用图表示 6 个地区 1990 年、2000 年人口总数对比。

本例可选用复式条图。

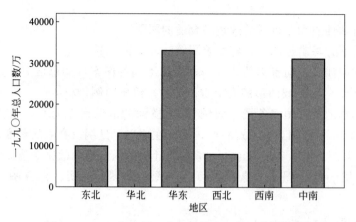

图 5-33　1990 年全国 6 个地区总人口数（单式条图）

SPSS 操作步骤如下：

（1）在菜单中选择"图形（G）"→"旧对话框（L）"→"条形图（B）"→"簇状"，"图表中的数据为"选择"单独变量的摘要（V）"，单击"定义"。

（2）在"各个变量的摘要"对话框中，将左边的变量"一九九〇年人口数"移动至右边的"条形表示（B）"，在"更改统计（H）"对话框中，选择"值的总和（F）"，单击"继续"。

（3）在"各个变量的摘要"对话框中，将左边的"二〇〇〇年人口数"移动至右边的"条形表示（B）"，在"更改统计（H）"对话框中选择"值的总和（F）"，单击"继续"。

（4）将左边的变量"地区"移动至右边的"类别轴（X）"，单击"确定"，如图 5-34、图 5-35 所示。

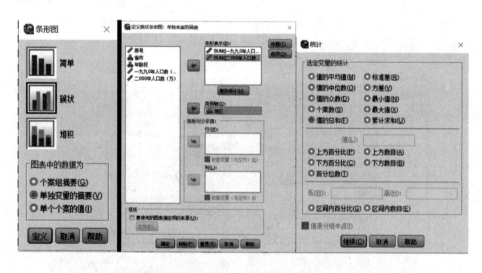

图 5-34　复式条图定义对话框

（二）圆图（pie chart）

圆图也称饼图，是以圆形总面积作为 100%，分隔成的若干扇形面积表示内部各构成部分所占的比例，适用于单个构成比的分析。不同扇面可用不同颜色或图案区别，

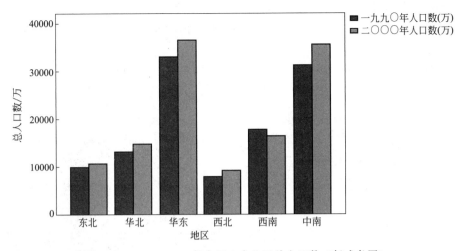

图 5-35　1990、2000 年全国 6 个地区总人口数（复式条图）

需要用图例说明各种颜色或图案代表的类别，也可以将各类别标目和构成比数值标在图中。

例题 5-22　某年某医院用中草药治疗 182 例慢性支气管炎患者，其疗效如表 5-16 所示，试绘制圆图（见数据 5-例题 22.sav）。

表 5-16　某年某医院中草药治疗慢性支气管炎疗效

疗效	病例数	百分构成/%
控制	37	20.3
显效	70	39.0
好转	60	33.0
无效	14	7.7
合计	182	100.0

SPSS 操作步骤如下：

（1）将数据录入 SPSS 软件，见图 5-36。

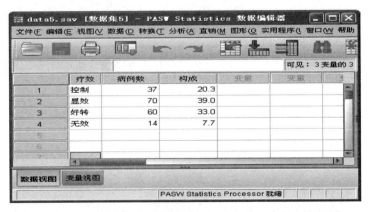

图 5-36　某年某医院用中草药治疗慢性支气管炎患者疗效数据框

（2）在菜单中选择"图形（G）"→"旧对话框（L）"→"饼图（E）"→"定义"。

（3）在"个案组摘要（G）"对话框中，"分区表示"选择"变量总和（S）"，将左边的变量"病例数"移动至右边的"变量"，"疗效"移动至"分区定义依据（B）"，单击"确定"，见图 5-37。

结果如图 5-38 所示，可见该中草药效果良好，无效的比例很小。

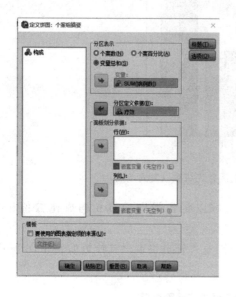

图 5-37　圆图主对话框

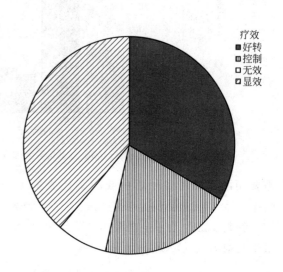

图 5-38　某年某医院用中草药治疗慢性
支气管炎患者疗效分布

（三）百分条图（percent bar chart）

百分条图是以矩形总长度表示事物的全部，将其分割成不同长度的段表示各构成的比重，如图 5-39 所示。百分条图适合作多个构成比的比较，将不同组别，不同时间或不同地区的某分类指标的构成比平行地绘制成多个百分比条图，可以方便地比较其构成比的差异。

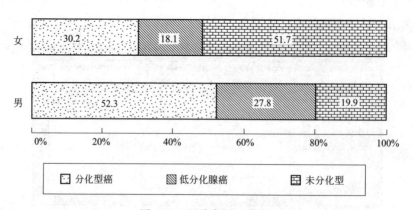

图 5-39　百分条图示意图

例题 5-23　某医师调查了 251 例胃癌患者组织学类型的分布，资料见表 5-17，试用百分条图描述该资料。

表 5-17　251 例胃癌患者组织学类型的分布

病理组织学类型	男	女
分化型癌	101	16
低分化型癌	54	9
未分化型癌	47	24

SPSS 操作步骤如下：

（1）将数据录入 SPSS 软件，如图 5-40 所示。

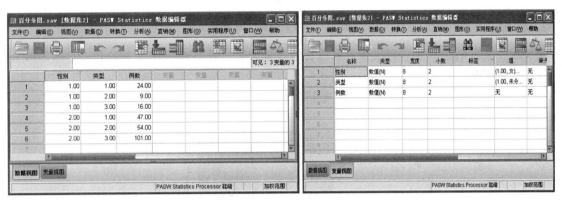

图 5-40　不同性别某癌三种类型的构成数据

（2）在菜单中选择"数据（D）"，在"个案加权（W）"对话框中，选择"个案加权系数（W）"，将左边的变量"例数"移动至右边的"频率变量（F）"，单击"确定"。

（3）在菜单中选择"图形（G）"→"旧对话框（L）"→"条形图（B）"→"堆积"，单击"定义"。

（4）在"个案组摘要"对话框中，"条形表示"选择"个案百分比（A）"

（5）将左边的变量"性别"移动至右边的"类别轴（X）"，"类型"移动至"堆积定义依据（B）"，单击"确定"。

（6）对输出的分段条图进行编辑：进入图形编辑状态，单击图表编辑器右上角的 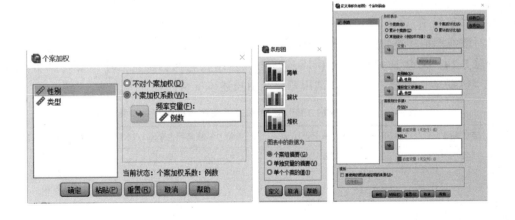 变换图表坐标系按钮，单击"选项（O）"，选择"缩放至 100％"（图 5-41）。

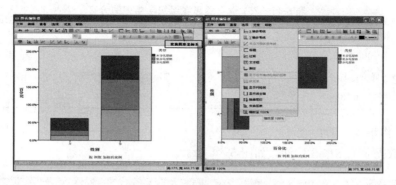

图 5-41　百分条图主对话框

结果如图 5-42 所示，可见该资料中男性胃癌患者分化型癌所占比重最大，女性则以未分化型癌所占比重最大。

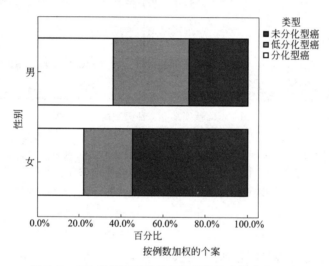

图 5-42　251 例胃癌患者病理组织学类型构成比（%）

（四）线图（line chart）

线图是以线段的上升或下降来表示事物在时间上的发展变化或一种现象随另一种现象变迁的情况。如果横轴和纵轴都是算术尺度，称为普通线图；横轴是算术尺度，纵轴是对数尺度，称半对数线图（semi-logarithmic linear chart）。普通线图描述的是事物变化发展的趋势，半对数线图描述事物发展变化的速度。

例题 5-24　某市 1990—1998 年 15 岁以下儿童结核病与白喉死亡率（1/10 万）数据见表 5-18（数据见 5-例题 24. sav），试用普通线图描述该资料。

表 5-18　某市 1990—1998 年 15 岁以下儿童结核病与白喉死亡率

年份	结核病死亡率/(1/10 万)	白喉死亡率/(1/10 万)	年份	结核病死亡率/(1/10 万)	白喉死亡率/(1/10 万)
1990	150.20	20.10	1995	98.00	6.50
1991	148.00	16.60	1996	72.60	3.90
1992	141.00	14.00	1997	68.00	2.40
1993	130.00	11.80	1998	54.80	1.30
1994	110.00	10.70	—	—	—

SPSS 操作步骤如下：

（1）在菜单中选择"图形（G）"→"旧对话框（L）"→"折线图（L）"→"多线"，"图表中的数据为"选择"单独变量的摘要（V）"，单击"定义"。

（2）在"单独变量的摘要"对话框中，将左边的变量"结核病死亡率""白喉死亡率"移动至右边的"折线表示（I）"，将"年份"移动至"类别轴（X）"，单击"确定"，见图 5-43。

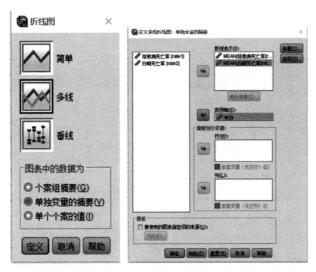

图 5-43　线图主对话框

结果见图 5-44，可见结核病死亡率和白喉病死亡率均呈现逐年下降趋势，白喉死亡水平低于结核病，且死亡率的变化较为平缓。

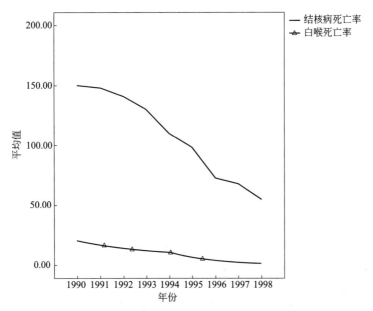

图 5-44　1990—1998 年某市 15 岁以下儿童结核病与白喉死亡率比较

例题 5-25　根据表 5-18 数据，绘制白喉死亡率和结核病死亡率的半对数线图。

SPSS 操作步骤如下：

（1）在菜单中选择"图形（G）"→"旧对话框（L）"→"折线图（L）"→"多线"，"图表中的数据为"选择"各个变量的摘要（V）"，单击"定义"。

（2）在"各个变量的摘要"对话框中，将左边的变量"结核病死亡率""白喉死亡率"移动至右边的"线的表征（I）"，将"年份"移动至"类别轴（X）"，单击"确定"。

（3）对输出的图形进行编辑。单击线图进入"图表编辑器"，单击纵轴，进入"属性"窗口。"刻度（S）"选项中，"最小值"输入"1"，"类型"选择"对数"，单击"应用"→"关闭"（图 5-45）。

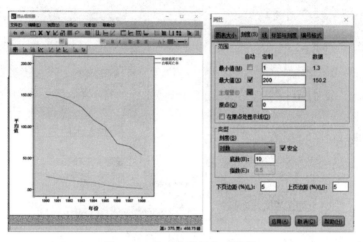

图 5-45　半对数线图主对话框

结果见图 5-46，可见白喉死亡率的下降速度高于结核病死亡率，半对数线图适用于比较指标的变化发展速度。

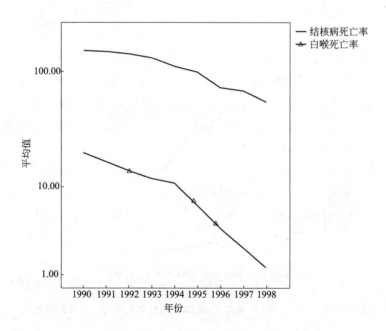

图 5-46　1990—1998 年某市 15 岁以下儿童结核病与白喉死亡率比较的半对数线图

（五）直方图

直方图是以矩形面积描述各组频数的多少，面积的总和相当于各组频数之和，适用于表示连续型计量资料的频数分布。直方图的横轴尺度是连续型变量，纵轴是频数。直方图的纵坐标也可以是百分比，即把频数除以样本量。显然用百分比得到的图形和用频数所得到的形状一样；只是量纲不同而已。纵轴尺度必须从 0 开始，如各组的组距不等时，要换算成等距后再绘图。

例题 5-26 2007 年某地抽样调查 219 名学生的资料，请绘制体重的直方图，说明其频数分布特征（数据见 5-例题 26.sav）。

SPSS 操作步骤如下：

在菜单中选择"图形（G）"→"旧对话框（L）"→"直方图（I）"，在"直方图"对话框中，将左边的变量"体重"移动至右边的"变量"，单击"确定"，见图 5-47。

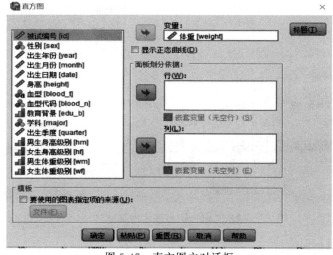

图 5-47　直方图主对话框

结果见图 5-48，从直方图可以看出某地 219 名学生的体重分布近似呈正态分布。

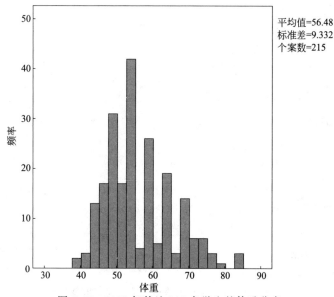

图 5-48　2007 年某地 219 名学生的体重分布

（六）散点图（scatter diagram）

散点图以点的密集程度和趋势来表示两种现象的相关关系，适用于双变量资料。绘制散点图，横轴代表一个变量，纵轴代表另一个变量，将观察数据在直角坐标系中描点即得散点图。

例题 5-27 数据 5-例题 27. sav 是抽样调查 10 名三岁儿童的部分体检资料的数据文件，试绘制体重和体表面积的散点图。

SPSS 操作步骤如下：

（1）在菜单中选择"图形（G）"→"旧对话框（L）"→"散点图/点图（S）"→"简单散点图"，单击"定义"。

（2）在"简单散点图"对话框中，将左边的变量 area 移动至右边的"Y 轴（Y）"，将 weight 移动至"X 轴（X）"，单击"确定"，见图 5-49。

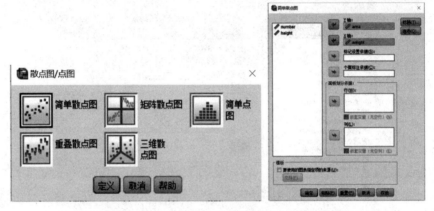

图 5-49　散点图主对话框

SPSS 输出结果见图 5-50。

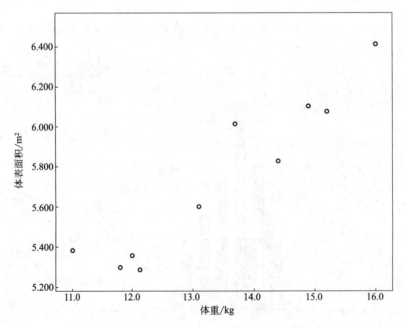

图 5-50　10 名三岁儿童体重与体表面积的散点图

（七） 箱式图（boxplot）

箱式图使用五个数值（最小值、P_{25}、中位数、P_{75}、最大值）绘制，适用于连续型定量资料的分布，可用于多组资料的比较，也可以用于发现异常值，箱子越长，数据变异程度越大。中间横线在箱子中点表明分布对称，否则不对称。按照 SPSS 的默认选项，如果所有样本中的数目都在离四分位点 1.5 倍长度之内，则线的端点为最大和最小值。距离四分位数大于 1.5 倍长度的数值点则被软件认为是离群点（outlier），单独点出；而超过盒长 3 倍的被认为是极端值（extreme）。

例题 5-28 对例题 5-26.sav 数据资料绘制不同性别学生身高的箱式图。

SPSS 操作步骤如下：

（1）将数据录入 SPSS 软件，见图 5-51。

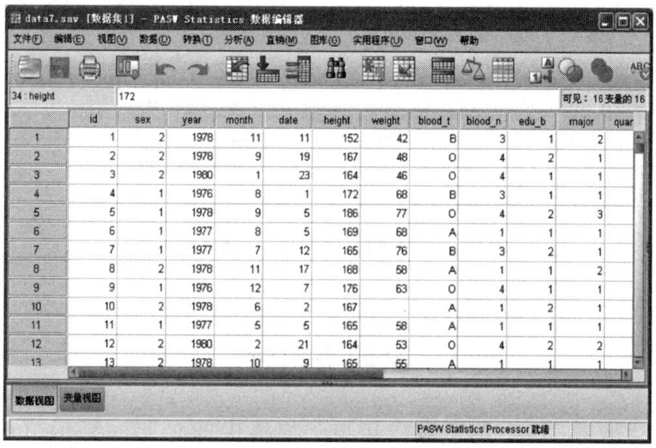

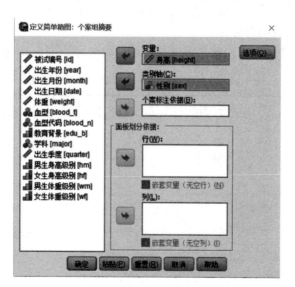

图 5-51 2007 年某地抽样调查 219 名学生的资料

（2）在菜单中选择"图形（G）"→"旧对话框（L）"→"箱图（X）"→"简单"→"定义"。

（3）在"个案组摘要"对话框中，将左边的变量"身高"移动至右边的"变量"，"性别"移动至"类别轴（C）"，单击"确定"，如图 5-52 所示。

图 5-52 箱式图主对话框

结果见图 5-53，箱式图显示男生的身高的 5 个人统计量（最小值、P_{25}、中位数、P_{75}、最大值）均高于女生，且男生和女生的身高均近似呈正态分布。

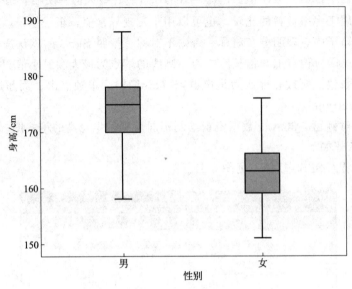

图 5-53 不同性别学生的身高比较

课后练习题

习题 5-3-1 医生收集了 81 例正常成年男子血清中的总胆固醇值（mg/dL）（数据见习题 5-3-1. sav）。

（1）请编制频数表，绘制直方图。

（2）描述集中趋势和离散趋势应选择何指标？并计算这些指标。

（3）求该地正常成年男子血清总胆固醇的 95％ 医学参考值范围。

（4）试估计该地成年男子的血清总胆固醇在 180（mg/dL）以下者及 220（mg/dL）以上者各占正常男子总人数的百分比。

习题 5-3-2 某年某地一次伤寒暴发潜伏期的分布情况如表 5-19 所示：

表 5-19 某年某地一次伤寒暴发潜伏期频数表

潜伏期/天	发病人数	累积人数	累积百分比/％
3～	3	3	3.1
5～	24	27	28.1
7～	20	47	49.0
9～	17	64	66.7
11～	14	78	81.2
13～	7	85	88.5
15～	6	91	94.8
17～	2	93	96.9
19～	1	94	97.9
21～23	2	96	100.0
合计	96	96	—

试分析：

（1）该资料的资料类型。

（2）该资料的分布类型。

（3）描述该资料的集中趋势和离散趋势应选用何种指标？

（4）请计算该资料的平均潜伏期。

习题 5-3-3 某地某年恶性肿瘤死亡资料见表 5-20。

表 5-20　某地某年恶性肿瘤死亡情况

年龄组	平均人口数	循环系统死亡人数	死亡人数构成比/%	死亡率/(1/10 万)	相对比(各年龄组死亡率/0~60 死亡率)
0~	15800	25			
30~	33575	23			
40~	28435	52			
50~	19047	64			
60 及以上	9920	37			
合计	106777	201			

（1）请根据上述数据计算各年龄组构成比、死亡率和相对比。

（2）分析讨论各指标的含义。

习题 5-3-4 根据表 5-21 资料分析比较某年某省城市和农村女性原发性骨质疏松症患病率。

表 5-21　某年某省城乡女性的原发性骨质疏松症患病率比较

年龄组/岁	城市			农村		
	调查人数	患病人数	患病率/%	调查人数	患病人数	患病率/%
50~	354	78		241	49	
60~	251	125		315	136	
70~	130	90		175	110	
>80	41	29		58	40	
合计	776	322		789	335	

习题 5-3-5 某医师研究用不同溶液冲洗伤口的效果，结果见表 5-22，请指出该表存在的问题，并改正。

表 5-22　不同溶液冲洗伤口效果比较

项目	试验组		对照组	
	庆大霉素	新洁尔灭	四环素	生理盐水
总例数	30	30	30	30
感染例数	1	3	5	8
百分比	3.3%	10%	16.7%	26.7%

习题 5-3-6 表 5-23 是复方猪胆胶囊治疗两型老年慢性支气管炎患者的疗效的比较，请对该表的绘制进行评价，并指出所存在的问题。

表 5-23　两个组的疗效观察

分型及疗效		单纯型慢性支气管炎				喘息型慢性支气管炎			
	指标	治愈	显效	好转	无效	治愈	显效	好转	无效
疗效	例数	60	98	51	12	23	83	65	11
	合计	209			12	171			11
	%	94.6				94.0			

习题 5-3-7 调查某地男女学生身高资料如表 5-24 所示，请用合适的统计图描述该资料。

表 5-24　男女学生各年龄组身高均数

年龄组	男/cm	女/cm	年龄组	男/cm	女/cm
7 岁～	115.41	115.51	13 岁～	138.36	141.17
8 岁～	118.33	117.53	14 岁～	145.14	147.21
9 岁～	122.16	121.66	15 岁～	150.84	150.03
10 岁～	126.48	125.94	16 岁～	154.70	153.06
11 岁～	129.64	131.76	17 岁～	161.90	156.63
12 岁～	135.50	138.26			

习题 5-3-8 试就表 5-25 分析比较甲乙两医院乳腺癌患者手术后 5 年生存率（%）。

表 5-25　甲乙两医院乳腺癌患者手术后的 5 年生存率

腋下淋巴结转移	甲医院			乙医院		
	病例数	生存数	生存率/%	病例数	生存数	生存率/%
有	45	35	77.77	300	215	71.67
无	710	450	68.38	83	42	50.60
合计	755	485	64.24	383	257	67.10

习题 5-3-9 表 5-26 列出的是亚洲几个国家的成人 HIV 感染率的情况。请选择合适的统计图来描述这组数据。

表 5-26　亚洲部分国家成人 HIV 感染率情况

国家	成人感染率/%	国家	成人感染率/%
柬埔寨	2.40	印度	0.82
泰国	2.23	中国	0.06
缅甸	1.79		

（周晓荣　李晓虹）

第六章　推断性统计

统计分析包括统计描述与统计推断两部分，前一章已经对统计描述做了相关介绍，本章旨在介绍统计推断的相关内容。统计推断主要包括参数估计（parameter estimation）和假设检验（hypothesis test）两个方面。

第一节　参数估计

一、抽样误差与抽样分布

在医学研究中，感兴趣的研究总体很大，甚至有的总体是无限总体，对整个总体进行研究费时、费力，甚至无法进行。因此，绝大多数情况是收集可以代表总体的样本数据来对总体进行估计。由于个体存在差异，因此通过样本推断总体时会存在一定的误差，这种由个体变异产生，在随机抽样过程中造成的样本统计量与总体参数间的差异称为抽样误差（sampling error）。

（一）样本均数的标准误

1. 样本均数的抽样分布

从同一总体中随机抽取相同含量的样本，由重复抽取的每一份样本均可计算获得一个样本统计量（如样本均数 $\overline{X}$）。例如，从某一总体中随机抽取样本量为 n 的样本，可根据公式 $\overline{X} = \dfrac{\sum X}{n}$ 计算获得一个样本均数，重复地从同一总体中随机抽取样本量为 n 的样本 k 次，可获得 k 个样本，计算获得 k 个样本均数。k 个样本均数与其总体均数之间完全相同的可能性很小，对于抽样研究，这种抽样误差是不可避免的，但有一定的分布规律，可以进行估计。k 个样本均数的分布称为样本均数的抽样分布（sampling distribution）。为了衡量样本均数与其总体均数之间的接近程度，抽样分布起了重要作用，它是统计学推断的基础。

1）数据模拟

以样本均数为例，进行数据模拟实验研究，以说明抽样分布的含义。

数据模拟实验：从 $X \sim N(4.5, 0.2^2)$ 的正态分布总体中作随机抽样，规定样本含量分别为 5、10、20、50，每种样本含量均重复抽取 1000 次。可以得到 4 种样本量各自所对应的 1000 个样本均数，对其绘制直方图（纵轴为频率），如图 6-1 所示：

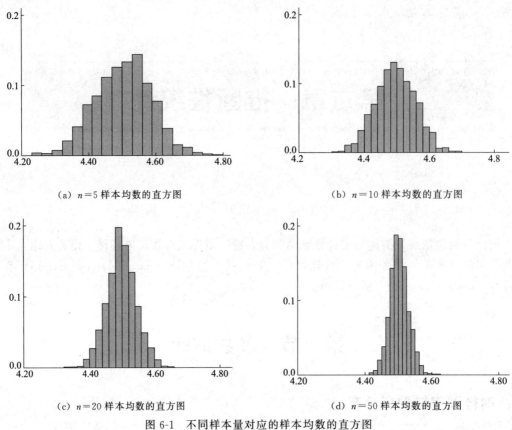

（a）$n=5$ 样本均数的直方图   （b）$n=10$ 样本均数的直方图

（c）$n=20$ 样本均数的直方图   （d）$n=50$ 样本均数的直方图

图 6-1   不同样本量对应的样本均数的直方图

2）样本均数的抽样特点

（1）各样本均数未必等于总体均数；

（2）样本均数之间存在差异；

（3）样本均数的分布很有规律，围绕着总体均数波动，中间多、两边少，左右对称，基本服从正态分布；

（4）随着样本含量的增加，样本均数的变异程度逐渐缩小；

（5）样本均数的变异较之原变量的变异小。

从正态分布 $N(\mu,\sigma^2)$ 的总体中，反复多次随机抽取样本含量固定为 n 的样本，这些样本均数 $\overline{X}$ 服从均数为 μ，标准差为 $\dfrac{\sigma}{\sqrt{n}}$ 的正态分布。由数理统计的中心极限定理可知，在样本含量 n 比较大的情况下（$n\geqslant50$），无论原始测量变量服从什么分布，样本均数 $\overline{X}$ 的抽样分布都近似服从均数为 μ，标准差为 $\dfrac{\sigma}{\sqrt{n}}$ 的正态分布，即 $\overline{X}\sim N(\mu,\sigma^2/n)$。

2. 样本均数的标准误的概念

统计学中为了区别反映个体观察值之间变异的标准差与反映样本统计量之间变异的标准差，通常将样本统计量的标准差称为标准误（standard error，SE），软件输出结果中有时将它翻译为标准误差。将样本均数的标准差称为均数的标准误（standard error of the mean），用符号 $\sigma_{\overline{X}}$ 表示，说明各样本均数 $\overline{X}$ 围绕总体均数 μ 的离散程度。

$$\sigma_{\overline{X}} = \frac{\sigma}{\sqrt{n}} \tag{6-1}$$

由公式(6-1)可以看出,$\sigma_{\overline{X}}$ 的大小与 σ 成正比,与样本含量 n 的平方根成反比。在样本量一样的情况下,当总体中各观测值变异度较小时,抽样得到的 $\overline{X}$ 与总体均数 μ 可能相差很小,抽样误差较小,用 $\overline{X}$ 估计 μ 的可靠程度较高;当总体中各观测值变异度较大时,抽样得到的 $\overline{X}$ 与总体均数 μ 可能相差很大,抽样误差较大,用 $\overline{X}$ 估计 μ 的可靠程度较低。在同一总体中随机抽样,样本含量 n 越大,均数的抽样误差越小,用 $\overline{X}$ 估计 μ 的可靠程度较高。因此,在实际工作中,可通过适当增加样本含量来减小标准误,从而降低抽样误差。

实际中,总体标准差往往未知,因而通常用样本标准差代替,求得样本均数标准误的估计值,计算公式为:

$$S_{\overline{X}} = \frac{S}{\sqrt{n}} \tag{6-2}$$

例题 6-1 某项研究在某地随机抽取 100 年成年居民,测得红细胞均数为 $4.77 \times 10^{12}/$L,标准差为 $0.38 \times 10^{12}/$L,试估计其抽样误差。

$$S_{\overline{X}} = \frac{S}{\sqrt{n}} = \frac{0.38 \times 10^{12}/\mathrm{L}}{\sqrt{100}} = 0.038 \times 10^{12}/\mathrm{L}$$

(二)样本率的标准误

如果所处理的数据为二项分类变量,那么感兴趣的参数就是"成功"的概率。记"成功"的总体概率为 π,样本中"成功"的概率 p 是参数 π 的估计值。n 次独立重复试验中,出现"成功"的次数记为 X,则有样本频率为

$$p = \frac{X}{n} \tag{6-3}$$

样本率 p 的总体均数为

$$\mu_p = \pi \tag{6-4}$$

样本率 p 的总体方差

$$\sigma_p^2 = \frac{\pi(1-\pi)}{n} \tag{6-5}$$

样本率 p 的总体标准差(即样本率的标准误)为

$$\sigma_p = \sqrt{\frac{\pi(1-\pi)}{n}} \tag{6-6}$$

样本率 p 的标准差也称为样本率的标准误,可用来描述样本率的抽样误差。

在一般情况下,总体概率 π 往往并不知道。此时若用样本资料计算的样本频率 $p = \frac{X}{n}$ 作为 π 的估计值,则 σ_p 的估计值为

$$S_p = \sqrt{\frac{p(1-p)}{n}} \tag{6-7}$$

实践中,当 n 足够大,样本频率 p 不接近 0 与 1 时,即 np 和 $n(1-p)$ 均大于 5,p 的抽样分布接近正态分布。

(三)标准差与样本均数的标准误的区别与联系

标准差与样本均数的标准误的关系如表 6-1 所示。

表 6-1　标准差与样本均数的标准误的区别与联系

项目		标准差	标准误
区别	计算公式	$S=\sqrt{\dfrac{\sum(X-\overline{X})^2}{n-1}}$	$S_{\overline{X}}=\dfrac{S}{\sqrt{n}}$
	统计学意义	标准差越小,个体值相对越集中,均数对数据的代表性就越好	标准误越小,样本均数分布越集中,样本均数与总体均数的差距越小,抽样误差越小,用 $\overline{X}$ 估计 μ 的可靠性越强
	用途	描述个体值的变异程度	描述抽样误差的大小
联系	计算公式	$S_{\overline{X}}=\dfrac{S}{\sqrt{n}}$	

二、参数估计

参数估计（parameter estimation）是指由样本统计量估计总体参数,是统计推断的重要内容之一。例如采用样本均数 $\overline{X}$、样本标准差 S、样本率 p 等样本统计量估计总体均数 μ、总体标准差 σ、总体率 π 等总体参数,这些属于对总体参数的估计。常用的参数估计的方法有两种：点估计（point estimate）和区间估计（interval estimate）。

（一）点估计

点估计就是用样本统计量直接作为总体参数的估计值。例如直接用随机样本的样本均数 $\overline{X}$ 作为总体均数 μ 的点估计值。点估计方法简单,但未考虑抽样误差的影响,估计的正确程度很难评价。

（二）区间估计

1. 置信区间的概念

区间估计是按事先给定的概率 $(1-\alpha)$,估计包含未知总体参数的一个区间范围,该范围称为参数的置信区间（confidence interval，CI）。$(1-\alpha)$ 称为置信度（confidence level）,也可表示为 $100(1-\alpha)\%$,常取 95％ （也可取 90％、99％等）。置信区间通常由两个数值即两个置信限（confidence limit，CL）表示,较小者被称为置信下限（lower confidence limit，LL）,较大者被称为置信上限（upper confidence limit，UL）。

总体均数的 95％置信区间的实际含义是：如果从同一总体中重复抽取 100 份样本含量相同的独立样本,每份样本分别计算 1 个置信区间,在 100 个置信区间中,将大约有 95 个置信区间包含总体均数,大约有 5 个置信区间并不包含总体均数。对于某一次估计的置信区间,我们总是宣称这个区间覆盖了总体均数,但不一定是真的覆盖了总体均数,于是,我们补充一句：置信度为 95％。即表示该置信区间包含总体参数的概率为 95％。

置信区间有两个要素：①准确度（accuracy）,由置信度 $(1-\alpha)$ 的大小反映,即置信区间包括总体均数的概率,其值愈接近 1 愈好；②精确度（precise）,由置信区间的宽度反映,区间的宽度越窄说明估计越精确。当样本含量确定后,准确度和精密度是相互矛盾的。一般情况下,95％置信区间较为常用,其可以兼顾准确度和精密度。

2. 总体均数的置信区间

如果总体标准差 σ 已知,或 σ 未知但样本量足够大,可按标准正态分布估计总体均数 μ 的置信区间；如果总体标准差 σ 未知,采用样本标准差 S 取代总体标准差,则可按 t 分布估计总体均数的置信区间（默认情况下为双侧置信区间）。

1）σ 已知

如果变量 X 服从均数为 μ，标准差为 σ 的正态分布，则

$$z = \frac{\overline{X} - \mu}{\sigma / \sqrt{n}} \tag{6-8}$$

服从标准正态分布。按照标准正态分布规律，95％的 z 值在 -1.96 和 1.96 之间，则

$$P(-1.96 \leqslant z \leqslant 1.96) = 0.95 \tag{6-9}$$

$$P\left(-1.96 \leqslant \frac{\overline{X} - \mu}{\sigma / \sqrt{n}} \leqslant 1.96\right) = 0.95 \tag{6-10}$$

从而得到95％置信区间为：

$$(\overline{X} - 1.96\sigma_{\overline{X}}, \overline{X} + 1.96\sigma_{\overline{X}}) \tag{6-11}$$

一般的置信度下的置信区间为：

$$(\overline{X} - z_{\alpha/2}\sigma_{\overline{X}}, \overline{X} + z_{\alpha/2}\sigma_{\overline{X}}) \tag{6-12}$$

其中 $\overline{X}$ 为样本均数，$z_{\alpha/2}$ 为标准正态分布曲线下右侧尾部面积为 $\alpha/2$ 的临界值。

2）σ 未知

当 σ 未知，采用样本标准差 S 替代 σ 时，由于 $\frac{\overline{X} - \mu}{s / \sqrt{n}}$ 不再服从 z 分布，而是服从 t 分布。

（1）t 分布。

t 分布是由英国统计学家 W. S. Gosset 于 1908 年以笔名 Student 提出，他证明了在正态分布总体中进行抽样，$\frac{\overline{X} - \mu}{S / \sqrt{n}}$ 服从自由度为 $\nu = n - 1$ 的 t 分布，见图 6-2。

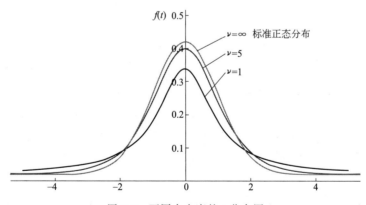

图 6-2 不同自由度的 t 分布图

t 分布的特征：①以 $t = 0$ 为中心左右对称的单峰分布，分布曲线的形态取决于自由度 ν 的大小（t 分布是一簇曲线），即 ν 为 t 分布的唯一参数；②ν 越小，曲线的峰部越低，尾部越高；③ν 逐渐增大时，t 分布逐渐逼近标准正态分布，当 $\nu = \infty$ 时，t 分布就是标准正态分布。因此，t 分布曲线下面积95％的界值不是一个常量，它随自由度大小不同而变化。为了计算方便，可根据附表 2 查找相应的 t 界值。由于 t 分布的特殊性，附表 2 中只列出了正值。

（2）置信区间的计算。

计算置信区间的原理与 σ 已知情况完全相同，仅仅是两侧概率的界值有些差别。按照 t 分布规律，$100(1-\alpha)\%$ 的 t 值在 $(-t_{\alpha/2,\nu}, t_{\alpha/2,\nu})$ 内，即

$$P(-t_{\alpha/2,\nu} \leqslant t \leqslant t_{\alpha/2,\nu}) = 1-\alpha \tag{6-13}$$

$$P\left(-t_{\alpha/2,\nu} \leqslant \frac{\overline{X}-\mu}{S/\sqrt{n}} \leqslant t_{\alpha/2,\nu}\right) = 1-\alpha \tag{6-14}$$

由上式可得 μ 的 $100(1-\alpha)\%$ 的置信区间为：

$$(\overline{X}-t_{\alpha/2,\nu}S_{\overline{X}}, \overline{X}+t_{\alpha/2,\nu}S_{\overline{X}}) \tag{6-15}$$

或简写为
$$\overline{X} \pm t_{\alpha/2,\nu}S_{\overline{X}} \tag{6-16}$$

其中，自由度为 $\nu = n-1$，样本标准误 $S_{\overline{X}} = S/\sqrt{n}$，$t_{\alpha/2,\nu}$ 是自由度为 ν 的 t 分布曲线下，两侧尾部面积各占 $\alpha/2$ 所对应的右尾临界值。$t_{\alpha/2,\nu}S_{\overline{X}}$ 可称为置信区间的精确度，它等于置信区间宽度的一半，意指置信区间的两端点离样本均数 $\overline{X}$ 有多远。样本含量 n 越大，$t_{\alpha/2,\nu}S_{\overline{X}}$ 越小，置信区间宽度越小，其估计精确度越高。

σ 未知但 n 足够大（如 $n \geqslant 50$）时，t 分布逐渐逼近标准正态分布，即 μ 的 $100(1-\alpha)\%$ 的置信区间为

$$(\overline{X}-z_{\alpha/2}S_{\overline{X}}, \overline{X}+z_{\alpha/2}S_{\overline{X}}) \text{ 或简写为 } \overline{X} \pm z_{\alpha/2}S_{\overline{X}} \tag{6-17}$$

实际上，当总体标准差 σ 未知时，其抽样分布为 t 分布，无论样本含量 n 是否足够大，总体均数 μ 的置信区间估计均可采用上述公式(6-16)，即应该采用 t 分布的 t 界值，而不应该采用标准正态分布（即 z 分布）的界值计算置信区间，采用 t 界值计算置信区间应更加确切。

3. 单侧置信区间

前面涉及的都是双侧置信区间。但有些情况下，我们所关心的仅仅是单侧的置信限。例如，对高血压患者进行治疗，一般病人接受传统疗法治疗后可以使收缩压平均降低 20mmHg，现提出一种新的治疗方法，我们仅对是否优于传统方法感兴趣。为此有 200 名患者接受了新疗法的治疗，得到的研究结果显示收缩压平均降低 25mmHg，治疗前后血压差值的标准差为 10 mmHg。能否据此推断新疗法优于传统疗法？基于此研究目的，便可计算单侧置信区间，其中只需关心置信区间的下限，即如果下限高于 20mmHg，我们就有一定的把握下结论说新疗法优于传统疗法。

单侧置信区间的计算方法与双侧置信区间基本相同。只需将公式(6-16)中的抽样分布的双侧界值换成单侧界值，同时只取下限或上限。本例 95% 单侧置信区间下限为

$$\overline{X}-t_{\alpha,\nu}S_{\overline{X}} = 25-t_{0.05,199} \times 10/\sqrt{200} = 25-1.653 \times 0.707 = 23.8 \text{(mmHg)}$$

即有 95% 的把握认为新疗法平均降压至少为 23.8mmHg，优于传统疗法。

4. 置信区间与医学参考值范围的区别与联系

总体均数的置信区间与医学参考值范围不论在含义、用途还是计算上均不相同。实际应用时，不能将两者混淆，详见表 6-2。

表 6-2　总体均数的置信区间与医学参考值范围的区别

	置信区间	医学参考值范围
含义	估计可能包含未知总体参数的一个范围。范围内包括总体参数的置信度$(1-\alpha)$。	个体值的波动范围,即按事先给定的范围$(1-\alpha)$所确定的"正常人"解剖、生理、生化指标的波动范围。
范畴	统计推断	统计描述
用途	估计未知总体参数所在范围。	供判断观察个体某项指标是否"正常"时参考。
计算公式	σ 已知:$\overline{X}\pm z_{\alpha/2}\sigma_{\overline{X}}$ σ 未知:$\overline{X}\pm t_{\alpha/2,\nu}S_{\overline{X}}$ σ 未知但 $n\geqslant50$:$\overline{X}\pm z_{\alpha/2}S_{\overline{X}}$	正态分布:$\overline{X}\pm z_{\alpha/2}S$ 偏峰分布:$(P_{100(\alpha/2)},P_{100(1-\alpha/2)})$

5. 两总体均数间差值的置信区间

两个总体均数间差值 $(\mu_1-\mu_2)$ 的双侧 $(1-\alpha)$ 置信区间计算公式为

$$(\overline{X}_1-\overline{X}_2)\pm t_{\alpha/2,\nu}S_{\overline{X}_1-\overline{X}_2} \tag{6-18}$$

$S_{\overline{X}_1-\overline{X}_2}$ 为两样本均数之差的标准误。

当两个总体方差相等时

$$S_{\overline{X}_1-\overline{X}_2}=\sqrt{S_c^2\left(\frac{1}{n_1}+\frac{1}{n_2}\right)} \tag{6-19}$$

$$S_c^2=\frac{(n_1-1)S_1^2+(n_2-1)S_2^2}{n_1+n_2-2} \tag{6-20}$$

$$\nu=n_1+n_2-2 \tag{6-21}$$

当两样本的样本含量均较大时,上述计算置信区间中的 $t_{\alpha/2,\nu}$ 可用相应的 $z_{\alpha/2}$ 代替,而且无论两总体的方差是否相同,都有

$$S_{\overline{X}_1-\overline{X}_2}=\sqrt{\frac{S_1^2}{n_1}+\frac{S_2^2}{n_2}} \tag{6-22}$$

当两个总体方差不相等时,

$$S_{\overline{X}_1-\overline{X}_2}=\sqrt{\frac{S_1^2}{n_1}+\frac{S_2^2}{n_2}} \tag{6-23}$$

$$\nu=\frac{(S_1^2/n_1+S_2^2/n_2)}{\dfrac{(S_1^2/n_1)^2}{n_1-1}+\dfrac{(S_2^2/n_2)^2}{n_2-1}} \tag{6-24}$$

同样,也可得到两总体均数之差的单侧 $(1-\alpha)$ 置信区间,其计算公式为

$$\left[(\overline{X}_1-\overline{X}_2)-t_{\alpha,\nu}S_{\overline{X}_1-\overline{X}_2},+\infty\right]\text{或}\left[-\infty,(\overline{X}_1-\overline{X}_2)+t_{\alpha,\nu}S_{\overline{X}_1-\overline{X}_2}\right] \tag{6-25}$$

当两样本的样本含量均较大时(如 n_1 和 n_2 均大于 50),上述计算置信区间公式中的 $t_{\alpha/2,\nu}$ 和 $t_{\alpha,\nu}$ 可用相应的 $z_{\alpha/2}$ 和 z_α 代替。

例题 6-2　为了解甲氨蝶呤对外周血 IL-2 水平的影响,某医生将 61 名哮喘患者随机分为两组。其中对照组 30 例 (n_1),采用安慰剂;实验组 31 例 (n_2),采用小剂量甲氨蝶呤进行治疗。测得对照组 IL-2 的均数为 $20.00\text{U/ml}(\overline{X}_1)$,标准差为 $8.00\text{U/ml}(S_1)$;治疗组 IL-2 的均数为 $16.00\text{U/ml}(\overline{X}_2)$,标准差为 $7.50\text{U/ml}(S_2)$。试计算两总体均数差值的置信区间?

将两组方差视为相等，按上述公式计算

$$S_c^2 = \frac{(30-1) \times 8.00^2 + (31-1) \times 7.50^2}{30+31-2} = 60.0593$$

$$S_{\overline{X}_1 - \overline{X}_2} = \sqrt{60.0563 \times \left(\frac{1}{30} + \frac{1}{31}\right)} = 1.9848$$

令 $\alpha=0.05$，$\nu=n_1+n_2-2=30+31-2=59$，根据 $\nu=60$ 查 t 界值表（因 t 界值表中无 $\nu=59$，采用 $\nu=60$ 代替）。计算两总体 IL-2 均数之差（$\alpha=0.05$）的双侧 95% 置信区间为 $(20.00-16.00) \pm 2.000 \times 1.9848$，即两组治疗前基线的 IL-2 总体均数之差的 95% 置信区间为 (0.0304，7.9696)(U/ml)。

6. 总体率的置信区间

根据样本频率，也可以对总体频率作出点估计和区间估计。我们用样本频率 p 作为总体频率 π 的点估计值。与总体均数的点估计同理，总体概率的点估计亦未考虑其抽样误差大小，而总体频率的区间估计克服了点估计的缺点。

（1）小样本率的置信区间

利用二项分布可估计其中总体率（$1-\alpha$）的置信区间，α 一般取 0.05 或 0.01。可查相应的界值表。

（2）大样本率的置信区间

对于 n 较大，p 和 $1-p$ 均不太小时，即 np 且 $n(1-p)$ 均大于 5，可利用样本率 p 的分布近似正态分布来估计总体率的（$1-\alpha$）置信区间。计算公式为

$$(p - z_{\alpha/2} S_p, p + z_{\alpha/2} S_p) \tag{6-26}$$

$$S_p = \sqrt{p(1-p)/n} \tag{6-27}$$

7. 两总体率差值的置信区间

设两样本频率分别为 p_1 和 p_2，当 n_1 与 n_2 均较大，且 p_1，$1-p_1$，及 $1-p_2$ 均不太小，即 $n_1 p_1$，$n_1(1-p_1)$，$n_2 p_2$ 及 $n_2(1-p_2)$ 均大于 5，可采用正态近似法对两总体率差值进行（$1-\alpha$）置信区间估计，其计算公式为：

$$(p_1 - p_2) \pm z_{\alpha/2} S_{p_1 - p_2} \tag{6-28}$$

$$S_{p_1 - p_2} = \sqrt{p_c(1-p_c)\left(\frac{1}{n_1} + \frac{1}{n_2}\right)} \tag{6-29}$$

$$p_c = \frac{X_1 + X_2}{n_1 + n_2} \tag{6-30}$$

例题 6-3　某医院口腔科医生用某药物治疗牙本质过敏症，以双氟涂料作对照，进行 1 年的追踪观察后，所得研究结果见表 6-3。试估计两总体有效率差值的 95% 置信区间。

表 6-3　某药物治疗牙本质过敏症的疗效

组别	总牙数	有效数	有效率/%	组别	总牙数	有效数	有效率/%
实验组	80	60	75.0	对照组	70	40	57.1

由上可知：$n_1=80$，$X_1=60$，$p_1=75.0\%$；$n_2=70$，$X_2=40$，$p_2=57.1\%$

（1）计算有效率之差的标准误，即

$$S_{p_1 - p_2} = \sqrt{p_c(1-p_c)\left(\frac{1}{n_1} + \frac{1}{n_2}\right)} = 0.077$$

（2）计算两总体有效率差值的 95% 置信区间为

$$(p_1-p_2) \pm z_{\alpha/2} S_{p_1-p_2} = (0.750-0.571) \pm 1.96 \times 0.077 = (0.028, 0.330) = (2.8\%, 33\%)$$

第二节 假设检验

一、假设检验的基本思想

例题 6-4 一般正常成年男子血红蛋白的平均值为 140g/L，某研究者随机抽取 60 名高原地区健康成年男性进行检查，测得血红蛋白均数为 155g/L，标准差为 24g/L。可否认为高原地区成年男性居民的血红蛋白平均水平不同于一般正常成年男子？

对于本例题，研究者通过抽样调查得到高原地区成年男性居民血红蛋白的样本均数是 155g/L，关心这份样本所来自的总体的血红蛋白均数是否等于 140g/L？解决这个问题，就需要涉及统计推断的另一个重要内容——假设检验（hypothesis test）。

假设检验的目的是比较总体参数之间有无差别。假定样本均数 $\overline{X}$ 来自总体均数为 μ，标准差为 σ 的正态总体。由于总体均数 μ 未知，为了检验 μ 是否与某一已知的总体均数 μ_0 相等，可采用 μ 的估计值 $\overline{X}$ 进行统计推断。

在随机抽样的过程中，$\overline{X}$ 与 μ_0 有所不同，其原因有两种可能，：μ 与 μ_0 相等，但由于抽样误差的缘故，引起了样本均数 $\overline{X}$ 与 μ_0 有所不同；μ 与 μ_0 本身不相等。进行假设检验的目的就是为了识别 $\overline{X}-\mu_0 \neq 0$ 是由哪种可能所引起。假设检验就是推断样本均数的差别，完全由抽样误差造成的概率的大小。如果由抽样误差造成的概率很小，差别是研究因素造成的，则认为差别有统计学意义。如果由抽样误差造成的概率很大，则认为差别无统计学意义。

假设检验通常设立两个假设，一个被称为零假设（null hypothesis），记为 H_0。这种假设通常也被称为无效假设、原假设或检验假设。例如假定两个总体均数无差异（$\mu=\mu_0$ 或 $\mu-\mu_0=0$）、假定两个总体方差相等（$\sigma_1^2=\sigma_2^2$）或假定样本所对应的总体与某一统计学分布相同。另一个假设称为备择假设（alternative hypothesis），也叫对立假设，记为 H_1，如果我们拒绝零假设 H_0，则顺其自然地接受这一假设，即这种假设是供拒绝零假设 H_0 后选择的一种假设。这种假设通常假定两个总体参数不相等，如两个总体均数不相等 $\mu \neq \mu_0$（包括 $\mu<\mu_0$ 与 $\mu>\mu_0$ 两种情况），叫双侧检验；如果专业知识（对总体的了解）认为可以排除某一侧，备择假设为 $\mu>\mu_0$ 或 $\mu<\mu_0$，叫单侧检验。与此同时，研究者需要事先设定小概率事件发生的概率，称之为检验水准（level of significance or level of a test），用符号 α 表示，是预先规定的拒绝域的概率值，习惯上通常取 0.05 或 0.01。

假设检验的基本思想为：在 H_0 成立的前提下，从样本数据中寻找信息，得到等于及大于（或等于及小于）现有样本统计量的可能性（p 值），如果这个 p 值很小，甚至小于等于事先规定的检验标准 α，认为小概率事件发生了，在一次研究中不可能发生，则有理由怀疑 H_0 成立的可能性，此时则拒绝 H_0，则顺其自然地接受与之对立的 H_1。如果这个 p 值还比较大，大于事先规定的检验水准 α，则目前的数据信息还不足以拒绝 H_0。

假设检验的关键就在于如何获得等于及大于（或等于及小于）现有样本统计量的可能性

（p 值），这就需要借助样本统计量的抽样分布，常用的分布有 t 分布、F 分布、χ^2 分布等。应用这些分布对不同类型数据进行假设检验的步骤相同，其差别仅仅是需要计算的检验统计量不同。

对于例题 6-4，在得出研究结果之前，我们先假定"高原地区成年男性居民的血红蛋白平均水平与一般正常成年男子相同，即均为 140g/L"，这种假设记作 $H_0：\mu = 140g/L$。另一个假设被称为备择假设（alternative hypothesis）记作 H_1，也就是说"高原地区成年男性居民的血红蛋白平均水平与一般正常成年男子不同"，记作 $H_1：\mu \neq 140g/L$。按照假设检验的基本思想，下一步就要考虑在 H_0 成立的前提下，计算出现等于及大于现有样本均数（155g/L）的可能性（p 值）大小。通常的做法是在零假设成立的前提下，根据现有样本信息，计算检验统计量的值，再根据检验统计量的抽样分布，获得相应的概率 p 值。已知变量血红蛋白值 X 服从正态分布 $N(\mu, \sigma^2)$，其中总体标准差 σ 未知。在 H_0 成立的情况下，$\mu = 140g/L$，根据 t 分布的知识，可以得 $t = \dfrac{\overline{X} - 140}{S/\sqrt{n}}$，$\nu = n - 1$。本例的对立假设 $H_1：\mu \neq 140g/L$，包括了 $\mu > 140g/L$ 和 $\mu < 140g/L$ 两种情形，故 p 值应该是自由度为 59 的 t 分布曲线下当前统计量对应的双侧尾部面积，即 $p = P(|t| \geqslant 4.8412)$。查 t 界值表，自由度近似取 60，可得到 $p < 0.001$。这里，$p < 0.001$，表示在 H_0 成立的条件下，得到现有的均数（155g/L）以及更极端情况的可能性小于 0.001，小于事先规定的检验水准 0.05，统计学认为不太可能出现当前的状况和更极端的情形，表明样本信息不支持 H_0，于是结论是拒绝 H_0，接受 H_1，认为高原地区成年男性的血红蛋白平均水平不等于 140g/L。

二、假设检验的步骤

（一）建立检验，确定检验水准

对于例题 6-4：

$H_0：\mu = \mu_0 = 140g/L$，即两总体均数相等，则 $\overline{X}$ 和 μ_0 的差异仅由抽样误差所致。

$H_1：\mu \neq \mu_0$（140g/L），即 $\overline{X}$ 和 μ_0 的差异不仅仅是由抽样误差所致，两总体均数本身也存在差异。

$\alpha = 0.05$

根据专业知识及数据特征，备择假设也可以设为如下形式：

$H_1，\mu < \mu_0$，单侧；

$H_1，\mu > \mu_0$，单侧。

选用双侧检验还是单侧检验需要根据数据的特征及专业知识进行确定。若比较甲、乙两种方法有无差异，研究者只要求区分两方法有无不同，无须区分何者为优，则应选用双侧检验。若甲法是从乙法基础上改进而得，已知如此改进可能有效，也可能无效，但不可能改进后反而不如以前，则应选用单侧检验。对同一份资料作假设检验（例如 t 检验），单侧检验比双侧检验较易获得有统计学意义的结论，如果本应采用双侧检验而误用了单侧检验，易犯 I 型错误，即假阳性错误。因此，选用双侧检验还是单侧检验，应该在假设检验的第一步建立检验假设时确定，不应该在算得检验统计量后主观确定，否则可能会得到相反结论。在没有特殊专业知识说明的情况下，一般应采用双侧检验。

（二）选择检验方法和计算检验统计量

根据分析目的、资料类型、数据分布类型等，选择适当的检验方法和计算公式。许多假设检验方法是以检验统计量来命名的，如 t 检验、F 检验、χ^2 检验等，这都是后面章节学习的重要内容。

对于例题 6-4，已知变量血红蛋白值 X 服从正态分布 $N(\mu, \sigma^2)$，其中总体标准差 σ 未知。在 H_0 成立的情况下，$\mu = 140\text{g/L}$，则据 t 分布的知识

$$t = \frac{\overline{X} - 140}{S/\sqrt{n}} = 4.8412, \nu = n - 1 = 59$$

（三）确定 p 值，作出统计推断

p 值是在 H_0 成立的前提下，得到等于及大于（或等于及小于）现有样本统计量的可能性。一般地，抉择的标准为：当 $p \leq \alpha$ 时，按 $\alpha = 0.05$ 的检验水准，拒绝 H_0，接受 H_1，差异有统计学意义（statistically significant）；当 $p > \alpha$ 时，按所取的 α 检验水准，不拒绝 H_0，差异无统计学意义。

对于例题 6-4：

p 值应该是自由度为 59 的 t 分布曲线下当前统计量对应的双侧尾部面积，即 $p = p(|t| \geq 4.8412)$。查 t 界值表，自由度近似取 60，可得到 $p < 0.001$。这里，$p < 0.001$，表示在 H_0 成立的条件下，得到现有的均数（155g/L）以及更极端情况的可能性小于 0.001，小于事先规定的检验标准 0.05，统计学认为不太可能出现当前的状况和更极端的情形，表明样本信息不支持 H_0，于是结论是拒绝 H_0，接受 H_1。认为高原地区成年男性的血红蛋白平均水平不等于 140g/L。

因此结论为：$p < 0.001$，按 $\alpha = 0.05$ 的检验水准，拒绝 H_0，接受 H_1，差异有统计学意义，可以认为高原地区成年男性的血红蛋白平均水平不等于 140g/L

一般，假设检验的具体计算可以采用统计分析软件（SPSS、SAS、R 等）实现。本章节旨在讲解假设检验的基本思想和步骤，具体软件操作方法见后续章节。

三、假设检验的两类错误

假设检验是根据反证法和小概率事件不可能原理的思想，依据样本统计量作出的统计推断，其结论并非绝对正确，结论有时也可能有错误，错误分为两类。

Ⅰ类错误（type Ⅰ error）又称Ⅰ型错误。如果检验假设 H_0 实际上是正确的，由样本数据计算获得的检验统计量得出拒绝 H_0（弃真）的结论，此时犯了错误，统计学上这种拒绝正确的零假设（H_0）的错误称为Ⅰ类错误，第一类错误的概率用 α 表示，假设检验时，根据研究者的要求来确定，也叫检验水准（level of a test）或显著性水准（significance level），如确定 $\alpha = 0.05$，即第一类错误的概率为 0.05，理论上平均 100 次抽样中发生这种错误有 5 次。

统计学上通常先规定检验水准后，再进行推断，如果比样本检验统计量更极端的概率（即 p 值）小于 α，则认为零假设的事件在某一次抽样研究中不会发生，此时有充分理由拒绝 H_0，即有足够证据推断差异具有统计学意义；如果此检验统计量更极端的概率（即 p 值）大于 α，则不拒绝 H_0，即尚无足够证据推断差异具有统计学意义。假设检验

时一般规定 $\alpha = 0.05$ 或 $\alpha = 0.01$，其意义为：假设检验中如果拒绝 H_0 时，发生 I 型错误的概率为 5% 或 1%，也可以解释为 100 次拒绝 H_0 的结论中，平均有 5 次或 1 次是错误的。

II 类错误（type II error）又称 II 型错误，即检验假设 H_0 原本不正确（实际上正确的是 H_1），由样本数据计算获得检验统计量得出不拒绝 H_0（存伪）的结论，此时就犯了 II 型错误。II 型错误的概率用 β 表示。

与两类错误相对应，假设检验的正确推断同样有两类。不拒绝正确的 H_0 的概率就是置信度 $(1-\alpha)$；拒绝不正确的 H_0 的概率，在统计学中称检验效能（power of test）或把握度，记为 $1-\beta$；检验效能的意义是：当两个总体参数间存在差异时（若备择假设 H_1：$\mu \neq \mu_0$ 成立时），所使用的统计检验能够发现这种差异的能力，一般情况下要求检验效能应在 0.8 以上。

在假设检验时，应兼顾犯 I 类错误的概率（α）和犯 II 类错误的概率（β）。如果把犯 I 类错误的概率减小，势必增加犯 II 类错误的概率，从而降低检验功效；反之，如果把犯 II 类错误的概率减小，提高检验功效，势必增加犯 I 类错误的概率。为了同时减少 α 和 β，只能通过增加样本含量、减少抽样误差来实现。

以上关于两类错误的内容可总结为表 6-4 和图 6-3。

表 6-4　假设检验的两类错误

实际情况	假设检验结论	
	拒绝 H_0	不拒绝 H_0
H_0 成立	I 类错误（α）检验水准	推断正确（$1-\alpha$）置信度
H_1 成立	推断正确（$1-\beta$）检验效能	II 类错误（β）

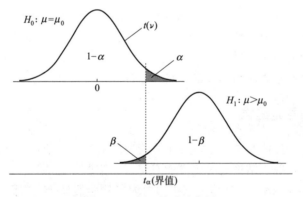

图 6-3　α 与 β 关系示意图

当样本含量很小时，即使单组样本均数与某个已知总体均数相差很大或单组样本频率与某个已知总体频率相差很大，而且有较好的临床价值，如试验新药不仅起效快，而且有效率比已知总体常规药提高很多（如 15%），也可能获得较大的 p 值（即差异无统计学意义）。对于单组样本频率与某个已知总体频率相差如此之大，经假设检验后为什么会得出不拒绝 H_0 的结论呢？原来，这与检验效能的影响因素有关，影响检验效能的因素有四个：

① 总体参数间差异越大，检验效能越大。总体参数间差异越大，$|\overline{X}-\mu_0|$ 也越大，就越有可能拒绝 H_0，得到样本均数与某个已知总体均数差别有统计学意义的结论。

② 个体差异（标准差）越小，检验效能越大。

③ 样本含量越大，检验效能越大。

④ 检验水准 α（即 I 类错误的概率）定的越大，检验效能越大。$\alpha=0.05$ 时的检验功效大于 $\alpha=0.01$ 时的检验功效。

第三节　假设检验与区间估计的关系

前面已经初步介绍了区间估计与假设检验两种统计推断的方法，二者既有联系，又有区别。

一、置信区间具有假设检验的主要功能

以例题 6-4 为例，可计算 μ 的双侧 95% 置信区间为

$$\overline{X} \pm z_{\alpha/2} S_{\overline{X}} = 155 \pm 1.96 \times 24/\sqrt{60} = (149, 161) \text{g/L}$$

显然，此区间不包含 140g/L，即 μ 不等于 140g/L。这与按照 $\alpha=0.05$ 水准拒绝 H_0 的推断结论是等价的。因此置信区间具有假设检验的主要功能。

二、置信区间可提供假设检验没有提供的信息

置信区间在回答差别有无统计学意义的同时，还可以提示差别是否具有实际意义（例如，降血压药至少要使血压平均降低 10mmHg 以上才认为具有临床治疗意义，则说 10mmHg 是具有实际意义的值）。在图 6-4 中，置信区间（1）～（3）均不包含零假设 H_0，意味着相应的差异具有统计学意义，且（1）提示差异具有实际意义；（2）提示可能具有实际意义；（3）提示实际意义不大。图 6-4 中的（4）与（5）均无统计学意义，但（4）提示样本量不足，（5）属于可以接受零假设的情况。

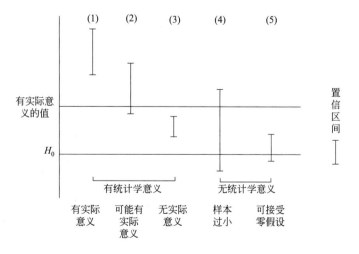

图 6-4　置信区间可以提供的信息

三、假设检验比置信区间多提供的信息

假设检验可以报告确切的 p 值，可以提供拒绝 H_0 的证据可靠性，置信区间只能在预先确定的置信度 $100(1-\alpha)\%$ 水平上进行推断。

综上，置信区间与假设检验是相辅相成的，若两者结合起来，可以提供更为全面、完整的统计推断信息，因此二者常结合使用。

（门　可　冯彦成　吴倩倩）

第七章　t 检验

在医学研究中，由于总体通常很大或是无限的，往往通过抽样研究得到样本信息，再通过样本信息推断总体特征，这一过程称为统计推断。统计推断的方法有两类：一类是参数估计，指用样本指标值（统计量）推断总体指标值（参数）；一类是假设检验，指根据一定假设条件由样本推断总体的方法。从本章开始介绍各种常见的假设检验方法，如 t 检验、方差分析、卡方检验、秩和检验等等。选择何种检验方法与检验的目的、研究设计类型及适用条件等有关。本章主要介绍 t 检验的基本思想、三种类型 t 检验、正态性和方差齐性检验的基本过程。

第一节　研究方法的理解

t 检验（t-test），也称 student t 检验（student's t test），是以 t 分布为基础的检验方法，用于比较样本均数（$\overline{X}$）所代表的未知总体均数（μ）与已知总体均数（μ_0）是否相等或比较两个样本均数（$\overline{X}_1$，$\overline{X}_2$）所代表的两个总体均数（μ_1，μ_2）是否相等。其适用条件包括：①随机样本；②样本来自正态分布总体；③两个均数比较时，要求两个总体方差相等（方差齐性）。当这些条件均满足时，首选 t 检验。当随机样本均来自正态总体但方差不齐时，可采用校正的 t 检验。当随机样本来自非正态总体或总体分布不详时，可采用后面章节介绍的秩和检验。

一、 t 检验的基本思想

例题 7-1　为了明确吸烟对新生儿出生体重的影响，研究者从吸烟产妇所生的新生儿中抽取了 40 名新生儿并获取其出生体重。已知正常新生儿的出生体重平均值是 3300g。试分析吸烟产妇所生的新生儿出生体重是否也是 3300g（数据见例题 7-1. sav)？

例题 7-1 研究的变量是新生儿出生体重，为数值型变量。根据专业知识判断，新生儿出生体重值服从正态分布。由数据可算出样本中吸烟产妇新生儿出生体重均值为 3108.5g，与正常新生儿出生体重均值 3300g 存在差异，导致这种差异的原因可能是抽样误差引起的，也可能是吸烟产妇所生新生儿出生体重值与正常新生儿出生体重值两个总体存在差异。因此，需要通过假设检验来进行推断。假设检验的零假设（H_0）是先认为差异是由抽样误差引起的，再根据抽样误差的分布规律来确定零假设成立的可能性。如果 H_0 成立的可能性（p值）小于或等于检验水准（α），根据小概率事件原理，可以拒绝零假设，接受备择假设（H_1）；如果 H_0 成立的可能性（p 值）大于检验水准（α），则不能拒绝零假设。

本例题是关于单一样本与已知总体均数的假设检验，根据均数的抽样分布规律确定 p 值的大小，从而做出统计推断。体重值服从正态分布，根据中心极限定理，其样本均数的抽样分布亦服从正态分布，即 $\overline{X}_i \sim N(\mu,\ \sigma^2/n)$。通过 u 转换（$\dfrac{\overline{X}-\mu}{\sigma_{\overline{X}}}$）可将一般的正态分布转化为标准正态分布 N（0，1）。由于总体标准误（$\sigma_{\overline{X}}$）未知，只能用样本标准误（$S_{\overline{X}}$）代替，这时 $\dfrac{\overline{X}-\mu}{S_{\overline{X}}}$ 不再服从标准正态分布，而是服从 t 分布。因此，本例题在 H_0 成立的前提下，根据 t 分布来确定 p 值的大小，做出统计推断。具体假设检验过程如下：

1. 建立检验假设，确定检验水准

（1）零假设（H_0）：吸烟产妇所生新生儿的出生体重是 3300g，即

$$H_0: \mu = 3300$$

（2）备择假设（H_1）：吸烟产妇所生新生儿的出生体重不是 3300g，即

$$H_1: \mu \neq 3300$$

$$\alpha = 0.05$$

2. 计算检验统计量

$$t = \frac{\overline{X}-\mu_0}{S_{\overline{X}}} = \frac{\overline{X}-\mu_0}{\dfrac{S}{\sqrt{n}}} = \frac{3108.5-3300}{\dfrac{479.54}{\sqrt{40}}} = -2.526$$

$$\nu = n-1 = 40-1 = 39$$

3. 确定 p 值，做出统计推断

由于 $|t| = 2.526 > t_{0.05/2,39} = 2.023$，则 $p < 0.05$，根据 $\alpha = 0.05$ 水准，拒绝 H_0，接受 H_1，差异有统计学意义，故认为吸烟产妇所生新生儿出生体重不是 3300g。

二、 t 检验的类型

根据研究设计的不同，t 检验可分为单样本 t 检验、配对样本 t 检验和两独立样本 t 检验（图 7-1）。

单样本 t 检验（one-sample t-test）用于样本均数（$\overline{X}$）所代表的未知总体均数（μ）与已知总体均数（μ_0）的比较。例如，吸烟产妇的新生儿出生体重平均值是否为 3300g？

配对样本 t 检验（paired sample t-test）用于配对设计的计量资料的比较。例如，减肥前后妇女的体重有无差别？

两独立样本 t 检验（two independent sample t-test）用于完全随机设计两样本均数的比较。例如吸烟产妇和非吸烟产妇的新生儿出生体重有无差别？

三种不同类型 t 检验的 SPSS 软件操作路径如下：

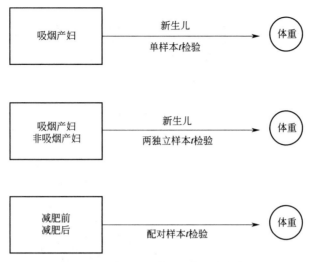

图 7-1　不同研究设计所对应 t 检验方法

（1）单样本 t 检验的操作步骤为：

"分析（A）" → "比较平均值（M）" → "单样本 T 检验（S）"。

（2）配对样本 t 检验的操作步骤为：

"分析（A）" → "比较平均值（M）" → "成对样本 T 检验（P）"。

（3）两独立样本 t 检验的操作步骤为：

"分析（A）" → "比较平均值（M）" → "独立样本 T 检验（T）"。

第二节　单样本 t 检验

单样本 t 检验（one-sample t-test）用于样本均数（$\overline{X}$）所代表的未知总体均数（μ）与已知总体均数（μ_0）的比较。这里的 μ_0 一般为理论值、标准值或是经过大量观察所得稳定值等。其适用条件包括：① 随机样本；② 样本来自正态分布总体。

一、提出问题

例题 7-1 参见本章第一节。

本研究中的变量见表 7-1。

表 7-1　例题 7-1 研究变量

变量（variable）	定义（definition）	尺度（measure）
体重	新生儿的身体重量（g）	比率尺度（体重）

二、数据分析

（1）建立 SPSS 数据库并录入数据（图 7-2）。本例题数据库中只有一个变量，即体重，该变量是连续型数值变量。

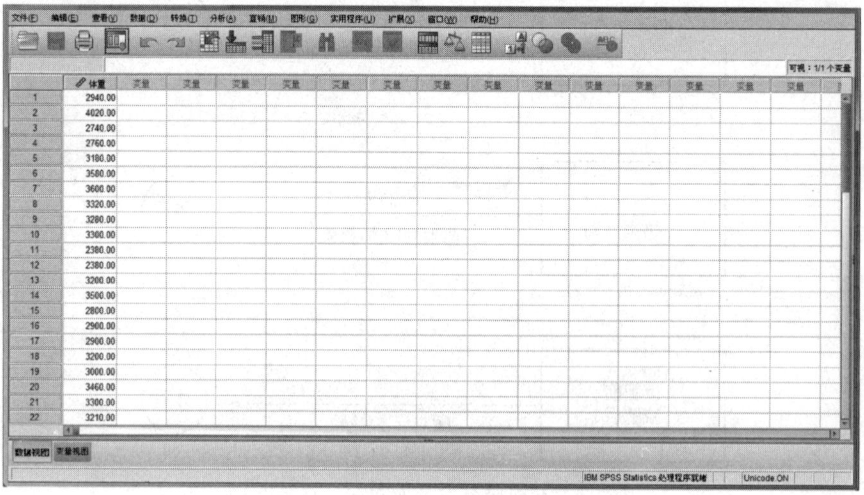

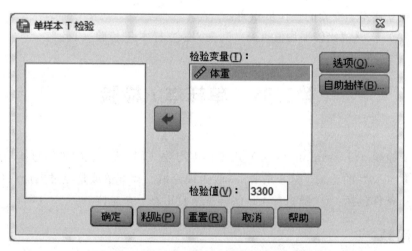

图 7-2　例题 7-1 数据录入示图

（2）在菜单中选择"分析（A）"→"比较平均值（M）"→"单样本 T 检验（S）"。

（3）在"单样本 T 检验"对话框中，把左边的变量"体重"移动到右边的"检验变量（T）"中，在"检验值（V）"中输入 3300（图 7-3）。

图 7-3　单样本 t 检验 SPSS 软件操作示图

（4）单击"选项（O）"。在"单样本 T 检验：选项"对话框中，"置信区间百分比（C）"默认为 95%，如果需要其他置信区间，可以输入其他数据，范围在 1～99。"缺失值"选择"按具体分析排除个案（A）"。单击"继续"（图 7-4）。

（5）单击"确定"。

三、结果解读

在 SPSS 分析结果中共显示两个表格（表 7-2、表 7-3）。第一个表格是单个样本统计量表格，个案数＝40，均值＝3108.50，标准差＝479.54，均值的标准误＝75.82。

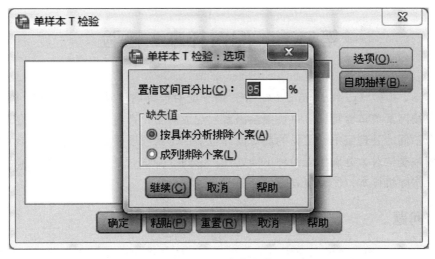

图 7-4　单样本 t 检验 SPSS 软件操作选项（O）示图

表 7-2　单样本统计

指标	个案数	平均值	标准差	标准误差平均值
体重	40	3108.5000	479.54332	75.82246

第二个表格是单个样本检验结果表格，检验值＝3300，检验统计量 $t=-2.526$，自由度 $df=39$，随机概率（显著性）$p=0.016$，平均值差值＝-191.50，差值 95％置信区间为（-344.865，-38.135）。

表 7-3　单样本检验

指标	检验值＝3300					
	t	自由度	显著性（双尾）	平均值差值	差值 95％置信区间	
					下限	上限
体重	-2.526	39	0.016	-191.50000	-344.8654	-38.1346

结论：因为自由度 $df=39$、$t=-2.526$ 所对应的概率 $p=0.016<0.05$，所以拒绝 H_0，接受 H_1，即吸烟产妇所生的新生儿出生体重与正常新生儿出生体重（3300g）的差异有统计学意义，故认为吸烟产妇所生的新生儿出生体重不是 3300g。

四、研究报告书

用单样本 t 检验分析结果显示：吸烟产妇所生的新生儿出生体重（$\overline{X}=3108.50$g）与正常新生儿出生体重（$\mu=3300$g）的差异有统计学意义（$t=-2.526$，$p=0.016$）。因此，可以认为吸烟产妇所生的新生儿出生体重低于正常新生儿出生体重（表 7-4）。

表 7-4　吸烟产妇所生的新生儿出生体重分析结果（$n=40$）

变量	$\overline{X}\pm S$	t	p
体重	3108.50 ± 479.54	-2.526	0.016

第三节 配对样本 t 检验

配对样本 t 检验（paired sample t-test）用于配对设计的计量资料的比较。配对设计是将受试对象按照某些重要特征（可疑混杂因素）配成对子，再将每对中的两个受试对象随机分配到两个不同的处理组中。常见的配对设计包括：①两同质受试对象分别接受两种不同的处理；②同一受试对象分别接受两种不同处理；③同一受试对象接受一种处理前后。其适用条件包括：①随机样本；②差值 d 来自正态分布总体。

一、提出问题

例题 7-2 为研究女性的职业压力是否会随着年龄的增加而发生变化，某综合医院的研究者抽取了 45 名成年女性进行了两次调查。第一次调查在 1984 年，即该组女性 40 岁的时候；第二次调查在 2004 年，即该组女性 60 岁时。调查所使用的工具是职业压力问卷。问卷的得分越高说明职业压力水平越高。试分析随着年龄的增长，成年女性的职业压力是否发生变化（数据见例题 7-2. sav）？

本研究中的变量见表 7-5。

表 7-5 例题 7-2 研究变量

变量（variable）	定义（definition）	尺度（measure）
职业压力－40 岁	40 岁时职业压力值	比率尺度（分数）
职业压力－60 岁	60 岁时职业压力值	比率尺度（分数）

1. 建立检验假设，确定检验水准

本研究是对同一个体 20 年前后职业压力的差异进行比较，所以 20 年前后职业压力差值（d）的总体均数 $\mu_d = 0$，即成为零假设。

（1）零假设（H_0）：随着年龄的增长，成年女性的职业压力没有变化，即

$$H_0 : \mu_d = 0$$

（2）备择假设（H_1）：随着年龄的增长，成年女性的职业压力有变化，即

$$H_1 : \mu_d \neq 0$$
$$\alpha = 0.05$$

2. 计算检验统计量

检验此假设使用的统计分析方法为配对样本 t 检验，计算检验统计量为 t 值，其公式为：

$$t = \frac{\bar{d} - \mu_d}{S_{\bar{d}}} = \frac{\bar{d} - 0}{\frac{S_d}{\sqrt{n}}} = \frac{\bar{d}}{\frac{S_d}{\sqrt{n}}} \tag{7-1}$$

$$\nu = n - 1 \tag{7-2}$$

二、数据分析

（1）建立 SPSS 数据库并录入数据（图 7-5）。本例题数据库中共有 2 个变量。

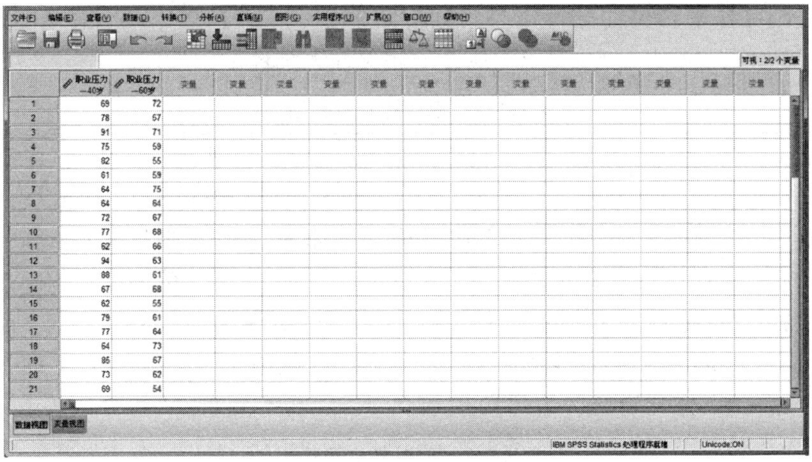

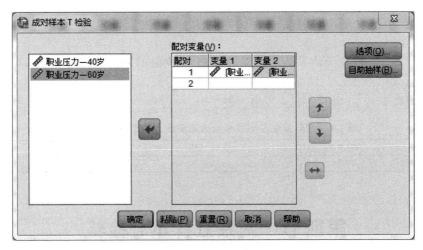

图 7-5　例题 7-2 数据录入示图

（2）在菜单中选择"分析（A）"→"比较平均值（M）"→"成对样本 T 检验（P）"。

（3）在"成对样本 T 检验"对话框中，把左边的变量"职业压力－40 岁"和"职业压力－60 岁"两个变量同时移到右边的"配对变量（V）"中（图 7-6）。

图 7-6　配对 t 检验 SPSS 软件操作示图

（4）单击"确定"。

三、结果解读

在 SPSS 分析结果中共显示三个表格（表 7-6～表 7-8）。表 7-6 是配对样本统计量表格，个案数＝45，40 岁职业压力均值＝73.64，标准差＝9.55，均值的标准误＝1.42；60 岁职业压力均值＝61.87，标准差＝6.63，均值的标准误＝0.99。

表 7-6　配对样本统计

		平均值	个案数	标准差	标准误差平均值
配对 1	职业压力—40 岁	73.64	45	9.547	1.423
	职业压力—60 岁	61.87	45	6.625	0.988

表 7-7 是配对样本相关性分析结果。分析结果显示：随机概率 p（显著性）$=0.173>$ 0.05，说明 40 岁职业压力与 60 岁职业压力的相关性无统计学意义。

表 7-7　配对样本相关性

		个案数	相关性	显著性
配对 1	职业压力—40 岁 & 职业压力—60 岁	45	−0.207	0.173

表 7-8 是配对样本检验结果。"配对 1"分析结果显示：40 岁职业压力与 60 岁职业压力差值的均值 $(\bar{d})=11.78$，差值的标准差 $(S_d)=12.70$，差值均值的标准误 $(S_{\bar{d}})=1.89$，差值均值的 95% 置信区间为 (7.964, 15.592)，检验统计量 $t=6.223$，自由度 $(df)=44$，p 值（显著性）$=0.000<0.05$，故按照 $\alpha=0.05$ 水准，拒绝 H_0，接受 H_1，即 40 岁职业压力与 60 岁职业压力的差异有统计学意义。

表 7-8　配对样本检验

		配对差值					t	自由度	显著性（双尾）
		平均值	标准差	标准误差平均值	差值 95% 置信区间				
					下限	上限			
配对 1	职业压力—40 岁 职业压力—60 岁	11.778	12.696	1.893	7.964	15.592	6.223	44	0.000

四、研究报告书

用配对样本 t 检验分析结果显示：成年女性 40 岁时的职业压力（$\bar{X}=73.64$）与其 60 岁的职业压力（$\bar{X}=61.87$）的差异有统计学意义（$t=6.223$，$p=0.000$）。成年女性 40 岁时的职业压力高于其 60 岁时的职业压力（表 7-9）。

表 7-9　成年女性在不同年龄的职业压力的比较 $(\bar{X}\pm S)$

变量	40 岁（$n=45$）	60 岁（$n=45$）	t	p
职业压力	73.64±9.55	61.87±6.63	6.223	0.000

第四节　两独立样本 t 检验

两独立样本 t 检验（two independent sample t-test）用于完全随机设计两样本均数的比较，即比较两个独立样本均数（$\bar{X}_1$，$\bar{X}_2$）所代表的两个总体均数（μ_1，μ_2）是否相等。其适用条件包括：①随机样本；②两个独立样本均来自正态分布总体；③两个总体方差相等（方差齐性）。

一、提出问题

例题 7-3　为了解产前教育对产妇的新生儿养育知识有无影响，某女子医院的研究者在来门诊复查的产妇中抽取了 30 名接受过产前教育的产妇和 44 名没有接受过产前教育的产妇进行问卷调查。调查所使用的工具是新生儿养育知识问卷，问卷的得分越高，说明产妇的新生儿养育知识的掌握情况越好。试分析受过产前教育的产妇和没有受过产前教育的产妇的新生儿养育知识的得分有没有差异（数据见例题 7-3. sav）？

本研究中的变量见表 7-10。

表 7-10 例题 7-3 研究变量

变量（variable）	定义（definition）	尺度（measure）
产前教育	1＝有产前教育 2＝无产前教育	分类尺度(1,2)
新生儿养育知识	以新生儿沐浴法、脐带护理、预防接种、新生儿环境管理、生理性黄疸、母乳喂养、常见异常症状等方面的 17 个项目组成的问卷，分数越高说明知识掌握程度越高	比率尺度（分数）

1. 建立检验假设，确定检验水准

（1）零假设（H_0）：受过产前教育的产妇和没有受过产前教育的产妇的新生儿养育知识的得分没有差异，即

$$H_0 : \mu_1 = \mu_2$$

（2）备择假设（H_1）：受过产前教育的产妇和没有受过产前教育的产妇的新生儿养育知识的得分有差异，即

$$H_1 : \mu_1 \neq \mu_2$$
$$\alpha = 0.05$$

2. 计算检验统计量

检验此假设使用的统计分析方法为两独立样本 t 检验，计算检验统计量为 t 值，其公式为：

（1）两总体方差相等（方差齐）的情况：

$$t = \frac{(\overline{X}_1 - \overline{X}_2) - (\mu_1 - \mu_2)}{\sqrt{S_c^2 \left(\frac{1}{n_1} + \frac{1}{n_2} \right)}} \tag{7-3}$$

$$\upsilon = n_1 + n_2 - 2 \tag{7-4}$$

其中 S_c^2 为合并方差，

$$S_c^2 = \frac{(n_1 - 1)S_1^2 + (n_2 - 1)S_2^2}{n_1 + n_2 - 2} \tag{7-5}$$

（2）两总体方差不等（方差不齐）的情况：

$$t' = \frac{(\overline{X}_1 - \overline{X}_2) - (\mu_1 - \mu_2)}{\sqrt{\frac{S_1^2}{n_1} + \frac{S_2^2}{n_2}}} = \frac{\overline{X}_1 - \overline{X}_2}{\sqrt{\frac{S_1^2}{n_1} + \frac{S_2^2}{n_2}}} \tag{7-6}$$

$$\upsilon = \frac{\left(\frac{S_1^2}{n_1} + \frac{S_2^2}{n_2} \right)^2}{\frac{\left(\frac{S_1^2}{n_1} \right)^2}{n_1 - 1} + \frac{\left(\frac{S_2^2}{n_2} \right)^2}{n_2 - 1}} \tag{7-7}$$

二、数据分析

（1）建立 SPSS 数据库并录入数据（图 7-7）。本例题数据库共两个变量：①分类变量，根据"有、无产前教育"来分组，标记为"1.00＝有，2.00＝无"；②定量变量，即"养育知识"，是需要进行平均数检验的变量。

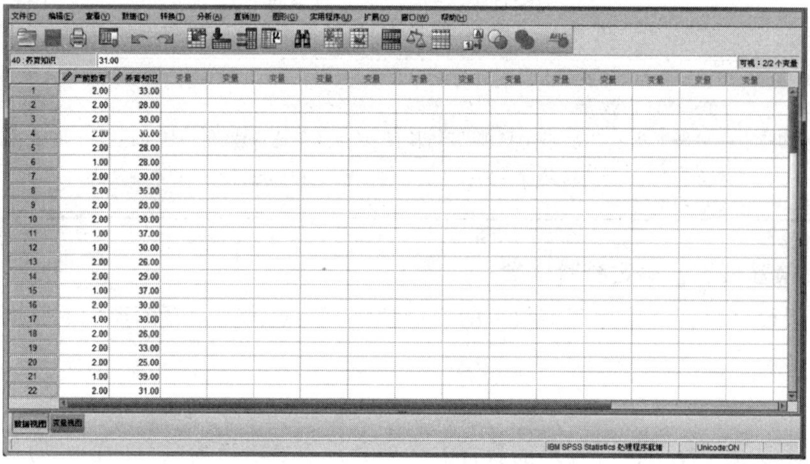

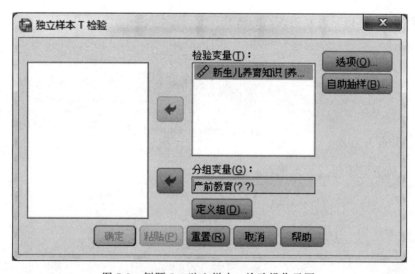

图 7-7　例题 7-3 数据录入示图

（2）在菜单中选择"分析（A）"→"比较平均值（M）"→"独立样本 T 检验（T）"。

（3）"独立样本 T 检验"对话框中，把左边的变量"新生儿养育知识"移到右边的"检验变量（T）"中，把分类变量"产前教育"移到右边的"分组变量（G）"中（图 7-8）。

图 7-8　例题 7-3 独立样本 t 检验操作示图

（4）单击"定义组（D）"。"定义组"对话框中的"使用指定的值（U）"中，"组 1"输入 1，"组 2"输入 2，再单击"继续"（图 7-9）。

（5）"选项（O）"对话框的设定同单样本 t 检验的设定。

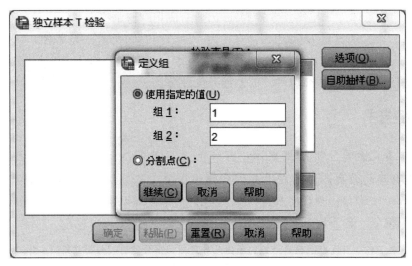

图 7-9　例题 7-3 独立样本 t 检验定义组示图

（6）单击"确定"。

三、结果解读

在 SPSS 分析结果中共显示两个表格。表 7-11 是"组统计"表格，有产前教育组的样本量 $n_1=30$，新生儿养育知识得分均值 $=31.27$，标准差 $=3.75$，均值的标准误 $=0.68$；无产前教育组的样本量（n_2）$=44$，新生儿养育知识得分均值 $=28.86$，标准差 $=3.22$，均值的标准误 $=0.49$。

表 7-11　组统计

	有无产前教育	个案数	平均值	标准差	标准误平均值
新生儿养育知识	有	30	31.2667	3.75025	0.68470
	无	44	28.8636	3.21762	0.48507

表 7-12 是"独立样本检验"表格。表格中的"莱文（Levene）方差等同性检验"是用来判断两个总体方差是否相等。若莱文（Levene）方差等同性检验 p 值（显著性）>0.1（通常将方差齐性检验的检验水准定为 0.1，以提高检验效能），则认为两个总体方差相等；若莱文方差等同性检验的结果 p 值 $\leqslant 0.1$，则认为两个总体方差不等。方差相等时，应用"假定等方差"中的"平均值等同性 t 检验"结果；方差不等时，应用"不假定等方差"中的"平均值等同性 t 检验"结果。

表 7-12　独立样本检验

项目		莱文方差等同性检验		平均值等同性 t 检验					差值95%置信区间	
		F	显著性	t	自由度	显著性（双尾）	平均值差值	标准误差差值	下限	上限
新生儿养育知识	假定等方差	1.657	0.202	2.949	72	0.004	2.40303	0.81498	0.77839	4.02767
	不假定等方差			2.864	55.916	0.006	2.40303	0.83911	0.72203	4.08403

本例题中，莱文方差等同性检验（Levene 检验）的检验统计量 $F=1.657$，$p=0.202>$ 0.1，故认为两个总体方差相等（方差齐）。因此，应用"假定等方差"中的"平均值等同性 t 检验"结果，检验统计量 $t=2.949$，自由度（df）$=72$，p 值（显著性）$=0.004<0.05$，按照 $\alpha=0.05$ 水准，拒绝 H_0，接受 H_1，认为有产前教育产妇的新生儿养育知识得分与无产前教育产妇的新生儿养育知识得分的差异有统计学意义。

四、研究报告书

用独立样本 t 检验分析结果显示：有产前教育产妇的新生儿养育知识得分（$\overline{X}_1=$ 31.27）与没有产前教育产妇的新生儿养育知识得分（$\overline{X}_2=28.86$）的差异有统计学意义（$t=2.949$，$p=0.004$）。有产前教育产妇的新生儿养育知识得分高于无产前教育产妇的新生儿养育知识得分（表 7-13）。

表 7-13　有无产前教育产妇的新生儿养育知识得分的比较分析结果（$\overline{X}\pm S$）

变量	有产前教育组（$n=30$）	无产前教育组（$n=44$）	t	p
新生儿养育知识	31.27±3.75	28.86±3.22	2.949	0.004

第五节　正态性检验和方差齐性检验

t 检验的应用条件包括：随机样本；样本来自正态分布总体；两个均数比较时，要求两个总体方差相等（方差齐性）。因此，在进行 t 检验分析前，可通过正态性检验和方差齐性检验来判断数据是否满足前提条件。

一、正态性检验

（一）提出问题

例题 7-4　为研究吸烟对新生儿出生体重的影响，研究者从吸烟产妇所生的新生儿中抽取了 40 名新生儿并获取其出生体重。试分析吸烟产妇所生的新生儿出生体重值是否服从正态分布（数据见例题 7-1. sav）？

正态性检验的假设及检验水准如下：

（1）零假设（H_0）：吸烟产妇所生的新生儿出生体重值服从正态分布。

（2）备择假设（H_1）：吸烟产妇所生的新生儿出生体重值不服从正态分布。

$$\alpha=0.1$$

SPSS 软件可以直接得出正态性检验统计量及相应的 p 值，若 $p>0.1$，不拒绝 H_0，说明数据服从正态分布；若 $p\leqslant 0.1$，则拒绝 H_0，接受 H_1，说明数据不服从正态分布。

（二）数据分析

（1）在菜单中选择"分析（A）"→"描述统计（E）"→"探索（E）"（图 7-10）。在"探索"对话框中，将"体重"移至右边的"因变量列表（D）"中（图 7-11）。

（2）单击"图（T）"，在"探索：图"对话框中，选择"含检验的正态图（O）"，单

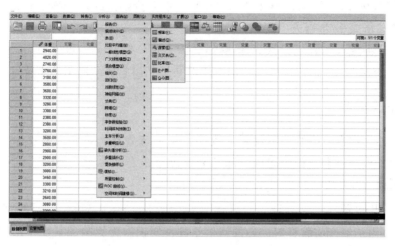

图 7-10　正态性检验操作示图

击"继续"（图 7-12）。

（3）单击"确定"。

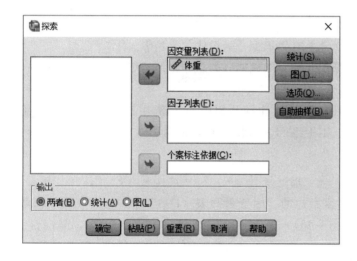

图 7-11　探索对话框示图

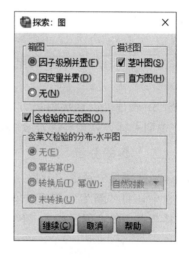

图 7-12　探索图对话框设置

（三）结果解读

SPSS 分析结果如表 7-14 所示。

表 7-14　正态性检验

	柯尔莫戈洛夫-斯米诺夫[a]			夏皮洛-威尔克		
	统计	自由度	显著性	统计	自由度	显著性
体重	0.105	40	0.200[*]	0.969	40	0.343

[*]. 这是真显著性的下限。

a. 里利氏显著性修正。

SPSS 软件给出两种正态性检验方法，分别为：柯尔莫戈洛夫-斯米诺夫（Kolmogorov-Smirnov）和夏皮洛-威尔克（Shapiro-Wilk），这两种方法适用条件不同，SPSS 规定：当样

本含量 $3 \leqslant n \leqslant 5000$ 时，结果以夏皮洛-威尔克（W 检验）为准；当样本含量 $n > 5000$ 时，结果以柯尔莫戈洛夫-斯米诺夫（D 检验）为准。

本例题的样本量 $n = 40$，以夏皮洛-威尔克法为准，统计量 $= 0.969$，$p = 0.343$，故按 $\alpha = 0.1$ 水准，不拒绝 H_0，说明吸烟产妇所生的新生儿出生体重值服从正态分布。

二、方差齐性检验

对于两个独立样本 t 检验，不仅要求数据服从正态分布，还要求两总体方差相等。因此，在进行两个独立样本 t 检验之前，除了需要进行正态性检验，还需要进行方差齐性检验。下面以例题 7-5 为例，介绍方差齐性检验的过程。

（一）提出问题

例题 7-5　为了解产前教育对产妇的新生儿养育知识有无影响，某女子医院的研究者在来门诊复查的产妇中抽取了 30 名接受过产前教育的产妇和 44 名没有接受过产前教育的产妇进行问卷调查。调查所使用的工具是新生儿养育知识问卷，问卷的得分越高，说明产妇的新生儿养育知识的掌握情况越好。试分析两组产妇新生儿养育知识得分的总体方差有无差异（数据见例题 7-3. sav）？

方差齐性检验的假设及检验水准如下：

（1）零假设（H_0）：两组产妇新生儿养育知识得分的总体方差相等。

（2）备择假设（H_1）：两组产妇新生儿养育知识得分的总体方差不等。

$$\alpha = 0.1$$

SPSS 软件可以直接得出方差齐性检验的统计量及相应的 p 值，若 $p > 0.1$，不拒绝 H_0，说明总体方差相等；若 $p \leqslant 0.1$，则拒绝 H_0，接受 H_1，说明总体方差不等。

（二）数据分析

（1）在菜单中选择"分析（A）"→"描述统计（E）"→"探索（E）"。在"探索"对话框中，将"新生儿养育知识"移至右边的"因变量列表（D）"中，将"有无产前教育"移至右边的"因子列表（F）"（图 7-13）。

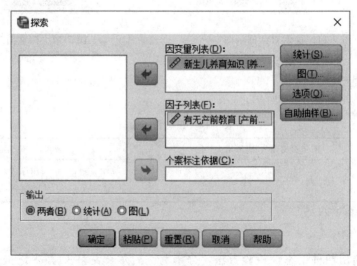

图 7-13　方差齐性检验操作

（2）单击"图（T）"，在"探索：图"对话框中，选择"含莱文检验的分布-水平图"中的"未转换（U）"，单击"继续"（图7-14）。

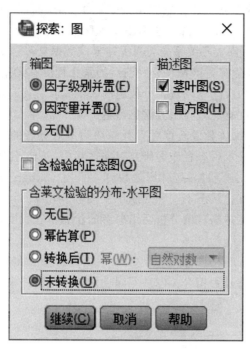

图7-14 莱文检验设置示图

（3）单击"确定"。

（三）结果解读

SPSS分析结果如表7-15所示。

表7-15 方差齐性检验

	项 目	莱文统计	自由度1	自由度2	显著性
	基于平均值	1.657	1	72	0.202
新生儿养	基于中位数	1.746	1	72	0.191
育知识	基于中位数并具有调整后自由度	1.746	1	71.998	0.191
	基于剪除后平均值	1.627	1	72	0.206

SPSS软件的方差齐性检验采用的是莱文检验。本例题的莱文统计量为1.657，p 为0.202，按照 $\alpha=0.1$ 水准，不拒绝 H_0，说明两组产妇新生儿养育知识得分的总体方差相等。

因为正态性检验和方差齐性检验是条件检验，对检验效能的要求更高。因此，在正态性检验和方差齐性检验中，检验水准 α 均设置为0.1，其目的是为了降低Ⅱ类错误，提高检验效能。

课后练习题

习题7-2-1 为研究维持性血液透析患者的睡眠质量，某研究者利用匹兹堡睡眠问卷调查了93例维持性血液透析患者，已知正常人匹兹堡睡眠质量的总分为3.23±3.12，试分析维持性血液透析患者的睡眠质量与正常人有无差异（数据见习题 7-2-1. sav)？

习题 7-3-1 为研究女性的人际关系压力是否会随着年龄的增加而发生变化，某综合医院的研究者抽取了 45 名成年女性，在她们 40 岁和 60 岁时进行了两次调查。调查所使用的工具是人际关系压力问卷。问卷的得分越高说明人际关系压力水平越高。试分析成年女性 40 岁人际关系压力与其 60 岁人际关系压力有无差异（数据见习题 7-3-1. sav)？

习题 7-3-2 某研究者为探讨产妇在分娩前后的紧张程度有无差异，抽取 40 名产妇分别在分娩前和分娩后进行了两次问卷调查，分数越高表明紧张程度越高。请问分娩后产妇的紧张程度与分娩前的紧张程度有无差异（数据见习题 7-3-2. sav)？

习题 7-4-1 为探讨多媒体影像教育对胃肿瘤切除术后患者的不安程度有无影响，某研究者抽取 220 名胃肿瘤切除术后患者作为研究对象，其中，110 名患者术前接受过多媒体影像教育，110 名患者术前未接受过多媒体影像教育，采用 Spilberger 开发的状态不安问卷和气质不安问卷对其进行调查。状态不安和气质不安问卷均由 20 个条目构成，分数越高，说明状态不安和气质不安程度越高。请分析两组患者的状态不安程度和气质不安程度有无差异（数据见习题 7-4-1. sav)？

习题 7-4-2 从某医院产科收集了 75 名新生儿的体重、妊娠周数等资料，请分析：（1）不同性别的新生儿体重是否相等？（2）不同性别新生儿的妊娠周数是否相等（数据见习题 7-4-2. sav)？

（唐争艳　周晓荣）

第八章 方差分析

方差分析（analysis of variance，ANOVA）由英国著名统计学家 R. A. Fisher 提出，又称为 F 检验，是将数据总变异分解为各种来源的变异，通过比较不同来源的变异判断不同样本所代表的总体均数是否相同，用于比较两个及以上均数之间有无差别。

第一节 研究方法的理解

两个样本均数比较时，若数据符合 t 检验条件，使用 t 检验。多个样本均数进行比较时，若仍然使用 t 检验进行两两比较则会增大犯 I 类错误的概率。本章介绍的方差分析方法则是用来解决多个样本均数比较的问题。方差分析包括单因素方差分析和多因素方差分析，都是对数据的变异进行分解，从而判断不同样本所代表总体均数是否相同，因此其基本分析思想是一致的。

一、方差分析的基本思想

方差分析基本思路是分析变异，将全部观察值的变异按变异来源分解为各种因素引起的变异和随机误差引起的变异，通过比较各种因素产生的变异与随机误差产生的变异，以此来判断各因素导致的变异是否具有统计学意义。下面以单个处理因素的完全随机分组设计数据为例，说明方差分析的基本思想。

例题 8-1 为研究钙离子对体重的影响作用，某研究者将 36 只肥胖模型大白鼠随机分为三组，每组 12 只，分别给予高脂正常剂量钙（0.5%）、高脂中剂量钙（1.0%）和高脂高剂量钙（1.5%）三种不同饲料。喂养 9 周后，测量其喂养前后的体重差值（表 8-1）。试比较三组不同喂养方式下大白鼠的体重改变是否有差异？

表 8-1 不同喂养方式下三组大白鼠体重改变量

组别	测量值/g	统计量
1	332.96 297.64 312.57 295.47 284.25 307.97 292.12 244.61 261.46 322.49 322.49 282.42	$\overline{X}_1$
2	253.21 235.87 269.30 258.90 254.39 200.87 227.05 237.05 216.85 238.03 238.19 243.49	$\overline{X}_2$
3	232.55 217.71 216.15 220.72 219.46 247.47 280.75 196.01 208.24 198.41 240.35 219.56	$\overline{X}_3$

由表 8-1 可得，$\overline{X}_1 = 293.37$，$\overline{X}_2 = 239.49$，$\overline{X}_3 = 224.78$，方差分析就是通过分析导致这三个均数差别的原因，推断它们各自代表的三个总体均数有无差别，从而说明钙离子对体重改变的影响是否存在。

在单个处理因素的完全随机分组设计中，导致变异的原因有处理因素的作用和个体变异引起的随机误差。因此，数据的总变异可分解为处理因素引起的变异和随机误差。进行方差分析时，先对总变异、处理因素引起的变异、随机误差进行计算。

若完全随机设计中将全部实验对象随机分成 k 组。每一组属于处理因素的一个水平，第 i 组的实验对象给于第 i 种处理水平（$i = 1, 2, 3, \ldots k$），每组有 n_i（$i = 1, 2, 3, \ldots n_i$）个观察单位，用 X_{ij} 来表示第 i 个处理组的第 j（$j = 1, 2, 3, \ldots n_i$）个观察值，各处理组的样本含量之和为 N（$N = \sum n_i$）。$\overline{X}_i$ 表示第 i 个处理组的均数，$\overline{X}$ 表示所有观察值的均数。实验结果可整理为如表 8-2 所示。

表 8-2   完全随机设计的数据结构

处理分组	观察值	组均值	样本含量
1	$X_{11}, X_{12}, \cdots, X_{1n_1}$	$\overline{X}_1$	n_1
2	$X_{21}, X_{22}, \cdots, X_{2n_2}$	$\overline{X}_2$	n_2
…	…	…	…
k	$X_{k1}, X_{k2}, \cdots, X_{kn_k}$	$\overline{X}_k$	n_k
合计	—	$\overline{X}$	N

1. 变异的分解和计算

（1）总变异：k 个组所有观察值之间的差异，用所有观察值的离均差平方和 $SS_{总}$ 表示。

$$SS_{总} = \sum_{i=1}^{k} \sum_{j=1}^{n_i} (X_{ij} - \overline{X})^2$$

（2）组间变异：不同处理组样本均数之间的差异，用各组均数与总均数的离均差平方和 $SS_{组间}$ 表示，反映的是处理因素所致变异及个体变异和测量误差。

$$SS_{组间} = \sum_{i=1}^{k} n_i (\overline{X}_i - \overline{X})^2$$

（3）组内变异：处理组内每个观察值之间的差异，用组内离均差平方和 $SS_{组内}$ 表示，反映的是个体变异和测量误差。

$$SS_{组内} = \sum_{i=1}^{k} \sum_{j=1}^{n_i} (X_{ij} - \overline{X}_i)^2 = \sum_{i=1}^{k} (n_i - 1)S_i^2$$

上述三种变异及相应自由度的关系为：

$$SS_{总} = SS_{组间} + SS_{组内}, \nu_{总} = \nu_{组间} + \nu_{组内} \tag{8-1}$$

2. 自由度的分解和计算

$$\nu_{总} = N - 1, \nu_{组间} = k - 1, \nu_{组内} = \sum_{i=1}^{k} (n_i - 1) = N - k \tag{8-2}$$

3. 变异的比较

以上各部分离均差平方和反映的是变异的绝对大小，其大小与自由度有关，所以不能直接比较离均差平方和。为消除自由度的影响，将各部分的离均差平方和除以相应的自由度，得到相应的平均变异指标——均方差，简称均方（mean square，MS）。均方反映平均变异的大小，计算的公式：

$$MS_{组间} = SS_{组间} / \nu_{组间}, MS_{组内} = SS_{组内} / \nu_{组内} \tag{8-3}$$

需要注意：

$$MS_{总} \neq MS_{组间} + MS_{组内}$$

组间均方由处理因素和随机误差引起；组内均方由随机误差引起。计算两个均方之比，构造检验统计量 F：

$$F = \frac{MS_{组间}}{MS_{组内}} \tag{8-4}$$

如果处理因素没有作用（即 H_0 成立，各处理组的总体均数相等），那么组间变异也仅由随机误差引起，则组间均方（$MS_{组间}$）与组内均方（$MS_{组内}$）的大小比较接近，理论上 F 值接近于 1；但若处理因素有作用，组间变异不仅包含随机误差，还有处理因素引起的变异，此时 $MS_{组间}$ 就会明显大于 $MS_{组内}$，F 值会远大于 1。

当 H_0 成立时，F 统计量服从 F 分布，在 α 检验水准下，若检验统计量 F 大于预先规定的 F 界值，即 $F \geqslant F_{\alpha(\nu_{组间}, \nu_{组内})}$，则 $p \leqslant \alpha$，此时有理由怀疑 H_0 的成立，拒绝 H_0，接受 H_1，认为各组总体均数不等或不全相等。否则，若 $F < F_{\alpha(\nu_{组间}, \nu_{组内})}$ 时，$p > \alpha$，则不拒绝 H_0，还不能认为各总体均数存在差异。

综上所述，方差分析关键在于将总变异分解为不同原因引起的变异，并计算各种来源变异的均方，通过计算不同来源变异的均方与随机误差引起的均方之比，即 F 值，借助 F 分布做出统计推断，从而推论各种处理因素对研究结果有无影响。方差分析方法与研究设计类型有关，不同的研究设计总变异的分解有所不同。在应用方差分析时，要结合具体的研究设计类型选择相应的方差分析方法。

二、方差分析的应用

1. 常用方差分析类型

方差分析的用途广泛，如果分组所选用的定性变量只有 1 个（即单因素）、进行均数差异检验的定量变量也只有 1 个，这时使用的方法是单因素方差分析（one way ANOVA）。研究过程中也经常碰到分组所选用的定性变量有两个，进行均数差异检验的定量变量只有 1 个，这时使用的方法是双因素方差分析（two way ANOVA）。另外，如果对同一样本进行三次及以上的测量，比较某一定量变量在不同时点的总体均数有无差异，可采用单向分类重复测定方差分析（one way repeated measures ANOVA）方法来进行检验。如果要比较两个测量组（实验组和对照组）在不同时点重复测量的均数有无差异，可采用双向分类重复测定方差分析（two way repeated measures ANOVA）。

图 8-1 为四种常用方差分析方法举例。利用 SPSS 软件进行操作分析，步骤如下：

（1）不同年龄组护士的职业满意度有差别吗？可采用单因素方差分析，SPSS 操作步骤为：

"分析(A)"→"比较均值(M)"→"单因素方差分析(O)"。

（2）妊娠期有无吸烟史及分娩时使用的麻醉剂不同，产妇的血氧的饱和度有无差别？可采用双因素方差分析，SPSS 操作步骤为：

"分析(A)"→"一般线性模型(G)"→"单变量(U)"。

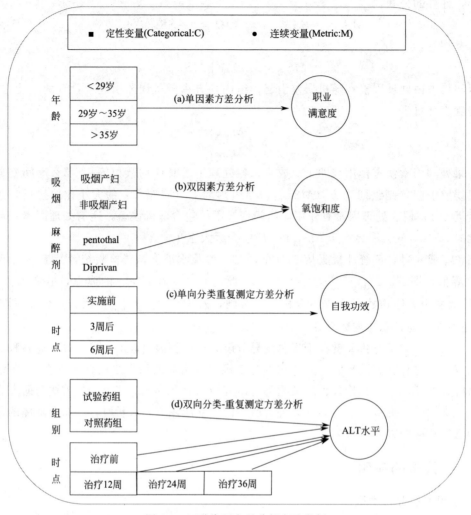

图 8-1　四种常用方差分析方法举例

（3）单向分类重复测定方差分析：为了确定自主管理程序的效果，在使用自主管理程序之前，使用 3 周、6 周时重复测定了患者的血氧饱和度，那么，在不同的时点，患者的血氧饱和度有无差异？可采用单向分类重复测定方差分析，SPSS 操作步骤为：

"分析（A）"→"一般线性模型（G）"→"重复度量（R）"。

（4）为比较两种药物治疗乙型肝炎的效果，在治疗前和治疗后 12 周、24 周、36 周分别测量试验药组和对照药组患者的谷丙转氨酶（ALT），不同时点两组患者谷丙转氨酶水平有无差异？可采用双向分类重复测定方差分析，SPSS 操作步骤为：

"分析（A）"→"一般线性模型（G）"→"重复度量（R）"。

2. 方差分析的前提条件

F 统计量的分布基于正态分布，从理论上讲，进行方差分析的数据应满足以下两个基本条件：

（1）各样本中各观察值相互独立，且各样本数据均来自正态分布总体；

（2）各样本所来自的总体方差相等，即各总体具有方差齐性（homogeneity of variance）。

第二节　单因素方差分析

单因素方差分析是指一个分类变量（即单因素）将研究对象分成多个组，比较研究对象某一数值变量在由该因素分成的多个组间的均数差别有无统计学意义。

一、提出问题

例题 8-2　为了研究女大学生经前期综合征（premenstrual syndrome，PMS）的状况，在中国不同省市 8 所大学女生中进行了调查。研究工具包括：艾森克人格问卷（EPQ）、Moos 开发并经 Park 修订的月经症状问卷（menstrual distress questionnaire）。请问：不同个性类型的女大学生经前期症状有无差别（数据见例题 8-2. sav）？

本题中所使用的变量见表 8-3。

表 8-3　例题 8-2 研究变量

变量（variable）	定义（definition）	尺度（measure）
艾森克个性类型（EPQ）	1＝内向稳定 2＝内向不稳定 3＝外向稳定 4＝外向不稳定	分类尺度（1,2,3,4）
PMS 症状	问卷内容包括 6 个范畴：疼痛有关症状 5 项,注意力下降 3 项,行为变化 5 项,自主神经系反应 9 项,水钠潴留 2 项,否定情绪 6 项,共 30 项,采用 Likerts 5 级记分制,每项 1～5 分,总分 30～150 分,分数越高说明症状越严重	比率尺度（分数）

本题假设检验过程：

1. 建立假设，确定检验水准

H_0：不同个性类型的女大学生 PMS 症状没有差别，即 $\mu_1 = \mu_2 = \mu_3 = \mu_4$。

H_1：不同个性类型的女大学生 PMS 症状不全相同，即 μ_1、μ_2、μ_3、μ_4 不全相等。

$\alpha = 0.05$。

2. 计算检验统计量

为了验证假设要用单因素方差分析，其检验统计量为 F。

单因素方差分析中 F 计算公式见表 8-4。

表 8-4　单因素方差分析表

变异来源	离均差平方和(SS)	自由度(v)	均方(MS)	F
组间变异	$\sum_{i=1}^{k} n_i (\bar{X}_i - \bar{X})^2$	$k-1$	$MS_{组间} = SS_{组间}/\nu_{组间}$	$F = \dfrac{MS_{组间}}{MS_{组内}}$
组内变异	$\sum_{i=1}^{k}\sum_{j=1}^{n_i} (X_{ij} - \bar{X}_i)^2$	$N-k$	$MS_{组内} = SS_{组内}/\nu_{组内}$	
总变异	$\sum_{i=1}^{k}\sum_{j=1}^{n_i} (X_{ij} - \bar{X})^2$	$N-1$	—	—

3. 确定 p 值，做出统计推断

根据计算得出的 F 值，确定 p 值，并与检验水准 α 进行比较，得出统计结论（通过 SPSS 分析获得相应值后做出结论）。

二、数据分析

（1）建立数据库并录入数据（图 8-2、图 8-3）。分组变量为 EPQ（个性类型），在变量 EPQ 的"值标签"对话框中，对该变量进行赋值说明（图 8-4）。PMS 症状为需要进行平均数检验的从属变量。

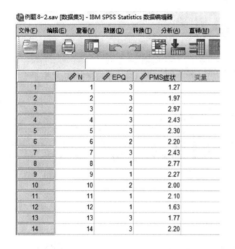

图 8-2　例题 8-2 变量设置

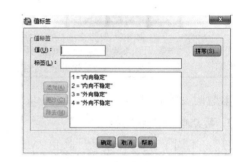

图 8-3　例题 8-2 数据示意图（部分）　　　　　　　图 8-4　分组变量赋值

（2）在菜单中选择"分析（A）"→"比较均值（M）"→"单因素 ANOVA 检验"，弹出相应对话框（图 8-5）。

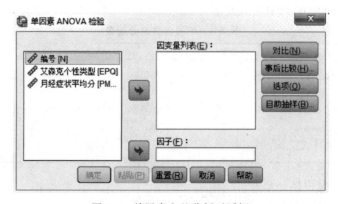

图 8-5　单因素方差分析对话框

（3）把左边的变量"PMS 症状"选入"因变量列表（E）"，"EPQ"选入"因子（F）"（图 8-6）。

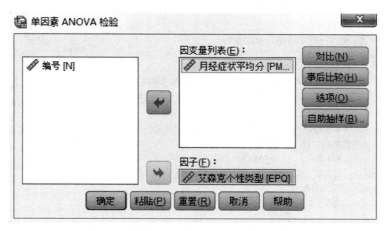

图 8-6　单因素方差分析 SPSS 操作变量放置

"单因素 ANOVA 检验"对话框右侧标签功能说明见表 8-5。

表 8-5　单因素方差分析标签说明

种类	说明
对比（N）	"对比（N）"几乎不用，省略
事后比较（H）	若多组平均数不全相等，各组间进行两两比较假设检验的方法
选项（O）	其中包含数据统计描述和方差齐性检验功能

（4）单击"选项（O）"，选择"描述（D）"和"方差齐性检验（H）"（图 8-7），单击"继续"。

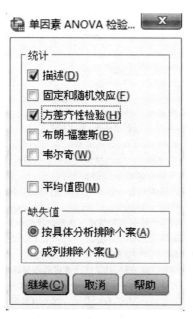

图 8-7　单因素方差分析的 SPSS 软件操作选项（O）

（5）单击"事后比较（H）"，在"假定等方差"中选择"雪费（C）"，在"不假定等方差"中选择"邓尼特 T3"（图 8-8）。单击"继续"，即返回图 8-6 所示界面，再单击"确定"。

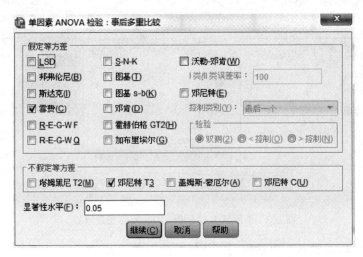

图 8-8　单因素方差分析 SPSS 操作两两比较方法

"事后多重比较"对话框中包括多种检验方法，在选择时可以表 8-6 及表 8-7 中的说明为依据。

表 8-6　假定方差齐性的事后检验方法

方法	对应中译文	适用情况
LSD	-	即 t 检验的方法，它应用所有样本的信息进行变异和自由度的计算，但不对多重比较的错误率进行校正，所以敏感度较高
Bonferroni	邦弗伦尼（B）	对 LSD 方法进行了改进，即把每个检验的水准设置为总的检验水准除以总的检验次数
Sidak	斯达克（I）	也是从 t 检验来，其对每个检验水准的设置比 Bonferroni 要严
Scheffe	雪费（C）	采用的是 F 分布，不仅用于均数间的两两比较，也可以对均数的线性和进行比较
R-E-G-WF	-	即 Ryan-Einot-Gabriel-Welsch 方法，是基于 F 检验的多重逐步递减比较方法
R-E-G-WQ	-	即 Ryan-Einot-Gabriel-Welsch 方法，是基于 Student range 分布的多重递减的比较方法
S-N-K		即 Student Newman Keuls 方法，是基于 Student range 分布对均数进行两两比较的方法，均数从大到小排列，最大的均数之间的差值最先检验
Tukey	图基（T）	基于 Student range 分布对均数进行两两比较的方法
Tukey's-b	图基 s-b（K）	基于 Student range 分布对均数进行两两比较的方法，其关键值是 Tukey's HSD 检验和 S-N-K 检验的平均值
Duncan	邓肯（D）	和 S-N-K 检验一样，采用逐步两两比较方法，但对一系列检验的错误设置了保护性的水平
Hochberg's GT2	霍赫伯格 GT2（H）	采用学生化最大系数进行多重比较和距离检验，与 Tukey's HSD 检验类似
Gabriel	加布里埃尔（G）	采用学生化最大系数进行两两比较的方法，在单元例数不等的情况下，通常比 Hochberg's GT2 检验更有利
Waller-Duncan	沃勒-邓肯（W）	使用贝叶斯方法，用 t 统计量进行多重比较
Dunnett	邓尼特（E）	用 t 检验法将一系列处理组织与对照组进行比较，当选中该方法时，需要在下方选择哪一组为对照组，默认最后一组为对照组；同时还要选择是双侧检验还是单侧检验（分为处理组总体均数大于对照组总体均数和处理组总体均数小于对照组总体均数两种情况）

表 8-7　未假定方差齐性的事后检验方法

方法	对应中译文	适用情况
Tamhane's T2	塔姆黑尼 T2(M)	基于 t 检验的保守性的两两比较方法,适用于方差不齐的情况
Dunnett's T3	邓尼特 T3	依次检验各实验组和对照组之间的差别,适用于方差不齐的情况
Games-Howell	盖姆斯-豪厄尔(A)	两两比较有时不太严格,本方法适用于方差不齐的情况
Dunnett's C	邓尼特 C(U)	基于 Student range 的两两比较方法,适用于方差不齐的情况

三、结果解读

（1）SPSS 分析结果如表 8-8～表 8-12 所示。

表 8-8　描述

月经症状平均分

	个案数	平均值	标准差	标准误差	平均值的 95% 置信区间 下限	上限	最小值	最大值
内向稳定	751	1.9680	0.48364	0.01765	1.9334	2.0027	1.00	4.00
内向不稳定	209	2.2928	0.52171	0.03609	2.2217	2.3640	1.10	4.67
外向稳定	1273	1.9246	0.51518	0.01444	1.8963	1.9529	1.00	3.83
外向不稳定	275	2.2398	0.54931	0.03312	2.1746	2.3050	1.00	4.00
总计	2508	2.0029	0.52616	0.01051	1.9823	2.0235	1.00	4.67

表 8-9　方差齐性检验

月经症状平均分

莱文统计	自由度 1	自由度 2	显著性
1.814	3	2504	0.142

表 8-10　ANOVA

月经症状平均分

	平方和	自由度	均方	F	显著性
组间	41.720	3	13.907	53.382	0.000
组内	652.326	2504	0.261		
总计	694.046	2507			

表 8-11　多重比较

因变量：　月经症状平均分

	(I)艾森克 个性类型	(J)艾森克 个性类型	平均值 差值(I-J)	标准误差	显著性	95% 置信区间 下限	上限
雪费	内向稳定	内向不稳定	−0.32482*	0.03992	0.000	−0.4365	−0.2132
		外向稳定	0.04341	0.02348	0.332	−0.0223	0.1091
		外向不稳定	−0.27178*	0.03598	0.000	−0.3724	−0.1711
	内向不稳定	内向稳定	0.32482*	0.03992	0.000	0.2132	0.4365
		外向稳定	0.36823*	0.03809	0.000	0.2617	0.4748
		外向不稳定	0.05304	0.04684	0.733	−0.0780	0.1841
	外向稳定	内向稳定	−0.04341	0.02348	0.332	−0.1091	0.0223
		内向不稳定	−0.36823*	0.03809	0.000	−0.4748	−0.2617
		外向不稳定	−0.31519*	0.03394	0.000	−0.4101	−0.2202
	外向不稳定	内向稳定	0.27178*	0.03598	0.000	0.1711	0.3724
		内向不稳定	−0.05304	0.04684	0.733	−0.1841	0.0780
		外向稳定	0.31519*	0.03394	0.000	0.2202	0.4101

续表

	(I)艾森克 个性类型	(J)艾森克 个性类型	平均值 差值(I-J)	标准误差	显著性	95% 置信区间	
						下限	上限
邓尼特 T3	内向稳定	内向不稳定	−0.32482*	0.04017	0.000	−0.4312	−0.2185
		外向稳定	0.04341	0.02280	0.297	−0.0167	0.1035
		外向不稳定	−0.27178*	0.03753	0.000	−0.3710	−0.1726
	内向不稳定	内向稳定	0.32482*	0.04017	0.000	0.2185	0.4312
		外向稳定	0.36823*	0.03887	0.000	0.2653	0.4712
		外向不稳定	0.05304	0.04898	0.859	−0.0764	0.1825
	外向稳定	内向稳定	−0.04341	0.02280	0.297	−0.1035	0.0167
		内向不稳定	−0.36823*	0.03887	0.000	−0.4712	−0.2653
		外向不稳定	−0.31519*	0.03613	0.000	−0.4107	−0.2197
	外向不稳定	内向稳定	0.27178*	0.03753	0.000	0.1726	0.3710
		内向不稳定	−0.05304	0.04898	0.859	−0.1825	0.0764
		外向稳定	0.31519*	0.03613	0.000	0.2197	0.4107

*. 平均值差值的显著性水平为 0.05。

表 8-12　月经症状平均分

雪费[a,b]

艾森克个性类型	个案数	Alpha 的子集=0.05	
		1	2
外向稳定	1273	1.9246	
内向稳定	751	1.9680	
外向不稳定	275		2.2398
内向不稳定	209		2.2928
显著性		0.712	0.562

将显示齐性子集中各个组的平均值。

a. 使用调和平均值样本大小 = 379.573。

b. 组大小不相等。使用了组大小的调和平均值。无法保证 I 类误差级别。

第一个表（表 8-8）中给出了四种个性类型女生 PMS 症状得分的均数和标准差，以及相应总体均数的置信区间等信息。

第二个表（表 8-9）中显示方差齐性检验的 p 值为 0.142（>0.1），说明可以认为四组女生 PMS 症状得分的总体方差相等。

第三个表（表 8-10）是 ANOVA 表，$F=53.382$，$p=0.000$（<0.001）。

第四个表（表 8-11）是事后检验结果，从中可以查找两两比较对应的 p 值。因为四组数据总体方差齐，所以查看"雪费（C）"方法的分析结果。四组之间两两比较，共比较 6 次，分别是：

"内向稳定"组与"内向不稳定"组比较，$p=0.000$（<0.05）；

"内向稳定"组与"外向稳定"组比较，$p=0.332$（>0.05）；

"内向稳定"组与"外向不稳定"组比较，$p=0.000$（<0.05）；

"内向不稳定"组和"外向稳定"组比较，$p=0.000$（<0.05）；

"内向不稳定"组和"外向不稳定"组比较，$p=0.733$（>0.05）；

"外向稳定"组与"外向不稳定"组比较，$p=0.000$（<0.05）。

第五个表（表 8-12）是事后检验结果的另一种呈现方式，称为齐性子集或同类子集。呈现各组均数的一列为一个子集，出现在同一列中的均数，两两之间差异无统计学意义，位于不同子集的均数所代表组之间的差异有统计学意义。

（2）根据分析结果，得出结论。

$F = 8.718$，$p = 0.000$（$p < 0.001$），所以 $p < 0.05$，按 $\alpha = 0.05$ 检验水准，拒绝 H_0，接受 H_1，即四种个性类型女生 PMS 症状得分间的差异有统计学意义，故可以认为不同个性类型女大学生 PMS 症状的程度有差异。

根据事后比较结果，除了内向稳定与外向稳定之间、内向不稳定与外向不稳定之间症状无差异之外，其他个性类型两两之间都有差异。

四、研究报告书

单因素方差分析结果显示：不同个性类型女大学生 PMS 症状的程度差异有统计学意义（$F = 53.38$，$p < 0.001$）。两两比较结果显示：内向稳定性格和外向稳定性格、内向不稳定性格和外向不稳定性格的 PMS 症状之间的差异无统计学意义（均为 $p > 0.05$），而内向稳定性格和内向不稳定性格、内向稳定性格和外向不稳定性格、外向稳定性格和外向不稳定性格各自之间的 PMS 症状程度的差异有统计学意义（均为 $p < 0.05$）（见表 8-13）。

表 8-13　不同个性类型的女大学生 PMS 症状比较（N＝962）

个性	n	$\overline{X} \pm S$	F	p
内向稳定	751	$1.97 + 0.48^a$		
内向不稳定	209	$2.29 + 0.52^b$	53.38	$p < 0.001$
外向稳定	1273	$1.92 + 0.52^a$		
外向不稳定	275	$2.24 + 0.55^b$		

a，b：标注不同字母表示组间差异有统计学意义（$p < 0.05$），相同字母之间差异无统计学意义（$p > 0.05$）。

第三节　双因素方差分析

方差分析时区分组别的分类变量为两个及以上，需要用多因素方差分析。多因素方差分析包括析因设计方差分析和协方差分析。

析因设计是将两个或多个处理因素的各水平进行全面组合的实验，析因设计资料的方差分析包括主效应分析、交互效应分析和单独效应分析三个层次。例如，为患者同时使用 A、B 两种药物后评价疗效时，通过析因设计及相应的方差分析能分析 A 药和 B 药各自的疗效（主效应），两种药同时使用的协同疗效（交互效应），不受另一药物影响时单个药物的疗效（单独效应）。主效应和交互效应的方差分析又称为析因分析（factorial analysis），如果分析所有主效应和交互效应，为全因子模型，只分析部分主效应和交互效应，称为非全因子模型。

对两个因素的作用进行方差分析称为双因素方差分析，此方法可验证两个分类变量各自与所观察的数值变量的关系，或者验证两个分类变量之间因相互作用而对所观察数值变量有新的影响作用。本节介绍 2×2 析因设计资料的方差分析。2×2 析因设计的全部因素与水平的组合有 4 种，用 A_1 和 A_2 表示 A 因素的两个水平，B_1 和 B_2 表示 B 因素的两个水平，则 4 种组合为 A_1B_1、A_1B_2、A_2B_1、A_2B_2。把全部组合看作处理组，即对 4 个处理组的观察结果进行分析。

一、提出问题

例题 8-3 烟草中的尼古丁能收缩末梢血管，此外，香烟燃烧形成的大量一氧化碳能够促使动脉硬化累积，降低氧合血红蛋白（HbO_2）的比率，从而降低肺换气功能。为了验证这个事实，对剖宫产结束分娩且处于恢复状态的吸烟产妇 43 名和非吸烟产妇 82 名中进行了血氧饱和度（SPO_2）的测定，又得知这些产妇手术过程中使用了不同的麻醉剂，而这些麻醉剂会影响呼吸功能。那么，是否吸烟和使用麻醉剂的种类不同，产妇的血氧饱和度是否有差异（数据见例题 8-3. sav）？

本题假设检验使用的变量见表 8-14。

表 8-14　例题 8-3 研究变量

变量（variable）	定义（definition）	尺度（measure）
有否吸烟	1＝吸烟产妇	
	2＝非吸烟产妇	分类尺度（1,2）
麻醉剂	1＝pentothal（抑制呼吸的作用强）	
	2＝diprivan（抑制呼吸的作用小）	分类尺度（1,2）
SPO_2	总血红蛋白和氧合血红蛋白（HbO_2）的比值，利用 pulse oximeter 两次测量的平均值,比值越大,血氧饱和度越高	比率尺度（分数）

假设检验的过程：

1. 建立检验假设，确定检验水准

首先设立以下 3 种假设，设立假设时要注意变量之间交互作用关系。

（1）吸烟因素：

H_0：吸烟与不吸烟者血氧饱和度相等；

H_1：吸烟与不吸烟者血氧饱和度不相等。

（2）麻醉剂因素：

H_0：使用不同麻醉剂者血氧饱和度相等；

H_1：使用不同麻醉剂者血氧饱和度不相等。

（3）交互作用：

H_0：吸烟与麻醉剂之间无交互作用；

H_1：吸烟与麻醉剂之间有交互作用。

$\alpha = 0.05$。

2. 计算检验统计量

本例为双因素，每个因素有两个水平，是 2×2 析因设计：A 因素为吸烟，其两个水平是吸烟或不吸烟；B 因素为麻醉剂，其两个水平是使用喷妥撒（Pentothal）或使用异丙酚（Diprivan）。

为了进行假设检验，需求出 2×2 析因设计方差分析表中的变异及均方，见表 8-15（结果通过 SPSS 分析获得）。

表 8-15　双因素方差分析变异及 F 值计算公式

因素	方差和（SS）	自由度（ν）	均方（MS）	F
因素 A	$SS_A = rb \sum_{i=1}^{a} (\overline{X_i} - \overline{X})^2$	$a-1$	$MS_A = \dfrac{SS_A}{a-1}$	$MS_A / MS_{误差}$

续表

因素	方差和(SS)	自由度(ν)	均方(MS)	F
因素 B	$SS_B=ra\sum_{i=1}^{b}(\overline{X}_j-\overline{X})^2$	$b-1$	$MS_B=\frac{SS_B}{b-1}$	$MS_B/MS_{误差}$
AB 交互作用	$SS_{A\times B}=r\sum_{j=1}^{b}\sum_{i=1}^{a}(\overline{X}_{ij}+\overline{X}-\overline{X}_i-\overline{X}_j)^2$	$(a-1)(b-1)$	$MS_{A\times B}=\frac{SS_{A\times B}}{(a-1)(b-1)}$	$MS_{A\times B}/MS_{误差}$
处理因素	$SS_{处理}=SS_A+SS_B+SS_{A\times B}$ $=r\sum_{j=1}^{b}\sum_{i=1}^{a}(\overline{X}_{ij}-\overline{X})^2$	$ab-1$	—	—
误差	$SS_{误差}=\sum_{j=1}^{b}\sum_{i=1}^{a}\sum_{k=1}^{r}(X_{ijk}-\overline{X}_{ij})^2$	$ab(r-1)$	$MS_{误差}=\frac{SS_{误差}}{ab(r-1)}$	—
$SS_总$	$SS_总=SS_{处理}+SS_{误差}$ $SS_总=\sum_{k=1}^{r}\sum_{j=1}^{b}\sum_{i=1}^{a}(X_{ijk}-\overline{X})^2$	$abr-1$	—	—

a：因素 A 的水平数，$i=1，2，3，\cdots，a$；

b：因素 B 的水平数，$j=1，2，3，\cdots，b$；

r：每种组合重复实验次数，$k=1，2，3，\cdots，r$。

二、数据分析

（1）建立 SPSS 数据库并录入数据（图 8-9 和图 8-10）。

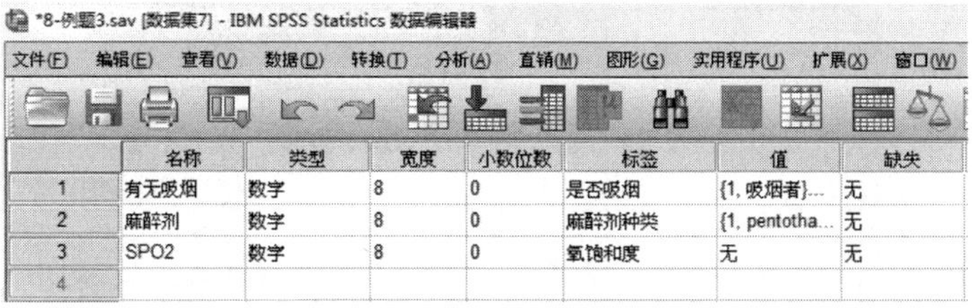

	名称	类型	宽度	小数位数	标签	值	缺失
1	有无吸烟	数字	8	0	是否吸烟	{1, 吸烟者}...	无
2	麻醉剂	数字	8	0	麻醉剂种类	{1, pentotha...	无
3	SPO2	数字	8	0	氧饱和度	无	无
4							

图 8-9 例题 8-3 变量设置

	有无吸烟	麻醉剂	SPO2
1	1	2	97
2	1	1	98
3	1	1	98
4	1	1	98
5	1	2	98
6	1	1	98
7	1	2	98
8	1	1	97
9	1	2	98
10	1	2	98
11	1	2	98
12	1	2	97
13	1	1	98
14	1	2	96
15	1	2	97

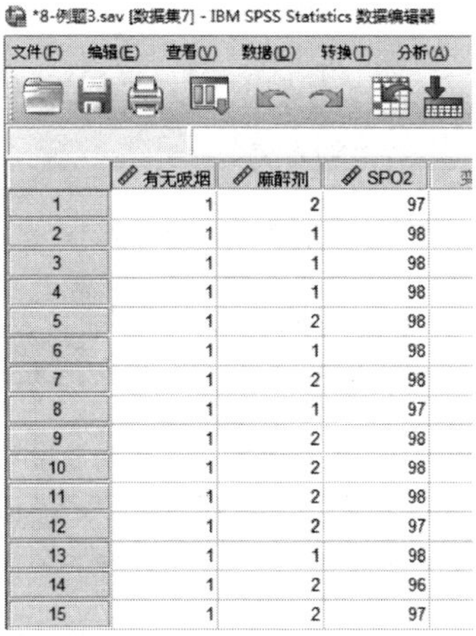

图 8-10 例题 8-3 数据录入（部分）

（2）菜单中选择"分析（A）"→"一般线性模型（G）"→"单变量（U）"（图8-11）。

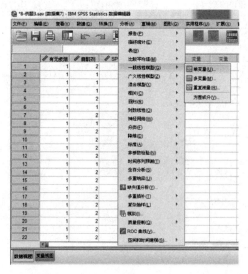

图 8-11　双因素方差分析 SPSS 操作路径

（3）在"单变量"对话框中，把左边的"氧饱和度"移动到右边"因变量（D）"中。再把左边的"是否吸烟""麻醉剂种类"移动到右边的"固定因子（F）"中（图8-12）。

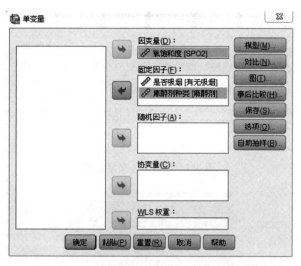

图 8-12　双因素方差分析 SPSS 操作变量选择

双因素方差分析中使用的对指定要因的窗口的说明（表8-16）。在这里使用的是"因变量（D）"和"固定因子（F）"。"协变量（C）"则在控制变量分析中使用。

表 8-16　双因素方差分析变量说明

种类	说明
因变量(D)	从属变量，要预测的相应值或需要总结的变量
固定因子(F)	参数要因，区分组别的独立变量
随机因子(A)	变量要因，随机效应变量
协变量(C)	共变量，独立变量为比率尺度，并使用在控制变量分析时
WLS权重(W)	用于选入加权最小乘二法的权重变量，此变量必须为数值型的变量

（4）设定"模型（M）""图（T）""选项（O）"中的选项。

单击"模型（M）"，在"单变量：模型"对话框中选择"指定模型"中的"全因子（A）"，再单击"继续"（图 8-13）。

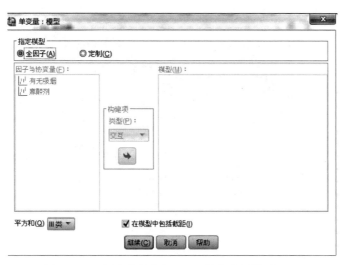

图 8-13　双因素方差分析 SPSS 操作步骤模型（M）

关于"模型"对话框中选项的说明见表 8-17。

表 8-17　双因素方差分析"模型"选项说明

种类	说明
全因子（A）	完全要因模型，对所有分类变量的主效应和所有交互作用都进行分析，不包括共变量的相互作用
设定（C）	自己定义需要在模型中引入哪些效应

单击"图（T）"，在"轮廓图"对话框中，将左侧"因子（F）"中"有无吸烟"移动至"水平轴（H）"，"麻醉剂"移动至"单独的线条（S）"，再单击"添加（A）"，则在对话框下方的"图（T）"中出现"有无吸烟＊麻醉剂"（图 8-14）。单击"继续"。

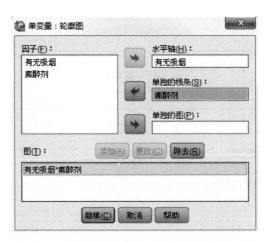

图 8-14　双因素方差分析 SPSS 操作步骤图（T）

单击"选项（O）"，在"选项"对话框中，将左边的"有无吸烟"和"麻醉剂"移至右边的"显示下列各项的平均值（M）"，在"显示"中选择"描述统计（D）"，"齐性检验（H）"（图 8-15）。单击"继续"。

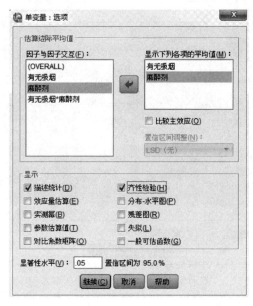

图 8-15 双因素方差分析 SPSS 软件操作步骤选项（O）

（5）在图 8-12 所示对话框中单击"确定"。

三、结果解读

（1）SPSS 分析结果显示如表 8-18～表 8-20、图 8-16 所示。

表 8-18 主体间因子

		值标签	个案数
是否吸烟	1	吸烟者	43
	2	非吸烟者	82
麻醉剂种类	1	Pentothal	74
	2	Diprivan	51

表 8-19 描述统计

因变量： 氧饱和度

是否吸烟	麻醉剂种类	平均值	标准偏差	个案数
吸烟者	Pentothal	97.65	0.883	10
	Diprivan	96.77	1.458	33
	总计	96.98	1.389	43
非吸烟者	Pentothal	98.00	0.604	64
	Diprivan	97.78	0.943	18
	总计	97.95	0.692	82
总计	Pentothal	97.95	0.653	74
	Diprivan	97.13	1.378	51
		97.62	1.087	125

表 8-20 主体间效应检验

因变量： 氧饱和度

源	Ⅲ类平方和	自由度	均方	F	显著性
修正模型	33.386[a]	3	11.129	11.898	0.000
截距	755676.615	1	755676.615	807877.766	0.000
有无吸烟	9.113	1	9.113	9.743	0.002
麻醉剂	6.000	1	6.000	6.414	0.013
有无吸烟 * 麻醉剂	2.130	1	2.130	2.277	0.134
误差	113.182	121	0.935		
总计	1191257.000	125			
修正后总计	146.568	124			

a. $R^2 = 0.228$（调整后 $R^2 = 0.209$）。

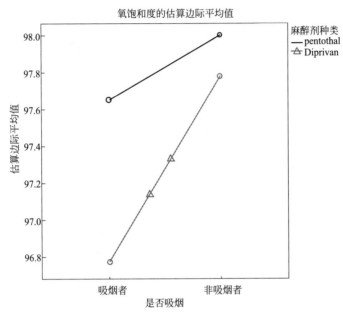

图 8-16 交互效应轮廓图

（2）分析结果，做出统计推断。

"主体间效应检验"表中的结果显示：有无吸烟对产妇血氧饱和度影响的主效应分析，$F = 9.743$，$p = 0.002$；不同麻醉剂对产妇血氧饱和度影响的主效应分析，$F = 6.414$，$p = 0.013$；有无吸烟与麻醉剂间交互效应分析，$F = 2.277$，$p = 0.134$。

因此，有无吸烟、麻醉剂种类主效应分析，均为 $p < 0.05$，所以拒绝 H_0，接受 H_1，故认为吸烟与不吸烟者血氧饱和度不相等，使用不同麻醉剂者血氧饱和度不相等。有无吸烟与麻醉剂间交互效应分析，$p > 0.05$，所以尚不能拒绝 H_0，故还不能认为吸烟与麻醉剂之间有交互作用。

四、研究报告书

通过双因素方差分析结果显示，有无吸烟产妇血氧饱和度的差异有统计学意义（$F = 9.743$，$p = 0.002$），不同麻醉剂产妇氧饱和度的差异也有统计学意义（$F = 6.414$，$p = 0.013$），血氧饱和度在是否吸烟和使用麻醉剂之间没有交互作用（$F = 2.277$，$p = 0.134$）

（表 8-21）。

表 8-21　根据是否吸烟和麻醉剂不同产妇氧饱和度比较（$\overline{X} \pm S$）

是否吸烟	麻醉剂种类		变异来源	F	p
	Pentothal($n=74$)	Diprivan($n=51$)			
吸烟($n=43$)	97.65±0.88	96.77±1.46	有无吸烟	9.743	0.002
			麻醉剂种类	6.414	0.013
非吸烟($n=82$)	98.00±0.60	97.78±0.94	有无吸烟 ＊ 麻醉剂	2.277	0.134

＊：交互效应

第四节　重复测定资料的方差分析

在实际医学研究中，往往对同一观察对象在多个时点进行观察或测试，这种设计称为重复测量设计（repeated measures design），采用重复测量设计所收集的资料称为重复测量资料。重复测量资料是指对同一受试对象的某项观察指标在不同时点进行 3 次及以上测量所得到的数据。

对某个数值变量的重复测量数据，如果满足方差分析的使用条件，就可以采用重复测定方差分析（repeated measures ANOVA）来进行检验。如对病人治疗前、治疗后 1 天、治疗后 3 天、治疗后 1 周、治疗后 2 周等多个时点的某项生化指标进行连续观察；教学研究中观察不同学期学生的考试成绩变化情况；心理研究中观察不同时间段个体的心理适应能力的变化等。

常用的重复测定方差分析有单向分类重复测定方差分析和双向分类重复测定方差分析。对同一组观察单位在不同时点进行多次测量所得数据进行分析时使用单向分类重复测定方差分析；若同时设有对照组时则采用双向分类重复测定方差分析。

一、单向分类重复测定方差分析

（一）提出问题

例题 8-4　为了验证某个自主管理程序（6 周为一个周期，包括伸展运动等方式）对纤维组织炎患者症状的缓解效果，抽取 42 名纤维组织炎患者为研究对象，测定了患者在自主管理程序使用之前、使用后 3 周、使用后 6 周的症状评分。请问该自主管理程序对缓解纤维组织炎患者的症状有无效果（数据见例题 8-4. sav）？

本次假设检验使用的变量见表 8-22。

表 8-22　例 8-4 研究变量

变量（variable）	定义（definition）	尺度（measure）
实施前	实施前症状评分结果	比率尺度（分数）
实施后 3 周	实施后 3 周的症状评分结果	比率尺度（分数）
实施后 6 周	实施后 6 周的症状评分结果	比率尺度（分数）

建立假设，确定检验水准

H_0：不同时点患者症状评分得分没有差异，即 $\mu_1 = \mu_2 = \mu_3$。

H_1：不同时点患者症状评分得分有差异，即 μ_1、μ_2、μ_3 全不相等或不全相等。
$\alpha = 0.05$。

（二）数据分析

（1）建立 SPSS 数据库并录入数据（图 8-17）。

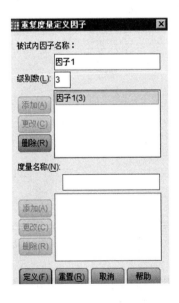

图 8-17　例题 8-4 数据录入（部分）

（2）在菜单中选择"分析（A）"→"一般线性模型（G）"→"重复度量（R）"。

（3）在"重复测量定义因子"对话框中，"级别数"输入 3。单击"添加（A）"（图 8-18）。

（4）单击"定义（F）"，出现以下对话框（图 8-19）。

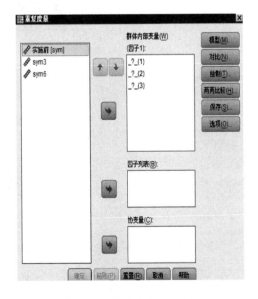

图 8-18　重复测定方差分析 SPSS 操作步骤　　　　图 8-19　重复测定方差分析
　　　　　　　　　　　　　　　　　　　　　　　　　SPSS 操作步骤"定义（F）"

（5）在"重复度量"对话框中，把左边 sym、sym3、sym6 向右移动至"群体内部变量（W）（因子 1）"（图 8-20）。

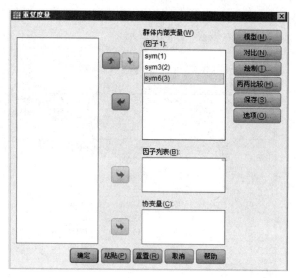

图 8-20　重复测定方差分析 SPSS 软件操作步骤"重复度量"步骤

（6）"模型（M）""对比（N）""绘制（T）""两两比较（H）""选项（O）"选项内容同前所述。这里只设定"绘制（T）"和"选项（O）"。

单击"绘制（T）"，在"轮廓图"对话框中，把"因子 1"移到"水平轴（H）"，再单击"添加（A）"，确认对话框下边的"图（T）"中出现"因子 1"后，单击"继续"（图 8-21）。

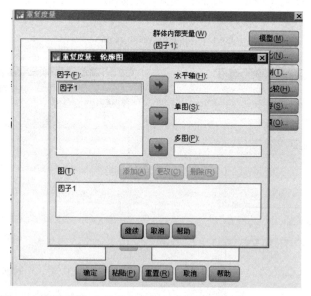

图 8-21　重复测定方差分析 SPSS 软件操作步骤"绘制（T）"

（7）单击"选项（O）"后，在"多变量：选项"中，把"因子 1"移到"显示均值（M）"。选择"比较主效应（O）"，在"输出"中选择"描述统计（D）"，单击"继续"（图 8-22）。

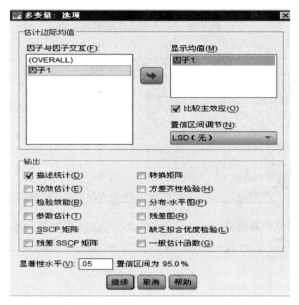

图 8-22 重复测定方差分析 SPSS 操作步骤 "选项（O）"

如前所述，单因素方差分析时利用"两两比较（H）"进行组间差异检验，但单向分类重复测定方差分析时利用"比较主效应（O）"对不同时点进行两两比较的事后检验，分析方法为 LSD。

（8）单击"继续"，再单击"确认"。

（三）结果解读

（1）SPSS 输出结果如表 8-23～表 8-27 所示。

表 8-23　主体内因子

度量：MEASURE＿1

因子 1	因变量
1	sym
2	sym3
3	sym6

表 8-24　描述性统计量

	均值	标准偏差	N
sym	51.9048	11.24410	42
sym3	42.7143	13.55798	42
sym6	42.1429	12.23065	42

表 8-25　多变量检验[b]

效应		值	F	假设自由度	误差自由度	显著性
因子 1	比莱轨迹	0.449	16.269[a]	2.000	40.000	0.000
	威尔克 Lambda	0.551	16.269[a]	2.000	40.000	0.000
	霍特林轨迹	0.813	16.269[a]	2.000	40.000	0.000
	罗伊的最大根	0.813	16.269[a]	2.000	40.000	0.000

a. 设计：截距；

主体内设计：因子 1。

b. 精确统计。

表 8-26　主体内效应的检验

度量：MEASURE_1

源		Ⅲ型平方和	自由度	均方	F	显著性
因子1	假设球形度	2521.206	2	1260.603	16.491	0.000
	格林豪斯·盖斯勒	2521.206	1.956	1289.006	16.491	0.000
	辛·费德特	2521.206	2.000	1260.603	16.491	0.000
	下限	2521.206	1.000	2521.206	16.491	0.000
误差(因子1)	假设球形度	6268.127	82	76.441		
	格林豪斯·盖斯勒	6268.127	80.193	78.163		
	辛·费德特	6268.127	82.000	76.441		
	下限	6268.127	41.000	152.881		

　　MeMauchly's 球对称检验结果：$p=0.634>0.1$，所以该数据符合球对称模型假设，进一步分析主体内效应检验（tests of within-subjects effects），检验统计量 $F=16.491$，$p<0.001$。

表 8-27　成对比较

度量：MEASURE_1

(1)因子1	(J)因子1	均值差值(I-J)	标准误	显著性[a]	差分的95%置信区间[a]	
					下限	上限
1	2	9.190[*]	2.038	0.000	5.074	13.307
	3	9.762[*]	1.796	0.000	6.136	13.388
2	1	−9.190[*]	2.038	0.000	−13.307	−5.074
	3	0.571	1.882	0.763	−3.229	4.372
3	1	−9.762[*]	1.796	0.000	−13.388	−6.136
	2	−0.571	1.882	0.763	−4.372	3.229

基于估算边际均值

*. 均值差值在 0.05 级别上较显著。

a. 对多个比较的调整：最不显著差别（相当于未作调整）。

　　成对比较（pairwise comparisons）结果显示：时点 1 分别和时点 2、时点 3 比较，均是 $p<0.001$；时点 2 和 3 比较，$p=0.793$（图 8-23）。

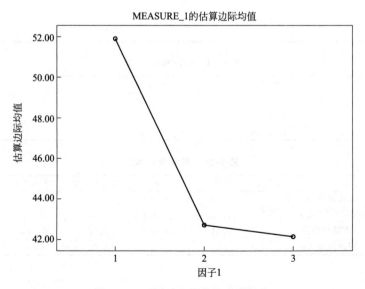

图 8-23　不同时点患者的症状得分

（2）根据分析结果，做出统计推断：

方差分析结果为 $F=16.491$，$p<0.001$，p 值小于检验水准 0.05，所以拒绝 H_0，接受 H_1，差异有统计学意义，不同时点患者的症状评分有差异。时点 1 分别和时点 2、3 比较，均是 $p<0.001$（<0.05），差异有统计学意义，时点 2 和 3 比较，$p=0.793$（>0.05），差异无统计学意义。

（四）研究报告书

通过重复测量方差分析，结果显示：实施前（$\overline{X}=51.91$），实施后 3 周（$\overline{X}=42.71$），实施后 6 周（$\overline{X}=42.14$）症状评分的差异有统计学意义（$F=16.491$，$p<0.001$）。不同时点之间进行两两比较的结果显示，实施后的 3 周和 6 周效果之间差异无统计学意义（$p=0.763>0.05$），其余各时点间差异均有统计学意义（$p<0.05$）（表 8-28）。可以认为自主管理程序对患者恢复有效果，按该程序实施 3 周后即有效果，实施 3 周后和 6 周后的效果没有差别。

表 8-28　不同时点自主管理程序的效果（$n=42$）

时点	症状评分（$\overline{X}\pm S$）	F	p
实施前	51.91 ± 11.24^a		
实施 3 周	42.71 ± 13.56^b	16.491	<0.001
实施 6 周	42.14 ± 12.23^b		

a，b：标注不同字母表示组间差异有统计学意义（$p<0.05$），相同字母之间差异无统计学意义（$p>0.05$）。

二、双向分类重复测定方差分析

（一）提出问题

例题 8-5　为了评价某试验药与对照药物对治疗慢性乙型肝炎患者的谷丙转氨酶（ALT）水平的影响，根据统一诊断标准和入选标准（要求受试者没有接受同类其他药物治疗），收治 20 名慢性乙型肝炎患者，随机分为试验组和对照组，试验组服用试验药，对照组服用对照药。在治疗前、治疗后 12 周、24 周、36 周对每一位患者分别测量一次。请问试验药和对照药在不同时点对慢性乙型肝炎患者的谷丙转氨酶有无影响（数据见例题 8-5. sav）？

本次假设检验使用的变量见表 8-29。

表 8-29　例题 8-5 研究变量

变量（variable）	定义（definition）	尺度（measure）
分组	1= 试验组 2= 对照组	分类尺度（1，2）
X_1	治疗前谷丙转氨酶（ALT）水平	比率尺度
X_2	治疗 12 周谷丙转氨酶（ALT）水平	比率尺度
X_3	治疗 24 周谷丙转氨酶（ALT）水平	比率尺度
X_4	治疗 36 周谷丙转氨酶（ALT）水平	比率尺度

建立假设，确认检验水准。

1）处理组间

H_0：实验组和对照组的 ALT 水平无差异。

H_1：实验组和对照组的 ALT 水平有差异。

2）时点间

H_0：不同时点的 ALT 水平无差异。

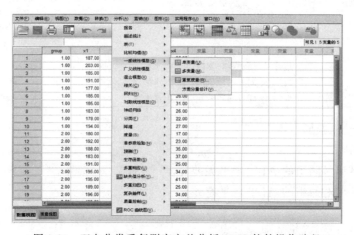

H_1：不同时点的 ALT 水平不全相同。

3）交互作用

H_0：处理和时间无交互作用。

H_1：处理和时间有交互作用。

$\alpha = 0.05$。

（二）　SPSS 分析

（1）建立 SPSS 数据库并录入数据（图 8-24 及图 8-25）。

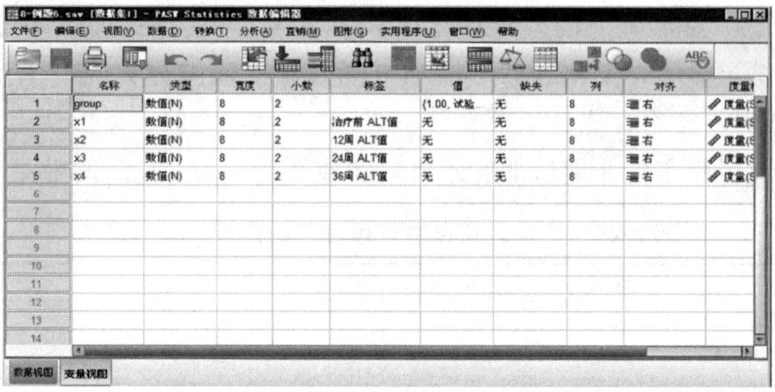

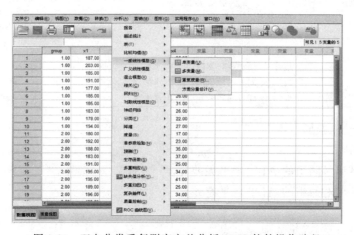

图 8-24　例题 8-5 变量设置

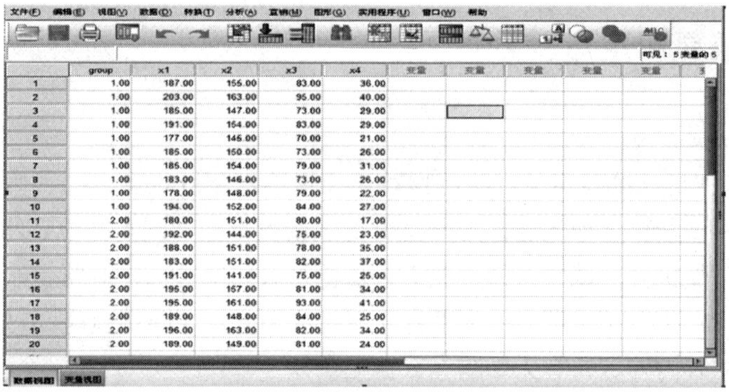

图 8-25　例题 8-5 数据录入

（2）选择菜单"分析(A)"→"一般线性模型(G)"→"重复度量(R)"（图 8-26）。

图 8-26　双向分类重复测定方差分析 SPSS 软件操作路径

（3）在"重复度量定义因子"对话框中，将"被试内因子名称"框内的"因子1"改为"时点"，即代表本次检验的内因子是测量观察指标的不同时点；"级别数"输入4，单击"添加（A）"，再单击"定义（F）"（图8-27）。

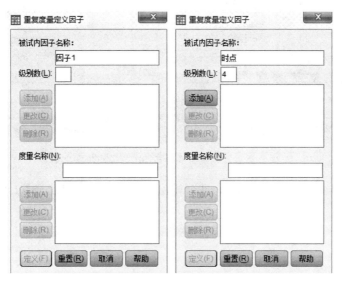

图8-27　双项分类重复测定方差分析 SPSS 操作步骤"重复度量定义因子"对话框

（4）在"重复度量"对话框中，把"治疗前 ALT 值（x1）""12 周 ALT 值（x2）""24 周 ALT 值（x3）""36 周 ALT 值（x4）"移至右边的"群体内部变量（W）""时点"中，将"group"移至"因子列表（B）"中（图8-28）。

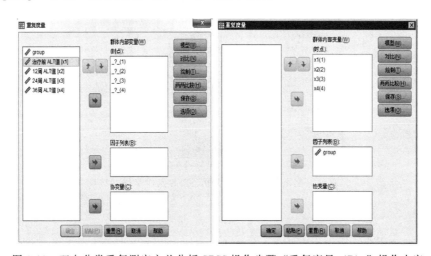

图8-28　双向分类重复测定方差分析 SPSS 操作步骤"重复度量（R）"操作内容

（5）"模型（M）""对比（N）""绘制（T）""两两比较（H）""选项（O）"与前所述方差分析相同。这里只设定"绘制（T）"和"选项（O）"。

单击"绘制（T）"，在"轮廓图"对话框中，把"时点"移到"水平轴（H）"，"group"移至"单独的线条（S）"，单击"添加（A）"，确认对话框下边的"图（T）"中出现"时点 * group"，单击"继续"（图8-29）。

（6）单击"选项（O）"，把左侧的"group""时点""group * 时点"移至右侧的"显

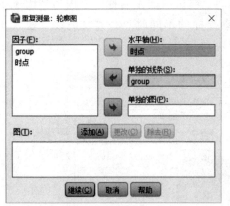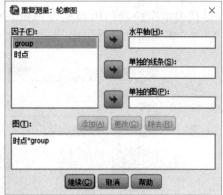

图 8-29　双项分类重复测定方差分析 SPSS 操作步骤"绘制（T）"

示均值（M）"，选择"比较主效应"，在"输出"中选择"描述统计（D）"。单击"继续"（图 8-30）。

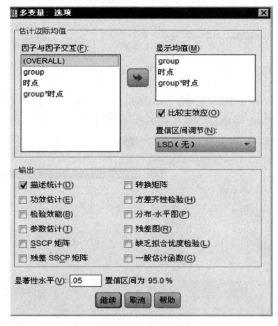

图 8-30　双项分类重复测定方差分析 SPSS 操作步骤"选项（O）"

（7）单击"确定"。

（三）结果分析

SPSS 分析主要结果如表 8-30～表 8-39 所示。

表 8-30　主体内因子

度量：NEASURE_1

时点	因变量
1	x1
2	x2
3	x3
4	x4

表 8-31　主体间因子

		值标签	N
group	1.00	试验组	10
	2.00	对照组	10

主体间因子指试验组和对照组，主体间差异表示试验组和对照组之间的差异，反映干预的效应；主体内因子指每组各个时点，主体内差异表示每组各时间点之间的差异，反映时间的效应。

表 8-32　描述性统计量

	分组	均值	标准偏差	N
治疗前 ALT 值	试验组	186.8000	7.67101	10
	对照组	189.8000	5.22388	10
	总计	188.3000	6.57027	20
12 周 ALT 值	试验组	151.4000	5.42013	10
	对照组	151.6000	6.97933	10
	总计	151.5000	6.08276	20
24 周 ALT 值	试验组	79.2000	7.46548	10
	对照组	81.1000	5.13052	10
	总计	80.1500	6.31018	20
36 周 ALT 值	试验组	29.7000	5.85093	10
	对照组	28.5000	7.66304	10
	总计	29.1000	6.64831	20

表 8-33　多变量检验

效应		值	F	假设自由度	误差自由度	显著性
时点	比莱轨迹	0.999	7691.967[a]	3.000	16.000	0.000
	威尔克 Lambda	0.001	7691.967[a]	3.000	16.000	0.000
	霍特林轨迹	1442.244	7691.967[a]	3.000	16.000	0.000
	罗伊的最大根	1442.244	7691.967[a]	3.000	16.000	0.000
时点 * group	比莱轨迹	0.076	0.442[a]	3.000	16.000	0.726
	威尔克 Lambda	0.924	0.442[a]	3.000	16.000	0.726
	霍特林轨迹	0.083	0.442[a]	3.000	16.000	0.726
	罗伊的最大根	0.083	0.442[a]	3.000	16.000	0.726

a. 设计：截距＋group；

主体内设计：时点；

b. 精确统计量。

多变量检验[b] 结果显示，"时点 × group"上的 ALT 水平差异的检验结果为：$F = 0.442$，$p = 0.726 > 0.05$，说明没有差异；但在不同时点上 ALT 水平的差异检验结果为：$F = 7691.967$，$p < 0.001$，说明差异有统计学意义。

表 8-34　Mauchly 的球形度检验[b]

度量：MEASURE _ 1

主体内效应	Mauchly 的 W	近似卡方	自由度	显著性	Epsilon[a]		
					Greenhouse-Geisser	Huynh-Feldt	下限
时点	0.816	3.403	5	0.639	0.899	1.000	0.333

检验零假设，即标准正交转换因变量的误差协方差矩阵与一个单位矩阵成比例。

a. 可用于调整显著性平均检验的自由度。在"主体内效应检验"表格中显示修正后的检验。

b. 设计：截距 ＋group。

主体内设计：时点。

Mauchly 球形度检验结果显示：$p = 0.639 > 0.1$，说明模型构成假设成立。

① 组间不同干预效果的比较（干预主效应）。

表 8-35　主体间效应的检验

转换的变量：平均值

源	Ⅲ 型平方和	自由度	均方	F	Sig.
截距	1008229.513	1	1008229.513	7908.630	0.000
分组	43.513	1	43.513	0.341	0.566
误差	2294.725	18	127.485		

干预主效应之间，差异无统计学意义（$F = 0.341$，$p = 0.566$）。还不能说明治疗方法是导致干预组和实验组存在差异的原因。

表 8-36　估计

分组	均值	标准误	95% 置信区间	
			下限	上限
试验组	111.525	1.785	107.774	115.276
对照组	113.000	1.785	109.249	116.751

表 8-37　成对比较

(1) 分组	(J) 分组	均值差值(I-J)	标准误	Sig.[a]	差分的 95% 置信区间[a]	
					下限	上限
试验组	对照组	−1.475	2.525	0.566	−6.779	3.829
对照组	试验组	1.475	2.525	0.566	−3.829	6.779

基于估算边际均值。

a. 对多个比较的调整：最不显著差别（相当于未作调整）。

② 组内不同时点的比较（时间主效应）。

表 8-38　主体内效应的检验

源		Ⅲ 型平方和	自由度	均方	F	Sig.
时点	采用的球形度	305369.937	3	101789.979	7247.943	0.000
	Greenhouse-Geisser	305369.937	2.696	113274.566	7247.943	0.000
	Huynh-Feldt	305369.937	3.000	101789.979	7247.943	0.000
	下限	305369.937	1.000	305369.937	7247.943	0.000
时点 * group	采用的球形度	22.938	3	7.646	0.544	0.654
	Greenhouse-Geisser	22.938	2.696	8.508	0.544	0.636
	Huynh-Feldt	22.938	3.000	7.646	0.544	0.654
	下限	22.938	1.000	22.938	0.544	0.470
误差(时点)	采用的球形度	758.375	54	14.044		
	Greenhouse-Geisser	758.375	48.525	15.629		
	Huynh-Feldt	758.375	54.000	14.044		
	下限	758.375	18.000	42.132		

时间主效应之间，差异有统计学意义（$F = 7247.943$，$p < 0.001$），说明时间是导致干预组和实验组的效果存在差异的原因，但时间和干预之间不存在交互作用（$F = 0.544$，$p = 0.654$）。

③ 不同时点两两比较结果。

表 8-39　成对比较

度量：MEASURE_1

(I)时点	(J)时点	均值差值(I-J)	标准误	Sig.ᵃ	差分的 95% 置信区间ᵃ	
					下限	上限
1	2	36.800*	1.252	0.000	34.170	39.430
	3	108.150*	1.195	0.000	105.638	110.662
	4	159.200*	1.347	0.000	156.370	162.030
2	1	−36.800*	1.252	0.000	−39.430	−34.170
	3	71.350*	0.937	0.000	69.381	73.319
	4	122.400*	1.071	0.000	120.150	124.650
3	1	−108.150*	1.195	0.000	−110.662	−105.638
	2	−71.350*	0.937	0.000	−73.319	−69.381
	4	51.050*	1.262	0.000	48.400	53.700
4	1	−159.200*	1.347	0.000	−162.030	−156.370
	2	−122.400*	1.071	0.000	−124.650	−120.150
	3	−51.050*	1.262	0.000	−53.700	−48.400

基于估算边际均值。

＊均值差值在 0.05 级别上较显著。

a. 对多个比较的调整：最不显著差别（相当于未作调整）。

各时间点之间两两比较差异均有统计学意义。说明：不考虑干预因素，随着时间的推进，治疗效果存在差异，即 ALT 水平下降。

④ 概要文件图，见图 8-31。

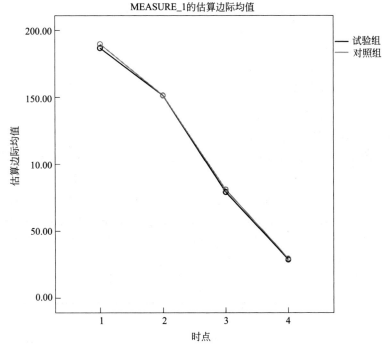

图 8-31　不同时点不同组的 ALT 水平

概要图横坐标为 4 个不同的测量时间点，纵坐标为估算的 ALT 值的均数，两组的曲线接近重合，提示两种药物治疗效果的比较，差异无统计学意义；两组的曲线均呈下降趋势，说明随着治疗时间的推移，ALT 水平呈现逐渐下降趋势，即两种药物均能降低患者的 ALT 水平。

（四）研究报告书

通过重复测定方差分析，结果显示：实验组和对照组谷丙转氨酶水平的差异无统计学意义（$F=0.341$，$p=0.566$）；药物种类与时间之间不存在交互作用（$P>0.05$）；不同时间点之间谷丙转氨酶水平的差异有统计学意义（$F=7247.943$，$p<0.001$）。所以，还不能认为两种药物治疗效果有差异，但随着治疗时间的进展，ALT 水平呈现逐渐下降趋势，两种药物均能降低患者的 ALT 水平（表 8-40）。

表 8-40　试验组和对照组在不同时点 ALT 水平的比较（$\overline{X}\pm S$）

	人数	治疗前	12 周	24 周	36 周	F	p
试验组	10	186.8±7.67	151.4±5.42	79.2±7.47	28.75.86	0.341	0.566
对照组	10	189.8±5.22	151.6±6.98	81.1±5.13	29.5±7.66		
不同时点	—	—	—	—	—	7247.943	0.000
药物＊时点						0.544	0.654
各时点两两比较	—	a	b	c	d	—	—

a，b，c，d：不同时点间比较差异有统计学意义。

课后练习题

习题 8-2-1　某三甲医院 329 名护士作为研究对象进行了调查（表 8-41）。

表 8-41　职业压力调查表

变量（variable）	定义（definition）	尺度（measure）
在职时间	1＝1 年以内 2＝1～3 年 3＝3 年以上	分类尺度（1,2,3）
职业压力	护理组织内部所面临的矛盾，包括 9 项精神、物质方面的问题（5 分尺度），分数越高说明职业压力越大	比率尺度（分数）

请问：不同在职时间的护士职业压力间有无差异？

习题 8-3-1　经前期综合征（premenstrual syndrome，PMS）是指女性每次月经前出现的周期性的身体不适和心理异常表现。其症状包括腰痛、腹痛、乳房胀痛、抑郁、不安、紧张、水肿、疲劳等。很多先行研究中得知 PMS 症状在 20 岁左右最为严重，其次是 30 岁及 40 岁，而且年龄越轻，腹痛、腰痛为主的症状越严重，同时 PMS 的症状具有个体差异。为了确定这个事实，在中国不同省市 8 所大学中抽取符合研究条件的女大学生作为研究对象，进行了艾森克个性（分两个维度内外向及情绪稳定性）、PMS 症状的问卷调查。请问：内外向、情绪稳定性对女大学生经前期综合征的症状有什么影响（表 8-42）？

表 8-42　PMS 影响因素表

变量（variable）	定义（definition）	尺度（measure）
内外向	1＝内向；2＝外向	分类尺度（1,2）
情绪稳定性	1＝稳定；2＝不稳定	分类尺度（1,2）
Z	PMS 症状的条目均分。PMS 症状量表是采用了 Moos 开发的量表（1968），共 30 项，分数越高症状越严重，5 分尺度	比率尺度

习题 8-4-1　为了确定进行心肺复苏重复教育的合适时间间隔，以 47 名医生为研究对象，进行了心肺复苏教育效果评价，评价的时间分别为心肺复苏教育前当天、3 个月后第二次教育前、6 个月后第三次教育前。请问为了提高医生的心肺复苏效果，通过 6 个月的教育能否找出合适的时点（表 8-43）？

表 8-43　心肺复苏表调查表

变量（variable）	定义（definition）	尺度（measure）
Skill1	心肺复苏教育前当天	分类尺度（分数）
Skill2	3 个月后再次教育前	分类尺度（分数）
Skill3	6 个月后再次教育前	分类尺度（分数）

习题 8-4-2　在某医院有一位医生欲研究青光眼结膜成纤维细胞增值表达情况，所以在医院随机抽取了 20 例青光眼患者和 24 例对照，取两组研究对象眼角膜成纤维细胞进行培养，分别在 3、7、14、21、天四个时间点观察平均细胞数。请问两组研究对象眼角膜成纤维细胞的增值情况有无差异（表 8-44）？

表 8-44　青光眼调查表

变量（variable）	定义（definition）	尺度（measure）
分组	1＝青光眼组 2＝对照组	分类尺度（1,2）
X_1	第 3 天角膜成纤维细胞平均数	比率尺度
X_2	第 7 天角膜成纤维细胞平均数	比率尺度
X_3	第 14 天角膜成纤维细胞平均数	比率尺度
X_4	第 21 天角膜成纤维细胞平均数	比率尺度

（张永爱　李晓虹）

第九章　χ^2 检验

第一节　研究方法的理解

前面章节介绍的 t 检验和方差分析均是用于计量资料组间比较的假设检验方法，而在实际工作中，经常需要进行计数资料的组间比较，例如两个或多个总体率、构成比的比较。卡方检验（Chi-square test，χ^2-test）是一种以 χ^2 分布为理论依据的计数资料的假设检验方法。应用 χ^2 检验分析计数资料时，对总体的分布形态不作任何假设，因此，χ^2 检验属于非参数检验，应用范围非常广泛。

一、χ^2 检验的基本思想

（一）χ^2 分布

χ^2 分布是一种连续型分布，具有可叠加性。χ^2 分布曲线亦是一簇曲线（图 9-1），不同自由度的曲线形状不同。当自由度 $\nu \leqslant 2$ 时，曲线呈 L 型，随着 ν 的增加，曲线逐渐趋于对称，当 $\nu \to \infty$ 时，χ^2 分布趋向正态分布。当自由度 ν 确定后，χ^2 分布曲线下右侧尾部的面积为 α 时，横轴上相应的 χ^2 值记作 $\chi^2_{\alpha,\nu}$，即 χ^2 分布的界值。χ^2 界值表见附表 3。在给定的自由度下，χ^2 值越大，p 值越小；χ^2 值越小，p 值越大。

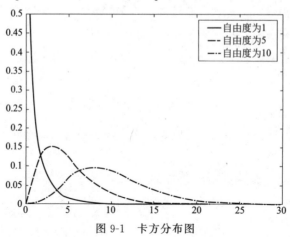

图 9-1　卡方分布图

（二）χ² 检验的基本思想

例题 9-1 为研究持续性电话随访对产妇母乳喂养率的影响，研究者抽取剖宫产产妇 86 人作为研究对象，随机分为两组，实验组 46 人接受出院后持续性电话随访，对照组 40 人未接受出院后持续性电话随访。干预 3 个月后，母乳喂养情况见表 9-1。试比较两组产妇母乳喂养情况有无差异（数据见例题 9-1.sav）？

表 9-1　实验组和对照组母乳喂养情况

分组	纯母乳喂养	混合或人工喂养	合计	纯母乳喂养率/%
实验组	32（A_{11}）	14（A_{12}）	46	69.60
对照组	10（A_{21}）	30（A_{22}）	40	25.00
合计	42	44	86	48.84

例题分析：从表 9-1 可发现：实验组纯母乳喂养的样本率为 69.60%，对照组纯母乳喂养的样本率为 25.00%，两者存在一定差异，导致这种差异的原因有两种可能：①实验组和对照组纯母乳喂养的总体率相同，由抽样误差导致样本率存在差异；②实验组和对照组纯母乳喂养的总体率不同导致样本率存在差异。因此，需要通过假设检验来确定引起差异的原因。本例题统计推断的目的是由两个样本率不同来推断两个总体率是否不同，可用 χ² 检验。

χ² 检验的检验统计量为 χ²，其基本公式为：

$$\chi^2 = \sum_{i=1}^{k} \frac{(A_i - T_i)^2}{T_i} \tag{9-1}$$

$$\nu = （\text{行数}-1)(\text{列数}-1) \tag{9-2}$$

公式 9-1 中，A 表示实际频数，T 表示理论频数。理论频数 T 是根据检验假设 $H_0: \pi_1 = \pi_2$ 确定的。理论频数 T 的计算公式为：

$$T_{RC} = \frac{n_R n_C}{n} \tag{9-3}$$

公式 9-3 中，T_{RC} 为第 R 行（row）第 C 列（column）的理论频数，n_R 为相应行的合计，n_C 为相应列的合计，n 为总例数。

例题 9-1 的零假设是实验组和对照组产妇的纯母乳喂养总体率相等，均等于合计率 48.84%。那么理论上，实验组 46 名产妇中采用纯母乳喂养的人数应为 $\frac{42 \times 46}{86} = 22.465$，混合或人工喂养人数应为 $\frac{44 \times 46}{86} = 23.535$，对照组 40 名产妇中采用纯母乳喂养的人数应为 $\frac{42 \times 40}{86} = 19.535$，混合或人工喂养人数应为 $\frac{44 \times 40}{86} = 20.465$。

由公式 9-1 可以看出，χ² 值反映了实际频数和理论频数的吻合程度。若零假设（H_0）成立，只有抽样误差的因素，实际频数与理论频数的差值会小，χ² 值也会小；若零假设（H_0）不成立，实际频数与理论频数的差值会大，χ² 值也会大。χ² 值的大小也与自由度有关。因此，在自由度确定的情况下，计算出的 $\chi^2 \geq \chi^2_{\alpha,\nu}$ 时，$p \leq \alpha$，拒绝 H_0，接受 H_1；$\chi^2 < \chi^2_{\alpha,\nu}$ 时，$p > \alpha$，不拒绝 H_0。

例题 9-1 的资料属于独立样本 2×2 列联表资料，又称为独立样本四格表资料（表 9-2）。在分析独立样本四格表资料时，需根据不同情况作不同处理。

表 9-2　实验组和对照组母乳喂养情况

分组	纯母乳喂养	混合或人工喂养	合计
实验组	32(a)	14(b)	46(a+b)
对照组	10(c)	30(d)	40((c+d)
合计	42(a+c)	44(b+d)	86(n)

（1）当 $n \geqslant 40$，且 $T_{\min} \geqslant 5$ 时，用 χ^2 检验的基本公式或四格表专用公式，即

$$\chi^2 = \sum_{i=1}^{k} \frac{(A_i - T_i)^2}{T_i}$$

或

$$\chi^2 = \frac{(ad-bc)^2 n}{(a+b)(c+d)(a+c)(b+d)} \tag{9-4}$$

（2）当 $n \geqslant 40$，且 $1 \leqslant T_{\min} < 5$ 时，需用校正公式，即

$$\chi^2 = \sum_{i=1}^{k} \frac{(|A_i - T_i| - 0.5)^2}{T_i} \tag{9-5}$$

或

$$\chi^2 = \frac{(|ad-bc| - n/2)^2 n}{(a+b)(c+d)(a+c)(b+d)} \tag{9-6}$$

（3）当 $n < 40$，或 $T_{\min} < 1$ 时，需用四格表的 Fisher 确切概率法。

例题 9-1 的检验步骤如下所述。

（1）建立检验假设，确定检验水准。

H_0：实验组和对照组纯母乳喂养率相同，即 $\pi_1 = \pi_2$

H_1：实验组和对照组纯母乳喂养率不相同，即 $\pi_1 \neq \pi_2$

$\alpha = 0.05$

（2）计算统计量。

例题 9-1 中的样本量为 86，最小理论频数 $T_{\min} = 19.535 > 5$，统计量 χ^2 值可用基本公式或四格表专用公式进行计算。

基本公式：

$$\chi^2 = \sum_{i=1}^{k} \frac{(A_i - T_i)^2}{T_i} = \frac{(32-22.465)^2}{22.465} + \frac{(14-23.535)^2}{23.535} + \frac{(10-19.535)^2}{19.535} + \frac{(30-20.465)^2}{20.465} \approx 17.01$$

四格表专用公式：

$$\chi^2 = \frac{(ad-bc)^2 n}{(a+b)(c+d)(a+c)(b+d)} = \frac{(32 \times 30 - 14 \times 10)^2 \times 86}{46 \times 40 \times 42 \times 44} \approx 17.01$$

$$\nu = (2-1) \times (2-1) = 1$$

（3）确定 p 值，作出统计推断。

当 $\nu = 1$ 时，$\chi^2_{0.05,1} = 3.84$，由于 $\chi^2 = 17.01 > 3.84$，则 $p < 0.05$，故拒绝 H_0，接受 H_1，差异有统计学意义，可以认为实验组和对照组产妇的纯母乳喂养率有差异。

二、χ^2 检验的类型

χ^2 检验的用途广泛，根据检验的目的不同，可分为配合度检验、独立性检验和同质性

检验（图 9-2）。

配合度检验（goodness of fit test）主要用于检验样本的实际观察频数（或频率）是否与某理论频数（或频率）相符，即根据样本的频数分布检验其总体分布是否等于某给定的理论分布。例如，文献检索发现：产妇产后抑郁比产前加重者占 1/3，比产前减轻者占 1/3，没有变化者占 1/3。某医院调查了 60 名产妇，理论上符合三种情况的例数应该均为 20 名。但实际的频数分布与理论频数是否相等呢？要回答这个问题可采用配合度检验。

独立性检验（test of independence）是研究两个无序分类变量之间关联性的假设检验方法。例如，某研究者测得某地 2500 人的 ABO 血型和 Rh 血型，其中 ABO 血型分为 A 型、B 型、AB 型和 O 型四种类型，Rh 血型系统分为 Rh 阳性和 Rh 阴性两种类型，可用独立性检验来明确 ABO 血型和 Rh 血型系统是否存在关联性。

同质性检验（test for homogeneity）是对

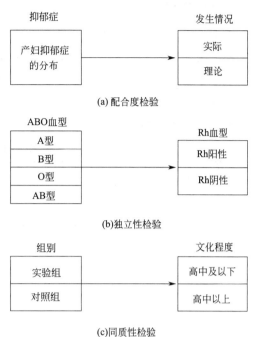

图 9-2 三种不同卡方检验的研究设计图

不同样本同一变量的分布状况进行的假设检验方法，即通过样本对比来判断所属总体是否具有同质性。比如进行实验前先检验实验组和对照组的性别、学历、婚姻状态等非处理因素是否服从同样的分布，以确定两组是否具有同质性。另外，要进行两个或多个率的比较，也用同质性检验。例如比较不同年龄段女性宫颈癌的发生率有无差异。

同质性检验与独立性检验的计算方法完全相同，只是检验的目的不同。独立性检验是对同一样本的不同变量是否关联进行的检验，而同质性检验则是对不同样本的同一变量的分布状况进行的检验。

三种不同类型卡方检验的 SPSS 软件操作路径如下：

（1）配合度检验的 SPSS 操作步骤为：

"分析（A）"→"非参数检验（N）"→"旧对话框（L）"→"卡方（C）"。

（2）独立性检验和同质性检验的 SPSS 操作路径相同，具体如下：

"分析（A）"→"描述统计（E）"→"交叉表（C）"。

第二节 配合度检验

配合度检验（goodness of fit test），又称为拟合度检验，用于推断某现象的频数分布是否符合某一理论分布。具体来说，就是检验实际观测数与依照某种分布模型计算得到的理论数之间的一致性，以判断该模型是否与实际观测数相吻合。例如某数值变量的频数分布是否服从正态分布，某分类变量的频数分布与已知的理论构成比是否相同。

一、提出问题

例题 9-2　文献检索发现：产妇产后抑郁症的发生比产前加重者占 1/3，比产前减轻者占 1/3，没有变化者占 1/3。某医院为了减少产后抑郁症的发生，选取 60 名产妇作为研究对象进行了干预研究。请问干预后该医院产妇的产后抑郁症分布情况与文献报道是否一致（数据见例题 9-2. sav）？

本研究中的变量见表 9-3。

表 9-3　例题 9-2 研究变量

变量（variable）	定义（definition）
抑郁程度	1＝抑郁减少
	2＝抑郁不变
	3＝抑郁增加

（1）建立检验假设，确定检验水准。

H_0：该医院产妇的产后抑郁症分布情况与理论分布一致。

H_1：该医院产妇的产后抑郁症分布情况与理论分布不一致。

$\alpha = 0.05$。

（2）计算检验统计量。

检验此假设的检验统计量的计算公式为：

$$\chi^2 = \sum_{i=1}^{k} \frac{(A_i - T_i)^2}{T_i}$$
$$\nu = k - 1$$

(9-7)

式中，A 为实际频数，T 为理论频数，k 为分类数。

二、数据分析

（1）建立 SPSS 数据文件并录入数据（图 9-3）。数据库中共 2 个变量，抑郁程度和观察值。"抑郁程度"中，1 表示抑郁减少，2 表示抑郁不变，3 表示抑郁增加。

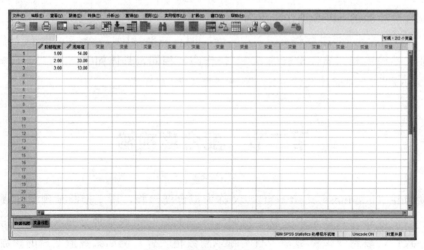

图 9-3　例题 9-2 数据录入

（2）在菜单中选择"数据（D）"→"个案加权（W）"。在"个案加权"对话框中选中"个案加权系数（W）"，将左边变量"观察值"移至"频率变量（F）"中（图 9-4）。单击"确定"。

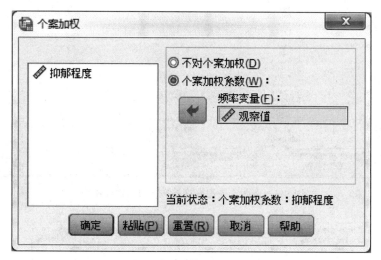

图 9-4　加权个案对话框

（3）在菜单中选择"分析（A）"→"描述统计（E）"→"频率（F）"。在"频率"对话框中，将"抑郁程度"移入"变量（V）"中，选择"显示频率表（D）"，单击"确定"（图 9-5）。

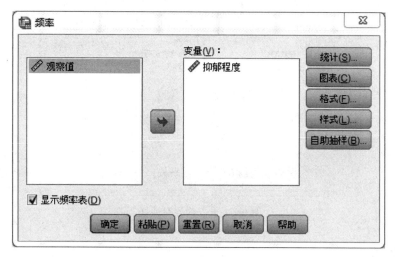

图 9-5　频率对话框

（4）在菜单中选择"分析（A）"→"非参数检验（N）"→"旧对话框（L）"→"卡方（C）"（图 9-6）。

（5）在"卡方检验"对话框中，把左边的变量"抑郁程度"移至"检验变量列表（T）"，在"期望值"中选择"所有类别相等（I）"（图 9-7）。

（6）单击"确定"。

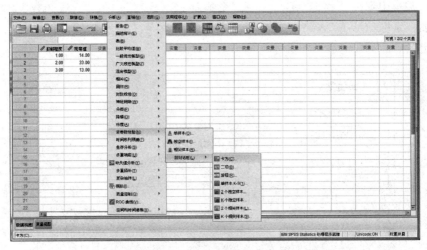

图 9-6　例题 9-2 配合度检验 SPSS 软件操作

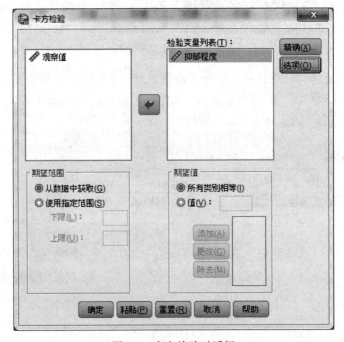

图 9-7　卡方检验对话框

三、结果解读

（1）SPSS 显示结果如表 9-4～表 9-6 所示。

表 9-4　抑郁程度

		频率	百分比	有效百分比	累计百分比
有效	减少	14	23.3	23.3	23.3
	一致	33	55.0	55.0	78.3
	增加	13	21.7	21.7	100.0
	总计	60	100.0	100.0	

表 9-5 抑郁程度

	实测个案数	期望个案数	残差
减少	14	20.0	−6.0
一致	33	20.0	13.0
增加	13	20.0	−7.0
总计	60		

表 9-6 检验统计

	抑郁程度
卡方	12.700[a]
自由度	2
渐近显著性	0.002

a. 0 个单元格（0.0%）的期望频率低于 5。期望的最低单元格频率为 20.0。

（2）分析结果：χ^2 统计量为 12.700，自由度为 2，p 值为 0.002，所以拒绝 H_0，接受 H_1，即该医院产妇的产后抑郁症的分布与理论分布的差异有统计学意义，可以认为该医院产妇的产后抑郁症的分布与理论分布不同。

四、研究报告书

配合度检验结果显示：该医院产妇的产后抑郁症的分布以减少（23.3%）、不变（55.0%）、增加（21.7%）三种形式表现，与文献中的理论分布不同（$\chi^2 = 12.700$，$p = 0.002$）（表 9-7）。

表 9-7 产妇的抑郁症状分析结果（$n = 60$）

分娩前后抑郁变化	观察频数/%	理论频数	χ^2	p
抑郁减少	14（23.3）	20		
抑郁不变	33（55.0）	20	12.700	0.002
抑郁增加	13（21.7）	20		

第三节 独立性检验

独立性检验（test of independence），用来检验两个分类变量之间是否存在关联性。如果存在关联性，关联性的大小常用列联系数表示。独立性检验中的两个分类变量通常都是无序分类变量。如果是两个有序分类变量之间的关联性检验则用后面章节中的 Spearman 相关性分析。

一、提出问题

例题 9-3 为研究护理专业学生的失眠与学习困难之间的关系，研究者选取某大学 659 名护理专业本科生作为研究对象进行问卷调查。试分析护理专业本科生的失眠与学习困难有无关联性（数据见例题 9-3.sav）？

本研究中的变量见表 9-8。

表 9-8　例题 9-3 的研究变量

变量(Variable)	定义(Definition)
失眠	0＝无失眠
	1＝有失眠
学习困难	0＝无学习困难
	1＝有学习困难

（1）建立检验假设，确定检验水准。

H_0：护理专业本科生的失眠与学习困难之间相互独立。

H_1：护理专业本科生的失眠与学习困难之间相互关联。

$\alpha＝0.05$。

（2）计算检验统计量。

检验此假设的检验统计量的计算公式为：

$$\chi^2 = \sum_{i=1}^{k} \frac{(A_i - T_i)^2}{T_i}$$

$$\nu＝(行数-1)(列数-1)$$

二、数据分析

（1）建立 SPSS 数据文件并录入数据（图 9-8）。数据库中共 2 个变量，失眠和学习困难。"失眠"中，0 表示"无失眠"，1 表示"有失眠"。"学习困难"中，0 表示"无学习困难"，1 表示"有学习困难"。

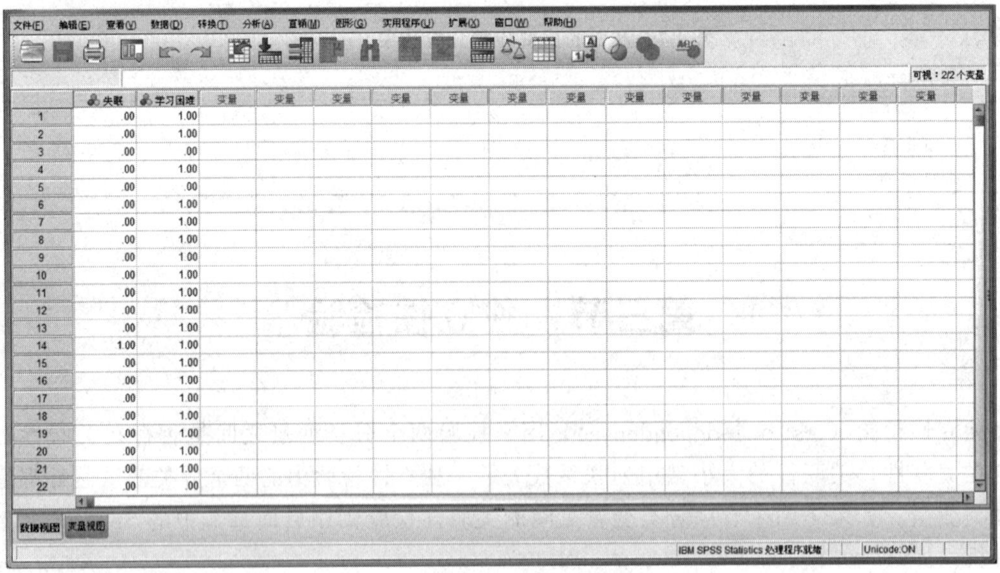

图 9-8　例题 9-3 数据录入

（2）在菜单中选择"分析（A）"→"描述统计（E）"→"交叉表（C）"（图 9-9）。

（3）"交叉表"对话框中，把左边的变量"失眠"移至"行（O）"，"学习困难"移至"列（C）"（图 9-10）。

（4）单击"统计（S）"，在"交叉表：统计"对话框中，选择"卡方（H）"，在"名义"中选择"列联系数（O）"，单击"继续"（图 9-11）。

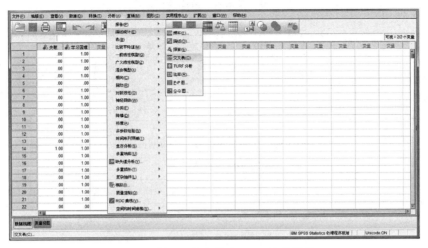

图 9-9　例 9-3 卡方检验 SPSS 软件操作

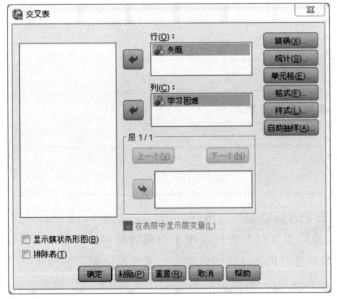

图 9-10　交叉表对话框

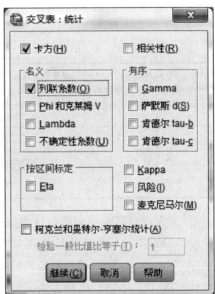

图 9-11　交叉表统计量设置

（5）单击"确定"。

三、结果解读

SPSS 分析结果如表 9-9～表 9-12 所示。

表 9-9　个案处理摘要

	个案					
	有效		缺失		总计	
	N	百分比	N	百分比	N	百分比
失眠×学习困难	659	100.0%	0	0.0%	659	100.0%

表 9-10　失眠×学习困难交叉表

计数

		学习困难		总计
		无学习困难	有学习困难	
失眠	无失眠	69	452	521
	有失眠	7	131	138
总计		76	583	659

表 9-11　卡方检验

项目	值	自由度	渐进显著性（双侧）	精确显著性（双侧）	精确显著性（单侧）
皮尔逊卡方	7.140[a]	1	0.008		
连续性修正[b]	6.362	1	0.012		
似然比(L)	8.402	1	0.004		
费希尔精确检验				0.007	0.004
线性关联	7.129	1	0.008		
有效个案数	659				

a. 0 个单元格（0.0%）的期望计数小于 5。最小期望计数为 15.92。

b. 仅针对 2×2 表进行计算。

表 9-12　对称测量

		值	渐进显著性
名义到名义	列联系数	0.104	0.008
有效个案数		659	

"卡方检验"表中的第一行为皮尔逊卡方检验结果（Pearson χ^2），适用于（$n \geqslant 40$，且 $T_{min} \geqslant 5$）；第二行为连续性修正 χ^2 检验结果，此方法只适用于四格表资料，要求 $n \geqslant 40$，且 $1 \leqslant T_{min} < 5$；第四行为费希尔精确检验法（Fisher 确切概率法）的检验结果，适用于（$n < 40$，或 $T_{min} < 1$），此种方法的结果只有 p 值。本例中最小期望计数为 15.92，样本含量为 659，皮尔逊卡方值为 7.140，自由度为 1，p 值为 0.008 < 0.05，所以拒绝 H_0，接受 H_1，可以认为护理专业本科生的失眠与学习困难之间相互关联。在"对称测量"表中，列联系数表示变量之间关系的密切程度，其取值范围在 0~1 之间。0 表示完全独立；1 表示完全相关；越接近于 1，关系越密切；越接近于 0，关系越不密切。本例题的列联系数值为 0.104，说明虽然护理专业本科生的失眠与学习困难有关系，但是关系不是很密切。

四、研究报告书

独立性检验结果显示：护理专业本科生的失眠与学习困难之间相互关联（$\chi^2 = 7.140$，$p = 0.008$），见表 9-13。

表 9-13　护理专业本科生的失眠与学习困难之间相关性分析结果　($n=659$)

失眠	学习困难		χ²	p	列联系数
	有学习困难	无学习困难			
有失眠	69	452	7.140	0.008	0.104
无失眠	7	131			

第四节　同质性检验

同质性检验（test for homogeneity）用于检验同一变量在不同总体中的分布状况（构成比）是否相同。在实验性研究之前，一般通过同质性检验来判断非处理因素在实验组和对照组中的分布是否相同，以排除非处理因素对研究结果的影响。此外，同质性检验也可用于比较不同总体率之间是否存在差异。

一、组间构成比的比较

（一）提出问题

例题 9-4　为研究持续性电话随访对产妇母乳喂养率的影响，研究者抽取剖宫产产妇 86 人作为研究对象，随机分为两组，实验组 46 人接受出院后持续性电话随访，对照组 40 人未接受出院后持续性电话随访。由于文化程度可能会影响产妇的母乳喂养率，所以在干预之前需先确定实验组和对照组的文化程度构成是否有差异（数据见例题 9-4. sav）？

本研究中的变量见表 9-14。

表 9-14　例题 9-4 研究变量

变量（variable）	定义（definition）
分组	1＝实验组
	2＝对照组
文化程度	1＝高中及以下
	2＝高中以上

（1）建立检验假设，确定检验水准。

H_0：实验组和对照组产妇的文化程度构成相同。

H_1：实验组和对照组产妇的文化程度构成不相同。

$\alpha=0.05$。

（2）计算检验统计量。

检验此假设的检验统计量的计算公式为：

$$\chi^2 = \sum_{i=1}^{k} \frac{(A_i - T_i)^2}{T_i}$$

$$\nu = (\text{行数}-1)(\text{列数}-1)$$

（二）数据分析

（1）建立 SPSS 数据文件并录入数据（图 9-12）。数据库中共 2 个变量——分组和学历。"分组"中，1 表示"实验组"，2 表示"对照组"。"学历"中，1 表示"高中及以下"，2 表示"高中以上"。

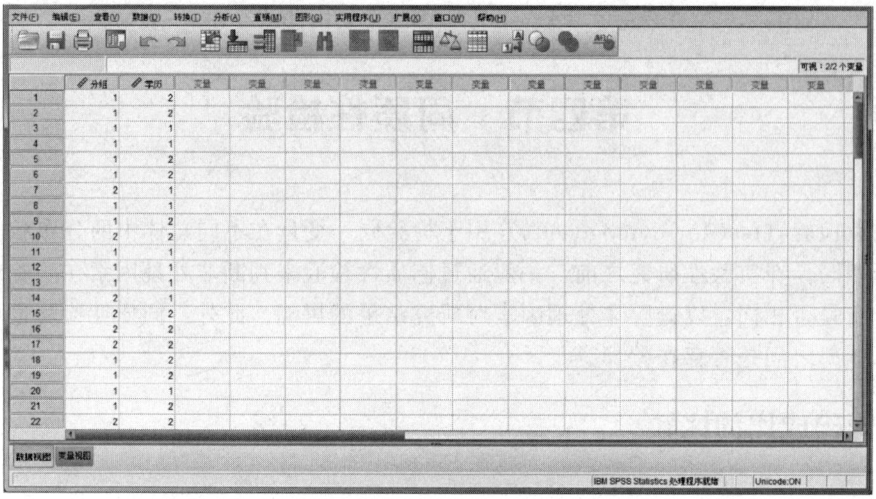

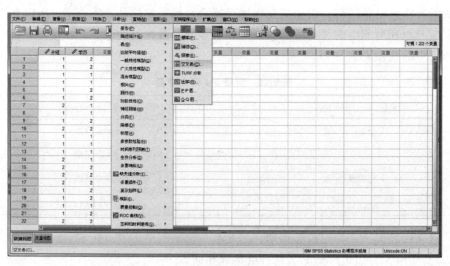

图 9-12　例题 9-4 数据录入

（2）在菜单中选择"分析（A）"→"描述统计（E）"→"交叉表（C）"（图 9-13）。

图 9-13　例题 9-4 卡方检验 SPSS 软件操作

（3）"交叉表"对话框中，把左边的变量"分组"移至"行（O）"，"学历"移至"列（C）"（图 9-14）。

（4）单击"统计（S）"，在"交叉表：统计"对话框中，选择"卡方（H）"（图 9-15）。

（5）单击"单元格（E）"，在"交叉表：单元格显示"对话框中，"百分比"选择"行（R）"，单击"继续"（图 9-16）。

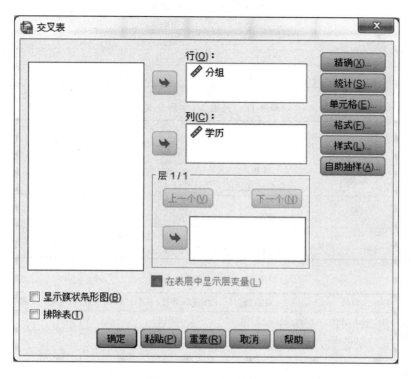

图 9-14　交叉表对话框

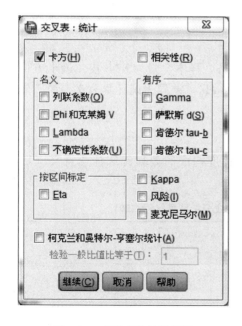

图 9-15　交叉表统计量设置

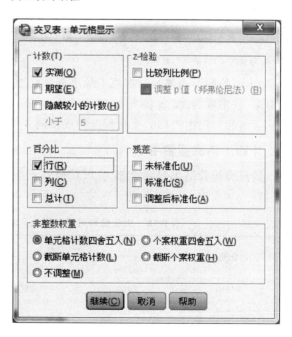

图 9-16　交叉表单元格设置

（6）单击"确定"。

（三）结果解读

SPSS 分析结果如表 9-15～表 9-17 所示。

表 9-15　个案处理摘要

	个案					
	有效		缺失		总计	
	n	百分比	n	百分比	n	百分比
分组 ＊ 学历	86	100.0%	0	0.0%	86	100.0%

表 9-16　分组 ＊ 学历交叉表

			学历		总计
			高中及以下	高中以上	
分组	实验组	计数	20	26	46
		占分组的百分比	43.5%	56.5%	100.0%
	对照组	计数	15	25	40
		占分组的百分比	37.5%	62.5%	100.0%
总计		计数	35	51	86
		占分组的百分比	40.7%	59.3%	100.0%

表 9-17　卡方检验

	值	自由度	渐进显著性（双侧）	精确显著性（双侧）	精确显著性（单侧）
皮尔逊卡方	0.317[a]	1	0.574		
连续性修正[b]	0.118	1	0.732		
似然比（L）	0.317	1	0.573		
费希尔精确检验				0.662	0.366
线性关联	0.313	1	0.576		
有效个案数	86				

a. 0 个单元格（0.0%）的期望计数小于 5。最小期望计数为 16.28。

b. 仅针对 2×2 表进行计算。

"卡方检验"表显示，本例中最小期望计数为 16.28，样本含量为 86，皮尔逊卡方值为 0.317，自由度为 1，p 值为 0.574＞0.05，所以不拒绝 H_0，差异无统计学意义，尚不能认为实验组和对照组产妇的文化程度构成不同。

（四）研究报告书

同质性检验结果显示实验组和对照组产妇文化程度构成的差异无统计学意义（$\chi^2 =$ 0.317，$p = 0.574$）（表 9-18）。

表 9-18　实验组和对照组产妇文化程度构成分析结果（$n = 220$）

分组	文化程度		χ^2	p
	高中及以下（%）	高中以上（%）		
实验组	20(43.5)	26(56.5)	0.317	0.574
对照组	15(37.5)	25(62.5)		

二、组间率的比较

同质性检验除了用于组间构成比的比较外，还可用于两个或多个率的比较，其软件操作及结果分析基本相同。但是如果是多个率进行比较的话，如果组间的差异有统计学意义，还需进一步进行组间的多重比较，以明确哪两个总体率有差别。

（一）提出问题

例题 9-5 某研究者研究物理疗法、针灸疗法和药物疗法治疗急性扭伤的效果，试分析三种不同疗法的治疗效果有无差异（数据见例题 9-5.sav）?

本研究中的变量见表 9-19。

表 9-19　例题 9-5 研究变量

变量（variable）	定义（definition）
疗法	1＝物理疗法
	2＝针灸疗法
	3＝药物疗法
疗效	1＝治愈
	2＝未治愈

（1）建立检验假设，确定检验水准。

H_0：三种疗法的总体治愈率相同。

H_1：三种疗法的总体治愈率不相同。

$\alpha = 0.05$。

（2）计算检验统计量。

检验此假设的检验统计量的计算公式为：

$$\chi^2 = \sum_{i=1}^{k} \frac{(A_i - T_i)^2}{T_i}$$

$$\nu = (\text{行数}-1)(\text{列数}-1)$$

（二）数据分析

（1）建立 SPSS 数据文件并录入数据（图 9-17）。数据库中共 3 个变量——疗法、疗效和人数。在"疗法"中，1 表示物理疗法，2 表示针灸疗法，3 表示药物疗法。在"疗效"中，1 表示治愈，2 表示未治愈。

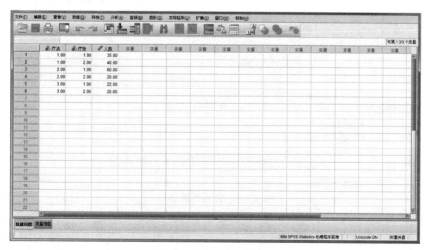

图 9-17　例题 9-5 数据录入

（2）在菜单中选择"数据（D）"→"个案加权（W）"。在"个案加权"对话框中选中"个案加权系数（W）"，将左边变量"人数"移至"频率变量（F）"中（图 9-18），单击"确定"。

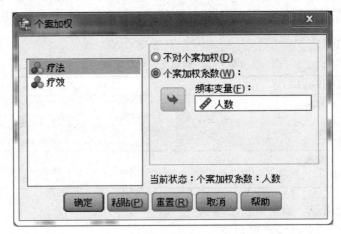

图 9-18　个案加权对话框

（3）在菜单中选择"分析（A）"→"描述统计（E）"→"交叉表（C）"。

（4）"交叉表"对话框中，把左边的变量"疗效"移至"行（O）"，"疗法"移至"列（C）"（图 9-19）。

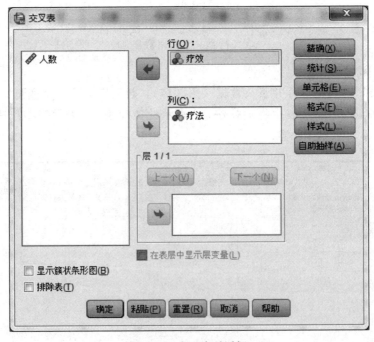

图 9-19　交叉表对话框

（5）单击"统计（S）"，在"交叉表：统计"对话框中，选择"卡方（H）"（图 9-20）。

（6）单击"单元格（E）"，在"交叉表：单元格显示"对话框中，"百分比"选择"列（C）"，"Z-检验"中选择"比较列比例（P）"和"调整 p 值（邦弗伦尼法）"，单击"继续"（图 9-21）。

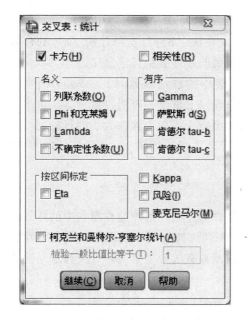

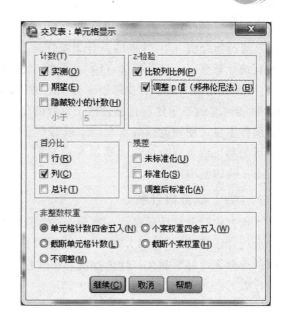

图 9-20　统计量对话框　　　　　　图 9-21　交叉表单元格设置

（7）单击"确定"。

（三）结果解读

SPSS 分析结果如表 9-20～表 9-22 所示。

表 9-20　个案处理摘要

	个案					
	有效		缺失		总计	
	N	百分比	N	百分比	N	百分比
疗效×疗法	197	100.0%	0	0.0%	197	100.0%

表 9-21　疗效与疗法交叉表

治疗情况		计数与占比	疗法			总计
			物理疗法	针灸疗法	药物治疗	
疗效	治愈	计数	35ₐ	60ᵦ	22ₐ	117
		占疗法的百分比	46.7%	75.0%	52.4%	59.4%
	未治愈	计数	40ₐ	20ᵦ	20ₐ	80
		占疗法的百分比	53.3%	25.0%	47.6%	40.6%
总计		计数	75	80	42	197
		占疗法的百分比	100.0%	100.0%	100.0%	100.0%

每个下标字母都指示疗法类别的子集在 0.05 级别，这些类别的列比例相互之间无显著差异。

表 9-22　卡方检验

项目	值	自由度	渐进显著性（双侧）
皮尔逊卡方	13.972[a]	2	0.001
似然比（L）	14.368	2	0.001
线性关联	1.612	1	0.204
有效个案数	197		

a. 0 个单元格（0.0%）的期望计数小于 5。最小期望计数为 17.06。

"卡方检验"表显示，本例中最小期望计数为 17.06，样本含量为 197，皮尔逊卡方值为 13.972，自由度为 2，p 值为 0.001<0.05，所以拒绝 H_0，接受 H_1，差异有统计学意义，

可以认为三种疗法治疗急性扭伤的效果有差异。"疗效×疗法交叉表"中显示，物理疗法（a）与药物疗法（a）疗效的差异无统计学意义，针灸疗法（b）与物理疗法（a）的疗效差异有统计学意义，针灸疗法（b）与药物疗法（a）疗效的差异有统计学意义。

　　"卡方检验"表中的皮尔逊卡方值一般要求交叉表中的理论频数（T）不应小于1，并且 $1 \leqslant T < 5$ 的格子数不宜超过格子总数的1/5。若出现以上情况，可通过以下方法解决：①增加样本量，使理论频数增大；②根据专业知识，考虑能否将理论频数太小的行或列与性质相近的邻行或邻列合并；③根据专业知识，考虑能否删去理论频数太小的行或列；④采用 Fisher 确切概率法。

（四）研究报告书

　　卡方检验分析结果显示：物理疗法、药物疗法和针灸疗法在治疗急性扭伤中的疗效的差异有统计学意义（$\chi^2 = 13.972$，$p = 0.001$），进一步两两比较发现，物理疗法与药物疗法疗效的差异无统计学意义，针灸疗法与物理疗法的疗效差异有统计学意义，针灸疗法与药物疗法疗效的差异有统计学意义（表 9-23）。

表 9-23　三种疗法治疗急性扭伤效果的比较分析结果

| 疗法 | 疗效/% | | χ^2 | p | 两两比较 |
	有效	无效			
物理疗法	35(46.7)	40(53.3)			a
针灸疗法	60(75.0)	20(25.0)	13.972	0.001	b
药物疗法	22(52.4)	20(47.6)			a

注：a、b 表示两两比较结果。符号相同，说明组间无差异；符号不同，说明组间有差异。

课后练习题

　　习题 9-1-1　某研究者将病情相似的淋巴系肿瘤患者随机分成两组，分别做单纯化疗与复合化疗，比较两种疗法的总体缓解率有无差异（数据见习题 9-1-1.sav）？

　　习题 9-2-1　第七次全国人口普查结果显示我国男女出生性别比为 111.3：100，即男性占 52.67%，女性占 47.33%。某研究者调查了某地区新生儿出生性别情况，试分析该地区的新生儿出生性别比与全国出生性别比的分布情况是否相同（数据见习题 9-2-1.sav）？

　　习题 9-3-1　从麻醉科收集了剖宫产产妇在分娩时使用的麻醉剂种类和是否使用祛痰剂 Bisolvon 相关资料（数据见习题 9-3-1.sav）。试分析：

　　（1）产妇有无吸烟和使用的麻醉剂种类之间有无相关性？

　　（2）产妇有无吸烟和是否使用祛痰剂有无相关性？

　　习题 9-4-1　某女子医院想调查分娩前进行产前教育对产妇和新生儿的影响，抽取 102 名孕妇作为研究对象，并随机分为实验组和对照组。在进行干预之前，为保证两组的同质性，请分析以下问题（数据见习题 9-4-1.sav）。

　　（1）实验组和对照组在学历上有无差异？

　　（2）实验组和对照组在年龄构成上有无差异？

　　（3）实验组和对照组在产前教育的经验上有无差异？

　　（4）实验组和对照组在妊娠史上有无差别？

　　（5）实验组和对照组在分娩方式上有无差异？

（唐争艳　曹明芹）

第十章　非参数检验

假设检验的方法可分为参数检验（parametric test）和非参数检验（nonparametric test）。参数检验要求数据服从特定分布，是对未知的总体参数进行的统计推断。例如 t 检验和方差分析。非参数检验不以特定分布为前提，也不对总体参数进行统计推断，只是对总体分布位置进行推断。

在实际研究中，非参数检验具有广泛的适用性，主要用于等级资料和不满足参数检验条件的定量资料的统计推断。具体包括：①等级资料（单向有序分类资料）；②总体分布不明的定量资料；③偏态分布、无法转化为正态分布的定量资料；④各组方差明显不齐而无法转化为方差齐的定量资料；⑤一端或两端无确定值的定量资料。

第一节　研究方法的理解

非参数检验的方法很多，如秩和检验、符号检验、Ridit 分析、游程检验、等级相关分析等。本章介绍的非参数检验是秩和检验，它是最常用且检验效能较高的非参数检验方法。秩和检验是以较完备的大样本抽样分布理论为基础，其检验统计量为秩和，即计算样本观察值排列位次（秩次）之和。下面以符号秩和检验为例来介绍秩和检验的基本思想。

一、秩和检验的基本思想

例题 10-1　某研究用甲、乙两种方法对某地方性砷中毒地区水源中砷含量（mg/L）进行测定，共监测 10 处，问两种方法的测定结果有无差别（数据见例题 10-1. sav）？

本例题的研究变量砷含量的测定结果为定量资料；研究设计是用两种方法对同一标本进行测量，属于同源配对设计。此例题用参数检验还是非参数检验取决于两种方法测量值差值是否服从正态分布：如果服从正态分布就用配对 t 检验分析；如果不服从正态分布就用两相关样本的秩和检验（Wilcoxon 符号秩和检验）。

按照前面章节介绍的正态性检验方法，本例题的正态性检验结果显示：$p < 0.1$，即差值不服从正态分布，故不宜选用配对样本 t 检验，而应用 Wilcoxon 符号秩和检验。

1. 建立检验假设，确定检验水准

H_0：甲、乙两种方法测定结果差值的总体中位数等于 0。

H_1：甲、乙两种方法测定结果差值的总体中位数不等于0。

$\alpha = 0.05$。

2. 计算检验统计量 T（秩和）值

（1）求差值 d_i，见表 10-1 第（4）列。

（2）编秩，按照差值 d_i 的绝对值由小到大编秩。当差值为0，舍去不计，样本量 n 随之减少。本例题第5号测定点差值为0，不参与编秩，故样本量变为9，分配秩次范围为1～9。当差值绝对值相等时，取平均秩次。本例题第3号和第4号测定点差值均为0.020，其所占位次为5和6，故取平均秩次 $(5+6)/2=5.5$。分配秩次后，按照差值的正负号，将秩次归属到差值为正组或差值为负组，见表 10-1 第（5）和第（6）列。

（3）分别计算正差值的秩和 T_+ 和负差值的秩和 T_-。本例题中，T_+ 为 21.5，T_- 为 23.5。

（4）确定检验统计量 T。任取 T_+ 或 T_- 作为检验统计量 T。本例题的 $T=21.5$ 或 $T=23.5$。

表 10-1　甲、乙两种方法测定某地区 10 处水源中砷含量的结果（mg/L）

水源编号	水中砷含量		差值 d_i	秩次	
(1)	甲法(2)	乙法(3)	(4)=(2)-(3)	差值为正(5)	差值为负(6)
1	0.010	0.015	−0.005	—	2
2	0.060	0.070	−0.010	—	3
3	0.320	0.300	0.020	5.5	—
4	0.150	0.170	−0.020	—	5.5
5	0.005	0.005	0.000	—	—
6	0.700	0.600	0.100	8	—
7	0.011	0.010	0.001	1	—
8	0.240	0.255	−0.015	—	4
9	1.010	1.245	−0.235	—	9
10	0.330	0.305	0.025	7	—
合计	—	—	—	21.5(T_+)	23.5(T_-)

3. 确定 p 值，作出统计推断

1）查表法

查阅附表5"T 临界值表"（配对比较的符号秩和检验用），如果检验统计量 T 值在上下界值范围内，其 p 值大于相应的概率水平；若 T 值等于上下界值或在上下界值范围外，则 p 值等于或小于相应的概率水平。当 $n=9$，双侧 0.05 对应的界值为 5-40，本例题 $T=21.5$，在上下界值范围内，因此 $p>0.05$，说明差异无统计学意义，故还不能认为甲、乙两种方法的测定结果有差异。

2）正态近似法

随着样本量 n 的增大，秩和统计量 T 的分布逐渐趋近均值为 $n(n+1)/4$，方差为 $n(n+1)(2n+1)/24$ 的正态分布。当 H_0 成立时，即两种方法的检测结果一致，理论上正负差值的秩和相等或接近，都接近或近似正态分布的均值。由下式计算标准正态统计量。

$$z = \frac{|T-n(n+1)/4|}{\sqrt{n(n+1)(2n+1)/24}} \tag{10-1}$$

本例题 $n=9$，$T=21.5$ 或 23.5，代入公式 10-1 计算得出 $z=0.119$，查表得出 $p>$

0.05，差异无统计学意义，故还不能认为甲、乙两种测量方法的测定结果不同。

从 Wilcoxon 符号秩和检验可以看出，统计量的计算仅利用原始数据在整个样本中按大小所占的位次，没有充分利用原始观察值信息，导致犯二类错误的概率增加，降低了检验效能，因此，凡是适合参数检验的资料，应首选参数检验。

二、秩和检验的类型

不同的研究设计采用不同的秩和检验方法（图 10-1）。但其共同特点是不直接用样本原始观察值做分析，而是基于原始数据在整个样本中按照大小所占的位次来计算统计量。

Wilcoxon 符号秩和检验主要用于配对设计两相关样本的比较、单一样本与总体中位数的比较。例如甲、乙两种方法对某地方性砷中毒地区水源中砷含量（mg/L）进行测定，比较两种方法的测定结果有无差别？

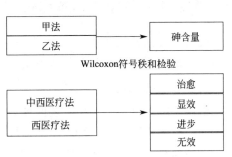

两个独立样本比较的秩和检验用于推断两独立样本代表的总体分布位置是否有差别。例如比较中西医疗法和西医疗法治疗急性肾盂肾炎的疗效（痊愈、显效、进步、无效）有无差异？

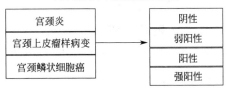

多组独立样本比较的秩和检验用于推断多个独立样本代表的总体分布位置是否有差别。例如比较宫颈炎、宫颈上皮瘤样病变、宫颈鳞状细胞癌三种类型病变组织中 Twist 蛋白表达水平（阴性、弱阳性、阳性、强阳性）是否有差异？

多个相关样本的秩和检验用于推断多个相关样本所来自的多个总体分布位置是否相同。例如比较 13 名偏瘫患者在拔出尿管后 1 周、拔出尿管后 2 周、拔出尿管后 4 周三个时点的尿失禁量（ml）有无差异？

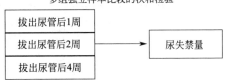

图 10-1 不同类型秩和检验的研究设计图

不同类型秩和检验的 SPSS 软件操作路径如下所述。

（1）Wilcoxon 符号秩和检验的操作步骤为：

"分析（A）"→"非参数检验（N）"→"旧对话框（L）"→"两个相关样本（L）"。

（2）两个独立样本比较的秩和检验的操作步骤为：

"分析（A）"→"非参数检验（N）"→"旧对话框（L）"→"两个独立样本"。

（3）多组独立样本比较的秩和检验的操作步骤为：

"分析（A）"→"非参数检验（N）"→"旧对话框（L）"→"k 个独立样本"。

（4）多个相关样本比较的秩和检验的操作步骤为：

"分析（A）"→"非参数检验（N）"→"旧对话框（L）"→"k 个相关样本（S）"。

第二节　Wilcoxon 符号秩和检验

Wilcoxon 符号秩和检验（Wilcoxon signed-rank test）亦称符号秩和检验，是由威尔科克森（F. Wilcoxon）于 1945 年提出的，主要用于配对设计两相关样本的比较，还可用于单一样本与总体中位数的比较。

一、配对设计两相关样本比较

配对设计两相关样本比较主要是对差值进行分析。通过检验配对样本的差值是否来自中位数为 0 的总体来推断两个总体中位数有无差别，即推断两种处理的效应是否不同。

（一）提出问题

例题 10-1　某研究用甲、乙两种方法对某地方性砷中毒地区水源中砷含量（mg/L）进行测定，检测 10 处，问两种方法的测定结果有无差别（数据见例题 10-1. sav）？

如前面章节介绍，本例题由于差值不服从正态分布，不宜用配对 t 检验分析，而应用 Wilcoxon 符号秩和检验。

（二）数据分析

（1）在菜单中选择"分析（A）"→"非参数检验（N）"→"旧对话框（L）"→"两个相关样本（L）"（图 10-2）。

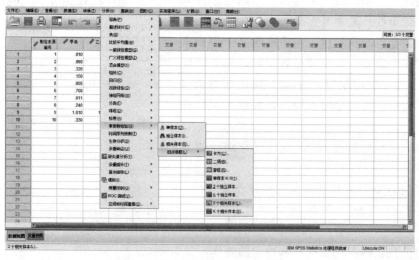

图 10-2　两个相关样本 SPSS 操作图示

（2）在"双关联样本检验"对话框中，将左边的"甲法"和"乙法"分别移动至右边的"检验对（T）"中的"变量 1"和"变量 2"中（图 10-3）。

（3）单击"选项（O）"，在"双关联样本：选项"对话框中，选择"统计"中的"四分位数"，单击"继续"（图 10-4）。

（4）"检验类型"中选择"威尔科克森（W）"，单击"确定"。

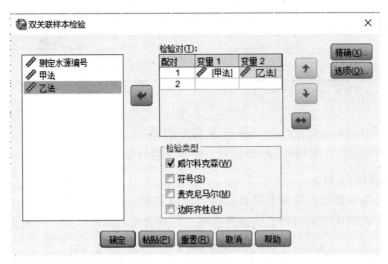

图 10-3　两个关联样本检验对话框

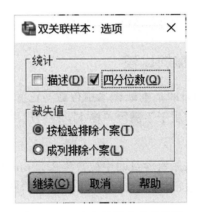

图 10-4　两个相关样本选项设置

（三）结果解读

SPSS 输出结果如表 10-2～表 10-4 所示。

表 10-2　描述统计

方法	个案数	百分位数		
		第 25 个	第 50 个（中位数）	第 75 个
甲法	10	0.01075	0.19500	0.42250
乙法	10	0.01375	0.21250	0.37875

表 10-3　秩

		个案数	秩平均值	秩的总和
乙法 - 甲法	负秩	4[a]	5.38	21.50
	正秩	5[b]	4.70	23.50
	绑定值	1[c]		
	总计	10		

a. 乙法＜甲法。

b. 乙法＞甲法。

c. 乙法＝甲法。

表 10-4 检验统计[a]

	乙法 - 甲法
Z	-0.119[b]
渐近显著性（双尾）	0.906

a. 威尔科克森符号秩检验；
b. 基于负秩。

SPSS 软件默认用变量"乙法"减去变量"甲法"，负秩和与正秩和分别为 21.5 和 23.5，正态近似法 $z=-0.119$，$p=0.906$，差异无统计学意义。

（四）研究报告书

采用两相关样本比较的符号秩和检验进行统计推断，$z=-0.119$，$p=0.906$，差异无统计学意义，还不能认为甲法和乙法检测水源中的砷含量的结果有差异（表 10-5）。

表 10-5 甲、乙两种方法检测水源中的砷含量比较

方法	水源中的砷含量/(mg/L)	z	p
甲法	0.195(0.011~0.422)	-0.119	0.906
乙法	0.212(0.014~0.379)		

二、单一样本与总体中位数的比较

Wilcoxon 符号秩和检验的目的是推断样本中位数与已知总体中位数（常为标准值或大量观察的稳定值）有无差别，常用于不满足单样本 t 检验应用条件的计量资料的比较。

（一）提出问题

例题 10-2 已知某地正常人尿铅含量的中位数为 2.50umol/L。研究者抽取某工厂 16 名工人作为研究对象，并测定其尿铅含量，试分析该厂工人的尿铅含量与正常人是否相同（数据见例题 10-2.sav）。

问题分析：本例题的研究变量是尿铅，其测量值属于计量资料，研究设计为单一样本与已知总体进行比较，如果数据服从正态分布，首选单样本 t 检验。但是人体尿铅的分布为偏态分布，其平均水平用中位数描述，因此，本例题选择 Wilcoxon 符号秩和检验。

建立检验假设，确定检验水准。

H_0：该工厂工人尿铅含量与正常人尿铅含量差值的总体中位数等于 0。

H_1：该工厂工人尿铅含量与正常人尿铅含量差值的总体中位数不等于 0。

$\alpha=0.05$。

（二） SPSS 软件操作

（1）建立 SPSS 数据库并录入数据。本例题数据库中共 2 个变量，分别为"尿铅"和"已知总体中位数"（图 10-5）。

（2）在菜单中选择"分析（A）"→"非参数检验（N）"→"旧对话框（L）"→"两个相关样本（L）"（图 10-6）。

（3）在"双关联样本检验"对话框中，将左边的"尿铅"和"已知总体中位数"分别移动至右边的"检验对（T）"中的"变量 1"和"变量 2"中（图 10-7）。

（4）单击"选项（O）"，在"双关联样本：选项"对话框中，选择"统计"中的"四分位数"，单击"继续"（图 10-8）。

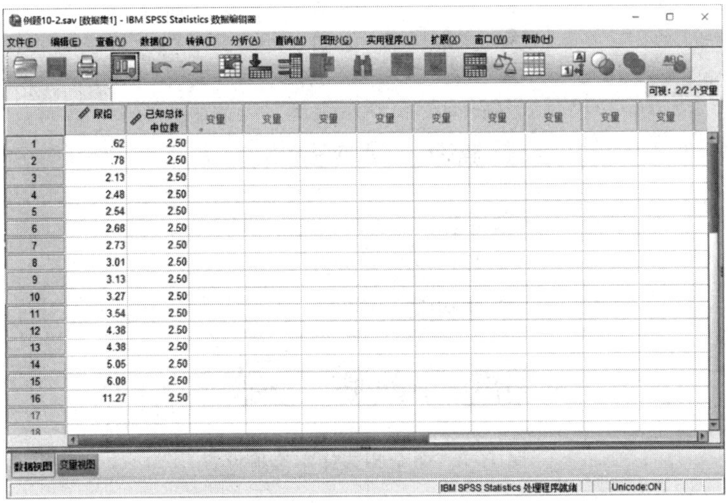

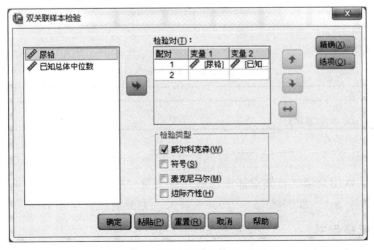

图 10-5　例题 10-2 变量设置

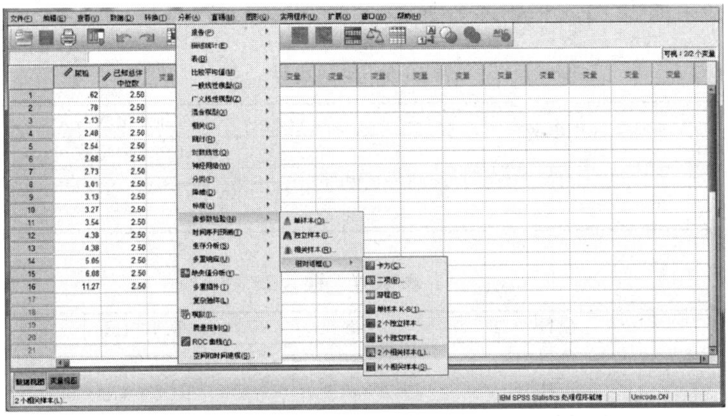

图 10-6　两个相关样本 SPSS 操作图示

图 10-7　两个关联样本检验对话框

（5）"检验类型"中选择"威尔科克森（W）"，单击"确定"。

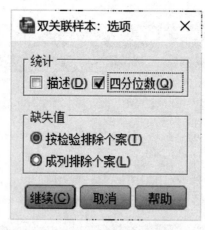

图 10-8　两个相关样本选项设置

（三）结果解读

SPSS 输出结果如表 10-6～表 10-8 所示。

表 10-6　描述统计

项目	个案数	百分位数		
		第 25 个	第 50 个（中位数）	第 75 个
尿铅	16	2.4950	3.0700	4.3800
已知总体中位数	16	2.5000	2.5000	2.5000

表 10-7　秩

	项目	个案数	秩平均值	秩的总和
已知总体中位数 - 尿铅	负秩	12[a]	9.00	108.00
	正秩	4[b]	7.00	28.00
	绑定值	0[c]		
	总计	16		

a. 已知总体中位数＜尿铅；

b. 已知总体中位数＞尿铅；

c. 已知总体中位数＝尿铅。

表 10-8　检验统计[a]

	已知总体中位数 - 尿铅
z	-2.070[b]
渐近显著性（双尾）	0.038

a. 威尔科克森符号秩检验；

b. 基于正秩。

SPSS 软件默认用变量"已知总体中位数"减变量"尿铅"，负秩和与正秩和分别为 108 和 28，正态近似法 $z = -2.070$，$p = 0.038 < 0.05$，差异有统计学意义。

（四）研究报告书

两相关样本比较的符号秩和检验结果显示，该工厂工人的尿铅含量为 3.070（2.495～4.380）μmol/L，与正常人尿铅含量（2.50μmol/L）的差异有统计学意义（$z = -2.070$，$p = 0.038$），该工厂工人的尿铅含量高于正常人。

第三节　两个独立样本比较的秩和检验

两个独立样本比较的秩和检验用于推断两独立样本代表的总体分布位置是否有差别。主要用于：不满足两独立样本 t 检验条件（正态分布和方差齐性）的计量资料、等级资料和开口型资料的比较。

一、定量资料两样本比较

（一）提出问题

例题 10-3　为了解含有 25％蔗糖的奶嘴对新生儿足底采血时产生的疼痛有无缓解效果，护士将接受新生儿疾病筛查的 22 名新生儿随机分为两组：一组足底穿刺采血时使用含有 25％蔗糖的奶嘴，共 10 名；另一组使用普通的奶嘴，共 12 名。采用 Lawrence 开发的疼痛量表测量新生儿的疼痛程度，量表包括脸部表情、哭声、呼吸状态、上肢活动、下肢活动及觉醒状态等评分。疼痛分值范围为 0~7 分，分值越高表示疼痛程度越严重。问含有 25％蔗糖的奶嘴对新生儿足底采血时产生的疼痛有无缓解作用（数据见例题 10-3.sav）？

本例题的研究变量疼痛的得分为计量资料，研究对象分为实验组和对照组，为成组设计的两个独立样本。经过正态性检验，发现两组数据均不服从正态分布（$p < 0.1$）。方差齐性检验发现两组数据总体方差不齐（$p = 0.022 < 0.1$），因此，本例题不满足 t 检验的条件，应采用 Wilcoxon 秩和检验。

假设检验的基本步骤为：

1. 建立检验假设，确定检验水准

H_0：两种奶嘴措施新生儿足底采血时疼痛评分的总体分布位置相同。

H_1：两种奶嘴措施新生儿足底采血时疼痛评分的总体分布位置不同。

$\alpha = 0.05$。

2. 计算检验统计量 T 值

统计量 T 值的计算过程与符号秩和检验基本相同，不同之处在于编好秩次后分别求出各组秩和，结果如表 10-9 所示。

表 10-9　22 名新生儿使用不同奶嘴时足底采血疼痛评分比

含 25％蔗糖的奶嘴		普通奶嘴	
疼痛评分	秩次	疼痛评分	秩次
0	3.5	0	3.5
0	3.5	0	3.5
0	3.5	1	8
0	3.5	1	8
1	8	2	11
2	11	4	14.5
2	11	6	18.5
3	13	6	18.5
4	14.5	6	18.5

续表

含25%蔗糖的奶嘴		普通奶嘴	
疼痛评分	秩次	疼痛评分	秩次
5	16	6	18.5
		7	21.5
		7	21.5
$n_1=10$	$T_1=87.5$	$n_2=12$	$T_2=165.5$

3. 确定 p 值，作出统计推断

可通过查表法或正态近似法确定 p 值。

（二）数据分析

（1）在菜单中选择"分析（A）"→"非参数检验（N）"→"旧对话框（L）"→"两个独立样本"（图10-9）。

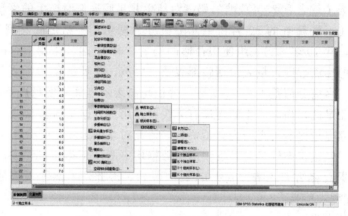

图10-9　两个独立样本SPSS操作图示

（2）在"双独立样本检验"对话框中，检验类型选择默认的"曼-惠特尼U（M）"，将左边的"疼痛评分"移至右边"检验变量列表（T）"中，将"奶嘴类型"移至"分组变量（G）"中，在"定义组（D）"对话框中，"组1（1）"中输入"1"，"组2（2）"中输入"2"，单击"继续"（图10-10和图10-11）。

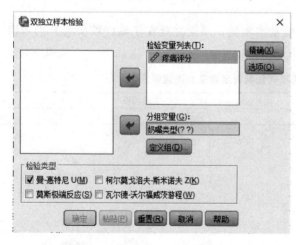

图10-10　两个独立样本检验对话框

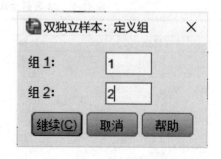

图10-11　两独立样本定义组对话框

（3）单击"确定"。

（4）在菜单中选择"数据（D）"中的"拆分文件（F）"，在"拆分文件"对话框中，选择"按组来组织输出（O）"，将左边"奶嘴类型"移至"分组依据（G）"中，单击"确定"（图10-12）。

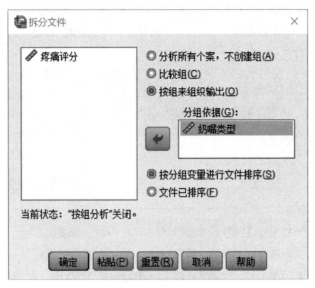

图10-12 拆分文件对话框

（5）在菜单中选择"分析（A）"→"描述统计（E）"→"频率（F）"，在"频率"对话框中，将"疼痛评分"移至"变量（V）"中，不显示频率表格（D）。单击"统计（S）"，在"频率：统计"对话框中选择"四分位数（Q）"，单击"继续"，再单击"确定"（图10-13和图10-14）。

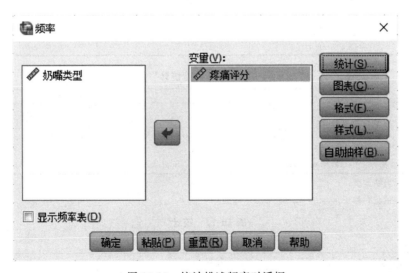

图10-13 统计描述频率对话框

（三）结果解读

SPSS输出结果如表10-10～表10-13所示。

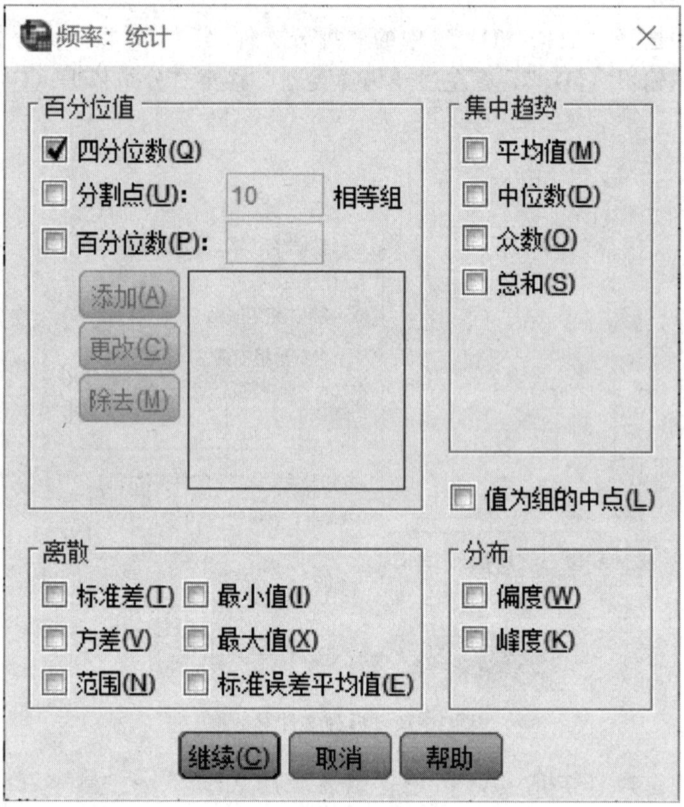

图 10-14　频率统计量对话框

表 10-10　秩

	奶嘴类型	个案数	秩平均值	秩的总和
	含 25% 蔗糖的奶嘴	10	8.75	87.50
疼痛评分	普通奶嘴	12	13.79	165.50
	总计	22		

表 10-11　检验统计[a]

项目	疼痛评分
曼-惠特尼 U	32.500
威尔科克森 W	87.500
z	−1.842
渐近显著性（双尾）	0.065
精确显著性［2＊（单尾显著性）］	0.069[b]

a. 分组变量：奶嘴类型；

b. 未针对绑定值进行修正。

表 10-12　统计[a]

疼痛评分

		有效	10
个案数		缺失	0
		25	0.000
百分位数		50	1.500
		75	3.250

a. 奶嘴类型 ＝ 含 25% 蔗糖的奶嘴。

表 10-13 统计[a]

疼痛评分

个案数	有效	12
	缺失	0
百分位数	25	1.000
	50	5.000
	75	6.000

a. 奶嘴类型 = 普通奶嘴。

两独立样本非参数检验结果，$z = -1.842$，$p = 0.065$；按照 $\alpha = 0.05$ 水准，尚不能拒绝 H_0，差异无统计学意义，还不能认为两种奶嘴措施新生儿足底采血时疼痛评分存在差异。

本例若采用两样本比较的 t' 检验，SPSS 软件分析结果为 $t' = 2.135$，校正的 $\nu = 18.98$，$p = 0.046$，与秩和检验结果相反。故对于资料分布不明的数据，选择统计分析方法时应慎重。由于本例题的 p 值接近 0.05，建议适当增加样本量后，再进行统计分析。

（四）研究报告书

两个独立样本比较的秩和检验分析结果显示：两种奶嘴措施新生儿足底采血时疼痛评分的差异无统计学意义（$z = -1.842$，$p = 0.065$），还不能认为含有 25% 蔗糖的奶嘴对新生儿足底采血时产生的疼痛有缓解作用。因 p 值接近 0.05，暂不能下结论。建议适当增大样本例数（表 10-14）。

表 10-14 使用不同奶嘴时足底采血疼痛评分比较

奶嘴	n	疼痛得分 $M(P_{25} \sim P_{75})$	z	p
含 25% 蔗糖奶嘴	10	1.50(0.00~3.25)	-1.842	0.065
普通奶嘴	12	5.00(1.00~6.00)		

二、等级资料两样本比较

（一）提出问题

例题 10-4　欲比较中西医疗法与西医疗法治疗急性肾盂肾炎的临床疗效，某研究者选择 160 名急性肾盂肾炎患者，将其随机分为两组，分别给予中西医疗法或西医疗法治疗，并观察疗效。问：两种疗法疗效是否有差别（数据见例题 10-4.sav）？

本研究目的是比较两种疗法的疗效是否有差异，疗效分为痊愈、显效、进步、无效，对应的资料为等级资料，应采用非参数检验。

1. 建立检验假设，确定检验水准

H_0：中西医疗法与西医疗法治疗急性肾盂肾炎的疗效相同。

H_1：中西医疗法与西医疗法治疗急性肾盂肾炎的疗效不同。

$\alpha = 0.05$。

2. 计算检验统计量 T 值

等级数据的编秩过程如表 10-15 所示，将同一疗效等级数据合并，确定秩次范围，取平均秩次，即（秩次范围最小值＋秩次最大值）/2，秩次是由痊愈至无效顺序依次从小往大排序，故而，秩均值越大，疗效越差。秩均值＝秩和/样本例数。

表 10-15　两种疗法治疗急性肾盂肾炎的疗效

疗效	患者数			秩次范围	平均秩次	秩和	
	中西医疗法	西医疗法	合计			中西医疗法	西医疗法
(1)	(2)	(3)	(4)	(5)	(6)	(7)=(2)×(6)	(8)=(3)×(6)
痊愈	36	18	54	1~54	27.5	990	495
显效	18	12	30	55~84	69.5	1251	834
进步	34	30	64	85~148	116.5	3961	3495
无效	4	8	12	149~160	154.5	618	1236
合计	92	68	160	—	—	6820	6060

3. 确定 p 值，作出统计推断

可通过查表法或正态近似法确定 p 值。

（二）数据分析

（1）建立 SPSS 数据库并录入数据。本例题数据库中共 3 个变量，分别为"疗法""疗效"和"患者数"（图 10-15 和图 10-16）。

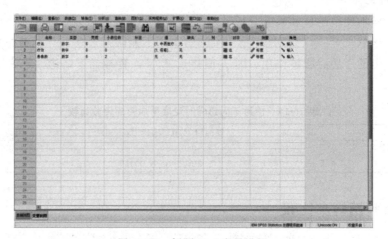

图 10-15　例题 10-4 变量设置

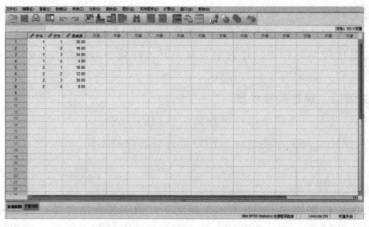

图 10-16　例题 10-4 数据的录入图示

（2）在菜单中选择"数据（D）"→"个案加权"，在"个案加权"对话框中，选择"个案加权系数（W）"，将左边的"患者数"移至右边的"频率变量（F）"中，单击"确定"（图 10-17）。

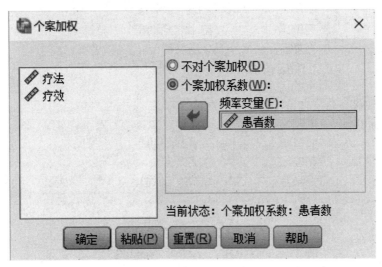

图 10-17　加权个案对话框设置

（3）在菜单中选择"分析（A）"→"统计描述（E）"→"交叉表（C）"，在"交叉表"对话框中，将左边的"疗法"移至右边的"行（O）"；将"疗效"移至"列（C）"（图 10-18）。单击"单元格（E）"，在"交叉表：单元格显示"对话框中，选择"百分比"中的"行（R）"，单击"继续"（图 10-19）。单击"确定"。

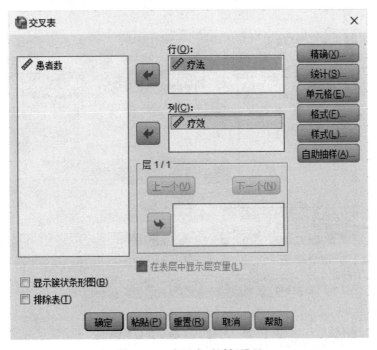

图 10-18　交叉表对话框设置

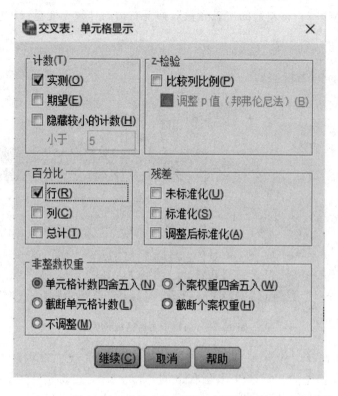

图 10-19　交叉表单元显示对话框设置

（4）选择非参数检验两个独立样本检验过程，同例题 10-3 所述（图 10-20）。

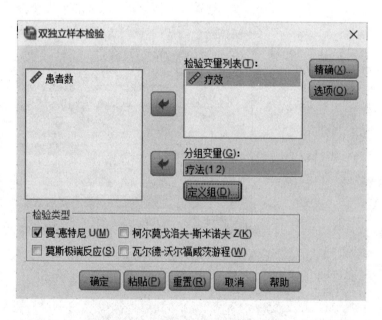

图 10-20　例题 10-4 非参数检验操作

（三）结果解读

SPSS 结果显示如表 10-16～表 10-18 所示。

表 10-16　疗法 * 疗效交叉表

项目			疗效				总计
			痊愈	显效	进步	无效	
疗法	中西医疗法	计数	36	18	34	4	92
		占 疗法 的百分比	39.1%	19.6%	37.0%	4.3%	100.0%
	西医疗法	计数	18	12	30	8	68
		占 疗法 的百分比	26.5%	17.6%	44.1%	11.8%	100.0%
总计		计数	54	30	64	12	160
		占 疗法 的百分比	33.8%	18.8%	40.0%	7.5%	100.0%

表 10-17　秩

	疗法	个案数	秩平均值	秩的总和
疗效	中西医疗法	92	74.13	6820.00
	西医疗法	68	89.12	6060.00
总计		160		

表 10-18　检验统计^a

	疗效			疗效
曼-惠特尼 U	2542.000		z	−2.143
威尔科克森 W	6820.000		渐近显著性（双尾）	0.032

a. 分组变量：疗法。

非参数检验结果：$z = -2.143$，$p = 0.032$，两组疗效的差异有统计学意义。中西医疗法的秩均值为 74.13，西医疗法的秩均值为 89.12，因此，中西医疗法的疗效好于西医疗法。

（四）研究报告书

采用两个独立样本非参数检验，结果显示：$z = -2.143$，$p = 0.032$，两组疗效差异有统计学意义，中西医疗法的疗效好于西医疗法（表 10-19）。

表 10-19　两组疗法的疗效比较

治疗方法	疗效/%				z	p
	痊愈	显效	进步	无效		
中西医疗法	36(39.1)	18(19.6)	34(37.0)	4(4.3)	−2.143	0.032
西医疗法	18(26.5)	12(17.6)	30(44.1)	8(11.8)		

第四节　成组设计多个独立样本比较的秩和检验

多组独立样本比较的秩和检验是由 Kruskal 和 Wallis 在 Wilcoxon 两样本秩和检验的基础上扩展而来，又称 Kruskal-Wallis H 秩和检验，用于推断多个独立样本代表的总体分布位置是否有差别。适用于不满足单因素方差分析条件（正态分布和方差齐性）的完全随机设计的多个样本定量资料、等级资料和开口型资料的比较。

一、定量资料的多个独立样本比较

（一）提出问题

例题 10-5 某医师检测 3 种卵巢功能异常患者血清中促黄体素的含量（U/L），资料见表 10-20 第（1）、（3）、（5）栏。问 3 种患者血清中促黄体素的含量（U/L）是否有差别（数据见例题 10-5.sav）？

本例题是比较三组血清中促黄体素的含量（U/L）是否有差别，促黄体素的含量为定量资料，数据中有一端无确切值"＞50"的资料，不能采用单因素方差分析，现用 Kruskal-Wallis H 秩和检验进行分析。

假设检验的基本步骤为：

1. 建立检验假设，确定检验水准

H_0：3 种卵巢功能异常患者血清促黄体素的含量总体分布位置相同。

H_1：3 种卵巢功能异常患者血清促黄体素的含量总体分布位置不全相同。

$\alpha = 0.05$。

2. 计算检验统计量 H 值

（1）求各组秩和。

将三组数据由小到大统一编秩，遇相同数值时取平均编秩，秩次见表 10-20 第（2）、（4）、（6）栏。求得各组秩和 R_i：$R_1 = 164$，$R_2 = 65$，$R_3 = 71$。

表 10-20 三种卵巢功能异常患者血清中促黄体素的含量（U/L）

卵巢发育不良		丘脑性闭经		垂体性闭经	
促黄体素含量 (1)	秩次 (2)	促黄体素含量 (3)	秩次 (4)	促黄体素含量 (5)	秩次 (6)
31.38	17	1.67	1	1.90	3
33.60	18	1.74	2	2.10	4
35.12	19	3.32	6	2.75	5
35.76	20	4.59	7.5	4.59	7.5
38.31	21	6.71	10	5.98	9
40.50	22	9.45	11.5	9.45	11.5
42.50	23	10.21	13	10.86	15
＞50	24	10.51	14	11.14	16
R_i	164		65		71
n_i	8		8		8
$\bar{R}_i$	20.500		8.125		8.875

（2）计算检验统计量 H 值。用公式(10-2)计算 H 值。

$$H = \frac{12}{N(N+1)} \sum \frac{R_i^2}{n_i} - 3(N+1) \tag{10-2}$$

式中：n_i 为各组例数，$N = n_1 + n_2 + \cdots + n_k$，$R_i$ 为各组秩和。当数值相同的情况出现较多时，由式(10-2)求得 H 值偏小，需对 H 校正。

本例题 $H = \dfrac{12}{24 \times (24+1)} \left(\dfrac{164^2}{8} + \dfrac{65^2}{8} + \dfrac{71^2}{8} \right) - 3 \times (24+1) = 15.41$

3. 确定 p 值，作出统计推断

由于 H_0 成立时 H 值近似地服从 $\nu=k-1$ 的 χ^2 分布，$\chi^2 \approx H = 15.41$，可由 χ^2 分布得到 p 值。SPSS 统计软件可以直接得到 χ^2 统计量的值和 p 值。

（二）数据分析

（1）建立 SPSS 数据库并录入数据。卵巢功能异常类型的变量值：1＝卵巢发育不良；2＝丘脑性闭经；3＝垂体性闭经（图 10-21）。对于不确定值＞50，数据录入时只需录入一个大于 50 的具体值即可，本例题输入 51（图 10-22）。

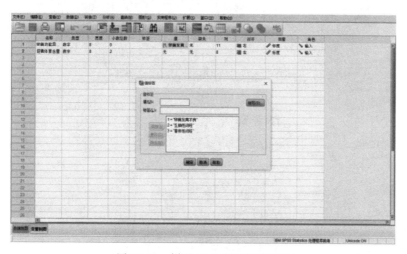

图 10-21　例题 10-5 变量设置图示

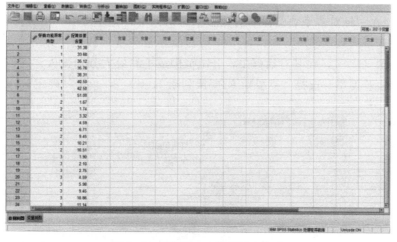

图 10-22　例题 10-5 数据录入格式

（2）在菜单中选择"分析（A）"→"描述统计（E）"→"探索（E）"。在"探索"对话框中，将左边的"促黄体素含量"移至右边的"因变量列表（D）"中，"卵巢功能异常类型"移至"因子列表（F）"中，见图 10-23(a)。单击"统计（S）"，选择"百分位数（P）"，单击"继续"，见图 10-23(b)。单击"确定"。

（3）在菜单中选择"分析（A）"→"非参数检验（N）"→"旧对话框（L）"→"k

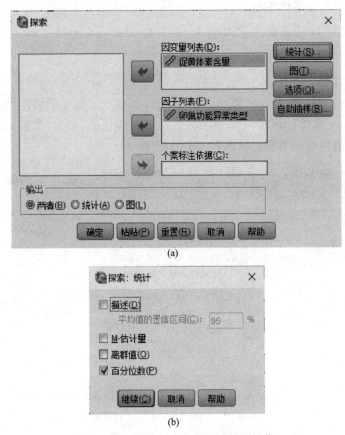

(a)

(b)

图 10-23 例题 10-5 数据统计描述操作

个独立样本"。在"针对多个独立样本的检验"对话框中，将左边的"促黄体素含量"移至右边的"检验变量列表（T）"中，将"卵巢功能异常类型"移至"分组变量（G）"中。单击"定义范围（D）"，在其对话框中，分组范围最小和最大分别输入"1"和"3"，单击"继续"。在"检验类型"选择"克鲁斯卡尔-沃利斯 H（K）"，单击"确定"（图 10-24）。

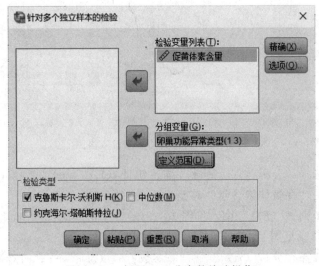

图 10-24 例题 10-5 非参数检验操作

（三）结果解读

SPSS 结果显示如表 10-21～表 10-23 所示。

表 10-21　百分位数

		卵巢功能异常类型	百分位数						
			5	10	25	50	75	90	95
加权平均（定义 1）	促黄体素含量	卵巢发育不良	31.3800	31.3800	33.9800	37.0350	42.0000	.	.
		丘脑性闭经	1.6700	1.6700	2.1350	5.6500	10.0200	.	.
		垂体性闭经	1.9000	1.9000	2.2625	5.2850	10.5075	.	.
图基枢纽	促黄体素含量	卵巢发育不良			34.3600	37.0350	41.5000		
		丘脑性闭经			2.5300	5.6500	9.8300		
		垂体性闭经			2.4250	5.2850	10.1550		

表 10-22　秩

	卵巢功能异常类型	个案数	秩平均值
促黄体素含量	卵巢发育不良	8	20.50
	丘脑性闭经	8	8.13
	垂体性闭经	8	8.88
总计		24	

表 10-23　检验统计[a, b]

	促黄体素含量
卡方	15.418
自由度	2
渐近显著性	0.000

a. 克鲁斯卡尔-沃利斯检验；b. 分组变量：卵巢功能异常类型。

多个独立样本非参数检验结果显示：卵巢发育不良的秩均值最大（20.50），丘脑性闭经和垂体性闭经的秩均值接近。$\chi^2 = 15.418$，$p < 0.001$，说明差异有统计学意义，可认为三组人群的促黄体素含量存在差异。

若要具体回答每两组之间是否有差异，还需进一步做两两比较，即每两组之间采用两个独立样本的秩和检验（此处 SPSS 操作与例题 10-3 相同）。为了控制多重比较会增加犯 Ⅰ 型错误的概率 α，采用 Bonferroni 法调整 α 水准，调整后的 α' 水准为：$\alpha' = \alpha /$ 需比较的次数。本例题需要进行 3 次两两比较，调整后的 $\alpha' = 0.05/3 \approx 0.017$。因此，3 次两两比较得出的 3 个 p 值均与 α' 进行比较。如果 $p > \alpha'$，说明两组间的差异无统计学意义；如果 $p \leqslant \alpha'$，说明两组间的差异有统计学意义。

（四）研究报告书

多个独立样本非参数检验结果显示：$\chi^2 = 15.418$，$p < 0.001$，三组卵巢功能异常患者的促黄体素含量的差异有统计学意义。进一步两两比较发现：卵巢发育不良患者的促黄体素平均水平最高，与其他两组患者比较，差异均有统计学意义（$p < 0.017$）；而丘脑性闭经和垂体性闭经患者的促黄体素水平的差异无统计学意义（$p > 0.017$）（表 10-24）。

表 10-24　三种卵巢功能异常患者血清中促黄体素含量的比较

病型	n	促黄体素含量	χ^2	p	两两比较
卵巢发育不良	8	37.04（33.98～42.00）	15.418	0.000	a
丘脑性闭经	8	5.65（2.14～10.02）			b
垂体性闭经	8	5.29（2.26～10.51）			b

注：a、b 表示组间两两比较的结果。符号相同，说明组间无差异；符号不同，说明组间有差异。

二、等级资料的多个独立样本比较

例题 10-6　为研究 Twist 蛋白表达在宫颈组织癌变的发生发展中的作用，某研究者抽取医院门诊或住院患者的石蜡组织标本 100 例，患者均经病理学诊断确诊，标本分别来自宫颈炎（20 例）、宫颈上皮瘤样病变（40 例）以及宫颈鳞状细胞癌（40 例）。采用免疫组化方法测定 Twist 蛋白表达水平，结果判定为阴性（－）、弱阳性（＋）、阳性（＋＋）和强阳性（＋＋＋）。问：三种类型病变组织中 Twist 蛋白表达水平是否有差异（数据见例题 10-6.sav）？

（一）提出问题

本例题的研究变量 Twist 蛋白表达水平呈现一定顺序和强弱，为有序分类变量或等级变量，故采用多组比较的秩和检验。

假设检验步骤如下。

1. 建立检验假设，确定检验水准

H_0：三种类型病变组织中 Twist 蛋白表达水平的总体分布位置相同。

H_1：三种类型病变组织中 Twist 蛋白表达水平的总体分布位置不全相同。

$\alpha = 0.05$。

2. 计算检验统计量 H 值

将三组数据按照等级顺序合并，确定各等级的秩次范围，同一等级取平均秩次，即（秩次范围最小值＋秩次最大值）/2，秩次是由阴性至强阳性顺序依次从小往大排序，故而，秩均值越大，表达水平越高（表 10-25）。确定各组的秩和，计算 H 统计量。

3. 确定 p 值，作出统计推断

由于 H_0 成立时 H 值近似地服从 $\nu = k - 1$ 的 χ^2 分布。SPSS 统计软件可以直接得到 χ^2 统计量的值和 p 值。

表 10-25　三种病变类型组织中 Twist 蛋白表达水平

Twist 蛋白	病变类型				秩次范围	平均秩次
	宫颈炎	瘤样病变	宫颈鳞癌	合计		
(1)	(2)	(3)	(4)	(5)	(6)	(7)
阴性	18	24	10	52	1～52	26.5
弱阳性	1	8	9	18	53～70	61.5
阳性	1	6	11	18	71～88	79.5
强阳性	0	2	10	12	89～100	94.5
合计	20	40	40	100	—	—

（二）数据分析

（1）建立 SPSS 数据库并录入数据。病变类型的变量值：1＝宫颈炎；2＝瘤样病变；3＝宫颈鳞癌。Twist 蛋白结果赋值：0＝阴性；1＝弱阳性；2＝阳性；3＝强阳性（图 10-25 和图 10-26）。

（2）数据非原始数据，而是频数表资料，需要定义加权频数（图 10-27），然后采用交叉表进行统计描述（图 10-28），采用多个独立样本的非参数检验进行统计推断（图 10-29）。

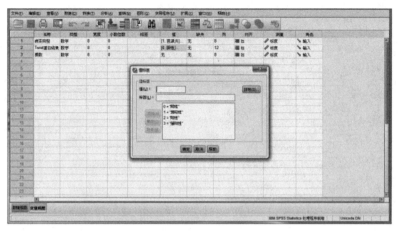

图 10-25　例题 10-6 变量设置图示

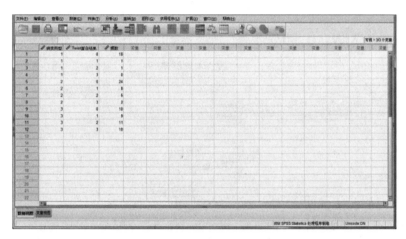

图 10-26　例题 10-6 数据录入图示

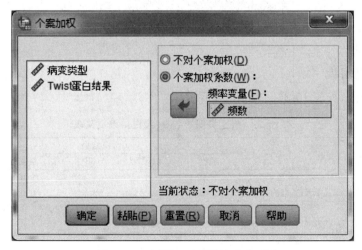

图 10-27　例题 10-6 数据加权频数

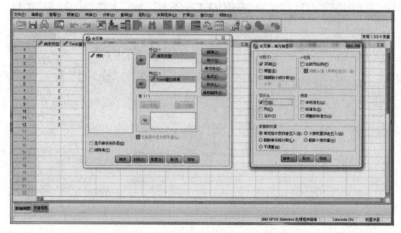

图 10-28　例题 10-6 数据统计描述

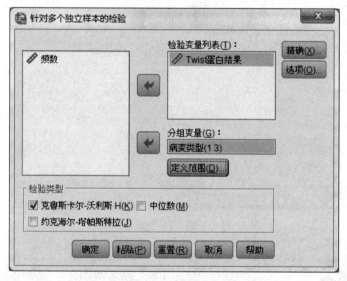

图 10-29　例题 10-6 多个独立样本检验操作

（三）结果解读

SPSS 结果显示如表 10-26～表 10-28 所示。

表 10-26　病变类型×Twist 蛋白结果交叉表

			Twist 蛋白结果				总计
			阴性	弱阳性	阳性	强阳性	
病变类型	宫颈炎	计数	18	1	1	0	20
		占病变类型的百分比	90.0%	5.0%	5.0%	0.0%	100.0%
	瘤样病变	计数	24	8	6	2	40
		占病变类型的百分比	60.0%	20.0%	15.0%	5.0%	100.0%
	宫颈鳞癌	计数	10	9	11	10	40
		占病变类型的百分比	25.0%	22.5%	27.5%	25.0%	100.0%
总计		计数	52	18	18	12	100
		占病变类型的百分比	52.0%	18.0%	18.0%	12.0%	100.0%

表 10-27　秩

	病变类型	个案数	秩平均值
Twist 蛋白结果	宫颈炎	20	30.90
	瘤样病变	40	44.85
	宫颈鳞癌	40	65.95
总计		100	

表 10-28　检验统计[a,b]

	Twist 蛋白结果
卡方	25.990
自由度	2
渐近显著性	0.000

a. 克鲁斯卡尔-沃利斯检验。

b. 分组变量：病变类型。

非参数检验结果显示：宫颈鳞癌的秩均值最大（65.95），其次为瘤样病变（44.85）和宫颈炎（30.90）。$\chi^2 = 25.990$，$p < 0.001$，说明差异有统计学意义，可认为三种类型病变组织中的 Twist 蛋白表达水平存在差异。进一步进行两两比较（采用两个独立样本的秩和检验），同样需要对检验水准 α 进行调整。本例题需做 3 次两两比较，故 $\alpha' = 0.05/3 \approx 0.017$（两两比较的 SPSS 操作略）。

（四）研究报告书

多个独立样本的非参数检验结果显示：三种类型病变组织中的 Twist 蛋白表达水平的差异有统计学意义（$\chi^2 = 25.990$，$p < 0.001$），进一步两两比较发现：宫颈鳞癌的 Twist 蛋白表达水平最高，与其他两组患者比较，差异均有统计学意义（$p < 0.017$）；而宫颈炎和瘤样病变的 Twist 蛋白表达水平的差异无统计学意义（$p > 0.017$）（表 10-29）。

表 10-29　三种病变类型组织中的 Twist 蛋白表达水平的比较

| 病型 | n | Twist 蛋白表达水平 | | | | χ^2 | p | 两两比较 |
		阴性/%	弱阳性/%	阳性/%	强阳性/%			
宫颈炎	20	18(90.0)	1(5.0)	1(5.0)	0(0)	25.990	0.000	a
瘤样病变	40	24(60.0)	8(20.0)	6(15.0)	2(5.0)			a
宫颈鳞癌	40	10(25.0)	9(22.5)	11(27.5)	10(25.0)			b

注：a、b 表示组间两两比较的结果。符号相同，说明组间无差异；符号不同，说明组间有差异。

第五节　多个相关样本的秩和检验

多个相关样本的秩和检验是由 M. Friedman 提出，又称 Friedman 秩和检验（Friedman M test）或 M 检验。其目的是推断多个相关样本所来自的多个总体分布位置是否相同。适用于：不满足单向重复测定方差分析条件的计量资料、等级资料和开口型资料的比较。Friedman 秩和检验的检验假设 H_0 和备择假设 H_1 与多个样本比较的 Kruskal Wallis H 检验相同，但为了比较平衡区组因素影响后各处理组间的效应，采用了不同的编秩方法。M 统计量近似 χ^2 分布，通过 χ^2 统计量值，确定 p 值，做出统计推断。

一、提出问题

例题 10-7   为研究艾灸和膀胱训练程序疗法对排尿障碍患者的治疗效果，某中医医院选取 13 名偏瘫患者为研究对象，在拔出尿管后进行了两周的艾灸和膀胱训练程序治疗。同时在 3 个时点（拔出尿管后 1 周、拔出尿管后 2 周、拔出尿管后 4 周）收集了患者尿失禁量（ml）资料。请问：2 周的艾灸和膀胱训练程序治疗对偏瘫患者的排尿障碍有没有效果（数据见例题 10-7.sav）？

本研究 13 名患者均采用艾灸和膀胱训练程序疗法治疗，比较治疗 1 周，治疗 2 周、治疗 4 周后患者的尿失禁量（ml），此为单组重复测量资料，因尿失禁量一般不服从正态分布，总体分布不明，建议采用多个相关样本的非参数检验。

二、数据分析

（1）建立 SPSS 数据库并录入数据（图 10-30）。

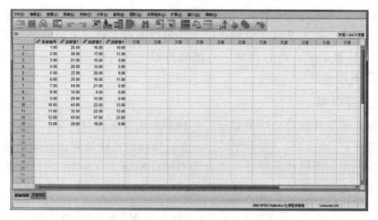

图 10-30　例题 10-7 数据录入图示

（2）在菜单中选择"分析（A）"→"非参数检验（N）"→"旧对话框（L）"→"k 个相关样本（S）"。在"针对多个相关样本的检验"对话框中，将左边的"拔尿管 1""拔尿管 2""拔尿管 4"移至右边的"检验变量（T）"中。"检验类型"选择"傅莱德曼（F）"[图 10-31(a)]。单击"统计（S）"，在其对话框中，选择"四分位数（Q）"，单击"继续"[图 10-31(b)]。单击"确定"。

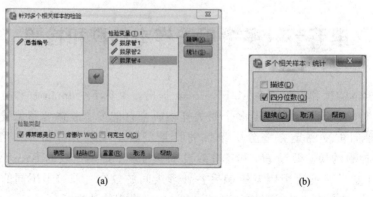

(a)   (b)

图 10-31　例题 10-7 多个相关样本的软件操作

三、结果解读

SPSS 结果显示如表 10-30～表 10-32 所示。

表 10-30　描述统计

	个案数	百分位数		
		第 25 个	第 50 个（中位数）	第 75 个
拔尿管 1	13	21.5000	26.0000	36.0000
拔尿管 2	13	14.5000	17.0000	21.5000
拔尿管 4	13	9.0000	9.0000	12.0000

表 10-31　秩

拔尿管编号	秩平均值
1	3.00
2	1.96
4	1.04

表 10-32　检验统计[a]

个案数	13
卡方	25.529
自由度	2
渐近显著性	0.000

a. 傅莱德曼检验。

多个相关样本的非参数检验结果显示：拔尿管 4 周后尿失禁的秩均值最小（1.04），其次为拔尿管 2 周后尿失禁的秩均值（1.96）和拔尿管 1 周后尿失禁的秩均值（3.00），可以看出尿失禁的量随着时间逐渐减少。$\chi^2 = 25.529$，$p < 0.001$，说明差异有统计学意义，可认为三个不同时点的尿失禁量存在差异。进一步进行两两比较（采用两个相关样本的秩和检验），同样需要对检验水准 α 进行调整。本例题需做 3 次两两比较，故 $\alpha' = 0.05/3 \approx 0.017$（两两比较的 SPSS 操作略）。

四、研究报告书

多个相关样本的非参数检验结果显示：$\chi^2 = 25.529$，$p < 0.001$，说明三个不同时点尿失禁量的差异有统计学意义。两两比较结果显示差异均有统计学意义（$p < 0.017$）。经艾灸和膀胱训练程序疗法治疗，排尿障碍患者的尿失禁量平均水平从 26.0ml 减至 9.0ml，呈逐渐减少趋势，治疗有效（表 10-33）。

表 10-33　13 名偏瘫患者治疗后不同时间尿失禁量的比较

周数	尿失禁量/mL	χ^2	p	两两比较
治疗 1 周	26.0(21.5～36.0)	25.529	0.000	a
治疗 2 周	17.0(14.5～21.5)			b
治疗 4 周	9.0(9.0～12.0)			c

注：a、b 表示不同时点间两两比较的结果。符号相同，说明不同时点间无差异；符号不同，说明不同时点间有差异。

课后练习题

习题 10-2-1　为评价尿失禁患者膀胱训练效果，选择了 18 名尿失禁患者做临床实验。采用 Pad test 方法，在干预前和干预 8 周后分别对研究对象尿失禁量进行了两次测量。试分析干预前后患者尿失禁量有无差异（数据见习题 10-2-1.sav）？

习题 10-3-1　为研究护理心理干预对实施纤维支气管镜检查术患者的作用。将符合纳入和排除标准的 80 名接受支气管镜检查的患者随机分为两组，一组进行常规的检查前护理，另一组在常规护理基础上增加心理护理和健康教育，观察患者的恐惧反应。试分析干预后两组患者的恐惧反应有无差异（数据见习题 10-3-1.sav）？

习题 10-4-1　为评价皮质激素雾化吸入长期控制治疗对儿童哮喘急性发作时临床治疗的疗效，某研究者收集三种不同治疗情况下哮喘患儿的疗效资料。试分析三种不同治疗情况下的疗效有无差异（数据见习题 10-4-1.sav）？

习题 10-5-1　为研究青春期少女自我尊重感的变化，研究者选取 25 名青春期少女作为研究对象，采用自我尊重感自我描述法，分别在她们 8 岁、10 岁、13 岁时进行了测量。试分析随着时间的变化，青春期少女自我尊重感有无变化（数据见习题 10-5-1.sav）？

（唐争艳　武颂文）

第十一章　相关分析

任何事物的存在都不是孤立的，而是相互联系、相互制约的。在医学领域中经常会遇到变量之间是否存在关联的问题。例如，某年龄段的儿童身高与体重的关系、体温与脉搏的关系、年龄与血压的关系等。如何判断变量间的关联性是否确实存在，以及如何描述关联的方向和密切程度是本章所要介绍的内容。

第一节　相关关系的理解

依据变量的性质、数据状况以及研究目的不同，分析变量间关联时所应用的相关分析方法也不相同。本章主要介绍线性相关、秩相关以及偏相关。

一、线性相关

两个变量之间呈直线趋势的关系被称为线性相关（linear correlation）也叫作简单相关（simple correlation），其性质可由图 11-1 所示散点图作直观解释。

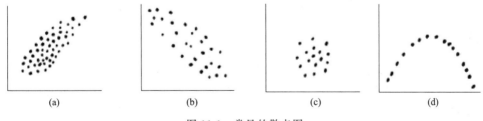

图 11-1　常见的散点图

图 11-1（a）、图 11-1（b）中散点近似倾斜的椭圆形分布，其变化趋势接近一直线。图 11-1（a）中两变量同时增大或减小，变化趋势同向，称为正相关关系（positive correlation），如身高与体重、体重与体表面积之间的关系。图 11-1（b）中一个变量随另一个变量的增大而减小，变化趋势反向，称为负相关关系（negative correlation），如胰岛素与血糖、凝血酶浓度与凝血时间之间的关系。如全部数据点恰好散布在一条直线上，称为完全相关，这种特殊情况在实际医学研究中并不存在。图 11-1（c）中各点总的趋势杂乱无章或大致呈圆形散

布，图 11-1(d) 中各点趋势不呈直线趋势而呈一曲线关系，这两种情况都不属于线性相关，称为零相关（zero correlation），但图 11-1(c) 和图 11-1(d) 情况有所区别，前者表示两变量毫无联系，而后者表示两变量存在非线性联系。

线性相关适用于服从双变量正态分布的计量资料，即如果变量 X 服从正态分布，对于任意固定 X，Y 服从正态分布。

线性相关系数（linear correlation coefficient）又称 Pearson 积矩相关系数（Pearson product moment correlation coefficient），是用来描述两个变量间线性关系密切程度和变化方向的统计指标，一般样本相关系数用 r 表示，总体相关系数用 ρ 表示。其计算公式为：

$$r = \frac{l_{XY}}{\sqrt{l_{XX}l_{YY}}} = \frac{\sum(X_i - \overline{X})(Y_j - \overline{Y})}{\sqrt{\sum(X_i - \overline{X})^2 \sum(Y_j - \overline{Y})^2}} \tag{11-1}$$

相关系数性质如下：

(1) 相关系数 r 没有单位，取值范围为 $[-1, 1]$；

(2) 当 $r > 0$ 时，两变量为正相关；$r < 0$ 时，两变量为负相关；$r = 0$，两变量为零相关；

(3) $|r|$ 越接近 1，两变量间线性关系越密切；$|r|$ 越接近于 0，两变量的线性相关越弱。

根据样本数据，由式(11-1) 可计算得到样本的相关系数 r，然而因为抽样误差的存在，在总体上两变量是否存在关联，即总体相关系数 ρ 是否为 0，还需要进行统计推断。具体过程为：

1. 建立假设，确定检验水准

(1) H_0：总体相关系数 $\rho = 0$。

(2) H_1：总体相关系数 $\rho \neq 0$。

$\alpha = 0.05$。

2. 计算检验统计量

$$t_r = \frac{r}{\sqrt{(1-r^2)/(n-2)}} \sim t_{(\alpha/2, n-2)} \tag{11-2}$$

3. 确定 p 值，做出统计推断

当总体相关系数 $\rho = 0$ 时，统计量 t_r 服从自由度为 $n-2$ 的 t 分布。查 t 界值表，若 $t_r > t_{(\alpha/2, n-2)}$，$p < \alpha$，则拒绝 H_0，接受 H_1，可以认为总体相关系数不为 0，两变量间的相关有统计学意义；反之，两变量间的相关没有统计学意义。

二、秩相关

Pearson 积矩相关分析适用于双变量正态分布的计量资料，但对那些不服从正态分布或分布未知的计量资料和等级资料，都不适宜用 Pearson 积矩相关系数来描述其相关性。此时，可采用秩相关（rank correlation）（也称等级相关）来分析两个变量间相关的密切程度和方向。这类方法对原始变量的分布不作要求，属于非参数统计方法。

秩相关最为常用的统计量是 Spearman 秩相关系数（Spearman rank correlation）r_s，又称等级相关系数。类似于 Pearson 积矩相关系数，秩相关系数 r_s 是总体秩相关系数 ρ_s 的估计值，其取值范围介于 -1 与 1 之间，$r_s < 0$ 为负相关，$r_s > 0$ 为正相关。

Spearman 秩相关系数的计算公式为：

$$r_s = \frac{l_{pq}}{\sqrt{l_{pp}l_{qq}}} = \frac{\sum(p_i - \overline{p})(q_j - \overline{q})}{\sqrt{\sum(p_i - \overline{p})^2 \sum(q_j - \overline{q})^2}} \tag{11-3}$$

式中，p 为 x 的秩次，q 为 y 的秩次；$\bar{p}$ 为 x 的秩均值，$\bar{q}$ 为 y 的秩均值。

三、偏相关

偏相关（partial correlation）分析，是在控制其他变量的基础上，分析两变量间的线性相关，也称净相关分析。

偏相关系数计算公式为：

$$r_{ab.c} = \frac{r_{ab} - r_{ac}r_{bc}}{\sqrt{1-r_{ac}^2}\sqrt{1-r_{bc}^2}} \tag{11-4}$$

式中：$r_{ab.c}$ 表示控制 c 时，a 与 b 的线性相关系数；

r_{ab} 指 a、b 间的简单相关系数；

r_{ac} 指 a、c 间的简单相关系数；

r_{bc} 指 b、c 间的简单相关系数。

秩相关和偏相关的假设检验也同理，只是检验的统计量与线性相关有所区别。

四、相关分析操作提示

利用 SPSS 进行相关分析的操作提示如下：

（1）分析健康妇女基础代谢水平与体重的相关性，可采用线性相关（linear correlation）分析，见图 11-2(a)，SPSS 操作步骤为：

"分析（A）"→"相关（C）"→"双变量（B）"→Pearson。

（2）分析护士临床工作年限（等级）与职业压力（等级）之间的相关性，可采用 Spearman 秩相关（Spearman rank correlation）分析，见图 11-2(b)，SPSS 操作步骤为：

"分析（A）"→"相关（C）"→"双变量（B）"→Spearman。

（3）在控制身高的情况下，分析年龄和体重的关联性，可采用偏相关（partial correlation）分析，见图 11-2(c)，SPSS 操作步骤为：

"分析（A）"→"相关（C）"→"偏相关（P）"。

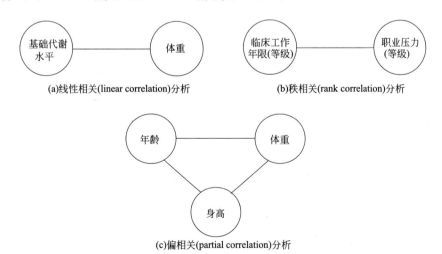

图 11-2　相关分析的例题模型

第二节　线性相关分析

线性相关适用于分析两组存在线性趋势且服从双变量正态分布计量资料间的关联。

例题 11-1　在某地一项膳食调查中，随机抽取了 14 名 40~60 岁的健康妇女，测得每人的基础代谢水平（kJ/day）与体重（kg）数据，判断这两项指标间有无关联（数据见例题 11-1.sav)？

一、问题分析

被分析的变量，均为计量变量，分析两组计量资料的相关，优先考虑参数检验的线性相关，但是线性相关有其适用条件，即：

（1）两变量服从双变量正态分布；

（2）两变量间有直线相关趋势。

进行线性相关的假设检验之前，首先需要先判断变量是否符合上述条件。

因此，进行线性相关分析的步骤为：

（1）判断变量性质及分布情况；

（2）绘制散点图，判断有无线性趋势及异常点；

（3）根据样本数据计算样本相关系数；

（4）对总体相关系数进行统计推断。

统计推断的假设为：

（1）H_0：两个变量之间没有相关性；

（2）H_1：两个变量之间有相关性。

$\alpha = 0.05$。

二、数据分析

（1）建立 SPSS 数据库并录入数据（图 11-3）。

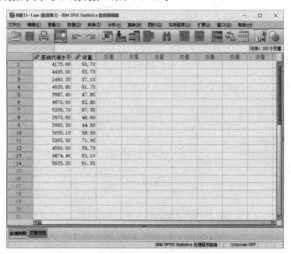

图 11-3　例题 11-1 数据录入示图

（2）判断变量分布情况，绘制散点图，判断两者是否存在线性趋势。散点图见图 11-4。

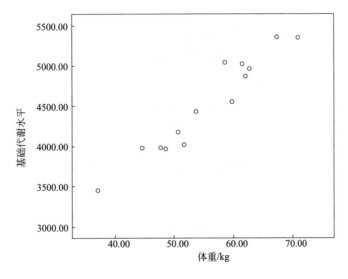

图 11-4　14 名健康妇女基础代谢水平与体重的散点图

（3）两变量均为正态分布，且存在明显的线性趋势，即数据未违反双变量正态分布的假设。继续进行线性相关分析：在菜单中选择"分析（A）"→"相关（C）"→"双变量（B）"。

（4）在"双变量相关"对话框中，把左边的变量"基础代谢水平"和"体重"移动到"变量（V）"中，再在"相关系数"部分选择"皮尔逊"（Pearson）（图 11-5）。

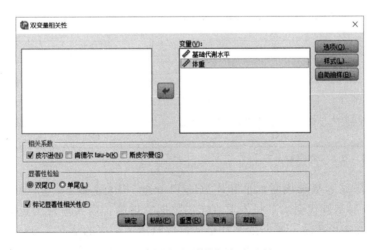

图 11-5　线性相关分析方法选择

（5）单击"选项（O）"，在"选项"对话框中，"统计"选择"平均值和标准差（M）"，单击"继续"（图 11-6）。

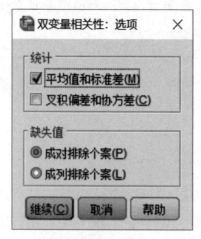

图 11-6 线性相关分析"选项（O）"界面

（6）在"双变量相关"对话框中，单击"确定"。

三、结果解读

SPSS 分析结果如表 11-1、表 11-2 所示。

表 11-1 描述统计

项目	平均值	标准差	个案数
基础代谢水平	4516.6357	597.78096	14
体重	55.5143	9.38320	14

表 11-2 相关性

基础代谢水平	皮尔逊相关性	1	0.964 **
	显著性（双尾）		0.000
	个案数	14	14
体重	皮尔逊相关性	0.964 **	1
	显著性（双尾）	0.000	
	个案数	14	14

**. 在 0.01 级别（双尾），相关性显著。

相关分析结果显示基础代谢水平和体重的 Pearson 相关系数 $r=0.964$，而这个样本相关系数是根据 14 对基础代谢水平和体重的样本数据算得的。需要对两变量总体的相关系数进行推断，软件并未给出统计推断的统计量，仅仅给出了相应的 p 值：$p<0.001$，即按 $\alpha=0.05$ 的检验水准，拒绝两变量不相关的零假设，可以认为基础代谢水平和体重之间存在正相关关系。

四、研究报告书

健康妇女基础代谢水平和体重的线性相关分析结果显示：基础代谢水平和体重之间存在正相关关系（$r=0.964$，$p<0.001$），见表 11-3。

表 11-3　健康妇女基础代谢水平和体重的相关分析结果 （$n = 14$）

	$\overline{X} \pm S$	r	p
基础代谢水平	4516.64±597.78	0.964	<0.001
体重/kg	55.51±9.38		

第三节　秩相关分析

秩相关适用于不满足双变量正态分布、总体分布未知的计量资料；数据一端或两端有不确定值的资料及等级资料。

例题 11-2　选取某大学附属医院 329 名护士作为对象，研究其临床工作年限和职业压力之间的关系（数据见例题 11-2. sav）。

研究变量信息，见表 11-4。

表 11-4　例题 11-2 研究变量

变量（variable）	定义（definition）	尺度（measure）
临床工作年限	1＝5 年以内 2＝5～10 年 3＝11～15 年 4＝15 年以上	有序分类尺度
职业压力	1＝25 分以下为低度压力 2＝26～30 分为中度压力 3＝31 分以上为重度压力	有序分类尺度

一、问题分析

被分析的变量，均为等级变量，分析两组等级资料的相关，需要采用秩相关分析。

建立假设，确定检验水准：

（1）H_0：两个变量之间没有相关性；

（2）H_1：两个变量之间有相关性。

$\alpha = 0.05$。

二、数据分析

（1）在 SPSS 中录入资料（图 11-7）。

（2）在菜单中选择"分析（A）"→"相关（C）"→"双变量（B）"（图 11-8）。

（3）在"双变量相关"对话框中，把左边的变量"工作年限"和"职业压力"移动到"变量（V）"中，再在"相关系数"部分选择"斯皮尔曼"（Spearman）（图 11-9）。单击"确定"。

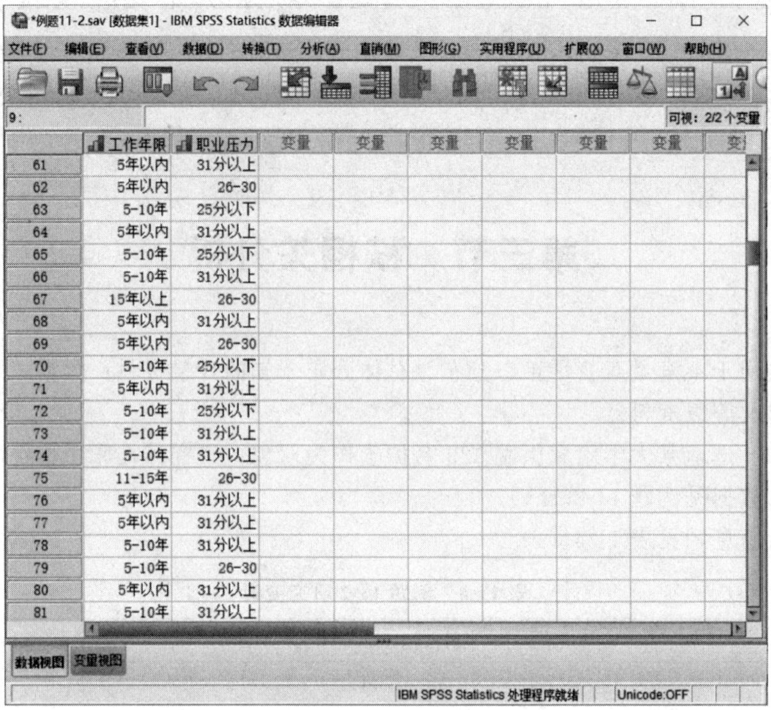

图 11-7　例题 11-2 数据录入示图

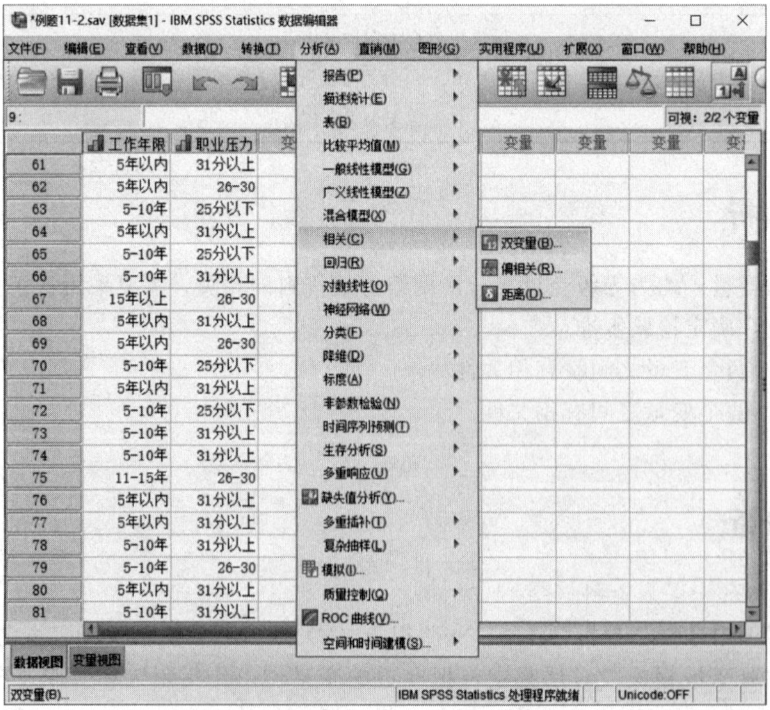

图 11-8　秩相关分析 SPSS 操作

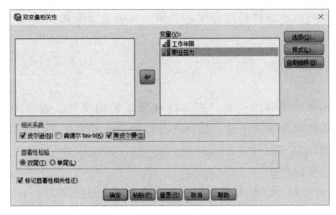

图 11-9　秩相关分析方法选择

三、结果解读

结果如表 11-5 所示。

表 11-5　相关性

项目			工作年限	职业压力
斯皮尔曼 Rho	工作年限	相关系数	1.000	-0.315^{**}
		显著性（双尾）	.	0.000
		个案数	326	326
	职业压力	相关系数	-0.315^{**}	1.000
		显著性（双尾）	0.000	.
		个案数	326	326

＊＊. 在 0.01 级别（双尾），相关性显著。

秩相关结果显示，临床工作年限和职业压力之间的 Spearman 秩相关系数 $r_s = -0.315$，$p < 0.001$，说明按 $\alpha = 0.05$ 的检验水准，拒绝两变量不相关的零假设，可以认为临床工作年限和职业压力之间存在负相关关系。

四、研究报告书

对护士临床工作年限和职业压力的秩相关分析结果显示：临床工作年限和职业压力之间存在负相关关系（$r_s = -0.315$，$p < 0.001$），见表 11-6。

表 11-6　护士临床工作年限和职业压力的秩相关分析结果（$n = 326$）

项目	r_s	p
临床工作年限 职业压力	-0.315	<0.001

第四节　偏相关分析

在现实分析中，两个变量之间的相关关系，往往有其他变量的影响或作用，而使得相关系数不能真实地体现两者的线性相关程度，当存在可能会影响两变量之间相关性的因素时，就需要使用偏相关分析。

一、提出问题

例题 11-3 利用体检得到的资料分析年龄和体重的相关性。通常人们认为身高与体重也有一定关系，个子高的人体重也重。请问，在控制身高的情况下，年龄和体重之间是否有相关关系（数据见例题 11-3. sav）?

建立假设，确定检验水准。

（1）H_0：控制身高时，年龄和体重两个变量之间不存在相关性。

（2）H_1：控制身高时，年龄和体重两个变量之间存在相关性。

$\alpha=0.05$。

二、数据分析

（1）建立 SPSS 数据库并录入数据，见图 11-10。

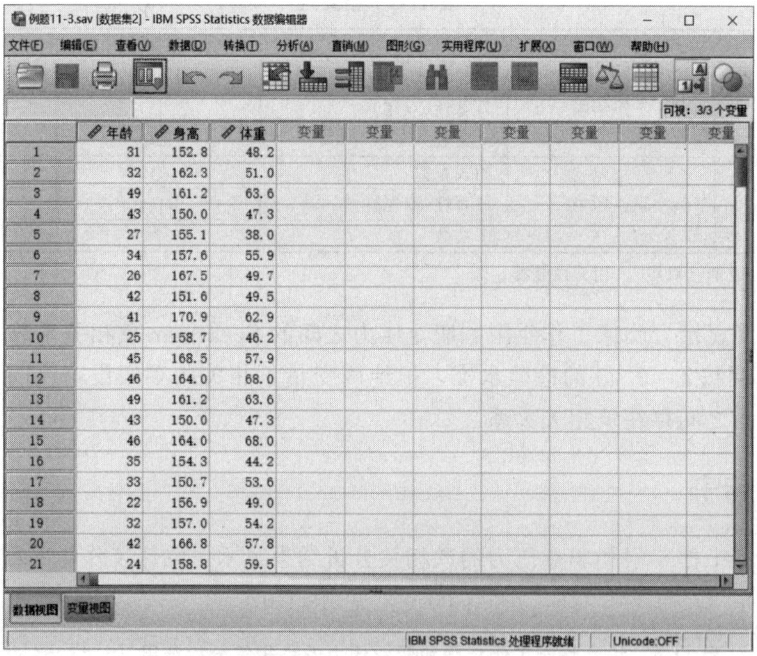

	年龄	身高	体重	变量	变量	变量	变量	变量	变量	变量
1	31	152.8	48.2							
2	32	162.3	51.0							
3	49	161.2	63.6							
4	43	150.0	47.3							
5	27	155.1	38.0							
6	34	157.6	55.9							
7	26	167.5	49.7							
8	42	151.6	49.5							
9	41	170.9	62.9							
10	25	158.7	46.2							
11	45	168.5	57.9							
12	46	164.0	68.0							
13	49	161.2	63.6							
14	43	150.0	47.3							
15	46	164.0	68.0							
16	35	154.3	44.2							
17	33	150.7	53.6							
18	22	156.9	49.0							
19	32	157.0	54.2							
20	42	166.8	57.8							
21	24	158.8	59.5							

图 11-10 例题 11-3 数据录入示图

（2）在菜单中选择“分析（A）”→“相关（C）”→“偏相关（P）”，见图 11-11。

（3）在“偏相关性”对话框中，把左边的变量“年龄”“体重”移动到右边的“变量（V）”中，再把左边变量中需要控制的变量“身高”移动到右边“控制（C）”中（图 11-12）。

（4）单击“选项（O）”，在“选项”对话框中，选择“均值和标准差（M）”和“零阶相关性（Z）”单击“继续”（图 11-13）。

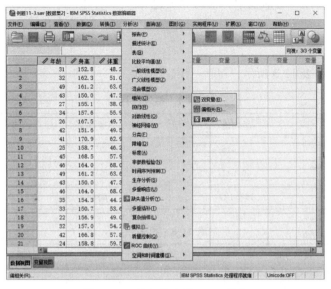

图 11-11　偏相关分析 SPSS 操作

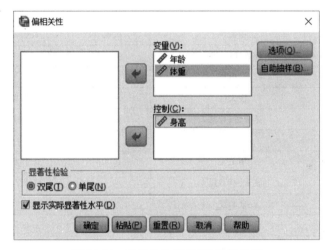

图 11-12　偏相关分析 SPSS 操作界面

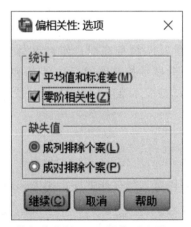

图 11-13　偏相关分析 SPSS 操作"选项（O）"界面

（5）在"偏相关性"对话框中，单击"确定"。

三、结果解读

结果如表 11-7、表 11-8 所示。

表 11-7　描述统计

	平均值	标准差	个案数
年龄	43.416	11.0553	245
体重	66.911	11.6164	245
身高	167.187	8.8515	245

表 11-8　相关性

控制变量			年龄	体重	身高
-无 -[a]	年龄	相关性	1.000	0.055	−0.118
		显著性（双尾）	.	0.389	0.064
		自由度	0	243	243
	体重	相关性	0.055	1.000	0.699
		显著性（双尾）	0.389	.	0.000
		自由度	243	0	243
	身高	相关性	−0.118	0.699	1.000
		显著性（双尾）	0.064	0.000	.
		自由度	243	243	0
身高	年龄	相关性	1.000	0.194	
		显著性（双尾）	.	0.002	
		自由度	0	242	
	体重	相关性	0.194	1.000	
		显著性（双尾）	0.002	.	
		自由度	242	0	

a. 单元格包含零阶（皮尔逊）相关性。

以上相关分析结果显示：在未控制身高时，年龄和体重之间的线性相关系数为 $r=0.055$，$p=0.389$；而偏相关分析显示控制身高后，年龄和体重之间的偏相关系数为 $r=0.194$，$p=0.002$，按 $\alpha=0.05$ 的检验水准，拒绝 H_0，接受 H_1，控制身高后，年龄和体重之间存在正相关关系。

四、研究报告书

控制身高的情况下，年龄和体重之间存在低度正相关关系（$r=0.194$，$p=0.002$），见表 11-9。

表 11-9　年龄和体重的偏相关分析结果（n＝245）

	$\overline{X}\pm S$	偏相关系数 r（控制身高）	p
年龄	43.42±11.06	0.194	0.002
体重	66.91±11.62		

课后练习题

习题 11-2-1　随机抽取 15 名健康成年人，测定其血液的凝血酶浓度（单位/毫升）及凝固时间（秒），试分析两者之间的关联性（数据见习题 11-2-1.sav）。

习题 11-3-1　某一妇产医院抽取 32 名健康孕妇，在妊娠 3～4 个月时利用 20～30 分钟进行了促进胎儿触觉能力的胎儿-母体健康程序教育。在妊娠 36～38 周时，第一次测了母体-胎儿之间相互作用；在产后 3～4 周时，第二次测了母体-胎儿的相互作用。研究变量信息见表 11-10。那么，妊娠期相互作用和分娩后相互作用之间有相关性吗（数据见例题 11-3-1.sav）？

表 11-10　孕妇调查表

变量（variable）	定义（definition）	尺度（measure）
母体-胎儿相互作用	母体-胎儿相互作用是以关于母亲和胎儿之间相互作用的孕妇认知方面内容组成，共 21 项目、4 分尺度量表，分数越高,说明其相互作用越强	比率尺度（分数）
母体-新生儿相互作用	以直接观察健康产妇与出生 3～4 周新生儿之间正常游戏刺激反应为内容组成的量表，共 10 项、4 分尺度量表，分数越高,说明其相互作用越强	比率尺度（分数）

习题 11-3-2　两名放射科医师对 13 张肺部 X 片各自做出评定结果，评定方法是按病情严重程度给出等级。他们的等级评定结果是否相关（数据见习题 11-3-2.sav）？

习题 11-4-1　想了解空腹血糖和胆固醇值的相关性。但是，有报道称空腹血糖和胆固醇值随着年龄的增大有增高的倾向。在控制年龄的情况下，两个变量之间有无相关性（数据见习题 11-4-1.sav）？

（张银玲　张晓娜）

第十二章　线性回归

"回归"（regression）是英国著名生物学家兼统计学家高尔顿（Galton）在研究人类遗传问题时提出来的。为了研究父代与子代身高的关系，高尔顿搜集了 1078 对父亲及其儿子的身高数据。他发现这些数据的散点图大致呈直线状态，也就是说，总的趋势是父亲的身高增加时，儿子的身高也倾向于增加。但是，高尔顿对试验数据进行了深入的分析，发现了一个很有趣的现象——回归效应。它反映了一个规律，大多数高个子父代的子代在成年之后的身高平均来说不是更高，而是稍矮于其父代水平；大多数矮个子父代的子代在成年之后的平均身高不是更矮，而是稍高于其父代水平。对于这个一般结论的解释是：大自然具有一种约束力，使人类身高的分布相对稳定而不产生两极分化，这就是所谓的回归效应。Galton 将这种趋向于人群平均水平的现象称之为"回归"（图 12-1）。

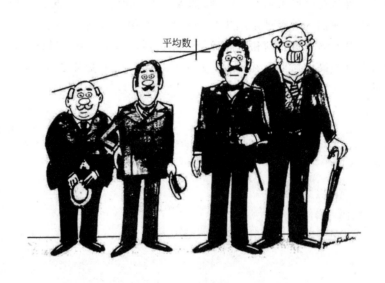

图 12-1　父代、子代身高均值回归现象示意图

第一节 回归概述

尽管"回归"名称的由来具有其特定的含义，然而，目前"回归"的含义主要反映研究变量之间的统计学关系。

一、相关与回归的联系与区别

相关和回归均可用于分析变量间非确定性的相互关联。例如某年龄段的儿童身高与体重、体温与脉搏、年龄与血压等都存在一定的联系。此时我们就可以使用相关与回归分析来解释两个变量之间的相互关联。

相关分析是一种描述变量之间的相关程度的分析方法。在相关分析中，变量之间并不存在解释和被解释的关系，即它们之间不考虑因果关系，用相关系数来表示变量之间的关联强度。

回归分析则侧重于考察变量之间数量上的依存变化关系，并通过一定的数学表达式将这种关系描述出来，进而确定一个或几个变量（自变量）的变化对另一个特定变量（因变量）的影响程度。具体来说，回归分析主要解决以下几个方面的问题：从一组样本数据出发，确定出一个或多个自变量与一个因变量之间的数学关系式；对关系式的可信度进行各种统计检验，并从影响某一特定变量的诸多变量中找出哪些变量的影响是显著的，哪些是不显著的；利用所求的关系式，根据一个或几个自变量的取值来估计或预测因变量的取值，并给出这种估计或预测的可靠程度。

二、常用的回归分析类型

本章及下章主要介绍的回归分析，包括简单线性回归分析（simple linear regression）、多因素线性回归分析（multiple linear regression）和二分类 logistic 回归分析（binary logistic regression），利用 SPSS 进行分析的操作如下所述：

（1）自我效能感对青少年的健康行为影响的分析，可采用简单线性回归分析，见图 12-2(a)，SPSS 操作步骤为：

"分析（A）"→"回归（R）"→"线性（L）"。

（2）脑卒中病人的抑郁状况、康复行为、社会支持度三者同时对其生活质量影响，可采用多因素线性回归分析，见图 12-2(b)，SPSS 操作步骤为：

"分析（A）"→"回归（R）"→"线性（L）"。

（3）利用护士的身体健康、心理健康、离职经验、组织亲和力等因素来预测护士的离职意图，可采用二分类 logistic 回归分析，见图 12-2(c)，SPSS 操作步骤为：

"分析（A）"→"回归（R）"→"二元 Logistic"。

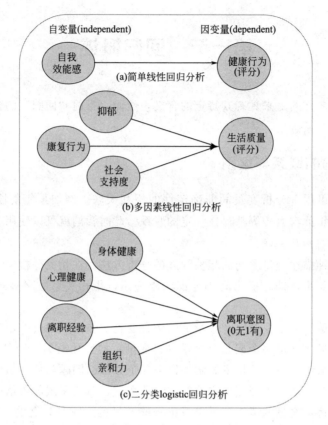

图 12-2　常见回归分析的例题模型

第二节　简单线性回归

当回归中只涉及一个自变量和一个因变量，且因变量 Y 与自变量 X 之间为线性关系时，这时的回归是最简单的回归关系，因而称为简单线性回归（simple linear regression）。

一、基本理论

（一）简单线性回归模型

因变量（dependent variable）：在回归分析中，被预测或被解释的变量，称为因变量，也称应变量或从属变量，用 Y 表示。

自变量（independent variable）：在回归分析中，用来预测或用来解释因变量的一个或多个变量，称为自变量或独立变量，用 X 表示。

回归模型（regression model）：描述因变量 Y 如何依赖于自变量 X 和误差项 ε 的方程，称为回归模型。

只涉及一个自变量和一个因变量的简单线性回归模型可表示为：

$$Y = \alpha + \beta X + \varepsilon \tag{12-1}$$

在简单线性回归模型中，Y 是 X 的线性函数（$\alpha+\beta X$ 部分）加上误差项 ε。$\alpha+\beta X$ 反映了由于 X 的变化而引起的 Y 的线性变化；ε 被称为误差项的随机变量，它反映了除 X 和 Y 之间的线性关系之外的随机因素对 Y 的影响，是不能由 X 和 Y 之间的线性关系所解释的变异性。

上述模型假定对于 X 各个取值，相应的 Y 值总体服从正态分布，其均数在一条直线上。其中，模型参数 α 为该回归直线的截距；参数 β 为回归直线的斜率，又称为回归系数（regression coefficient）。

需要注意的是，变量 X 与 Y 的这种线性关系与一般数学上的二元一次方程不同（虽然表达形式相同），它具有不确定性，两个变量不是一一对应的关系。例如，前面高尔顿所做的关于父代与子代身高的研究，明确两者数量上的关系（写出回归模型数学表达式）后，并不能直接用来预测某一确定身高父亲的孩子的身高。也就是不能按照关系式直接预测一个身高 180cm 的父亲的孩子的确切身高，而只是孩子身高的一个平均期望值。

（二）回归方程

回归方程（regression equation）：描述因变量 Y 的期望值如何依赖于自变量 X 的方程，称为回归方程。

一元线性回归方程的形式为：

$$E(Y)=\alpha+\beta X \tag{12-2}$$

一元线性回归方程的图示是一条直线，因此也称为直线回归方程。其中 α 是回归直线在 y 轴上的截距，是当 $X=0$ 时 Y 的期望值；β 是直线的斜率，它表示当 X 每变动一个单位时，Y 的平均变动值。

（三）估计的回归方程

如果回归方程中的参数 α 和 β 已知，对于一个给定的 X 的值，利用式(12-2)就能计算出 Y 的期望值。但总体回归参数 α 和 β 是未知的，必须利用样本数据去估计它们。用样本统计量 a 和 b 代替回归方程中的未知参数 α 和 β，这时就得到了估计的回归方程。

估计的回归方程（estimated regression equation）：根据样本数据求出的回归方程的估计。

对于一元线性回归，估计的回归方程形式为：

$$\hat{Y}=a+bX \tag{12-3}$$

其中：$\hat{Y}$ 是 Y 的估计值；a 是估计的回归直线在 Y 轴上的截距；b 是直线的斜率，它表示 X 每变动一个单位时，Y 的平均变动值。

（四）显著性检验

回归分析的主要目的是根据所建立的估计方程用自变量 X 来估计或预测因变量 Y 的取值。在建立了估计方程后，还不能马上进行估计或预测，因为该估计方程是根据样本数据得出的，它是否真实地反映了变量 X 和 Y 之间的关系，则需要通过检验后才能证实。

如上所述，在根据样本数据拟合回归方程时，实际上已经假定变量 X 与 Y 之间存在着线性关系，即 $Y=\alpha+\beta X+\varepsilon$，并假定误差项 ε 是一个服从正态分布的随机变量，且对不同的 X 具有相同的方差。但这些假设是否成立，需要通过检验后才能证实。

回归分析中的显著性检验主要包括两个方面的内容：①对线性回归关系的检验；②对回归系数的检验。需要注意的是总体回归系数 β 是总体回归方程有无意义的关键，如果 $\beta=0$，那么，$Y=\alpha$ 就是一个常数，无论 X 如何变化，都不会影响到 Y，回归方程也就无意义。因此，对于一元线性回归方程而言，对线性回归关系的检验等价于对回归系数的检验，只是两者所采用的方法不同。

1. 线性回归关系的检验

线性回归关系检验是检验自变量 X 和因变量 Y 之间的线性回归关系是否显著，或它们之间能否用一个线性模型 $Y=\alpha+\beta X+\varepsilon$ 来表示。

为检验两个变量之间的线性回归关系是否显著，采用方差分析的原理构造检验统计量。

对于每一个实测点 $P(X,Y)$，有 $Y-\overline{Y}=(Y-\hat{Y})+(\hat{Y}-\overline{Y})$（图 12-3）。

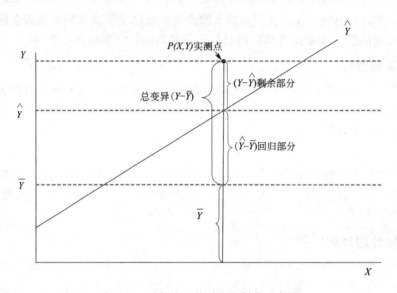

图 12-3　因变量 Y 的平方和划分示意图

将所有实测点都作上述处理，并将两端平方后再求和，可得：

$$\sum(Y-\overline{Y})^2=\sum[(Y-\hat{Y})+(\hat{Y}-\overline{Y})]^2$$

可证明 $\sum(Y-\hat{Y})(\hat{Y}-\overline{Y})=0$，所以有：

$$\sum(Y-\overline{Y})^2=\sum(Y-\hat{Y})^2+\sum(\hat{Y}-\overline{Y})]^2$$

其中，$\sum(Y-\overline{Y})^2$ 为 Y 的离均差平方和（total sum of squares），表示因变量 Y 的总变异，可用 SS_T 表示；$\sum(\hat{Y}-\overline{Y})^2$ 为回归平方和（regression sum of squares），表示在 Y 的变异中，由 X 与 Y 的线性回归关系所解释的部分，可用 SS_R 表示；$\sum(Y-\hat{Y})^2$ 为残差或者剩余平方和（residual sum of squares），表示除了 X 对 Y 的线性影响之外所有其他因素对 Y 的影响，即 Y 的变异中无法用 X 解释的部分，可用 SS_E 表示。

将 SS_R 除以其相应的自由度（自变量的个数 k，一元线性回归中自由度为 1）后的结果称为回归均方，记为 MS_R；将 SS_E 除以其相应的自由度（$n-k-1$，一元线性回归中自由度为 $n-2$）后的结果称为残差均方，记为 MS_E。见以下方差分析表 12-1。

表 12-1　方差分析表

变异来源	离均差平方和(SS)	自由度(ν)	平均方差(MS)	F
回归模型	$SS_R = \sum(\hat{Y} - \overline{Y})^2$	k	$MS_R = \dfrac{SS_R}{k}$	$\dfrac{MS_R}{MS_E}$
残差	$SS_E = \sum(Y_i - \hat{Y})^2$	$n-k-1$	$MS_E = \dfrac{SS_E}{n-k-1}$	
总变异	$SS_T = \sum(Y_i - \overline{Y})^2$	$n-1$		

如果原假设（$H_0: \beta = 0$，两个自变量之间的线性回归关系不显著）成立，则比值 MS_R/MS_E 的抽样分布服从分子自由度为 1、分母自由度为 $n-2$ 的 F 分布，即

$$F = \frac{SS_R/1}{SS_E/(n-2)} = \frac{MS_R}{MS_E} \sim F(1, n-2) \tag{12-4}$$

所以当原假设 $H_0: \beta = 0$ 成立时，MS_R/MS_E 的值应接近 1，但如果原假设 $H_0: \beta = 0$ 不成立，MS_R/MS_E 的值将趋近于无穷大。较大的 MS_R/MS_E 值将导致拒绝原假设 H_0，因此就可以断定变量 X 与 Y 之间存在着显著的线性回归关系。

线性关系检验的步骤如下：

（1）提出假设。

$H_0: \beta = 0$ 两个变量之间不存在线性回归关系；

$H_1: \beta \neq 0$ 两个变量之间存在线性回归关系；

$\alpha = 0.05$。

（2）计算检验统计量 F。

$$F = \frac{SS_R/1}{SS_E/(n-2)} = \frac{MS_R}{MS_E}$$

（3）做出决策。

根据分子自由度 $\nu_1 = 1$ 和分母自由度 $\nu_2 = n-2$ 查 F 分布表，找到显著性水平相应的临界值 F_α。若 $F > F_\alpha$，拒绝 H_0，接受 H_1，表明两个变量之间存在线性回归关系；若 $F < F_\alpha$，不拒绝 H_0，表明尚没有证据表明两个变量之间存在线性回归关系。

2. 回归系数的检验

回归系数的显著性检验是要检验自变量对因变量的影响是否显著，即检验总体回归系数 β 是否等于 0。因为总体回归系数 $\beta = 0$ 时，根据样本估算的回归方程中的样本回归系数 b 也可能不为 0。

统计证明，β 的抽样分布服从正态分布，因此，为检验总体回归系数 β 是否等于 0，采用 t 检验的原理构造用于检验的统计量，其构造类似于样本均数与总体均数（为零）比较的 t 检验，即

$$t = \frac{|b - 0|}{S_b} \tag{12-5}$$

其中，
$$S_b = \frac{S_{Y \cdot X}}{\sqrt{l_{XX}}}, \quad S_{Y \cdot X} = \sqrt{ss_E/\nu_E} = \sqrt{MS_E}$$

式中，S_b 为样本回归系数的标准误，反映样本回归系数与总体回归系数之间的抽样误差。

$S_{Y \cdot X}$ 为剩余标准差，是指扣除了 X 对 Y 的影响后，Y 对于回归直线的离散程度。该统计量服从自由度 $n-2$ 的 t 分布。

回归系数显著性检验的具体步骤如下：

（1）建立检验假设。

H_0：$\beta = 0$；

H_1：$\beta \neq 0$；

$\alpha = 0.05$。

（2）计算检验的统计量。

$$t = \frac{|b-0|}{S_b}, \nu = n-2$$

（3）做出决策。

根据自由度 $\nu = n-2$ 查 t 分布表，找到相应的临界值 $t_{\alpha/2}$，若 $|t| > t_{\alpha/2}$，拒绝 H_0，回归系数等于 0 的可能性小于 α，表明自变量 X 对因变量 Y 的影响是显著的，换言之，两个自变量之间存在着显著的线性关系；若 $|t| < t_{\alpha/2}$，则不拒绝 H_0，尚不能证明 X 对 Y 的影响显著，或者说，二者之间尚不存在显著的线性关系。

在进行显著性检验时，有以下两点需要注意：

① 对回归系数进行检验时，如果拒绝了 H_0：$\beta = 0$，仅是表明在 X 的样本观测值范围内，X 和 Y 之间存在线性回归关系，若无充分理由，应避免随意外延。

② 在一元线性回归中，自变量只有一个，上面介绍的 F 检验和 t 检验是等价的，也就是说，如果 H_0：$\beta = 0$ 被 t 检验拒绝，它也将被 F 检验所拒绝。但是多因素回归分析中，这两种检验的意义是不同的，F 检验只是用来检验总体回归关系的显著性，而 t 检验则是检验各个回归系数的显著性。

（五）回归方程的拟合效果评价

除了显著性的检验，线性回归中还有一个重要的用以评价回归方程拟合效果的统计指标：决定系数（coefficient of determination），其计算公式如下：

$$R^2 = \frac{SS_R}{SS_T} = \frac{\sum(\hat{Y} - \overline{Y})^2}{\sum(Y_i - \overline{Y})^2} \tag{12-6}$$

反映的是回归引起的变异占总变异的比重。决定系数 R^2 的值总是落在 0 与 1 之间，R^2 值越接近 0，此回归方程的拟合越差，预测越是无效；反之，当 R^2 值接近 1，则回归方程能够很有效地用来预测，其拟合效果很好。

另外，需要判断所求出的回归方程的决定系数（R^2）有无统计学意义，检验统计量同线性回归关系的 F 检验，对线性回归模型的拟合优度检验就等价于对线性回归模型的假设检验。

二、简单线性回归分析

（一）问题分析

例题 12-1　随机抽取 15 名健康成年人，测定其血液的凝血酶浓度（单位/毫升）及凝固时间（秒），预探索随凝血酶浓度、凝血时间的变化如何（数据见例题 12-1.sav）？

针对上述问题，其变量分别为凝血酶浓度和凝血时间，均为计量变量。描述两计量变量在数量上的依存变化关系，应采用线性回归分析，且因变量为凝血时间，自变量为凝血酶浓度。

回归分析的步骤，可以归纳为以下几个步骤：

（1）绘制散点图（观察是否有线性趋势、异常点）；

（2）估计回归参数，列出回归方程；

（3）对回归方程进行假设检验，并评价回归方程的拟合效果；

（4）解释回归系数的统计学意义。

（二）数据分析

（1）在 SPSS 中录入资料，见图 12-4。

	受试者编号	凝血酶浓度	凝血时间
1	1	1.1	13
2	2	1.2	13
3	3	1.0	15
4	4	.9	15
5	5	1.2	13
6	6	1.1	14
7	7	.8	16
8	8	.6	17
9	9	1.0	14
10	10	.9	16
11	11	1.1	15
12	12	.7	16
13	13	1.1	14
14	14	.6	18
15	15	.7	17

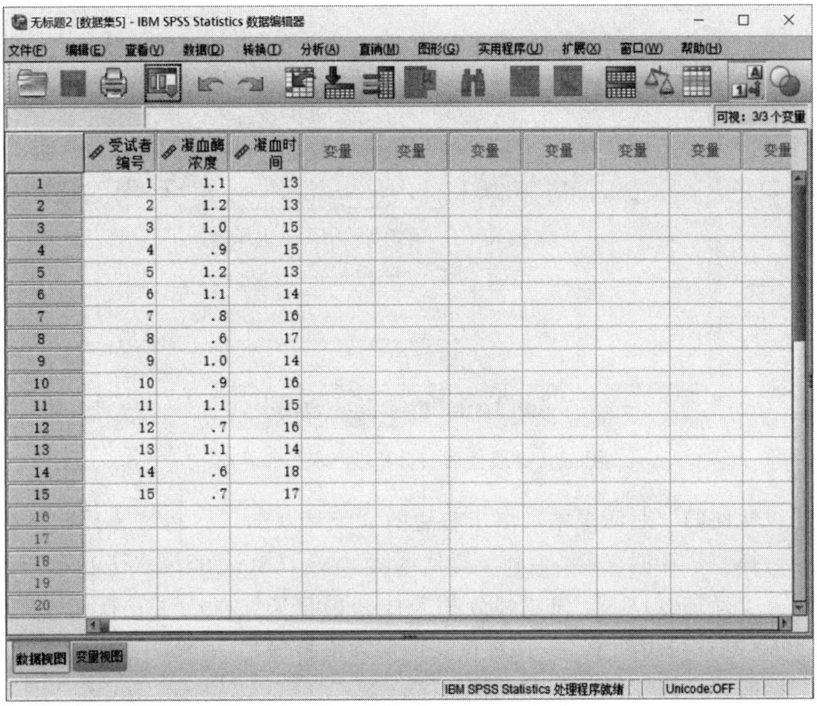

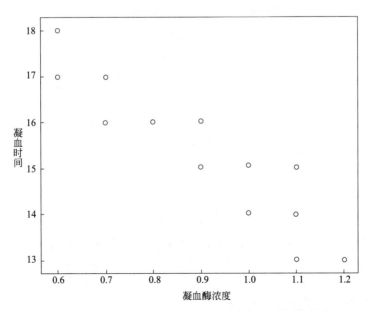

图 12-4　例题 12-1 数据录入示图

（2）绘制散点图，判断两者是否存在线性趋势，是否存在异常点等。散点图见图 12-5。

图 12-5　15 名健康成年人凝血酶浓度与凝血时间散点图

（3）图 12-5 中，两变量间存在明显的线性趋势，继续进行回归分析的主要步骤：在菜单中选择"分析（A）"→"回归（R）"→"线性（L）"。

（4）在"线性回归"对话框中，把左边的变量"凝血酶浓度"移动到右边的"自变量（I）"中，"凝血时间"移动到右边的"因变量（D）"中，见图 12-6。

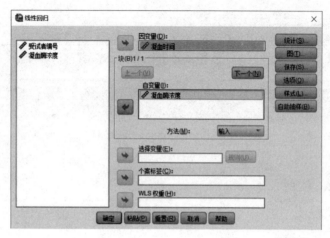

图 12-6　线性回归分析 SPSS 操作界面

（5）在"线性回归"对话框中，单击右边的"统计（S）"。在"统计"对话框中，"回归系数"部分选择"估算值（E）"和"置信区间（N）（默认 95％水平）"；右边选择"模型拟合（M）"、"描述（D）"和"部分相关性和偏相关性（P）"；在"残差"部分选择"个案诊断（C）（默认超出均值±3 倍标准差的值为离群值）"，见图 12-7，选定以上选项后单击"继续"返回到"线性回归"对话框。

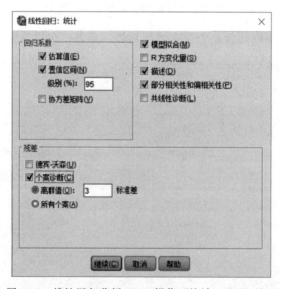

图 12-7　线性回归分析 SPSS 操作"统计（S）"界面

（6）在"线性回归"对话框中，单击右边的"图（T）"。在"图"对话框中，将左边的 ZRESID（standardized residuals，标准化残差）移动至右边的"Y"中，将 ZPRED（standardized predicted values，标准化预测值）移动至"X"中；标准化残差图部分选择"直方图"和

"正态概率图",单击"继续",见图 12-8。返回到"线性回归"对话框,单击"确定"。

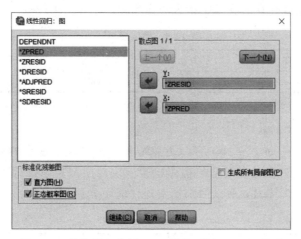

图 12-8　线性回归分析 SPSS 操作"图(T)"界面

(三)结果解读

SPSS 结果显示如下:

(1)统计描述表是对两个变量的描述(表 12-2)。

表 12-2　统计描述

项目	平均值	标准偏差	个案数
凝血时间	15.07	1.580	15
凝血酶浓度	0.933	0.2093	15

(2)两个变量的相关系数表中,得出 Pearson $r = -0.936$,$p(Sig.) < 0.001$,说明相关系数值是具有统计学意义的(表 12-3)。

表 12-3　相关性

		凝血时间	凝血酶浓度
皮尔逊相关性	凝血时间	1.000	-0.936
	凝血酶浓度	-0.936	1.000
显著性(单尾)	凝血时间	.	0.000
	凝血酶浓度	0.000	.
个案数	凝血时间	15	15
	凝血酶浓度	15	15

(3)模型中变量进入和移出的情况。表 12-4 反映的信息为本例的因变量为"凝血时间",建立了一个回归模型,将所请求分析的自变量(即"凝血酶浓度")以"输入(Enter)"的方式纳入了回归方程。

表 12-4　输入/除去的变量[a]

模型	输入的变量	除去的变量	方法
1	凝血酶浓度[b]	.	输入

a. 因变量:凝血时间。

b. 已输入所请求的所有变量。

（4）模型摘要（model summary）表结果：相关系数 r 为 0.936，决定系数 R^2 为 0.876，即回归引起的变异在总变异中所占的比率为 0.876（表 12-5）。

表 12-5　模型摘要[b]

模型	R	R^2	调整后 R^2	标准估算的误差
1	0.936[a]	0.876	0.867	0.576

a. 预测变量：（常量），凝血酶浓度。

b. 因变量：凝血时间。

（5）方差分析结果：通过 ANOVA（方差分析）表判断所求出的回归模型的决定系数（R^2）有无统计学意义，也是对模型的整体检验（线性回归关系的检验）。由表 12-6 可知，$F = 92.187$，$p(Sig) < 0.001$，所以回归模型具有统计学意义。

表 12-6　ANOVA[a]

模型		平方和	自由度	均方	F	显著性
1	回归	30.616	1	30.616	92.187	0.000[b]
	残差	4.317	13	0.332		
	总计	34.933	14			

a. 因变量：凝血时间。

b. 预测变量：（常量），凝血酶浓度。

（6）SPSS 结果的系数（coefficients）表计算出根据样本估计的回归系数，如表 12-7 所示，常数项 $a = 21.661$，回归系数 b 为 -7.065，结果同时给出了 95% 置信区间，并对总体回归系数进行了 t 检验，结果显示：$t = -9.601$，$p(Sig) < 0.001$，说明回归系数具有统计学意义。

表 12-7　系数[a]

模型	未标准化系数		标准化系数	t	显著性	B 的 95.0% 置信区间		相关性		
	B	标准误差	Beta			下限	上限	零阶	偏	部分
1　（常量）	21.661	0.703		30.824	0.000	20.143	23.179			
凝血酶浓度	-7.065	0.736	-0.936	-9.601	0.000	-8.655	-5.476	-0.936	-0.936	-0.936

a. 因变量：凝血时间。

回归方程中回归系数一般选用非标准化系数（unstandardized coefficients：B），不选用标准化系数（standardized coefficients：β），根据表 12-7 的结果，所求的回归方程式如下：

$$凝血时间 = 21.661 - 7.065 \times 凝血酶浓度$$

式中，$b = -7.065$，意味着凝血酶浓度每增加 1 个单位时，凝血时间平均缩短 7.065 秒。例如，凝血酶浓度为 1 单位/毫升，平均凝血时间为 14.6 秒。但应注意为了求出此回归模型所利用的数据范围是 0.6~1.2，所以，如果凝血酶浓度不在此范围时，就不能用此方程来预测凝血时间的期望值。

其次，所谓标准化系数是指消除了因变量和自变量所取单位的影响之后的回归系数，取值范围是 -1~1；其绝对值的大小反映了自变量对因变量的影响程度。如在多元回归分析中，有多个自变量，比较各自变量对因变量影响的大小，就需要消除因单位不同而导致的数值不同，这时必须采用标准化回归系数。

（7）在分析时，我们选择了"个案诊断"（图 12-7）。也就是要求软件分析观察值中有无异常值的存在，一般标准化残差值超过 3，则可以认为是异常值。本例中不存在异常值，因此没有输出相关表格。

（8）残差统计表中出现的是以凝血时间预测值为基准的残差统计量（表 12-8）。

表 12-8　残差统计[a]

项目	最小值	最大值	平均值	标准偏差	个案数
预测值	13.18	17.42	15.07	1.479	15
残差	−0.889	1.111	0.000	0.555	15
标准预测值	−1.274	1.593	0.000	1.000	15
标准残差	−1.543	1.928	0.000	0.964	15

a. 因变量：凝血时间。

（9）标准化残差图：从回归标准化残差的直方图（图 12-9）和标准 P-P 图（图 12-10）可以看出，残差服从正态分布；从残差散点图（图 12-11）可以看出残差以 0 为中心均匀分布，说明回归模型是线性方程且等方差（equal variance）。

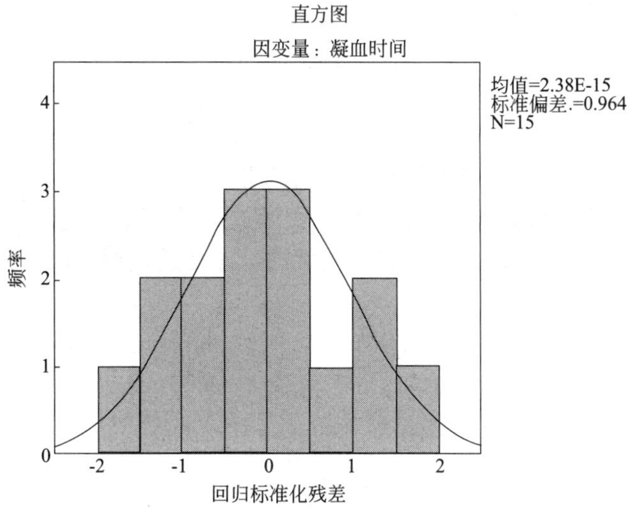

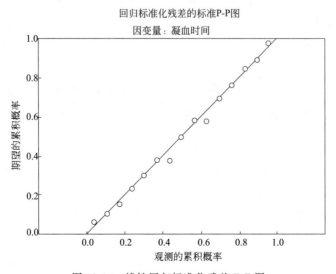

图 12-9　线性回归标准化残差直方图

图 12-10　线性回归标准化残差 P-P 图

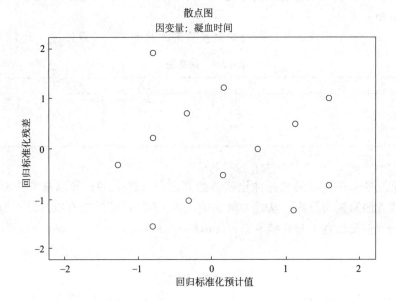

图 12-11　线性回归标准化残差散点图

即本研究中求出的回归模型满足回归方程的所有假设：

① 两个变量存在线性趋势（linear），见两变量散点图（图 12-5）；

② 各次观察相互独立（independent），通常通过专业进行判断，本例中各人的取值互相独立；

③ 每个 X 对应的 Y 的总体为正态分布（normal distribution），见回归标准化残差的直方图（图 12-9）和标准 P-P 图（图 12-10）；

④ Y 的各个正态分布的总体方差相等（equal variance），见残差散点图。

（四）研究报告书

通过一元线性回归分析凝血酶浓度对凝血时间的影响，结果显示：凝血酶浓度越高，凝血时间越短，凝血酶浓度每增加 1 个单位，凝血时间平均缩短 7.065 秒。两者间建立的回归方程为：凝血时间 = 21.661 - 7.065 × 凝血酶浓度。回归方程具有统计学意义（$F = 92.187$，$p < 0.001$），R^2 为 0.876，即回归引起的变异在总变异中所占的比重为 87.6%，具体见表 12-9。

表 12-9　成人血液凝血酶浓度对凝血时间影响的回归分析（$n = 15$）

自变量	非标准化回归系数 B	标准误 SE	标准化回归系数 β	t	p
常数	21.661	0.703		30.824	<0.001
凝血酶浓度	-7.065	0.736	-0.936	-9.601	<0.001

注：回归方程的方差分析检验：$F = 92.187$，$p < 0.001$；$R^2 = 0.876$。

回归方程：凝血时间 = 21.661 - 7.065 × 凝血酶浓度

第三节　多因素线性回归

在许多实际问题中，影响因变量的因素往往有多个，这种一个因变量同多个自变量的回归问题就是多因素回归，当因变量同各个自变量之间为线性关系时，称为多因素线性回归（multivariable linear regression）。

一、基本理论

（一）多因素线性回归模型

多因素线性回归分析的原理与简单线性回归的原理基本相同，但计算上要复杂得多。设因变量为 Y，k 个自变量分别为 X_1，X_2，$\cdots$，X_k，则多因素线性回归模型为：描述因变量 Y 如何依赖于自变量 X_1，X_2，$\cdots$，X_k 和误差项 ε 的方程。

多因素线性回归模型的一般形式可表示为：

$$Y = \alpha + \beta_1 X_1 + \beta_2 X_2 + \cdots + \beta_k X_k + \varepsilon \tag{12-7}$$

其中 β_1，β_2，$\cdots$，β_k 是模型的参数，ε 为误差项。

式(12-7) 表明：Y 是 X_1，X_2，$\cdots$，X_k 的线性函数（$\alpha + \beta_1 X_1 + \beta_2 X_2 + \cdots + \beta_k X_k$ 部分）加上误差项 ε。误差项反映了除 X_1，X_2，$\cdots$，X_k 对 Y 的线性关系之外的随机因素对 Y 的影响，是不能由 X_1，X_2，$\cdots$，X_k 与 Y 之间的线性关系所解释的变异性。

与简单线性回归类似，多因素线性回归模型对误差项 ε 同样有 3 个基本的假定：

（1）误差项 ε 是一个期望值为 0 的随机变量，即 $E(\varepsilon)=0$。这意味着对于给定 X_1，X_2，$\cdots$，X_k 的值，Y 的期望值为 $E(y)=\alpha + \beta_1 X_1 + \beta_2 X_2 + \cdots + \beta_k X_k$。

（2）对于自变量 X_1，X_2，$\cdots$，X_k 的所有值，ε 的方差 σ^2 都相同。

（3）误差项 ε 是一个服从正态分布的随机变量，且相互独立，即 $\varepsilon \sim N(0,\sigma^2)$。

独立性意味着对于自变量 X_1，X_2，$\cdots$，X_k 一组特定值，它所对应的 ε 与 X_1，X_2，$\cdots$，X_k 任意一组其他值所对应的 ε 不相关。正态性意味着对于给定的 X_1，X_2，$\cdots$，X_k 的值，因变量 Y 也是一个服从正态分布的随机变量。

（二）回归方程

描述 Y 的期望值如何依赖于 X_1，X_2，$\cdots$，X_k 的方程，称为多因素线性回归方程（multivariable linear regression equation）。

根据回归模型的假定，得到回归方程如下：

$$E(Y) = \alpha + \beta_1 X_1 + \beta_2 X_2 + \cdots + \beta_k X_k \tag{12-8}$$

式中，α 为常数项，亦称截距。β_1，β_2，$\cdots$，β_k 为相应于各自变量的偏回归系数，它表示当其他的各自变量都保持一定时，指定的某一自变量每变动一个单位，因变量 Y 的平均改变值。如 β_1 表示在其他自变量固定不变时，X_1 每变动一个单位，因变量 Y 平均改变 β_1 个单位。

另外，与简单线性回归不同，多因素线性回归存在多个自变量，当回归模型中两个或两个以上的自变量彼此相关时，则称回归模型中存在多重共线性（multicollinearity）。存在多重共线可导致结果与客观事实不符、估计方程不稳定等诸多问题。

二、多因素线性回归分析

（一）问题分析

例题 12-2 为研究职业压力、职业满意度、组织承诺、工作疲溃感等因素对护士离职意图的影响，通过问卷调查收集了以上相关资料（各变量资料均为相应量表测量所得总分的条目均分）。请分析一下护士离职意图的影响因素（数据见例题 12-2. sav）。

本研究涉及多个自变量与 1 个因变量之间的因果关系的判断，且因变量离职意愿为计量变量，需要采用多因素线性回归对其进行分析。

分析步骤与方法和简单线性回归分析相类似：

（1）估计回归参数，列出回归方程。

（2）对回归方程进行假设检验，并评价回归方程的拟合效果。

（3）判断各回归系数有无统计学意义。

（二）数据分析

（1）建立数据库，录入数据，见图 12-12。

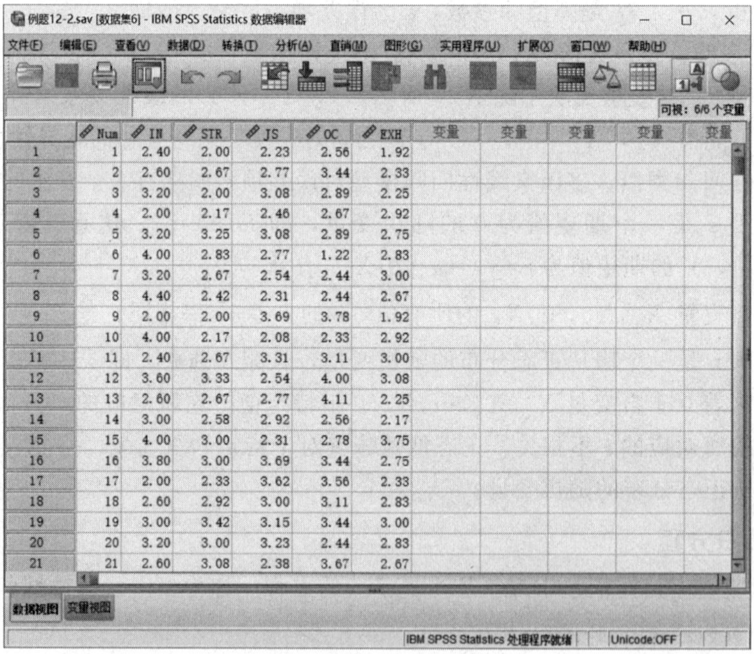

	Num	IN	STR	JS	OC	EXH	变量	变量	变量	变量	变量
1	1	2.40	2.00	2.23	2.56	1.92					
2	2	2.60	2.67	2.77	3.44	2.33					
3	3	3.20	2.00	3.08	2.89	2.25					
4	4	2.00	2.17	2.46	2.67	2.92					
5	5	3.20	3.25	3.08	2.89	2.75					
6	6	4.00	2.83	2.77	1.22	2.83					
7	7	3.20	2.67	2.54	2.44	3.00					
8	8	4.40	2.42	2.31	2.44	2.67					
9	9	2.00	2.00	3.69	3.78	1.92					
10	10	4.00	2.17	2.08	2.33	2.92					
11	11	2.40	2.67	3.31	3.11	3.00					
12	12	3.60	3.33	2.54	4.00	3.08					
13	13	2.60	2.67	2.77	4.11	2.25					
14	14	3.00	2.58	2.92	2.56	2.17					
15	15	4.00	3.00	2.31	2.78	3.75					
16	16	3.80	3.00	3.69	3.44	2.75					
17	17	2.00	2.33	3.62	3.56	2.33					
18	18	2.60	2.92	3.00	3.11	2.83					
19	19	3.00	3.42	3.15	3.44	3.00					
20	20	3.20	3.00	3.23	2.44	2.83					
21	21	2.60	3.08	2.38	3.67	2.67					

图 12-12 例题 12-2 数据录入示图

（2）菜单中选择“分析（A）”→“回归（R）”→“线性（L）”。

（3）在“线性回归”对话框中，把左边的变量：“职业压力”“职业满意度”“组织承诺”和“工作疲溃感”移动到右边的“自变量（I）”框中，“离职意图”移动到右边的“因变量（D）”中，“方法（M）”本例选择“输入（Enter）”，见图 12-13。

关于变量进入方程的方法（M），SPSS 提供了强行进入法（“输入”Enter）、逐步回归法（“步进”Stepwise）、强行剔除法（“除去”Remove）、向后移除法（“后退”Backward）

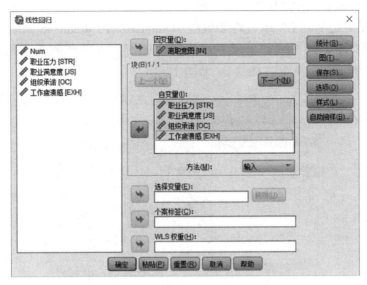

图 12-13 线性回归分析 SPSS 操作界面

以及向前选择法（"前进" Forward）。利用区块（"块（B）"Block）可以实现对不同的变量采用不同方法进入方程，即将拟采用同一进入方法的变量放在一个区块下。以下是对各种自变量筛选方法的简介，研究者可根据分析目的进行选择。

Enter 法：强行进入，所选自变量全部纳入模型，不筛选变量。

Forward 法：向前选择，根据标准逐个引入自变量，找到有统计学意义且 p 值最小的组合，直到剩余自变量中没有可引入的自变量为止。

Backward 法：向后移除，与 Fordward 相反，Backward 法先将全部自变量引入方程，然后按照标准逐个剔除不显著的变量，直到方程中没有可以剔除的变量为止。

Stepwise 法：逐步回归，结合了 Forward 和 Backward 两种方法。在逐步引入显著自变量的同时，剔除已引入不显著的自变量，直到方程没有可加入和可剔除的变量为止。

Remove 法：强行剔除，一般与 Block 连用。按照剔除标准将同一个 Block 中的变量强行剔除掉。

（4）在"线性回归"对话框中，单击右边的"统计（S）"。在"统计"对话框中，"回归系数"部分选择"估算值（E）"和"置信区间（N）（默认 95% 水平）"；右边选择"模型拟合（M）"、"描述（D）"和"部分相关性和偏相关性（P）"；在"残差"部分选择"德宾-沃森（U）（Durbin-Watson）"、"个案诊断（C）（默认超出均值±3倍标准差的值为离群值）"，见图 12-14，选定以上选项后单击"继续"，返回到"线性回归"对话框。

（5）在"线性回归"对话框中，单击右

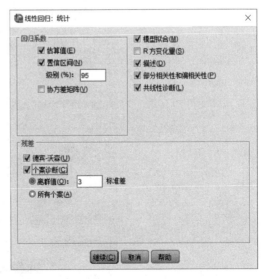

图 12-14 线性回归分析 SPSS 操作"统计（S）"界面

边的"图（T）"。在"图"对话框中，将左边的 ZRESID（standardized residuals，标准化残差）移动至右边的"Y"中，将 ZPRED（standardized predicted values，标准化预测值）移动至"X"中，选择"产生所有部分图（P）"；标准化残差图部分选择"直方图"和"正态概率图"，单击"继续"，见图 12-15。

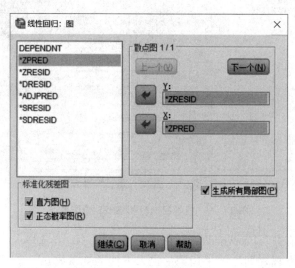

图 12-15　线性回归分析 SPSS 操作"图（T）"界面

（6）在"线性回归"对话框中，单击右边的"保存（S）"。在"保存"对话框的距离（distances）部分选择"库克距离（Cook's distances）"，见图 12-16。单击"继续"，返回到"线性回归"对话框，单击"确定"。

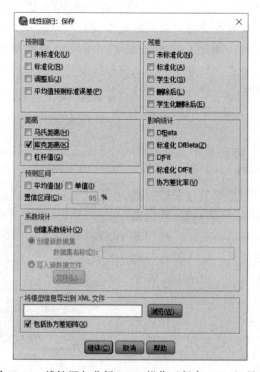

图 12-16　线性回归分析 SPSS 操作"保存（S）"界面

（三）结果解读

（1）描述统计表显示各变量的均值、标准差、样本例数等简单的描述性统计结果（表 12-10）。

表 12-10 描述统计

项目	平均值	标准偏差	个案数
离职意图	2.8618	0.81901	408
职业压力	2.5482	0.46111	408
职业满意度	3.0321	0.50179	408
组织承诺	3.0607	0.62799	408
工作疲溃感	2.7304	0.63639	408

（2）相关系数表为各变量间的 Pearson 相关系数和统计检验结果。如果各自变量间的相关系数过大，提示多重共线的可能。一般自变量间的相关系数大于 0.8 或 0.9 时，应对相关变量进行处理或者去掉后再进行分析。表 12-11 所示表格中所有变量的相关系数值均小于 0.8，且均具有统计学意义。

表 12-11 相关性

		离职意图	职业压力	职业满意度	组织承诺	工作疲溃感
皮尔逊相关性	离职意图	1.000	0.439	−0.467	−0.590	0.495
	职业压力	0.439	1.000	−0.385	−0.328	0.413
	职业满意度	−0.467	−0.385	1.000	0.556	−0.339
	组织承诺	−0.590	−0.328	0.556	1.000	−0.421
	工作疲溃感	0.495	0.413	−0.339	−0.421	1.000
显著性（单尾）	离职意图	.	0.000	0.000	0.000	0.000
	职业压力	0.000	.	0.000	0.000	0.000
	职业满意度	0.000	0.000	.	0.000	0.000
	组织承诺	0.000	0.000	0.000	.	0.000
	工作疲溃感	0.000	0.000	0.000	0.000	.
个案数	离职意图	408	408	408	408	408
	职业压力	408	408	408	408	408
	职业满意度	408	408	408	408	408
	组织承诺	408	408	408	408	408
	工作疲溃感	408	408	408	408	408

（3）模型中变量进入和移出的情况。本例的因变量为"离职意图"，建立了一个回归模型，将所请求分析的自变量（包括"工作疲溃感""职业满意度"、"职业压力"和"组织承诺"）以"输入（Enter）"的方式纳入了回归方程（表 12-12）。

表 12-12 输入/除去的变量[a]

模型	输入的变量	除去的变量	方法
1	工作疲溃感，职业满意度，职业压力，组织承诺[b]	.	输入

a. 因变量：离职意图。

b. 已输入所请求的所有变量。

（4）模型摘要表输出模型的一些拟合优度评价指标及对残差的德宾-沃森检验结果。

结果显示模型复相关系数 $r = 0.681$，说明所有自变量与离职意图之间的回归关系比较密切；决定系数 $R^2 = 0.464$，即模型中的自变量可以解释离职意图总变异的 46.4%。

另外，检验误差是否相关（即残差独立性）的德宾-沃森（Durbin-Watson）检验的统计量为 2.001。Durbin-Watson 的检验统计量 d 值的范围在 0～4 之间，由独立变量和样本个数决定。其分布介于两个极限分布之间，相应的临界值 d_L、d_U 可以通过 D-W 检验临界值表查出。若计算出的 $d \leqslant d_L$ 或 $\geqslant 4 - d_L$ 说明存在自相关；$d_U < d < 4 - d_U$，说明不存在自相关；$d_L < d \leqslant d_U$ 或 $4 - d_U \leqslant d < 4 - d_L$，不能下结论。DW 检验统计值在 2 左右时，不存在自相关。本例 d 值为 2.001，说明没有自我相关（表 12-13）。

表 12-13　模型摘要[b]

模型	R	R^2	调整后 R^2	标准估算的误差	德宾-沃森
1	0.681[a]	0.464	0.458	0.60281	2.001

a. 预测变量：（常量），工作疲溃感，职业满意度，职业压力，组织承诺。

b. 因变量：离职意图。

（5）方差分析表输出回归模型检验结果。通过 ANOVA（方差分析）表判断所求出的回归模型的决定系数（R^2）有无统计学意义。由表 12-14 可知 $F = 87.075$，$p < 0.001$，至少有一个自变量的回归系数不为 0，回归模型有统计学意义。

表 12-14　ANOVA[a]

模型		平方和	自由度	均方	F	显著性
1	回归	126.564	4	31.641	87.075	0.000[b]
	残差	146.440	403	0.363		
	总计	273.004	407			

a. 因变量：离职意图。

b. 预测变量：（常量），工作疲溃感，职业满意度，职业压力，组织承诺。

（6）回归系数表是偏回归系数的估计值，包括非标准化系数、标准化系数及各个偏回归系数是否为 0 的 t 检验。由于本例还同时选择了 $95\%CI$、部分相关和偏相关、共线性诊断，结果在表 12-15 所示的表格中一并输出。

在整体回归模型检验（上述方差分析）有意义的基础上，再查看根据样本估计的各自变量回归系数的值及其检验结果：由下表可知各回归系数 t 检验的 p 值均 < 0.05，即各自变量偏回归系数均不为 0，最终回归模型为：离职意图 $= 3.315 + 0.318$ 职业压力 $- 0.188$ 职业满意度 $- 0.486$ 组织承诺 $+ 0.290$ 工作疲溃感。在其他变量固定不变的基础上，职业压力得分每增加 1 分，离职意图得分就平均增加 0.318 分；职业满意度得分每增加 1 分，离职意图得分就平均降低 0.188 分；组织承诺得分每增加 1 分，离职意图得分就平均降低 0.486 分；工作疲溃感得分每增加 1 分，离职意图得分就平均增加 0.290 分。

标准化回归系数排除了不同自变量量纲不同的影响，标准化回归系数可以用来比较各个自变量对因变量 Y 的影响强度，在有统计学意义的前提下，标准化回归系数绝对值越大，相应自变量对因变量 Y 的影响也就越大。其意义为固定其他自变量，该自变量每改变 1 个标准差，因变量平均改变的标准差个数。本例结果显示：对离职意图影响从大到小的因素依次为组织承诺、工作疲溃感、职业压力、职业满意度。

共线性统计部分提供了容差（tolerance）和方差膨胀因子（VIF）。容差（tolerance）值为 0~1，如果容差值小于 0.1，则认为有多重共线性。而如果 VIF 值大于 10，可以认为有多重共线性。本研究结果显示独立变量之间没有多重共线性。

表 12-15　系数[a]

模型		未标准化系数		标准化系数	t	显著性	B 的 95.0% 置信区间		相关性			共线性统计	
		B	标准误差	Beta			下限	上限	零阶	偏	部分	容差	VIF
1	（常量）	3.315	0.362		9.158	0.000	2.604	4.027					
	职业压力	0.318	0.074	0.179	4.277	0.000	0.172	0.464	0.439	0.208	0.156	0.759	1.318
	职业满意度	−0.188	0.074	−0.115	−2.526	0.012	−0.334	−0.042	−0.467	−0.125	−0.092	0.643	1.556
	组织承诺	−0.486	0.060	−0.373	−8.094	0.000	−0.604	−0.368	−0.590	−0.374	−0.295	0.628	1.592
	工作疲溃感	0.290	0.055	0.225	5.294	0.000	0.182	0.398	0.495	0.255	0.193	0.735	1.360

a. 因变量：离职意图。

（7）共线性诊断（collinearity diagnostics）表输出了特征值（eigenvalue）、条件索引（condition index）、方差比例（variance proportions）等指标，可以详细判断变量的多重共线性问题。但是，初学者们利用 Tolerance 值和 VIF 值判断即可（表 12-16）。

表 12-16　共线性诊断[a]

模型	维	特征值	条件指标	方差比例				
				（常量）	职业压力	职业满意度	组织承诺	工作疲溃感
1	1	4.872	1.000	0.00	0.00	0.00	0.00	0.00
	2	0.085	7.578	0.00	0.04	0.03	0.09	0.17
	3	0.024	14.382	0.00	0.59	0.04	0.58	0.58
	4	0.014	18.442	0.01	0.55	0.83	0.11
	5	0.005	30.348	0.99	0.37	0.37	0.07	0.14

a. 因变量：离职意图。

（8）个案诊断（casewise diagnostics）告诉我们输入的变量中有无异常值。一般标准化残差值超过 3，则可以认为是异常值。在这里第 238 个案例被定为异常值。统计分析时需要分析产生的原因，如有必要，可以除去异常值后再进行分析（表 12-17）。

表 12-17　个案诊断[a]

个案号	标准残差	离职意图	预测值	残差
238	−3.008	1.40	3.2135	−1.81354

a. 因变量：离职意图。

（9）残差统计（residuals statistics）表中输出的是以离职意图预测值为基准的残差统计量。这里可利用库克距离（Cook's distance）判断强影响点：库克距离值越大对回归估计值影响越大，库克距离 >0.5，可能为强影响点，>1 严重怀疑是强影响点。

这里显示库克距离的最大值为 0.069，说明没有强影响点。如果最大值＞1，则需要到数据视窗中确定对应的案例，因为库克距离被保存在了数据中（表 12-18）。

表 12-18　残差统计[a]

项目	最小值	最大值	平均值	标准偏差	个案数
预测值	1.0934	4.4117	2.8618	0.55764	408
标准预测值	−3.171	2.780	0.000	1.000	408
预测值的标准误差	0.033	0.152	0.064	0.019	408
调整后预测值	1.0966	4.4167	2.8612	0.55742	408
残差	−1.81354	1.54298	0.00000	0.59984	408
标准残差	−3.008	2.560	0.000	0.995	408
学生化残差	−3.045	2.609	0.000	1.002	408
剔除残差	−1.85730	1.61213	0.00058	0.60814	408
学生化剔除残差	−3.076	2.628	0.000	1.005	408
马氏距离(D)	0.214	24.712	3.990	3.232	408
库克距离	0.000	0.069	0.003	0.006	408
居中杠杆值	0.001	0.061	0.010	0.008	408

a. 因变量：离职意图。

（10）标准化残差图：从回归标准化残差的直方图（图 12-17）和标准 P-P 图（图 12-18）可以看出，残差服从正态分布；从残差散点图（图 12-19）可以看出残差以 0 为中心均匀分布，说明回归模型是线性方程且方差齐（equal variance）。

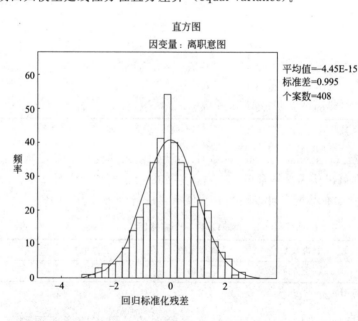

图 12-17　线性回归标准化残差直方图

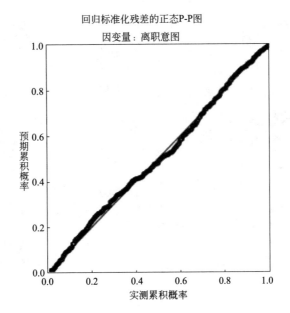

图 12-18　线性回归标准化残差 P-P 图

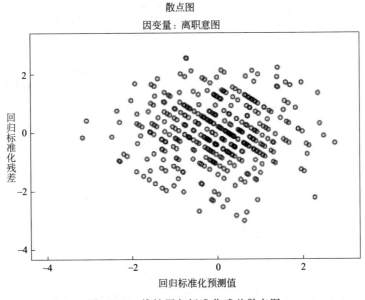

图 12-19　线性回归标准化残差散点图

（11）偏回归图：偏回归图反应了校正其他因素的影响后自变量与因变量的关系，能够更准确地判断自变量与因变量是否存在线性趋势。各自变量的偏回归图如图 12-20 所示。

即本研究中求出的回归模型满足回归方程的所有假设：

① 变量间存在线性趋势（linear），见偏回归图，图 12-20；

② 各次观察相互独立（independent），见模型摘要表中的德宾-沃森检验；

③ 每个 X 组合对应的 Y 的总体为正态分布（normal distribution），见回归标准化残差的直方图（图 12-17）和标准 P-P 图（图 12-18）；

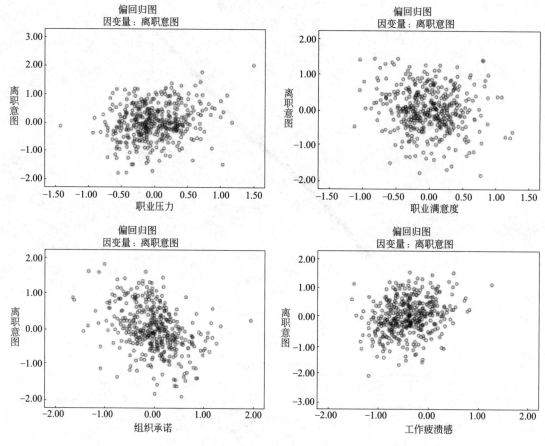

图 12-20 线性回归各自变量与因变量的偏回归图

④ Y 的各个正态分布的总体方差相等（equal variance），见残差散点图（图 12-19）。

（四）研究报告书

以离职意图得分为因变量，4 个影响因素为自变量（赋值：相应量表实测值。在实际的研究过程中，自变量往往也会包括分类变量，特别是对于包含不同类型自变量的回归分析，汇报结果时需说明自变量的赋值情况，同后面 logistic 回归的研究报告），按照 $\alpha_{入} = 0.05$，$\alpha_{出} = 0.10$ 的标准对护士离职意图的影响因素进行多因素线性回归分析，结果显示：离职意图的回归模型有统计学意义（$F = 87.075$，$p < 0.001$），其决定系数 $R^2 = 0.464$，说明回归引起的变异在离职意图总变异中占 46.4%。对离职意图影响最大的因素是组织承诺（$\beta = -0.373$，$p < 0.001$），然后依次是工作疲溃感（$\beta = 0.225$，$p < 0.001$）、职业压力（$\beta = 0.179$，$p < 0.001$）、职业满意度（$\beta = -0.115$，$p = 0.012$）。离职意图与自变量间建立的回归方程为：离职意图 $= 3.315 + 0.318$ 职业压力 $- 0.188$ 职业满意度 $- 0.486$ 组织承诺 $+ 0.290$ 工作疲溃感。职业压力得分每增加 1 分，离职意图得分就平均增加 0.318 分；职业满意度得分每增加 1 分，离职意图得分就平均降低 0.188 分；组织承诺得分每增加 1 分，离职意图得分就平均降低 0.486 分；工作疲溃感得分每增加 1 分，离职意图得分就平均增加 0.290 分（表 12-19）。

表 12-19　护士离职意图的多因素线性回归分析 （$n = 408$）

自变量	非标准化回归系数 B(95%CI)	标准化回归系数 β	t	p
常数	3.315(2.604,4.027)		9.158	<0.001
职业压力	0.318(0.172,0.464)	0.179	4.277	<0.001
职业满意度	−0.188(−0.334,−0.042)	−0.115	−2.526	0.012
组织承诺	−0.486(−0.604,−0.368)	−0.373	−8.094	<0.001
工作疲溃感	0.290(0.182,0.398)	0.225	5.294	<0.001

注：回归方程的方差分析检验：$F = 87.075$，$p < 0.001$；$R^2 = 0.464$。

回归方程为：离职意图＝3.315＋0.318 职业压力－0.188 职业满意度－0.486 组织承诺＋0.290 工作疲溃感。

课后练习题

习题 12-1-1　在某一城市 5 所高中二年级学生中随机抽取 352 名男学生和 349 名女学生进行了自我效能感和健康增进行为的问卷调查（表 12-20）。请问自我效能感对青少年的健康增进行为有无影响？如果有影响，请用回归方程说明两者之间的关联（数据见习题 12-1-1.sav）。

表 12-20　学生调查表

变量	定义(Definition)	尺度(Measure)
自我效能感	自我效能是指个体应对或处理内外环境事件的效验或有效性。自我效能感量表得分,分数越高,自我效能感越强	比率尺度(分数)
健康增进行为	量表由增强健康的行为的项目组成,共 60 项(4 分尺度)。分数越高,说明增强健康的行为活动越多	比率尺度(分数)

习题 12-2-1　为了研究中风患者生活质量的影响因素，随机抽取 300 名中风患者进行了生活质量、抑郁、独立能力、康复行为、自我效能、社会支持、康复效果等方面的问卷调查（表 12-21）。请问影响中风病人的生活质量的因素都有哪些（数据见习题 12-2-1.sav）？

表 12-21　中风患者调查表

变量	定义(Definition)	尺度(Measure)
生活质量	生活质量量表包括 32 项(5 分尺度),主要包括对生活的满意程度,分数越高,生活质量越高	比率尺度(分数)
抑郁	用于测量偏瘫病人的抑郁量表,包括 11 项问题,分数越高,抑郁程度越高	比率尺度(分数)
独立能力	评定内容包括自理活动、括约肌控制、转移、行进、交流和社会认知 6 个方面,评分采用 7 分制,分数越高,独立能力越强	比率尺度(分数)
康复行为	量表由增强健康的行为的项目组成,共 60 项(5 分尺度)。分数越高,说明增强健康的行为活动越多	比率尺度(分数)
自我效能	自我效能是指个体应对或处理内外环境事件的效验或有效性。自我效能感量表得分,分数越高,自我效能感越强	比率尺度(分数)
社会支持	病人感觉的家庭和他人的支持的量表,包括 25 项问题,分数越高,社会支持越高	比率尺度(分数)
康复效果	根据康复效果评定量表对患者康复效果进行评分,分数越高,康复效果越好	比率尺度(分数)

习题 12-2-2　为预测精神分裂症患者的就业价值观，在陕西地区 3 个精神病专科医院对

549 例患者的年龄、入院次数、一般能力水平、自我尊重感、生活质量、就业经验、就业期望、保护者期待、专家支持、朋友支持等相关资料进行问卷调查（表 12-22）。请问影响精神分裂症患者就业价值观的因素有哪些（数据见习题 12-2-2. sav）?

表 12-22　精神分裂症患者调查表

变量	定义(definition)	尺度(measure)
就业价值观	就业价值观量表,共 7 项,为 Likert5 级计分量表。分数越高,感知就业价值越高	比率尺度(分数)
生活质量	生活质量的满意程度从"非常不满意"至"非常满意",跨越范围 1~10 分,采用图尺度评价法,分数越高说明生活质量越高	比率尺度(分数)
就业期望	就业期望从"非常不满意"至"非常满意",跨越范围 1 ~ 10 分,采用图尺度评价法,分数越高说明就业期望越高	比率尺度(分数)
自我尊重感	自我尊重感量表共 10 项,采用 Likert 5 级计分,分数越高意味着自我尊重感越高	比率尺度(分数)
保护者期待	保护者期待量表共 6 项,采用 Likert 5 级计分,分数越高说明保护者期待越高	比率尺度(分数)
朋友支持	朋友支持问卷共 4 项,采用 Likert 5 级计分,分数越高意味着朋友支持越高	比率尺度(分数)
专家支持	专家支持问卷共 4 项,采用 Likert 5 级计分,分数越高说明专家支持程度越高	
一般能力水平	一般能力水平包括饮食习惯、个人卫生、形象管理、环境管理、财物管理、健康管理、日常生活等方面的内容,共 25 项,采用 Likert 5 级计分,分数越高能力越强	比率尺度(分数)

（李述刚　樊　霞）

第十三章　logistic 回归

在医学研究中，研究者常关注居民疾病或健康可能的影响因素，人群接受或拒绝某种健康或疾病管理方式会受哪些因素干扰或影响，研究者需筛选可能的影响因素，预测或估计健康或疾病相关结局，为卫生决策或管理提供信息和依据。通常采用回归模型探讨和分析应变量（健康或疾病相关结局）和自变量（影响因素或干扰因素）间的相互关系以及在数量上的依存关系。

第十二章介绍的线性回归分析要求应变量为连续型变量，当应变量是分类变量时，就不能应用线性回归进行分析了。此时，处理该类资料常用 logistic 回归。logistic 回归分析属于非线性回归，它是研究应变量为二项分类或多项分类结果与某些影响因素之间关系的一种多重回归分析方法。

第一节　logistic 回归基本理论

为方便理解和应用，本节采用案例介绍 logistic 回归分析的模型构建、分析步骤及实际应用等。

例题 13-1　某研究者进行一项关于吸烟、饮酒与食管癌的研究，采用病例－对照研究方法，病例组为食管癌患者，对照组为同期居住地相同的非食管癌健康人群，回顾性收集两组人群吸烟和饮酒暴露情况，试分析吸烟和饮酒是否与食管癌存在关联（数据见例题 13-1. sav）？

例题 13-1 的数据整理如表 13-1 所示。

表 13-1　吸烟、饮酒与食管癌关系的病例-对照调查资料

吸烟	饮酒	食管癌	健康对照
否	否	63	136
否	是	63	107
是	否	44	57
是	是	265	151

病例-对照研究是流行病学中常用的设计方法，用于探索疾病结局可能的关联或暴露因素。例题 13-1 中，疾病结局为是否患食管癌，编码 1＝食管癌，0＝健康对照。暴露因素为

是否吸烟和是否饮酒。通常将吸烟编码为 1，不吸烟编码为 0；饮酒编码为 1，不饮酒编码为 0。若食管癌患者吸烟的比例高于健康对照的吸烟比例，且存在统计学意义，提示吸烟是食管癌的危险因素。SPSS 软件录入数据的基本格式如表 13-2 所示。

表 13-2　SPSS 软件输入数据的基本格式

吸烟 X_1	饮酒 X_2	食管癌 Y	例数
0	0	1	63
0	1	1	63
1	0	1	44
1	1	1	265
0	0	0	136
0	1	0	107
1	0	0	57
1	1	0	151

分析单个暴露因素（吸烟或饮酒）与是否患食管癌的关联时，可以采用前面介绍过的 χ^2 检验进行统计推断，若要同时分析两个或者多个暴露因素与疾病结局的关联时，χ^2 检验显得力不从心，常用的多因素分析方法为 logistic 回归分析。

一、logistic 回归模型

以 Y 表示二分类应变量，通常编码为 0，1 变量，以 $Y=1$ 表示研究者关注的应变量结局，$Y=0$ 表示与之对立或相反的结局。本例 $Y=1$ 表示食管癌，$Y=0$ 表示健康对照，对应变量 Y 可能有影响的因素有 m 个，记为 X_1，X_2，$\cdots$，X_m，称为自变量或解释变量（影响因素），在 m 个自变量作用下，$Y=1$ 发生的概率记为 p，则 $Y=0$ 的概率为 $1-p$。欲建立 P（$Y=1$）与影响因素 $X_1 \sim X_m$ 间的回归关系，因 $P(Y=1)$ 为概率，其取值区间为 [0,1]，而 $X_1 \sim X_m$ 对其影响效应 $\beta_0 + \beta_1 X_1 + \beta_2 X_2 + \cdots + \beta_m X_m$ 取值区间为 $[-\infty, +\infty]$，难以对等。因此，对 P（$Y=1$）做 logit 变换，$\mathrm{logit}(p) = \ln\left(\dfrac{p}{1-p}\right)$，logit 变换后，其取值区间转换为 $[-\infty, +\infty]$，可以与影响因素的线性组合对等起来，可以得到 logistic 回归模型的一般形式。

logistic 回归模型一般形式：

$$\mathrm{logit}(p) = \ln\left(\frac{p}{1-p}\right) = \beta_0 + \beta_1 X_1 + \beta_2 X_2 + \cdots + \beta_m X_m \tag{13-1}$$

式中：β_0 为常数项或常量（constant）；β_1，β_2，$\cdots$，β_m 为偏回归系数。

logistic 回归模型的另一种形式为：

$$p = \frac{\exp(\beta_0 + \beta_1 X_1 + \beta_2 X_2 + \cdots + \beta_m X_m)}{1 + \exp(\beta_0 + \beta_1 X_1 + \beta_2 X_2 + \cdots + \beta_m X_m)} \tag{13-2}$$

$$1 - p = \frac{1}{1 + \exp(\beta_0 + \beta_1 X_1 + \beta_2 X_2 + \cdots + \beta_m X_m)} \tag{13-3}$$

式（13-2）和式（13-3）中 exp（）表示以 e 为底的指数，式（13-2）可用来估计或预测当 β_1，β_2，$\cdots$，β_m 取某一组确定数值时，$P(Y=1)$ 的概率；式（13-3）可用来估计或预测 $P(Y=0)$ 的概率。

例题 13-1 中，以吸烟 X_1 和饮酒 X_2 建立与食管癌的 logistic 回归模型，采用 SPSS 软件进行统计分析，结果常数项为 -0.910，吸烟 X_1 的回归系数为 0.886，饮酒 X_2 的回归系数为 0.526，则吸烟 X_1 和饮酒 X_2 与食管癌关联分析的 logistic 回归模型为：

$$\text{logit}(p) = \ln\left(\frac{p}{1-p}\right) = -0.910 + 0.886X_1 + 0.526X_2$$

或者
$$p = \frac{\exp(-0.910 + 0.886X_1 + 0.526X_2)}{1 + \exp(-0.910 + 0.886X_1 + 0.526X_2)}$$

那么，对于不吸烟不饮酒的研究对象，即 $X_1 = 0$ 和 $X_2 = 0$，其患食管癌的概率或可能性为：

$$p = \frac{\exp(-0.910 + 0.886 \times 0 + 0.526 \times 0)}{1 + \exp(-0.910 + 0.886 \times 0 + 0.526 \times 0)} = 0.287$$

而对于既吸烟又饮酒的研究对象，即 $X_1 = 1$ 和 $X_2 = 1$，其患食管癌的概率或可能性为：

$$p = \frac{\exp(-0.910 + 0.886 \times 1 + 0.526 \times 1)}{1 + \exp(-0.910 + 0.886 \times 1 + 0.526 \times 1)} = 0.623$$

可见，吸烟又饮酒的研究对象相对于不吸烟不饮酒的研究对象，患食管癌的危险比为 $2.17 : 1$ （$0.623 : 0.287$），危险性增高。

二、回归系数的流行病学意义和解释

对于式(13-1)，若将左侧的 $\text{logit}(p)$ 视为一个整体，回归系数的解释参照多因素线性回归，回归系数 β_i 的解释为：其他自变量保持不变时，自变量 X_i 每改变 1 个单位，得到的 $\text{logit}(p)$ 的平均改变量。然而，logistic 回归模型的回归系数的解释与流行病学中的优势比 OR （odds ratio）联系起来，具有特殊含义，因而得到更广泛的应用。

先解释一下何为优势（odds）？事件 A 出现的概率与非事件 A （$\overline{A}$）出现的概率之比称为优势。例如，食管癌的概率 p 与健康对照的概率 $1-p$ 之比，即为食管癌的优势，即 $\text{odds} = \frac{p}{1-p}$。因此，logistic 回归模型亦可表达为：

$$\text{logit}(p) = \ln(\text{odds}) = \beta_0 + \beta_1 X_1 + \beta_2 X_2 + \cdots + \beta_m X_m \tag{13-4}$$
$$\text{odds} = \exp(\beta_0 + \beta_1 X_1 + \beta_2 X_2 + \cdots + \beta_m X_m) \tag{13-5}$$

优势比 OR 为两个优势之比，亦称为比值比，它可以反映流行病学的暴露与结局的关联强度。以吸烟 X_1 和饮酒 X_2 建立与食管癌的 logistic 回归模型为例，设吸烟（$X_1 = 1$）患食管癌的优势为 odds_1，不吸烟（$X_1 = 0$）患食管癌的优势为 odds_0，则吸烟相对于不吸烟患食管癌的优势比 OR 为：

$$OR = \frac{\text{odd}_1}{\text{odd}_0} = \frac{\exp(-0.910 + 0.886 \times 1 + 0.526X_2)}{\exp(-0.910 + 0.886 \times 0 + 0.526X_2)} = \exp(0.886) = 2.424$$

可见，若 logistic 回归模型中，自变量 X_i 仅有两个取值 0 和 1，通常定义某影响因素的暴露为 1，非暴露为 0，则 $OR = \exp(\beta_i)$ 或者 $\beta_i = \ln OR$。因此，logistic 回归系数可解释为：固定其他自变量不变时，暴露于某影响因素 X_i 相对于非暴露者的 OR 值的自然对数。当 $\beta = 0$ 时，$OR = 1$，暴露与结局间不存在关联，当 $\beta \neq 0$ 时，$OR \neq 1$，暴露与结局间存在关联。暴露 X_i 是结局的危险因素还是保护因素，在具体研究中可结合 X_i 所代表的因素及结局做进一步解释。由本例可见，吸烟相对不吸烟者，患食管癌的优势比为 2.424，患食管癌的风险增大，因此，吸烟是食管癌的危险因素。

回归系数 β 与 OR 值的关系为 $OR = \exp(\beta)$ 或者 $\beta = \ln(OR)$，因此有：

$\beta=0$ 时，$OR=1$，暴露与疾病结局间不存在关联；

$\beta>0$ 时，$OR>1$，暴露是疾病结局的危险因素，暴露增大疾病的风险；

$\beta<0$ 时，$OR<1$，暴露是疾病结局的保护因素，暴露降低疾病的风险。

进一步推广，回归系数 β_i 的解释为：当其他自变量取值不变时，或者调整（控制）其他自变量的影响后，自变量 X_i 每增加一个单位，得到的优势比的自然对数。

例题 13-1 的回归模型：$\mathrm{logit}(p)=\ln\left(\dfrac{p}{1-p}\right)=-0.910+0.886X_1+0.526X_2$，$X_1$ 回归系数 0.886 的解释为饮酒的状况相同或扣除饮酒的影响时，吸烟者相对于不吸烟者者患食管癌的可能性增大，增加了 $e^{0.886}$（即 2.424）倍；X_2 回归系数的解释为吸烟的状况相同或去除吸烟的影响时，饮酒者相对于不饮酒者，患食管癌的可能性增大，增大 $e^{0.526}$（即 1.692）倍。

三、 logistic 回归的参数估计

（一）回归系数的估计

logistic 回归模型中的参数 β_1，β_2，$\cdots$，β_m，需要通过样本资料进行估计，通常采用极大似然估计（maximum likelihood estimate，MLE），基本思想是选择能有最大概率获得观测样本应变量 Y 值的参数估计，即求解出使得观测到特定 Y 的可能性最大的 $b_1,b_2,\cdots,b_m$ 的参数估计值，其样本似然函数为：

$$L=\prod_{i=1}^{n}p_i^{Y_i}(1-p_i)^{1-Y_i} \qquad (i=1,2,\cdots,n) \tag{13-6}$$

式中，L 表示似然函数，$\prod$ 表示连乘符号，将 n 个研究对象的数据相乘，p_i 表示第 i 例观察对象处于相应暴露条件下时阳性结果($Y_i=1$)发生的概率，$p_i=\dfrac{\exp(\beta_0+\beta_1 X_{i1}+\beta_2 X_{i2}+\cdots+\beta_m X_{im})}{1+\exp(\beta_0+\beta_1 X_{i1}+\beta_2 X_{i2}+\cdots+\beta_m X_{im})}$；$1-p_i$ 表示第 i 例观察对象处于相应暴露条件下时阴性结果（$Y_i=0$）发生的概率。对似然函数取对数后，用 Newton-Raphson 迭代方法得出参数 $\beta_j(j=1,2,\cdots,m)$ 的估计值及其标准误。

（二）OR 值的估计

当样本含量 n 较大时，β_j 的抽样分布近似服从正态分布，若 X_j 只有暴露和非暴露 2 个水平，则优势比 OR_j 的 $100(1-\alpha)\%$ 置信区间为

$$\exp(\beta_j \pm z_{\alpha/2}S_{\beta_j}) \tag{13-7}$$

式中，S_{β_j} 为 β_j 的标准误。

四、 logistic 回归的假设检验

由样本估计参数，建立 logistic 回归模型后，必须检验总体回归模型是否成立或者是否有统计学意义；总体回归模型有统计学意义，并不意味着模型中的每个回归系数均有统计学意义。因此，logistic 回归的假设检验包括对整个模型的假设检验和回归系数的假设检验两个方面。

（一） logistic 回归模型的假设检验

logistic 回归模型的假设检验，常用的方法为似然比检验。

检验的假设为：

（1）H_0：所有自变量的总体回归系数均为 0；

（2）H_1：自变量的总体回归系数不全为 0。

似然比检验统计量 G 为

$$G = -2(\ln L_1 - \ln L_0) \tag{13-8}$$

式中：L_1 为包含所有自变量的似然函数；L_0 为仅包含常数项的似然函数；G 统计量服从自由度为 m（自变量的个数）的 χ^2 分布。根据 χ^2 分布，确定 p 值，做出统计推断。根据 SPSS 软件统计分析结果，例题 13-1 中 logistic 回归模型 $G = 68.546$，自由度为 2，$p < 0.001$，可见，整个 logistic 回归模型成立，具有统计学意义。

（二）回归系数的假设检验

回归系数的检验假设为：H_0：$\beta_j = 0$，H_1：$\beta_j \neq 0$（$j = 1, 2, \cdots, m$），常用的假设检验方法为 Wald χ^2 检验，检验统计量为 Wald χ^2 统计量，其计算公式为

$$\chi^2 = (\beta_i / S_{\beta_i})^2 \tag{13-9}$$

统计量服从自由度为 1 的 χ^2 分布。表 13-3 所示为例题 13-1 的 logistic 回归模型中每个回归系数的假设检验 Wald χ^2 统计量、p 值、OR 值及 OR 值 95% 的置信区间。

表 13-3 食管癌的危险因素的 logistic 回归分析结果

变量	回归系数 β	标准误 S_β	Wald χ^2 值	p 值	OR	OR 的 95% 置信区间	
						下限	上限
X_1	0.886	0.150	34.862	<0.0001	2.424	1.807	3.253
X_2	0.526	0.157	11.207	0.0008	1.692	1.244	2.303
常数项	−0.910	0.136	44.870	<0.0001	—	—	—

五、 logistic 回归中自变量的筛选

logistic 回归模型的建立要依据研究目的、数据背景，并且遵循模型简约原则。通常，可以在单因素或单变量分析的基础上对自变量进行初步的筛选，即将单变量分析结果 $p < 0.10$ 的因素，或（或以及）专业上认为可能与结局存在关联的因素纳入 logistic 回归模型进行分析。

初步确定自变量之后。回归模型的建立仍然存在自变量筛选问题。自变量进入方程的常用方法有前进法、后退法和逐步法，其基本原理与多因素线性回归分析相同，前进法容易发现独立作用最强的自变量，后退法可发现联合作用较强的几个自变量，逐步法则保证最终进入模型中的自变量均有统计学意义，无统计学意义的自变量被剔除在外。不同的自变量筛选方法，规定不同的检验水准，纳入方程中的自变量、得到的回归模型可能不尽相同。因此，应结合研究目的和专业背景，选择合适的可解释的回归模型。

六、 logistic 回归应用中需注意的问题

（一） logistic 回归分析的应用条件

（1）各次观察相互独立。与多因素线性回归相似，建立 logistic 回归模型时，各次观测间应当彼此独立。

（2）应变量为二分类或多分类资料。例题 13-1 中，应变量为二分类变量，采用二分类 logistic 回归。本章主要介绍常用的二分类 logistic 回归分析。当反应变量为多分类时，可采用多分类 logistic 回归分析。例如，在非吸烟女性肺癌危险因素研究中，反应变量为肺癌类型分为腺癌、鳞癌、类型不明肺癌和对照四个分类，研究它与个体一般特征、居住、饮食、月经生育史、厨房环境污染和一级亲属肺癌家族史等影响因素是否存在关联。当反应变量为有序分类变量时，可采用有序 logistic 回归分析。例如，在医院绩效考核中，反应变量为医院考核等级，分为优、良、差，自变量为可能影响医院等级的考核指标，分析哪些指标间的差异会影响医院考核定等级。

（3）自变量可以是任意类型的资料，如定量资料、二分类资料、无序多分类资料或有序分类资料等。

（二）变量的赋值

对于二分类应变量 logistic 回归分析，通常二分类应变量采用 0 和 1 赋值，一般将研究关心的结局赋值为 1，其对立结局赋值为 0，模型分析的是研究关心的结局可能的影响因素。

对于自变量，应根据其资料类型性质，结合专业背景，选择尽可能适合并可以解释的变量赋值或编码。

通常对于二分类定性资料，采用 0 和 1 的赋值方法，1 为关注的结局，其对立结局赋值为 0。

对于无序多分类的变量，可采用哑变量的形式。例如，分析血型对自我健康管理的影响，血型分为 A、B、AB 和 O 型，可产生 3 个哑变量 X_1, X_2, X_3。O 型赋值为 $(X_1, X_2, X_3) = (0, 0, 0)$，A 型赋值为 $(X_1, X_2, X_3) = (1, 0, 0)$，B 型赋值为 $(X_1, X_2, X_3) = (0, 1, 0)$，AB 型赋值为 $(X_1, X_2, X_3) = (0, 0, 1)$，建立 logistic 回归模型：$\mathrm{logit}(p) = \beta_0 + \beta_1 X_1 + \beta_2 X_2 + \beta_3 X_3$。式中：$\beta_1$ 表示 A 型血相对于 O 型血得到的 OR 值为 $\exp(\beta_1)$；β_2 表示 B 型血相对于 O 型血得到的 OR 值为 $\exp(\beta_2)$；β_3 表示 AB 型血相对于 O 型血得到的 OR 值为 $\exp(\beta_3)$。

对于有序分类自变量的赋值可以按照分类顺序大小，赋值为 0，1，2，3 等。回归系数的解释为每增加一个等级得到的优势比的自然对数。

对于连续性定量，可根据研究实际采用定量变量、有序变量或者无序分类等形式的相应赋值。

（三）样本含量问题

logistic 回归分析所需样本含量一般较多因素线性回归明显多，样本含量为自变量个数的 20 倍左右才较为充足，若样本含量不足，可能导致模型不稳定或者结果的不可解释。

第二节　二分类 logistic 回归分析

二分类 logistic 回归分析（binary logistic regression）的主要应用为筛选危险因素，分析暴露与疾病结局的关联，调整和控制混杂因素，预测和判别影响因素在某一状态时疾病结局的概率大小，为临床研究和疾病预防提供信息依据。

一、例题 13-1 的分析及结果

对例题 13-1 数据，进行单因素和多因素分析，分析吸烟、饮酒是否与食管癌存在关联（数据见例题 13-1. sav）？

（一）问题分析

吸烟、饮酒为常见的不良行为，与许多疾病结局存在关联，本研究欲分析其与食管癌是否存在关联，疾病结局为二分类结局（是否患食管癌）。可以先对数据进行统计描述，单因素分析吸烟与食管癌是否存在关联，单因素分析饮酒与食管癌是否存在关联，单因素分析可以采用 χ^2 检验或者单因素 logistic 回归（自变量为一个），两者的结果是完全等价的。在单因素分析的基础上进行多因素 logistic 回归，分析和解释吸烟、饮酒与食管癌的关联。

（二）数据分析

（1）将数据录入 SPSS 中（图 13-1）。

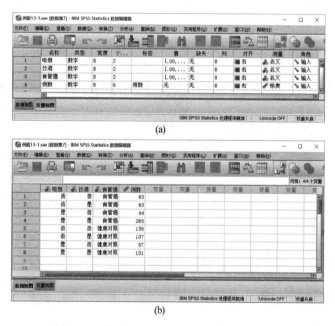

(a)

(b)

图 13-1　例题 13-1 变量设置和数据录入格式

（2）本例题的数据非原始数据，而是整理过的频数资料，分析前需要先加权（即定义频数变量）。

在菜单中选择"数据（D）"→"个案加权（W）"。在"个案加权"对话框中，选择"个案加权系数（W）"，将左边的"频数［例数］"变量移动至右边的"频率变量（F）"，单击"确定"，见图 13-2。

（3）进行统计描述和单因素分析，采用 χ^2 检验。

在菜单中选择"分析（A）"→"描述统计（E）"→"交叉表（C）"。在"交叉表"对话框中，将变量"食管癌"移动至"行（O）"；将变量"吸烟"和"饮酒"移动至"列（C）"，见图 13-3(a)。单击右边"统计（S）"，在其对话框中，勾选"卡方（H）"，单击

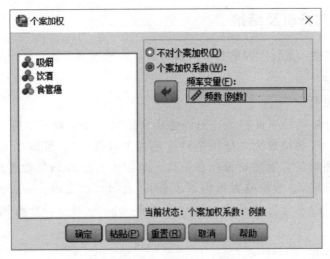

图 13-2 加权或定义频数变量

"继续",见图 13-3(b)。在"交叉表"对话框,单击右边"单元格(E)",在其对话框的"百分比"部分选择"行(R)",单击继续",单击"确定"。

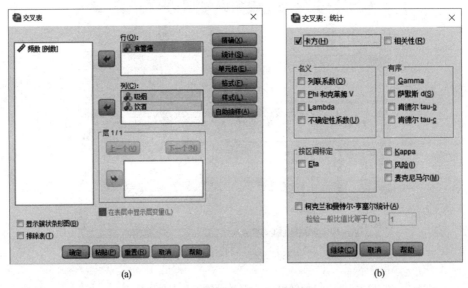

(a)   (b)

图 13-3 交叉表及卡方检验操作

(4)多因素 logistic 回归分析操作。

在菜单中选择"分析(A)"→"回归(R)"→"二元 logistic(C)"。在"logistic 回归"对话框中,将左边的变量"食管癌"移动至右边的"因变量(D)",将"吸烟""饮酒"移动至"协变量(C)",见图 13-4(a)。单击"选项(O)",在其对话框中,除默认选择外,勾选"Exp(B)的 95%置信区间",单击"继续",见图 13-4(b)。单击"确定"。

(三)结果解读

1. 单因素分析

(1)食管癌×吸烟,如表 13-4、表 13-5 所示。

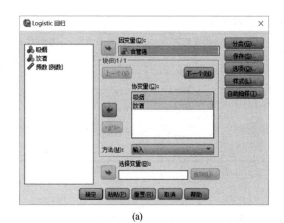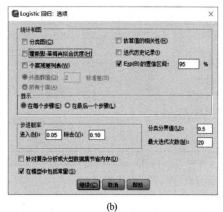

(a)   (b)

图 13-4 logistic 回归分析操作

表 13-4 交叉表

| | | | 吸烟 | | 总计 |
			否	是	
食管癌	健康对照	计数	243	208	451
		占食管癌的百分比	53.9%	46.1%	100.0%
	食管癌	计数	126	309	435
		占食管癌的百分比	29.0%	71.0%	100.0%
总计		计数	369	517	886
		占食管癌的百分比	41.6%	58.4%	100.0%

表 13-5 卡方检验表

	值	自由度	渐进显著性（双侧）	精确显著性（双侧）	精确显著性（单侧）
皮尔逊卡方	56.558[a]	1	0.000		
连续性修正[b]	55.538	1	0.000		
似然比（L）	57.315	1	0.000		
费希尔精确检验				0.000	0.000
线性关联	56.494	1	0.000		
有效个案数	886				

a. 0 个单元格（0.0%）的期望计数小于 5。最小期望计数为 181.17。

b. 仅针对 2×2 表进行计算。

（2）食管癌×饮酒，见表 13-6、表 13-7。

表 13-6 交叉表

| | | | 饮酒 | | 总计 |
			否	是	
食管癌	健康对照	计数	193	258	451
		占食管癌的百分比	42.8%	57.2%	100.0%
	食管癌	计数	107	328	435
		占食管癌的百分比	24.6%	75.4%	100.0%
总计		计数	300	586	886
		占食管癌的百分比	33.9%	66.1%	100.0%

表 13-7　卡方检验表

	值	自由度	渐进显著性（双侧）	精确显著性（双侧）	精确显著性（单侧）
皮尔逊卡方	32.737[a]	1	0.000		
连续性修正[b]	31.929	1	0.000		
似然比（L）	33.095	1	0.000		
费希尔精确检验				0.000	0.000
线性关联	32.700	1	0.000		
有效个案数	886				

a. 0 个单元格（0.0%）的期望计数小于 5。最小期望计数为 147.29；

b. 仅针对 2×2 表进行计算。

卡方检验结果显示，吸烟（Pearson $\chi^2 = 56.558$，$p < 0.001$）、饮酒（Pearson $\chi^2 = 32.737$，$p < 0.001$）均与是否发生食管癌存在关联，且关联有统计学意义。

2. logistic 回归分析

（1）个案处理摘要。未加权的个案情况，表格下方有提示"如果权重处于生效状态，请参阅分类表以了解个案总数。"本例为需要加权的资料，因此需要看前面的交叉表以了解数据情况（表 13-8）。

表 13-8　个案处理摘要

未加权个案数[a]		个案数	百分比
选定的个案	包括在分析中的个案数	8	100.0
	缺失个案数	0	0.0
	总计	8	100.0
未选定的个案		0	0.0
总计		8	100.0

a. 如果权重处于生效状态，请参阅分类表以了解个案总数。

（2）因变量赋值情况如表 13-9 所示。

表 13-9　因变量编码

原值	内部值
健康对照	0
食管癌	1

（3）块 0（block 0），即为起始模块，也是拟合的第一步。此时模型中只有常数项，没有自变量。方程外的变量为吸烟、饮酒，其比分检验（score test）的统计量值和 p 值与单因素分析的卡方检验完全等价（表 13-10～表 13-12）。

表 13-10　分类表[a,b]

实测		预测		
		食管癌		正确百分比
		健康对照	食管癌	
步骤 0　食管癌	健康对照	451	0	100.0
	食管癌	435	0	0.0
总体百分比				50.9

a. 常量包括在模型中。

b. 分界值为 0.500。

表 13-11 方程中的变量

		B	标准误差	瓦尔德	自由度	显著性	Exp(B)
步骤 0	常量	−0.036	0.067	0.289	1	0.591	0.965

表 13-12 未包括在方程中的变量

			得分	自由度	显著性
步骤 0	变量	吸烟	56.558	1	0.000
		饮酒	32.737	1	0.000
	总体统计		67.071	2	0.000

(4) 模型系数的 Omnibus 检验：即对回归模型的假设检验。模型 1（包含吸烟和饮酒）相对于模型 0 的似然比检验，$\chi^2 = 68.546$，$p < 0.001$，说明总体回归模型有统计学意义（表 13-13）。

表 13-13 模型系数的 Omnibus 检验

		卡方	自由度	显著性
步骤 1	步骤	68.546	2	0.000
	块	68.546	2	0.000
	模型	68.546	2	0.000

(5) 模型摘要列出模型 1 的-2 对数似然值和两个伪决定系数：考克斯-斯奈尔（Cox & Snall）和内戈尔科（Nagelkerke）R^2。logistic 模型估计一般采用最大似然法，即使得到模型的似然函数值 LR 达到最大值（LR 取值在 0～1 之间）。模型预测效果越好，LR 越大，$-2\log LR$（−2 对数似然值）越小。伪决定系数 Cox & Snell R^2 和 Nagelkerke R^2 是模型拟合效果的判断指标，其意义与线性回归的决定系数 R^2 相当，表示当前模型中的自变量导致的因变量变异占因变量总变异的比例（表 13-14）。

表 13-14 模型摘要

步骤	−2 对数似然	考克斯-斯奈尔 R^2	内戈尔科 R^2
1	1159.422[a]	0.074	0.099

a. 由于参数估算值的变化不足 0.001，因此估算在第 3 次迭代时终止。

(6) 预测分类表。表格第一行最后的百分比为真阴性率（特异度），第二行为真阳性率（灵敏度），即本次预测特异度 66.5%，灵敏度 60.9%（表 13-15）。

表 13-15 分类表[a]

实测			预测		
			食管癌		正确百分比
			健康对照	食管癌	
步骤 1	食管癌	健康对照	300	151	66.5
		食管癌	170	265	60.9
	总体百分比				63.8

a. 分界值为 0.500。

(7) 方程中的变量，即 logistic 回归方程中各回归系数的估计及检验。包括常数项（常量）、两个影响因素的回归系数 B，标准误、Wald χ^2 检验值，p 值、OR 值 [Exp(B)] 及 95% 置信区间（表 13-16）。

表 13-16   方程中的变量

		B	标准误差	瓦尔德	自由度	显著性	Exp(B)	EXP(B) 的 95% 置信区间	
								下限	上限
步骤 1[a]	吸烟	0.886	0.150	34.862	1	0.000	2.424	1.807	3.253
	饮酒	0.526	0.157	11.207	1	0.001	1.692	1.244	2.303
	常量	−0.910	0.136	44.870	1	0.000	0.403		

a. 在步骤 1 输入的变量：吸烟，饮酒。

（四）研究报告书

吸烟、饮酒与食管癌的病例-对照研究分析结果。

（1）单因素分析，采用 χ^2 检验，结果如表 13-17 所示。

表 13-17   吸烟、饮酒与食管癌关联的单因素分析

因素		例数	食管癌/%	对照/%	χ^2 值	p 值
吸烟	是	517	309(71.0)	208(46.1)	56.558	<0.001
	否	369	126(29.0)	243(53.9)		
饮酒	是	586	328(75.4)	258(57.2)	32.737	<0.001
	否	300	107(24.6)	193(42.8)		
合计		886	435(49.1)	451(50.9)	—	—

（2）吸烟、饮酒与食管癌的多因素 logistic 回归分析。

以是否患食管癌为因变量，以吸烟和饮酒为自变量，进行 logistic 回归分析，各变量的赋值见表 13-18。

表 13-18   变量赋值编码

因素	编码赋值
应变量	1=食管癌,0=健康对照
自变量	
吸烟 X_1	1=是,0=否
饮酒 X_2	1=是,0=否

logistic 回归分析结果显示，似然比检验 $\chi^2 = 68.546$，$p < 0.001$，模型有统计学意义。吸烟、饮酒的回归系数均有统计学意义，吸烟的回归系数为 0.886，OR 值为 2.424，解释为饮酒的情况一致或者去除饮酒的影响后，吸烟者相对不吸烟者患食管癌的危险性增加 2.424 倍；饮酒的回归系数为 0.526，OR 值为 1.692，可见，控制吸烟的影响后，饮酒者相对不饮酒者患食管癌的危险性增加 1.692 倍；吸烟、饮酒均为食管癌的危险因素，具体结果见表 13-19。

表 13-19   食管癌危险因素的 logistic 回归分析结果

变量	回归系数 β	标准误 S_β	Wald χ^2 值	p 值	OR	OR 的 95% 置信区间	
						下限	上限
X_1	0.886	0.150	34.862	<0.0001	2.424	1.807	3.253
X_2	0.526	0.157	11.207	0.0008	1.692	1.244	2.303
常数项	−0.910	0.136	44.870	<0.0001	—		

二、二分类 logistic 回归模型的应用

例题 13-2 研究影响卫生服务利用的因素对于合理组织卫生服务、更好地利用卫生资源、提高卫生服务利用的公平性具有重要意义。某省卫生行政部门采用多阶段分层整群随机抽样进行卫生服务利用的入户调查，调查前两周内患病的居民（15 岁以上）1493 人，就诊者 495 人。调查因素包括：性别、年龄、文化程度、社会医疗保障、自感疾病严重程度、最近医疗点距离、年人均收入、城乡类型和是否就诊。试分析影响两周内患病居民就诊的因素（数据见例题 13-2.sav）。

调查所涉及因素的变量名及赋值说明见表 13-20，收集资料的基本形式见表 13-21。

表 13-20　两周内患病居民卫生服务利用调查的因素与赋值说明

因素	变量名	赋值说明
性别	X_1	男＝1,女＝2
年龄/岁	X_2	＜45＝1,45～＝2,55～＝3,65～＝4
文化程度	X_3	小学及以下＝1,初中＝2,高中及中专＝3,大专＝4,大学及以上＝5
社会医疗保障	X_4	无＝0,有＝1
自感疾病严重程度	X_5	不严重＝1,一般＝2,严重＝3
最近医疗点距离/km	X_6	＜3＝0,3～＝1
年人均收入	X_7	＜3000＝1,3000～＝2,5000～＝3,10000～＝4
城乡类型	X_8	农村＝0,城市＝1
就诊	Y	否＝0,是＝1

表 13-21　两周内患病居民卫生服务利用调查资料（$n＝1493$）

患者编号	性别 X_1	年龄 X_2	文化程度 X_3	社会医疗保障 X_4	自感疾病严重程度 X_5	最近医疗点距离 X_6	年人均收入 X_7	城乡类型 X_8	是否就诊 Y
1	1	2	2	1	2	0	1	1	0
2	1	4	4	1	3	0	4	1	0
3	1	4	1	1	2	0	1	0	0
4	2	4	2	1	2	0	4	1	1
5	1	4	1	1	1	1	3	1	0
…	…	…	…	…	…	…	…	…	…
1489	2	4	2	1	2	0	4	1	0
1490	2	3	1	1	2	0	4	1	0
1491	2	4	2	1	2	0	3	1	0
1492	2	3	1	1	1	0	3	0	0
1493	1	1	1	1	2	0	3	0	1

（一）问题分析

本研究欲分析两周内患病居民是否就诊的可能影响因素，应变量为是否就诊，为二分类变量，影响因素为 $X_1 \sim X_8$，为多个影响因素，应采用二分类 logistic 回归分析筛选可能影响因素。

（二）数据分析

（1）在 SPSS "变量视图" 界面编辑变量（图 13-5）。在 "数据视图" 界面录入数据（图 13-6）。

（2）进行统计描述和单因素分析，采用 χ^2 检验。

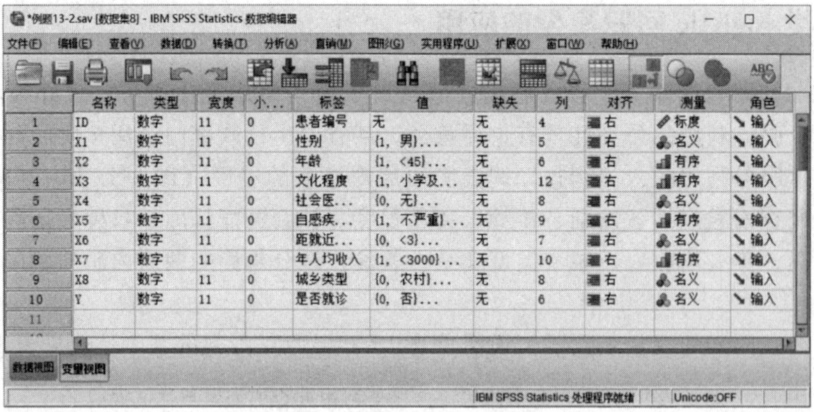

	名称	类型	宽度	小...	标签	值	缺失	列	对齐	测量	角色
1	ID	数字	11	0	患者编号	无	无	4	右	标度	输入
2	X1	数字	11	0	性别	{1, 男}...	无	5	右	名义	输入
3	X2	数字	11	0	年龄	{1, <45}...	无	6	右	有序	输入
4	X3	数字	11	0	文化程度	{1, 小学及...	无	12	右	有序	输入
5	X4	数字	11	0	社会医...	{0, 无}...	无	8	右	名义	输入
6	X5	数字	11	0	自感疾...	{1, 不严重}...	无	9	右	有序	输入
7	X6	数字	11	0	距就近...	{0, <3}...	无	7	右	名义	输入
8	X7	数字	11	0	年人均收入	{1, <3000}...	无	10	右	有序	输入
9	X8	数字	11	0	城乡类型	{0, 农村}...	无	8	右	名义	输入
10	Y	数字	11	0	是否就诊	{0, 否}...	无	6	右	名义	输入
11											

图 13-5　例题 13-2 变量设置示图

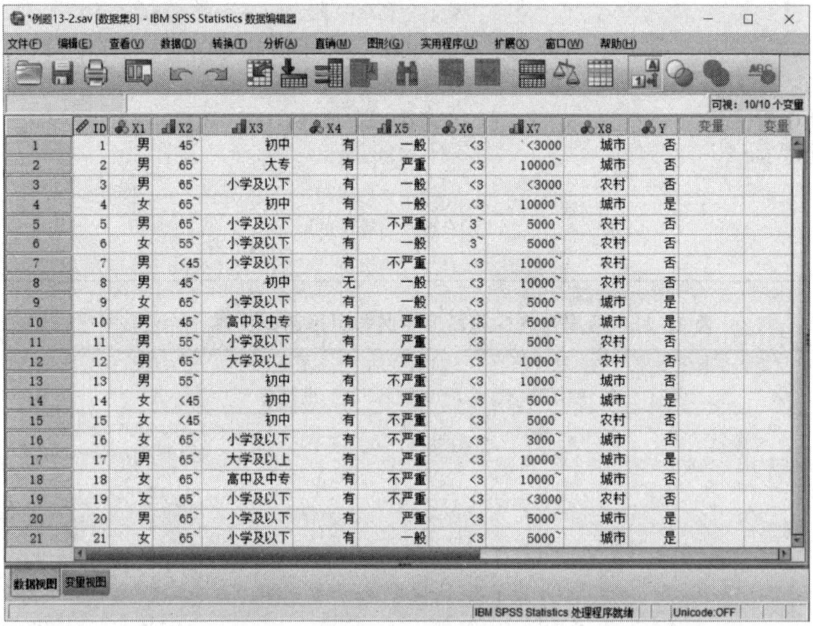

	ID	X1	X2	X3	X4	X5	X6	X7	X8	Y	变量	变量
1	1	男	45`	初中	有	一般	<3	`<3000	城市	否		
2	2	男	65`	大专	有	严重	<3	10000`	城市	否		
3	3	男	65`	小学及以下	有	一般	<3	<3000	农村	否		
4	4	女	65`	初中	有	一般	<3	10000`	城市	是		
5	5	男	65`	小学及以下	有	不严重	3`	5000`	农村	否		
6	6	女	55`	小学及以下	有	一般	3`	5000`	农村	否		
7	7	男	<45	小学及以下	有	不严重	<3	10000`	农村	否		
8	8	男	45`	初中	无	一般	<3	10000`	农村	否		
9	9	女	65`	小学及以下	有	一般	<3	5000`	城市	是		
10	10	男	45`	高中及中专	有	严重	<3	5000`	城市	是		
11	11	男	55`	小学及以下	有	严重	<3	5000`	农村	否		
12	12	男	65`	大学及以上	有	严重	<3	10000`	农村	否		
13	13	男	55`	初中	有	不严重	<3	10000`	城市	否		
14	14	女	<45	初中	有	严重	<3	5000`	城市	是		
15	15	女	<45	初中	有	不严重	<3	5000`	农村	否		
16	16	女	65`	小学及以下	有	不严重	<3	3000`	城市	否		
17	17	男	65`	大学及以上	有	严重	<3	10000`	城市	是		
18	18	女	65`	高中及中专	有	不严重	<3	10000`	城市	否		
19	19	女	65`	小学及以下	有	不严重	<3	<3000	农村	否		
20	20	男	65`	小学及以下	有	严重	<3	5000`	城市	是		
21	21	女	65`	小学及以下	有	一般	<3	5000`	城市	是		

图 13-6　例题 13-2 数据录入示图

在菜单中选择“分析（A）”→“描述统计（E）”→“交叉表（C）”。在“交叉表”对话框中，将变量 $X_1 \sim X_8$ 移动至“行（O）”；将变量“Y”移动至“列（C）”，见图 13-7(a)。单击右边“统计（S）”，在其对话框中，勾选“卡方（H）”，单击“继续”，见图 13-7(b)。在“交叉表”对话框，单击右边“单元格（E）”，在其对话框的“百分比”部分选择“行（R）”，单击“继续”，单击“确定”。

（3）多因素 logistic 回归分析操作。

在菜单中选择“分析（A）”→“回归（R）”→“二元 logistic（C）”。在“Logistic 回归”对话框中，将左边的变量 Y 移动至右边的“因变量（D）”，将变量 $X_1 \sim X_8$ 移动至“协变量（C）”，方法（M）选择“向前 LR”，见图 13-8(a)。单击“选项（O）”，在其对话框中，除默认选择外，勾选“Exp(B) 的 95%置信区间”，单击“继续”，见图 13-8(b)。单击“确定”。

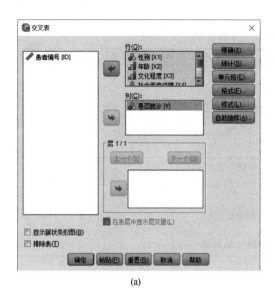

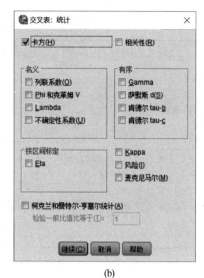

(a) (b)

图 13-7　交叉表及卡方检验操作

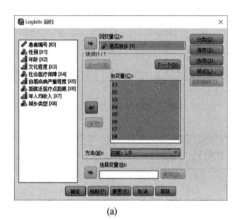

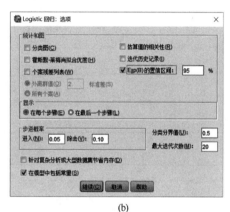

(a) (b)

图 13-8　logistic 回归分析操作

（三）结果解读

1. 单因素分析结果

按 $\alpha = 0.10$ 的检验水准，除性别、年龄外，文化程度、社会医疗保障、自感疾病严重程度、年人均收入、最近医疗点距离、城乡类型与是否就诊存在关联，有统计学意义。结果如下所列。

（1）性别×是否就诊（表 13-22 和表 13-23）。

表 13-22　交叉表

| | | | 是否就诊 | | 总计 |
			否	是	
性别	男	计数	436	216	652
		占性别的百分比	66.9%	33.1%	100.0%
	女	计数	562	279	841
		占性别的百分比	66.8%	33.2%	100.0%
总计		计数	998	495	1493
		占性别的百分比	66.8%	33.2%	100.0%

表 13-23　卡方检验

	值	自由度	渐进显著性(双侧)	精确显著性(双侧)	精确显著性(单侧)
皮尔逊卡方	0.000[a]	1	0.985		
连续性修正[b]	0.000	1	1.000		
似然比(L)	0.000	1	0.985		
费希尔精确检验				1.000	0.515
线性关联	0.000	1	0.985		
有效个案数	1493				

a. 0 个单元格 (0.0%) 的期望计数小于 5。最小期望计数为 216.17。

b. 仅针对 2×2 表进行计算。

（2）年龄×是否就诊（表 13-24、表 13-25）。

表 13-24　交叉表

			是否就诊		总计
			否	是	
年龄	<45	计数	117	62	179
		占年龄的百分比	65.4%	34.6%	100.0%
	45~	计数	200	82	282
		占年龄的百分比	70.9%	29.1%	100.0%
	55~	计数	235	118	353
		占年龄的百分比	66.6%	33.4%	100.0%
	65~	计数	446	233	679
		占年龄的百分比	65.7%	34.3%	100.0%
总计		计数	998	495	1493
		占年龄的百分比	66.8%	33.2%	100.0%

表 13-25　卡方检验

	值	自由度	渐进显著性(双侧)
皮尔逊卡方	2.717[a]	3	0.437
似然比(L)	2.761	3	0.430
线性关联	0.533	1	0.466
有效个案数	1493		

a. 0 个单元格 (0.0%) 的期望计数小于 5。最小期望计数为 59.35。

（3）文化程度×是否就诊（表 13-26、表 13-27）。

表 13-26　交叉表

			是否就诊		总计
			否	是	
文化程度	小学及以下	计数	562	201	763
		占文化程度的百分比	73.7%	26.3%	100.0%
	初中	计数	235	154	389
		占文化程度的百分比	60.4%	39.6%	100.0%
	高中及中专	计数	127	69	196
		占文化程度的百分比	64.8%	35.2%	100.0%
	大专	计数	51	30	81
		占文化程度的百分比	63.0%	37.0%	100.0%
	大学及以上	计数	23	41	64
		占文化程度的百分比	35.9%	64.1%	100.0%
总计		计数	998	495	1493
		占文化程度的百分比	66.8%	33.2%	100.0%

表 13-27　卡方检验

	值	自由度	渐进显著性(双侧)
皮尔逊卡方	51.747[a]	4	0.000
似然比(L)	50.051	4	0.000
线性关联	36.474	1	0.000
有效个案数	1493		

a. 0 个单元格（0.0%）的期望计数小于 5。最小期望计数为 21.22。

（4）社会医疗保障×是否就诊（表 13-28、表 13-29）。

表 13-28　交叉表

			是否就诊		总计
			否	是	
社会医疗保障	无	计数	26	5	31
		占社会医疗保障的百分比	83.9%	16.1%	100.0%
	有	计数	972	490	1462
		占社会医疗保障的百分比	66.5%	33.5%	100.0%
总计		计数	998	495	1493
		占社会医疗保障的百分比	66.8%	33.2%	100.0%

表 13-29　卡方检验

	值	自由度	渐进显著性(双侧)	精确显著性(双侧)	精确显著性(单侧)
皮尔逊卡方	4.141[a]	1	0.042		
连续性修正[b]	3.393	1	0.065		
似然比(L)	4.679	1	0.031		
费希尔精确检验				0.052	0.028
线性关联	4.138	1	0.042		
有效个案数	1493				

a. 0 个单元格（0.0%）的期望计数小于 5。最小期望计数为 10.28;

b. 仅针对 2x2 表进行计算。

（5）自感疾病严重程度×是否就诊（表 13-30、表 13-31）。

表 13-30　交叉表

			是否就诊		总计
			否	是	
自感疾病严重程度	不严重	计数	279	98	377
		占自感疾病严重程度的百分比	74.0%	26.0%	100.0%
	一般	计数	598	290	888
		占自感疾病严重程度的百分比	67.3%	32.7%	100.0%
	严重	计数	121	107	228
		占自感疾病严重程度的百分比	53.1%	46.9%	100.0%
总计		计数	998	495	1493
		占自感疾病严重程度的百分比	66.8%	33.2%	100.0%

表 13-31　卡方检验

	值	自由度	渐进显著性(双侧)
皮尔逊卡方	28.341[a]	2	0.000
似然比(L)	27.707	2	0.000
线性关联	26.060	1	0.000
有效个案数	1493		

a. 0 个单元格（0.0%）的期望计数小于 5。最小期望计数为 75.59。

（6）距就近医疗点距离×是否就诊（表13-32、表13-33）。

表13-32　交叉表

| | | | 是否就诊 | | 总计 |
			否	是	
距就近医疗点距离	<3	计数	966	489	1455
		占距就近医疗点距离的百分比	66.4%	33.6%	100.0%
	3~	计数	32	6	38
		占距就近医疗点距离的百分比	84.2%	15.8%	100.0%
总计		计数	998	495	1493
		占距就近医疗点距离的百分比	66.8%	33.2%	100.0%

表13-33　卡方检验

	值	自由度	渐进显著性（双侧）	精确显著性（双侧）	精确显著性（单侧）
皮尔逊卡方	5.305[a]	1	0.021		
连续性修正[b]	4.532	1	0.033		
似然比（L）	6.013	1	0.014		
费希尔精确检验				0.022	0.013
线性关联	5.302	1	0.021		
有效个案数	1493				

a. 0个单元格（0.0%）的期望计数小于5。最小期望计数为12.60。

b. 仅针对2×2表进行计算。

（7）年人均收入×是否就诊（表13-34、表13-35）。

表13-34　交叉表

| | | | 是否就诊 | | 总计 |
			否	是	
年人均收入	<3000	计数	40	15	55
		占年人均收入的百分比	72.7%	27.3%	100.0%
	3000~	计数	64	25	89
		占年人均收入的百分比	71.9%	28.1%	100.0%
	5000~	计数	241	98	339
		占年人均收入的百分比	71.1%	28.9%	100.0%
	10000~	计数	653	357	1010
		占年人均收入的百分比	64.7%	35.3%	100.0%
总计		计数	998	495	1493
		占年人均收入的百分比	66.8%	33.2%	100.0%

表13-35　卡方检验

	值	自由度	渐进显著性（双侧）
皮尔逊卡方	6.836[a]	3	0.077
似然比（L）	6.937	3	0.074
线性关联	5.629	1	0.018
有效个案数	1493		

a. 0个单元格（0.0%）的期望计数小于5。最小期望计数为18.24。

（8）城乡类型×是否就诊（表 13-36、表 13-37）。

表 13-36　交叉表

| | | | 是否就诊 | | 总计 |
			否	是	
城乡类型	农村	计数	605	164	769
		占城乡类型的百分比	78.7%	21.3%	100.0%
	城市	计数	393	331	724
		占城乡类型的百分比	54.3%	45.7%	100.0%
总计		计数	998	495	1493
		占城乡类型的百分比	66.8%	33.2%	100.0%

表 13-37　卡方检验

	值	自由度	渐进显著性（双侧）	精确显著性（双侧）	精确显著性（单侧）
皮尔逊卡方	100.110[a]	1	0.000		
连续性修正[b]	99.013	1	0.000		
似然比（L）	101.485	1	0.000		
费希尔精确检验				0.000	0.000
线性关联	100.043	1	0.000		
有效个案数	1493				

a. 0 个单元格（0.0%）的期望计数小于 5。最小期望计数为 240.04。

b. 仅针对 2×2 表进行计算

2. logistic 回归分析结果

受篇幅所限，仅列出主要结果（表 13-38～表 13-42）。

因单因素分析结果中存在无统计学意义的影响因素，为了模型的简约性，多因素 logistic 回归分析，采用了逐步法筛选自变量，保证模型内均为有统计学意义的自变量，筛选过程分为 4 步，进入模型的先后顺序依次为 X_8、X_5、X_4 和 X_6（表 13-42），最终的回归模型有统计学意义，$\chi^2 = 143.455$，$p < 0.001$（表 13-40）。4 个影响因素的回归系数均有统计学意义（p 均 < 0.05），具体见表 13-42。

表 13-38　方程中的变量

		B	标准误差	瓦尔德	自由度	显著性	Exp(B)
步骤 0	常量	−0.701	0.055	162.688	1	0.000	0.496

表 13-39　未包括在方程中的变量

			得分	自由度	显著性
步骤 0	变量	性别	0.000	1	0.985
		年龄	0.533	1	0.465
		文化程度	36.498	1	0.000
		社会医疗保障	4.141	1	0.042
		自感疾病严重程度	26.078	1	0.000
		距就近医疗点距离	5.305	1	0.021
		年人均收入	5.633	1	0.018
		城乡类型	100.110	1	0.000
	总体统计		147.312	8	0.000

表 13-40　模型系数的 Omnibus 检验

		卡方	自由度	显著性
步骤 1	步骤	101.485	1	0.000
	块	101.485	1	0.000
	模型	101.485	1	0.000
步骤 2	步骤	25.550	1	0.000
	块	127.035	2	0.000
	模型	127.035	2	0.000
步骤 3	步骤	10.124	1	0.001
	块	137.159	3	0.000
	模型	137.159	3	0.000
步骤 4	步骤	6.297	1	0.012
	块	143.455	4	0.000
	模型	143.455	4	0.000

表 13-41　模型摘要

步骤	-2 对数似然	考克斯-斯奈尔 R^2	内戈尔科 R^2
1	1795.429[a]	0.066	0.091
2	1769.878[a]	0.082	0.113
3	1759.754[a]	0.088	0.122
4	1753.458[a]	0.092	0.127

a. 由于参数估算值的变化不足 0.001，因此估算在第 4 次迭代时终止。

表 13-42　方程中的变量

		B	标准误差	瓦尔德	自由度	显著性	Exp(B)	Exp(B) 的 95% 置信区间 下限	上限
步骤 1[a]	城乡类型	1.134	0.115	96.515	1	0.000	3.107	2.478	3.896
	常量	-1.305	0.088	219.854	1	0.000	0.271		
步骤 2[b]	自感疾病严重程度	0.466	0.093	25.000	1	0.000	1.594	1.328	1.914
	城乡类型	1.140	0.117	95.772	1	0.000	3.128	2.489	3.931
	常量	-2.210	0.206	114.879	1	0.000	0.110		
步骤 3[c]	社会医疗保障	1.401	0.499	7.878	1	0.005	4.058	1.526	10.794
	自感疾病严重程度	0.473	0.093	25.581	1	0.000	1.604	1.336	1.927
	城乡类型	1.174	0.117	100.287	1	0.000	3.235	2.571	4.071
	常量	-3.616	0.543	44.382	1	0.000	0.027		
步骤 4[d]	社会医疗保障	1.424	0.499	8.141	1	0.004	4.155	1.562	11.053
	自感疾病严重程度	0.471	0.094	25.305	1	0.000	1.602	1.333	1.925
	距就近医疗点距离	-1.050	0.460	5.211	1	0.022	0.350	0.142	0.862
	城乡类型	1.178	0.117	100.547	1	0.000	3.248	2.580	4.089
	常量	-3.617	0.543	44.364	1	0.000	0.027		

a. 在步骤 1 输入的变量：城乡类型。

b. 在步骤 2 输入的变量：自感疾病严重程度。

c. 在步骤 3 输入的变量：社会医疗保障。

d. 在步骤 4 输入的变量：距就近医疗点距离。

（四）研究报告书

本研究共调查 1493 名 15 岁以上且两周内患病的居民，其中就诊者 495 人，就诊比例为

33.2%，影响就诊的因素，可能有性别、年龄、文化程度、社会医疗保障、自感疾病严重程度、年人均收入、最近医疗点距离、城乡类型等 8 个影响因素。

（1）单因素分析，采用 χ^2 检验，结果如表 13-43 所示。

表 13-43　两周内患病居民就诊相关影响因素的单因素分析（$n = 1493$）

因素		例数	就诊	就诊比例/%	χ^2 值	p 值
性别 X_1	男	652	216	33.1	0.000	0.985
	女	841	279	33.2		
年龄 X_2	<45	179	62	34.6	2.717	0.437
	45～	282	82	29.1		
	55～	353	118	33.4		
	65～	679	233	34.3		
文化程度 X_3	小学及以下	763	201	26.3	51.747	<0.001
	初中	389	154	39.6		
	高中及中专	196	69	35.2		
	大专	81	30	37.0		
	大学及以上	64	41	64.1		
社会医疗保险 X_4	无	31	5	16.1	4.141	0.042
	有	1462	490	35.5		
自感疾病严重程度 X_5	不严重	377	98	26.0	28.341	<0.001
	一般	888	290	32.7		
	严重	228	107	46.9		
最近医疗点距离(km) X_6	<3	1455	489	33.6	5.305	0.021
	3km 以上	38	6	15.8		
年人均收入(元) X_7	<3000	55	15	27.3	6.836	0.077
	3000～	89	25	28.1		
	5000～	339	98	28.9		
	10000～	1010	357	35.3		
城乡类型 X_8	农村	769	164	21.3	100.11	<0.001
	城市	724	331	45.7		

（2）多因素 logistic 回归分析结果。

变量赋值及编码见表 13-20，采用逐步法（向前：LR 法），筛选影响因素，最终进入模型的因素是社会医疗保障、自感疾病严重程度、最近医疗点距离和城乡类型（表 13-44）。可见，社会医疗保障、自感疾病严重程度、最近医疗点距离和城乡类型是调查前两周内患病居民就诊的影响因素。

表 13-44　两周内患病居民就诊的影响因素筛选结果

变量	回归系数	标准误	Wald χ^2 值	p 值	OR	OR 的 95% 置信区间	
						下限	上限
社会医疗保障	1.424	0.499	8.141	0.004	4.155	1.562	11.053
自感疾病严重程度	0.471	0.094	25.305	0.000	1.602	1.333	1.925
最近医疗点距离	−1.050	0.460	5.211	0.022	0.350	0.142	0.862
城乡类型	1.178	0.117	100.547	0.000	3.248	2.580	4.089
常数项	−3.617	0.543	44.364	0.000	0.027	—	—

注：采用 Forward：LR 法筛选自变量，$\alpha_{in} = 0.05$，$\alpha_{out} = 0.10$；模型似然比检验 $\chi^2 = 143.455$，$p < 0.001$。

最近医疗点距离 X_6 的回归系数小于 0，OR 值为 0.350，表明离最近医疗点距离远的患病居民相对距离近者更不容易去医院就诊。社会医疗保障 X_4、自感疾病严重程度 X_5 和城乡类型 X_8 的回归系数均大于 0，OR 值分别为 4.155、1.602 和 3.248，表明有社会医疗保障的患病居民相对无医疗保障、自感疾病重的患病居民相对疾病轻、城市的患病居民相对农村患病居民更容易去医院就诊。

课后练习题

习题 13-2-1　为探讨冠心病的危险因素，采用病例-对照研究，收集 26 例冠心病患者和 28 例健康人的资料，变量赋值见表 13-45（数据见习题 13-2-1.sav）。试分析冠心病可能的危险因素，解释分析结果并撰写研究报告书。

表 13-45　冠心病及 6 个可能危险因素及赋值

因素	变量名	赋值说明
高血压	X_1	无＝0，有＝1
高血压家族史	X_2	无＝0，有＝1
吸烟	X_3	不吸烟＝0，吸烟＝1
高血脂	X_4	无＝0，有＝1
动物脂肪摄入	X_5	低＝0，高＝1
A 型性格	X_6	否＝0，是＝1
冠心病	Y	对照＝0，病例＝1

（张永爱　张晓娜）

第十四章 生存分析

假设有 A、B 两药均对某种疾病治疗有效,为了比较 A、B 药物的效果,某医生收集了相应的临床资料,对比分析发现 A、B 两药有效率均为 90.00%。对于医生和患者来说,他们共同的期待是在短时间内治愈疾病。此时还不能简单的认为 A、B 两药疗效无差异。因为 A 药患者的平均住院天数为 6.34 天,而 B 药患者的平均住院天数为 8.12 天,因此可以认为 A 药疗效比 B 药好。

临床上常用于判断患者疗效"结局"的指标有治愈率、有效率、生存率等,但是仅仅看"结局"好坏,不考虑出现"结局"所经历的时间,其疗效比较是不全面的,尤其是对于一些慢性病的中长期疗效评价和恶性肿瘤等疾病的疗效评价。因此,治疗时间或患者存活时间的长短是许多临床研究疗效评价必须考虑的一个重要因素。这类将事件的结果和出现这一结果所经历的时间结合起来的分析方法是生存分析(survival analysis),也称之为事件时间分析(time-to-event analysis)。此类方法也广泛应用于社会学、经济学、工程学等领域。

当疗效评价指标为患者的生存时间和结局两个因素时,需要对比患者长时间的监测数据或定期随访资料,但是由于失访等原因造成某些数据观察不全,此类数据称为生存资料或随访资料。

第一节 生存资料的特点及生存分析中的基本概念

例题 14-1 某研究为了探讨年龄和血管通路对维持性血液透析患者预后的影响,随访收集了 2006 年 2 月—2010 年 2 月收治的 317 例维持性血液透析患者的临床资料(表 14-1)。

一、生存资料的特点

表 14-1 2006—2010 年 317 例维持性血液透析患者透析治疗后的生存状况

编号 (1)	性别 (2)	年龄/岁 (3)	血管通路 (4)	开始透析时间 (5)	终止随访时间 (6)	结局 (7)	生存时间/月 (8)
1	男	60	中心静脉置管	2006-3-1	2008-3-1	死亡	24
2	女	46	动静脉内瘘	2007-2-10	2008-5-4	失访	15$^+$
3	男	67	中心静脉置管	2008-6-7	2010-2-8	死亡	20

续表

编号	性别	年龄/岁	血管通路	开始透析时间	终止随访时间	结局	生存时间/月
(1)	(2)	(3)	(4)	(5)	(6)	(7)	(8)
4	女	58	动静脉内瘘	2009-1-15	2009-12-17	车祸死亡	11^+
...	...	...	...	...	...	...	...
317	男	74	动静脉内瘘	2008-8-1	2010-2-28	存活	19^+

表 14-1 所列数据为生存资料，其中（2）（3）（4）列分别为性别、年龄和血管通路，是研究者认为可能影响预后的因素；（5）列为患者开始进行维持性血液透析治疗的时间；（6）列为患者接受透析治疗后最后一次随访的时间；（7）列为患者透析治疗后的生存状态；（8）列为患者开始接受维持性血液透析治疗到患者出现结局时的时间。

综上所述，该资料包括三部分：可能的影响因素或协变量（性别、年龄和血管通路）、生存结局和生存时间，称之为"三联体"数据，可从以下几个方面进行分析。

（1）估计：根据样本生存资料估计总体生存率及其他有关指标（如中位生存期等），如估计不同血管通路的患者不同时间生存率、生存曲线以及中位生存期等。

（2）比较：对不同组生存率进行比较，如比较年龄＞60 岁与≤60 岁患者的生存率，以了解年龄与预后的关系。

（3）影响因素：目的是为了探索和了解影响生存时间长短的因素，或平衡某些因素影响后，研究某个或某些因素对生存的影响，如了解患者的年龄、血管通路等因素中哪些是影响患者预后的主要因素。

（4）预测：对具有不同因素、不同水平的个体进行生存预测，如根据维持性血液透析患者的年龄、血管通路等因素预测该患者 t 年（月）生存率。

生存资料通常采用纵向随访观察获取，具有如下特点：①同时考虑生存时间和生存结局，考虑每个研究对象出现某一结局所经历的时间；②生存时间的分布通常不服从正态分布；③通常含有删失数据。某些患者由于中途失访（如 2 号患者）或不是死于透析相关并发症的患者（如 4 号患者），再或者在研究结束时仍然存活的患者（如 317 号患者）。

二、生存分析中的基本概念

1. 终点事件与起始事件

终点事件（outcome event）又称死亡事件、失效事件，是指研究者所关心的特定结局。起始事件（initial event）是反映研究对象生存过程的起始特征的事件。终点事件与起始事件是由研究目的所决定，应该在设计时就明确，并在研究期间严格遵守而不能随意更改。如例题 14-1 中，开始维持性血液透析治疗为起始事件，因透析相关并发症死亡则为终点事件。

2. 生存时间

生存时间（survival time）又称失效时间（failure time），是终点事件与起始事件之间的时间间隔。如例题 14-1 中，第（8）列就是维持性血液透析患者透析治疗后的生存时间。生存时间的度量单位可以是年、月、日、小时等。生存时间通常不规则，分布形式多样，常常呈指数分布、Weibull 分布、对数正态分布、对数 logistic 分布、Gamma 分布或更为复杂的分布，因此一般不可用前面介绍的参数检验方法来进行统计分析，需要专门的统计分析方法。

3. 删失数据

删失数据（censored data）是指在随访研究中，在规定的观察期内，某些观察对象由于某种原因未能观察到终点事件发生，并不知道确切的生存时间，称为生存时间的删失数据。

产生删失数据的原因大致有以下几种：

（1）研究结束时终点事件尚未发生，如表 14-1 中 317 号患者至随访研究结束时仍存活；

（2）失访，由于病人未继续就诊、拒绝访问或因病人搬迁而失去联系等，未能观察到其死亡结局，如表 14-1 中 2 号患者；

（3）病人因死于其他原因等终止观察，如表 14-1 中 4 号患者死于车祸。

不论删失数据的产生原因为何，删失生存时间的计算均为规定的起点至删失点所经历的时间。删失数据常在其右上角标记"＋"，表示真实的生存时间未知，只知道比观察到的删失时间要长。

4. 完全数据

完全数据（complete data），在随访研究中，在规定的观察期内，某些观察对象如果观察到了终点事件发生，从起点到终点事件发生所经历的时间，称为生存时间的完全数据。如表 14-1 中 1 号和 3 号患者都是死于透析相关并发症，属生存时间的完全数据，完全数据提供的是准确的生存时间。

5. 死亡概率与生存概率

某时段的死亡概率（probability of death）表示某时段开始时存活的个体，在该时段内死亡的可能性。如年死亡概率表示年初尚存人口在今后一年内死亡的可能性。

$$q = \frac{某年内死亡人数}{某年年初人口数} \tag{14-1}$$

某时段的生存概率（probability of survival）表示某时段开始时存活的个体，到该时段结束时仍存活的可能性。如年生存概率表示年初尚存人口存活满一年的可能性。

$$p = \frac{某年活满一年人数}{某年年初人口数} \tag{14-2}$$

显然 $p = 1 - q$。

6. 生存率

生存率或生存函数（survival rate，survival function）指观察对象经历 t_k 个时段后仍存活的可能性。$0 \leqslant S(t) \leqslant 1$。如资料中无删失数据，直接法计算生存率的公式为

$$\hat{S}(t_k) = P(T > t_k) = \frac{t_k \text{ 时刻仍存活的例数}}{观察总例数} \tag{14-3}$$

若含有删失数据，须分时段计算生存概率。假定观察对象在各个时段的生存事件独立，应用概率乘法定理将分时段的生存概率相乘即得到生存率。

$$\hat{S}(t_k) = P(T > t_k) = p_1 \cdot p_2 \cdots p_k = \hat{S}(t_{k-1}) \cdot p_k \tag{14-4}$$

式中 $p_i (i = 1, 2, \dots, k)$ 为各分时段的生存概率，故生存率又称累积生存概率（cumulative probability of survival），如图 14-1 所示。

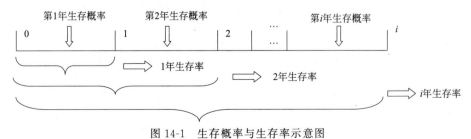

图 14-1　生存概率与生存率示意图

7. 生存曲线

生存曲线（survival curve）是指将各个时点 t_k 的生存率 $\hat{S}(t_k)$ 连接在一起的曲线图，图中纵轴为生存率，横轴为生存时间。

8. 中位生存时间

中位生存时间（median survival time）又称半数生存期，是指刚好有 50% 的个体存活的时间，也是生存时间的中位数，但是其计算方法不同于普通的中位数计算，常用图解法和线性内插法来计算。另外，也可通过 SPSS 软件直接得出中位生存时间。

第二节　生存率的寿命表法估计

寿命表法（life table method）在生存分析中常用于大样本分组资料的生存率估计，其基本原理是以某一特定人群为观察对象，如某年出生者、经某疗法治疗的癌症患者、经某种预防接种的健康人等，自某一标准时刻开始，每隔一定时期（年、月等）观察结局是否发生，然后求出各时期的死亡概率和生存概率，根据概率乘法原理，将各时期的生存概率相乘，即可得到自观察开始到各时点的生存率，并绘制生存曲线，描述观察对象各时期的生存情况（即生存过程）。

例题 14-2　某研究者收集了男性心绞痛患者 2418 例，经随访将有关资料整理后列于表 14-2，其中生存时间是以年计算的，试计算其生存率及其标准误，并绘制生存曲线（数据见例题 14-2.sav）。

表 14-2　2418 例男性心绞痛患者生存率及其标准误的计算

序号 i (1)	生存时间区间(年)t_i (2)	期初观察人数 L_i(3)	死亡人数 d_i (4)	删失人数 c_i (5)	校正观察人数 N_i (6)	死亡概率 q_i (7)=(4)/(6)	生存概率 p_i (8)=1-(7)	生存率 $\hat{S}(t_i)$ (9)	生存率的标准误 $SE[\hat{S}(t_i)]$ (10)
1	0～	2418	456	0	2418.0	0.1886	0.8114	0.8114	0.0080
2	1～	1962	226	39	1942.5	0.1163	0.8837	0.7170	0.0082
3	2～	1697	152	22	1686.0	0.0902	0.9098	0.6524	0.0097
4	3～	1523	171	23	1511.5	0.1131	0.8869	0.5786	0.0101
5	4～	1329	135	24	1317.0	0.1025	0.8975	0.5193	0.0103
6	5～	1170	125	107	1116.5	0.1120	0.8880	0.4611	0.0104
7	6～	938	83	133	871.5	0.0952	0.9048	0.4172	0.0105
8	7～	722	74	102	671.0	0.1103	0.8897	0.3712	0.0106
9	8～	546	51	68	512.0	0.0996	0.9004	0.3342	0.0107
10	9～	427	42	64	395.0	0.1063	0.8937	0.2987	0.0109
11	10～	321	43	45	298.5	0.1441	0.8559	0.2557	0.0111
12	11～	233	34	53	206.5	0.1646	0.8354	0.2136	0.0114
13	12～	146	18	33	129.5	0.1390	0.8610	0.1839	0.0118
14	13～	95	9	27	81.5	0.1104	0.8896	0.1636	0.0123
15	14～	59	6	33	42.5	0.1412	0.8588	0.1405	0.0137
16	15～	20	0	20	10.0	0.0000	1.0000	0.1405	0.0137

一、生存率计算过程

寿命表计算过程（参见表 14-2）如下所述：

（1）第（2）列为诊断为心绞痛后生存年数。"0～"表示存活不满 1 年即［0，1）年；"9～"表示存活超过 9 年，但不满 10 年。

（2）第（3）和（5）列分别为期初观察人数和期内删失数。因为这里的生存时间不是一个点值，而是区间值，所以对期初观察人数要校正，获得校正观察人数。假定删失者平均每人观察了区间宽度的一半，因此从期初例数 L_i（第 2 列）中减去 $c_i/2$ 作为校正的观察人数 N_i（第 6 列）。

（3）第（7）列为死亡概率估计值。死亡概率按 $q_i = d_i/N_i$ 计算获得。

（4）第（8）列为生存概率估计值。生存概率按 $p_i = 1 - q_i$ 计算获得。

（5）第（9）列为生存率 $\hat{S}_{(t_i)}$，表示活满 t_i 年概率估计值，如三年生存率的估计值为：

$$\hat{S}_{(3)} = p_{(1)} \times p_{(2)} \times p_{(3)} = 0.8114 \times 0.8837 \times 0.9098 = 0.5786$$

（6）第（10）列为生存率 $\hat{S}_{(t_i)}$ 的标准误，表示生存率 $\hat{S}_{(t_i)}$ 的抽样误差，计算公式如下：

$$SE[\hat{S}_{(t_i)}] = \hat{S}_{(t_i)} \times \sqrt{\sum_{j=1}^{i} \frac{q_j}{p_j N_j}} \tag{14-5}$$

$$SE[\hat{S}_{(t_3)}] = 0.6524 \times \sqrt{\frac{0.1886}{0.8114 \times 2418} + \frac{0.1163}{0.8837 \times 1942.5} + \frac{0.0902}{0.9098 \times 1686}} = 0.0097$$

即三年生存率的标准误为 0.0097.

二、生存曲线

用上述方法估计出生存率等统计量后，可绘制生存曲线来直观地比较生存情况。寿命表法估计每个时间区间右端点的生存率，因每个时间区间右端点的生存率的变化规律未知，所以寿命表法生存曲线采用折线连线，例题 14-2 做生存曲线，其中以第（2）列生存时间为横轴，第（9）列生存率为纵轴绘制生存曲线，见图 14-2。

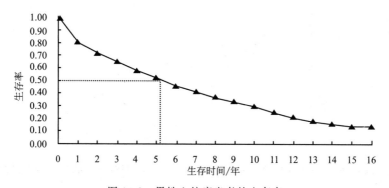

图 14-2　男性心绞痛患者的生存率

三、估计半数生存期

（1）图解法是利用生存曲线图，从纵轴生存率为 0.5 处划一条平行线，与生存率曲线相交，然后自交点做垂直线与横轴相交，此交点即为半数生存期（$\hat{m}$），如图 14-2 所示。由图 14-2 可见，男性心绞痛病人中位生存时间约为 5 年以上。图解法比较简单直观，但是结果较粗糙，尤其例数较少时，误差更大。

（2）线性内插法，首先找出半数生存期所在组段，使得生存率 $\hat{S}_{t_{i-1}} \geqslant 0.5$，$\hat{S}_{t_i} < 0.5$，然后利用如下公式计算半数生存期。$h_i$ 表示生存率为 50% 所在组的生存时间组距。

$$\hat{m} = t_i + \frac{\hat{S}_{(t_{i-1})} - 0.5}{\hat{S}_{(t_{i-1})} - \hat{S}_{(t_i)}} \times h_i \tag{14-6}$$

本例半数生存期计算如下：

$$i = 6, \hat{S}_{(t_5)} = 0.5193, \hat{S}_{(t_6)} = 0.4611$$

$$\hat{m} = 5 + \frac{0.5193 - 0.5}{0.5193 - 0.4611} \times 1 = 5.33（年）$$

男性心绞痛病人中位生存时间约为 5.33 年。

（3）应用 SPSS 软件得出半数生存期（详情见第四部分 SPSS 分析过程）。

四、 SPSS 分析过程

（1）建立数据库（见例题 14-2）。根据本例建立频数表资料，包含三个变量，time（时间）、status（状态）和 freq（频数）。

（2）在菜单中选择"分析（A）"→"生存分析(S)"→"寿命表(L)"，见图 14-3。

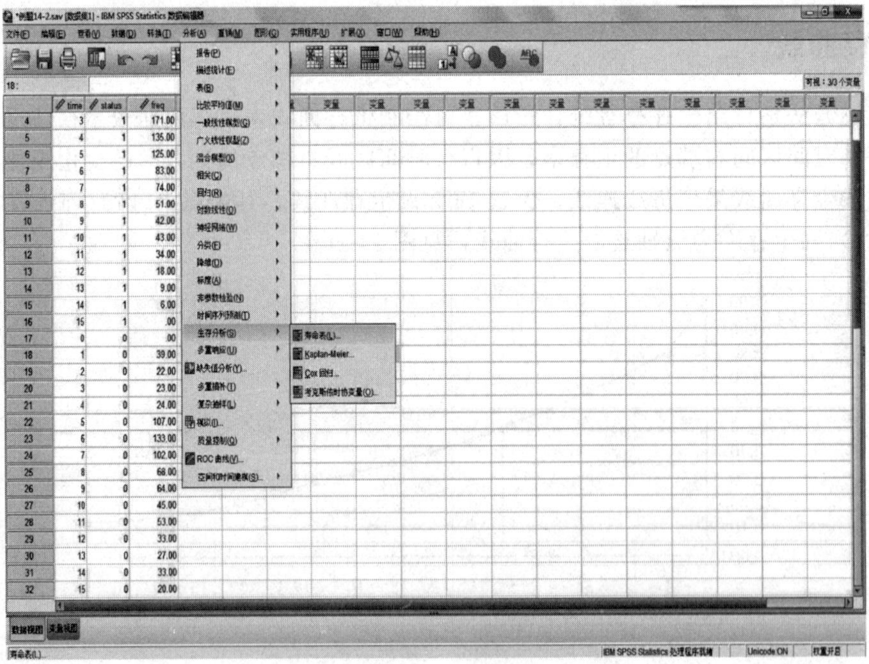

图 14-3　例题 14-2 数据录入图

（3）进入寿命表对话框中，将 time 变量选入到"时间（T）"中。将 status 选入到"状态（S）"框中，并"定义事件（D）"定义结局事件代码，在"单值（S）"框中填写 1（1 代表终点事件，即：死亡）。在"显示时间间隔"框中，"0 到（H）"框填写 16（最大观察时间），"按（Y）"填写1，在结果中会显示每年的生存率和生存率标准。单击"选项（O）"按钮，默认会勾选"寿命表（L）"，图选"生存分析（S）"，单击"继续"，然后单击"确定"按钮（图14-4）。

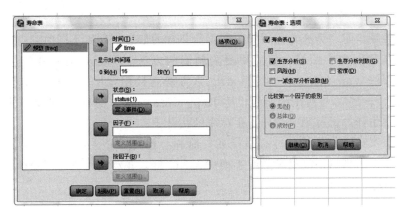

图 14-4 寿命表法 SPSS 软件操作流程

（4）结果读取与解释

SPSS 显示结果如下所述：由于翻译习惯不同，SPSS 24.0 中文版结果中第（1）列表示生存时间区间（年）；第（2）列表示期初观察人数、第（3）列表示删失人数、第（4）列表示校正观察人数、第（5）列表示死亡人数、第（6）列表示死亡概率、第（7）列表示生存概率、第（8）列表示生存率、第（9）列表示生存率的标准误。表14-3下备注a中描述的中位生存时间为5.33年（表14-3）。

表 14-3 寿命表[a]

时间间隔开始时间（1）	进入时间间隔内的数目（2）	时间间隔内撤销的数目（3）	有风险的数目（4）	终端事件数（5）	终止比例（6）	生存分析比例（7）	期末累计生存分析比例（8）	期末累计生存分析比例的标准误差（9）	概率密度（10）	概率密度的标准误差（11）	风险率（12）	风险率的标准误差（13）
0	2418	0	2418.000	456	0.19	0.81	0.81	0.01	0.189	0.008	0.21	0.01
1	1962	39	1942.500	226	0.12	0.88	0.72	0.01	0.094	0.006	0.12	0.01
2	1697	22	1686.000	152	0.09	0.91	0.65	0.01	0.065	0.005	0.09	0.01
3	1523	23	1511.500	171	0.11	0.89	0.58	0.01	0.074	0.005	0.11	0.01
4	1329	24	1317.000	135	0.10	0.90	0.52	0.01	0.059	0.005	0.11	0.01
5	1170	107	1116.500	125	0.11	0.89	0.46	0.01	0.058	0.005	0.12	0.01
6	938	133	871.500	83	0.10	0.90	0.42	0.01	0.044	0.005	0.10	0.01
7	722	102	671.000	74	0.11	0.89	0.37	0.01	0.046	0.005	0.12	0.01
8	546	68	512.000	51	0.10	0.90	0.33	0.01	0.037	0.005	0.10	0.01
9	427	64	395.000	42	0.11	0.89	0.30	0.01	0.036	0.005	0.11	0.02
10	321	45	298.500	43	0.14	0.86	0.26	0.01	0.043	0.006	0.16	0.02
11	233	53	206.500	34	0.16	0.84	0.21	0.01	0.042	0.007	0.18	0.03
12	146	33	129.500	18	0.14	0.86	0.18	0.01	0.030	0.007	0.15	0.04
13	95	27	81.500	9	0.11	0.89	0.16	0.01	0.020	0.007	0.12	0.04
14	59	33	42.500	6	0.14	0.86	0.14	0.01	0.023	0.009	0.15	0.06
15	20	20	10.000	0	0.00	1.00	0.14	0.01	0.000	0.000	0.00	0.00

a. 生存分析时间中位数为 5.33。

第三节 生存率的 Kaplan-Meier 法估计

当观察例数较少时，为充分利用每个数据所包含的信息来计算不同时间点随访对象的生存率，并进一步绘制生存曲线，就需要更为精确的方法。下面介绍一种常用的非参数方法——乘积极限法（product limit method）。该方法直接用概率乘法原理估计生存率，由 Kaplan 和 Meier 于 1958 年提出的，故也称 Kaplan-Meier 法，简称 K-M 法，主要用于小样本资料的生存率估计，也可用于大样本生存率的估计。

例题 14-3 某研究拟分析急性心肌梗死（简称心梗）后介入治疗时间对心肌再次梗死率（简称再梗率）的影响，收集了急性心梗病人 146 例，并对病人进行了随访，收集数据如表 14-4 所示（数据见例题 14-3. sav）。

表 14-4　急性心梗患者介入时间对再梗发生的影响

介入时间	再梗发生的时间													
>10 小时	14^+	19^+	29^+	3	4	4	4	6	9	9	9	9	10	11	11
	17	18	20	20	28	29	37	40	42	43	43	12	12	17
≤10 小时	5	6	6	6	6	6	6	7	7	9	10	10	10	10	11
	6^+	6^+	6^+	7^+	7^+	8^+	8^+	8^+	9^+	10^+	11^+	11^+	12^+	13^+	14^+
	22^+	23^+	23^+	24^+	26^+	26^+	26^+	27^+	28^+	28^+	29^+	39^+	40^+	41^+	43^+
	29^+	30^+	30^+	30^+	31^+	31^+	31^+	32^+	36^+	36^+	36^+	37^+	37^+	37^+	38^+
	16	16	17	17	17	18	18	18	20	20	21	21	24	27	28
	12	13	13	14	14	14	14	16	16	16	4	5	5	5
	29	29	31	31	31	31	32	32	32	12	12	12	14^+	18^+	22^+
	43	2	3	39^+	39^+	39^+	28	28	29	46	32	32			

一、生存率的估计

以表 14-4 中">10 小时"组为例，生存率估计整理为表 14-5。

（1）第（2）列为第一次急性心梗到再次心梗发生的时间间隔。

（2）第（3）列为再梗发生人数。

（3）第（4）列为删失人数。

（4）第（5）列为期初观察人数。

（5）第（6）列为再梗发生概率，相当于寿命表法中的死亡概率。

（6）第（7）列为未再梗概率，相当于寿命表法中的生存概率。

（7）第（8）列为未再梗率，相当于寿命表法中的生存率。

（8）第（9）列为未再梗率标准误，相当于寿命表法中的生存率的标准误。

表 14-5　介入时间＞10 小时者生存率

序号 i (1)	时间/月 t_i (2)	再梗数 d_i (3)	删失数 c_i (4)	期初例数 n_i (5)	再梗概率 q_i (6)	未再梗概率 p_i (7)	未再梗率 $\hat{S}_{(t_i)}$ (8)	未再梗率标准误 $SE[\hat{S}_{(t_i)}]$ (9)
1	3	1	0	29	0.0345	0.9655	0.9655	0.0351
2	4	3	0	28	0.1154	0.8846	0.8541	0.0653
3	6	1	0	25	0.0400	0.9600	0.8199	0.0408
4	9	4	0	24	0.1905	0.8095	0.6638	0.0905
5	10	1	0	20	0.0500	0.9500	0.6306	0.0513
6	11	2	0	19	0.1111	0.8889	0.5605	0.0784
7	12	2	0	17	0.1250	0.8750	0.4904	0.0882
8	14	0	1	15	0.0000	1.0000	0.4904	0.0000
9	17	2	0	14	0.1538	0.8462	0.4150	0.1085
10	18	1	0	12	0.0833	0.9167	0.3804	0.0869
11	19	0	1	11	0.0000	1.0000	0.3804	0.0000
12	20	2	0	10	0.2222	0.7778	0.2959	0.1562
13	28	1	0	8	0.1250	0.8750	0.2589	0.1330
14	29	1	1	7	0.1429	0.8571	0.2219	0.1661
15	37	1	0	5	0.1667	0.8333	0.1849	0.2208
16	40	1	0	4	0.2000	0.8000	0.1479	0.2828
17	42	1	0	3	0.2500	0.7500	0.1110	0.3919
18	43	2	0	2	1.0000	0.0000	0.0000	0.0000

二、生存曲线

K-M 法估计所有死亡时点的生存率，两个相邻死亡时点之间的生存率都等于前一个较早死亡时点的生存率，因此 K-M 法生存曲线用水平线连接，呈阶梯形。由图形可见，介入时间"≤10 小时"和"＞10 小时"的急性心梗患者未再梗率发生情况（图 14-5）。

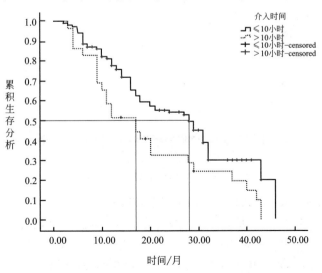

图 14-5　不同介入时间急性心肌梗死患者未再梗率曲线

分析时应注意曲线的高度和下降的坡度。平缓的生存曲线表示高生存率或较长生存期，如图介入时间"≤10小时"组；陡峭的生存曲线表示低生存率或较短生存期，如图介入时间">10小时"组。

三、中位生存时间

在中位生存时间的计算方法中，图解法和线性内插法与寿命表法相同。图解法如图14-5所示。用 SPSS 软件分析见第四部分"SPSS 分析过程"。线性内插法以">10小时"急性心梗患者为例，根据公式14-6计算如下：

$$i=8, \hat{S}_{t_6}=0.5605, \hat{S}_{t_8}=0.4904, h_i=3, t_i=14$$

$$\hat{m}=14+\frac{0.5605-0.5}{0.5605-0.4904}\times3=16.59(月)$$

四、SPSS 分析过程

（1）建立数据库（见例题14-3），包含四个变量，即 ID（编号）、STATUS（状态）、TIME（时间）和 FACTOR（介入时间）。

（2）在菜单中选择"分析(A)"→"生存分析(S)"→"Kaplan-Meier"（图14-6）。

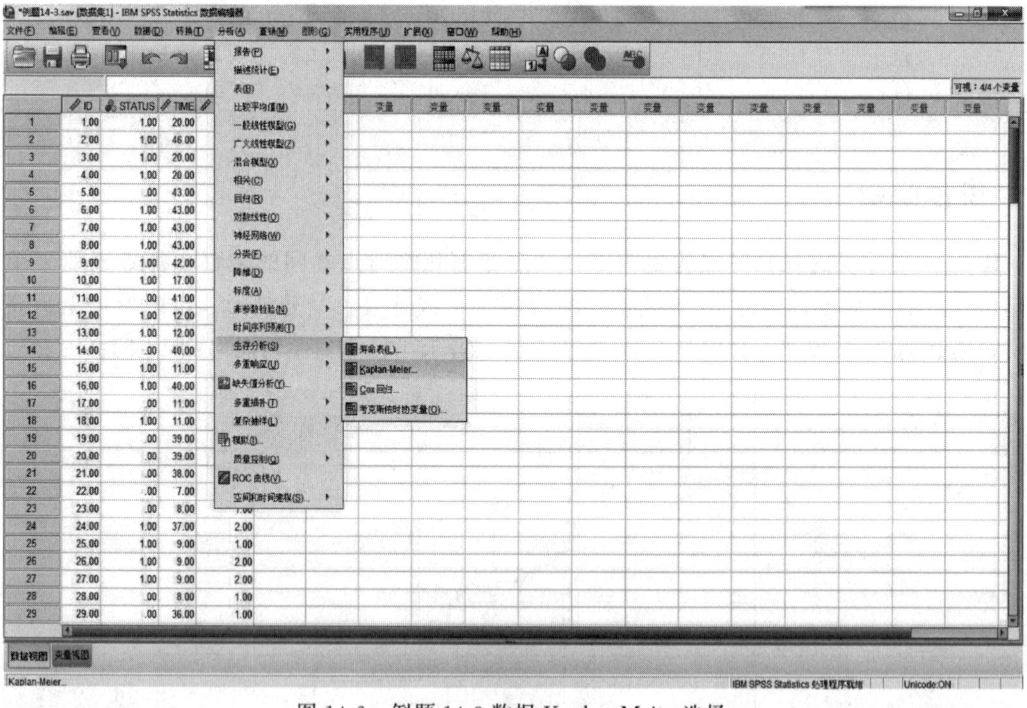

图14-6　例题14-3数据 Kaplan-Meier 选择

（3）进入 Kaplan-Meier 对话框中，将月份［TIME］变量选入到"时间（T）"中。将STATUS 选入到"状态（U）"框中，并单击"定义事件（D）"定义结局事件代码，在"单值"框中填写1（1代表终点事件，即：再梗）。将介入时间［FACTOR］选入到"因子（F）"框中（将会展现"≤10小时"和">10小时"两组患者的分析结果）。单击"选项（O）"选项，在"图"中勾选"生存分析函数（V）"（将会在结果中显示生存曲线图）（图14-7）。

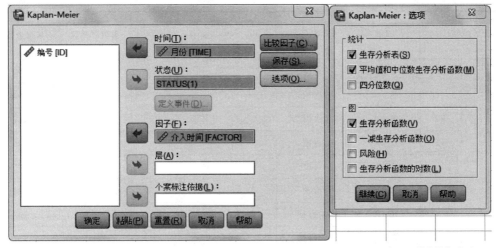

(a) K-M法SPSS软件操作　　　　　　(b) K-M法SPSS软件操作选项(O)

图 14-7　K-M 法 SPSS 软件操作流程

（4）结果读取与解释。

个案处理摘要显示的是对本次数据的总结，"≤10 小时"和">10 小时"两组数据各自的总观察例数，发生终点事件（再梗）数目，删失数目及所占构成比（表 14-6）。

表 14-6　个案处理摘要

介入时间	总数	事件数	检剔后	
			个案数	百分比
≤10 小时	117	66	51	43.6%
＞10 小时	29	26	3	10.3%
总体	146	92	54	37.0%

生存分析表展示的是不同介入时间组生存时间，当前累计生存分析比例估算（未再梗率）、当前累计生存分析比例标准误差（未再梗率标准误）、累积事件数和其余个案数。该表将每个观察对象逐一列出，在此只截取了部分观察对象，其他省略。如果生存时间相同，则在最后一个观察对象处列出该时间点的累积生存率及生存率标准误（表 14-7）。

表 14-7　生存分析表

介入时间		时间	状态	当前累计生存分析比例		累积事件数	其余个案数
				估算	标准误		
≤10 小时	1	2.000	再梗	0.991	0.009	1	116
	2	3.000	再梗	0.983	0.012	2	115
	3	4.000	再梗	0.974	0.015	3	114
	4	5.000	再梗	.	.	4	113
	5	5.000	再梗	.	.	5	112
	6	5.000	再梗	.	.	6	111
	7	5.000	再梗	0.940	0.022	7	110

| 介入时间 | 时间 | 状态 | 当前累计生存分析比例 | | 累积事件数 | 其余个案数 |
			估算	标准误		
	8	6.000	再梗	.	.	8	109
	9	6.000	再梗	.	.	9	108
	10	6.000	再梗	.	.	10	107
	11	6.000	再梗	.	.	11	106
	12	6.000	再梗	.	.	12	105
	13	6.000	再梗	0.889	0.029	13	104
	14	6.000	未再梗	.	.	13	103
	15	6.000	未再梗	.	.	13	102
	16	6.000	未再梗	.	.	13	101
≤10 小时	17	7.000	再梗	.	.	14	100
	18	7.000	再梗	0.871	0.031	15	99
	19	7.000	未再梗	.	.	15	98
	20	7.000	未再梗	.	.	15	97
	21	8.000	未再梗	.	.	15	96
	22	8.000	未再梗	.	.	15	95
	23	8.000	未再梗	.	.	15	94
	24	9.000	再梗	0.862	0.032	16	93
	25	9.000	未再梗	.	.	16	92
	26	10.000	再梗	.	.	17	91

表 14-8 左侧列出的是不同介入时间组平均生存时间（估算）、标准误差、95％置信区间；右侧列出的是中位生存时间（估算）、标准误差、95％置信区间。

表 14-8　生存分析时间的平均值和中位数

| 介入时间 | 平均值[a] | | | | 中位数 | | | |
| | 估算 | 标准误差 | 95％置信区间 | | 估算 | 标准误差 | 95％置信区间 | |
			下限	上限			下限	上限
≤10 小时	26.526	1.508	23.571	29.481	28.000	3.113	21.898	34.102
＞10 小时	19.757	2.655	14.554	24.961	17.000	3.910	9.337	24.663
总体	24.795	1.284	22.279	27.312	24.000	4.119	15.927	32.073

a. 如果已对生存分析时间进行检剔，那么估算将限于最大生存分析时间。

图 14-8 展示的是不同介入时间各组生存曲线（未再梗曲线），＋代表的是删失数据。

五、研究报告书

用 Kaplan-Meier 法进行单因素生存分析，结果见表 14-9 和图 14-8，结果显示中位生存时间在不同介入时间组之间有差异。心肌梗死后介入治疗的时间越早，中位生存时间越长，生存曲线越高、越缓；介入治疗的时间越晚，中位生存时间越短、生存曲线越低、越陡。

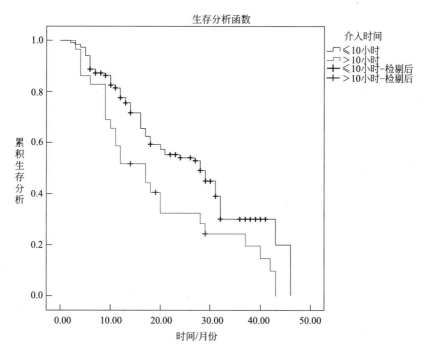

图 14-8　不同介入时间各组生存曲线比较

表 14-9　急性心梗患者不同介入时间组中位生存时间的差异

组别	中位生存时间/月	95％置信区间
≤10 小时	28.00	21.90～34.10
>10 小时	17.00	9.34～24.66

第四节　生存率的比较

由例题 14-3 生存曲线（图 14-8）可以看出，介入时间"≤10 小时"急性心梗患者"未再梗率"曲线要比介入时间">10 小时"患者略高，且曲线下降慢。但是，这是样本数据结果，此结论尚需要假设检验推断。本节介绍用于两组或多组生存率比较的 log-rank 检验，也称为 Mantel-Cox 检验。在这里要说明的是，log-rank 检验中的 log 不是对数的意思，log 有"日志、记录"的意思；而这里的 rank 是"秩次、排序"的意思，所以也有人将该法称作时序秩检验。

例题 14-4　以例题 14-3 数据为例，比较介入时间"≤10 小时"与">10 小时"的急性心梗患者，其未再梗率有无差别？见表 14-10（数据见例题 14-3. sav）。

表 14-10　急性心梗患者不同介入时间对再梗情况的影响

序号 i (1)	时间 t_i (2)	≤10 小时				>10 小时				合计	
		期初例数 n_{1i} (3)	再梗人数 d_{1i} (4)	期内删失数 c_{1i} (5)	理论再梗人数 T_{1i} (6)	期初例数 n_{2i} (7)	再梗人数 d_{2i} (8)	期内删失数 c_{2i} (9)	理论再梗人数 T_{2i} (10)	期初例数 n_i (11)	再梗人数 d_i (12)
1	2	117	1	0	0.8014	29	0	0	0.1986	146	1
2	3	116	1	0	1.6000	29	1	0	0.4000	145	2
3	4	115	1	0	3.2168	28	3	0	0.7832	143	4
4	5	114	4	0	3.2806	25	0	0	0.7194	139	4
5	6	110	6	3	5.7037	25	1	0	1.2963	135	7
6	7	101	2	2	1.6160	24	0	0	0.3840	125	2
7	8	97	0	3	0.0000	24	0	0	0.0000	121	0
8	9	94	1	1	3.9831	24	4	0	1.0169	118	5
9	10	92	4	1	4.1071	20	1	0	0.8929	112	5
10	11	87	1	2	2.4623	19	2	0	0.5377	106	3
11	12	84	4	1	4.9901	17	2	0	1.0099	101	6
12	13	79	2	1	1.6809	15	0	0	0.3191	94	2
13	14	76	4	2	3.3407	15	0	1	0.6593	91	4
14	16	70	6	0	5.0000	14	0	0	1.0000	84	6
15	17	64	3	0	4.1026	14	2	0	0.8974	78	5
16	18	61	3	1	3.3425	12	1	0	0.6575	73	4
17	19	57	0	0	0.0000	11	0	1	0.0000	68	0
18	20	57	2	0	3.4030	10	2	0	0.5970	67	4
19	21	55	2	0	1.7460	8	0	0	0.2540	63	2
20	22	53	0	2	0.0000	8	0	0	0.0000	61	0
21	23	51	0	2	0.0000	8	0	0	0.0000	59	0
22	24	49	1	1	0.8596	8	0	0	0.1404	57	1
23	26	47	0	3	0.0000	8	0	0	0.0000	55	0
24	27	44	1	1	0.8462	8	0	0	0.1538	52	1
25	28	42	3	0	3.3600	8	1	0	0.6400	50	4
26	29	37	3	2	3.3636	7	1	1	0.6364	44	4
27	30	32	0	3	0.0000	5	0	0	0.0000	37	0
28	31	29	4	0	3.4118	5	0	0	0.5882	34	4
29	32	22	5	1	4.0741	5	0	0	0.9259	27	5
30	36	16	0	3	0.0000	5	0	0	0.0000	21	0
31	37	13	0	3	0.7222	5	1	0	0.2778	18	1
32	38	10	0	1	0.0000	4	0	0	0.0000	14	0
33	39	9	0	4	0.0000	4	0	0	0.0000	13	0
34	40	5	0	1	0.5556	4	1	0	0.4444	9	1
35	41	4	0	1	0.0000	3	0	0	0.0000	7	0
36	42	3	0	0	0.5000	3	1	0	0.5000	6	1
37	43	3	1	1	1.8000	2	2	0	1.2000	5	3
38	46	1	1	0	1.0000					1	1
合计			66	51	74.8699		26	3	17.1301		92

一、建立检验假设，确定检验水准

H_0：$S_{1(t)}=S_{2(t)}$，即两种介入时间的患者未再梗率相同。

H_1：$S_{1(t)}\neq S_{2(t)}$，即两种介入时间的患者未再梗率不相同。

$\alpha=0.05$。

二、计算检验统计量

（1）按生存时间（初次心梗到再梗的时间）将各组资料混合排序，见表 14-10。相同时点只能排一次，不重排列；如果死亡（再梗）与删失的时点相同，需要分别排列。

（2）期初例数、再梗人数、删失数："≤10 小时"组期初例数、再梗人数、删失数分别在第（3）、（4）、（5）列；"＞10 小时"组期初例数、再梗人数、删失数分别在第（7）、（8）、（9）列；两组合计的期初例数和再梗人数在第（11）、（12）列，分别为两组期初例数和再梗人数的和。不同时点的期初例数等于其前一个时点的期初例数减去相应再梗人数与期内删失数的结果。

（3）计算各组的理论再梗人数。

以 $i=1$，时间 2 个月时为例，理论再梗人数整理成四格表，如表 14-11 所示。

表 14-11 心梗调查表

组别	再梗人数	未再梗人数	合计
≤10 小时	1	116	117
＞10 小时	0	29	29
合计	1	145	146

$i=1$，按四格表理论频数公式计算：$T_{11}=n_{11}\times\dfrac{d_1}{n_1}=117\times\dfrac{1}{146}=0.8014$

$$T_{21}=n_{21}\times\frac{d_1}{n_1}=29\times\frac{1}{146}=0.1986$$

其他时间的理论再梗人数计算同理。

"≤10 小时"组理论再梗人数在第（6）列；"＞10 小时"组理论再梗人数在第（10）列。

（4）计算方差估计值：第 k（$k=1,2,3\cdots,g$）组期望数 T_k 的方差值按式(14-7) 计算。

$$V_{ki}=\frac{n_{ki}}{n_i}\left(1-\frac{n_{ki}}{n_i}\right)\left(\frac{n_i-d_i}{n_i-1}\right)d_i \tag{14-7}$$

例题 14-4 中，≤10 小时组 2 个月时理论再梗人数 T_{11} 的方差值如下：

$$V_{11}=\frac{117}{146}\times\left(1-\frac{117}{146}\right)\times\left(\frac{146-1}{146-1}\right)\times1=0.1592$$

（5）计算 χ^2 值：log-rank 检验精确法的 χ^2 统计量计算方法按式(14-8) 计算

$$\chi^2=\frac{\left(\sum d_{ki}-\sum T_{ki}\right)^2}{\sum V_{ki}} \tag{14-8}$$

$\nu=$组数-1

按≤10 小时组计算，

$$\chi^2 = \frac{(66-74.8699)^2}{12.6214} = \frac{(26-17.1301)^2}{12.6214} = 6.2334 \quad \nu = 2-1 = 1$$

三、确定 p 值，得出结论

查 χ^2 界值表，$p < 0.05$，按 $\alpha = 0.05$ 水准，拒绝 H_0，接受 H_1，可以认为介入时间 "≤10 小时" 的急性心梗患者未再梗率高于介入时间 ">10 小时" 急性心梗患者。

对于多组比较 log-rank 检验的 χ^2 精确估计法涉及矩阵（向量）运算，计算较为复杂，在此不再赘述。另外，也有教科书介绍了 Breslow 检验，对以上问题有兴趣的读者请参考相关著作。

四、SPSS 分析过程

（1）建立数据库（例题 14-3），包含四个变量，ID（编号）、STATUS（状态）、TIME（时间）和 FACTOR（介入时间）。

（2）在菜单中选择 "分析（A）"→"生存分析(S)"→Kaplan-Meier，见图 14-9。

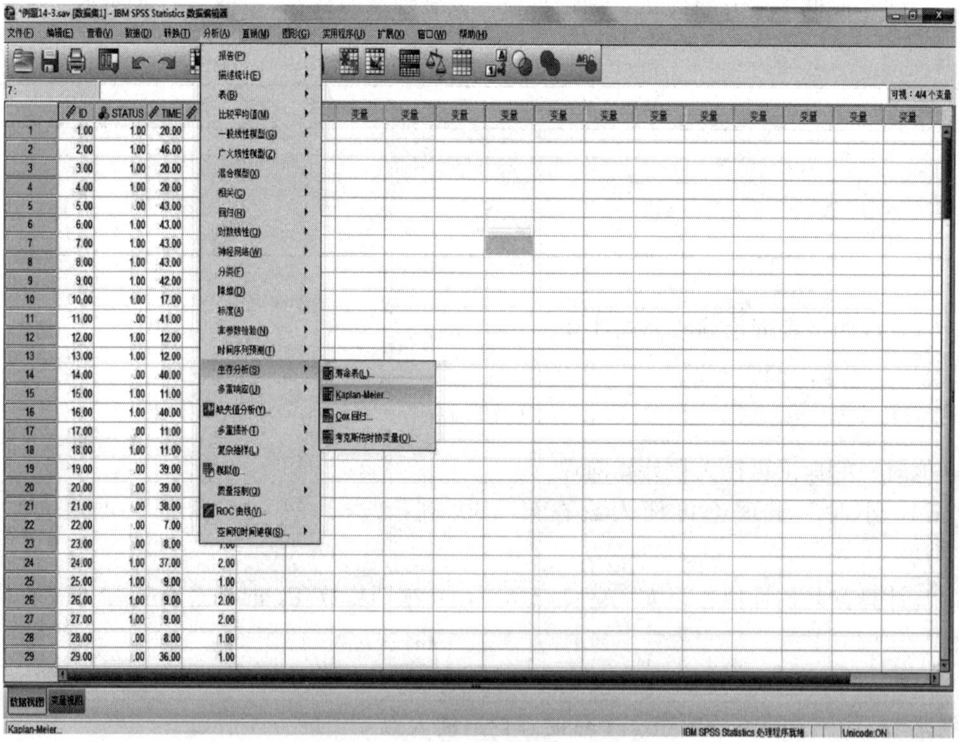

图 14-9　例题 14-4 数据 K-M 法选择

（3）进入 Kaplan-Meier 对话框中，将月份［TIME］变量选入到 "时间（T）" 中。将 STATUS 选入到 "状态（U）" 框中，并单击 "定义事件（D）" 定义结局事件代码，在 "单值" 框中填写 1（1 代表终点事件，即：再梗）。将介入时间［FACTOR］选入到 "因子（F）" 框中（将会展现 "≤10 小时" 和 ">10 小时" 两组患者的分析结果）。单击 "选项

（O）"选项，在"图"中勾选"生存分析函数（V）"（将会在结果中显示生存曲线图），见图14-10。

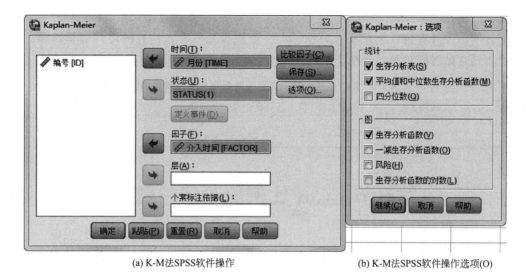

(a) K-M法SPSS软件操作　　(b) K-M法SPSS软件操作选项(O)

图 14-10　K-M 法 SPSS 软件操作流程

（4）在 Kaplan-Meier 对话框中单击"比较因子（C）"，如下图在检验统计中勾选"秩的对数（L）"按钮，在结果中就会展示 log-rank 检验结果（注意：软件翻译中用语有误，将 log-rank 检验翻译为秩的对数不恰当，译为时序秩检验更合适），见图14-11。

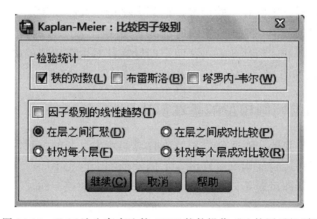

图 14-11　K-M 法生存率比较-SPSS 软件操作"比较因子级别"

（5）结果读取与解释。

描述性结果均与 Kaplan-Meier 法相同，表 14-12 展示的是 log-rank 检验的结果，卡方即为结果，本例表明 $\chi^2 = 6.233$，$df = 1$，p（显著性）$= 0.013$，按 $\alpha = 0.05$ 水准，拒绝 H_0，接受 H_1，可以认为介入时间"≤10 小时"的急性心梗患者未再梗率高于介入时间">10 小时"的急性心梗患者。

表 14-12　总体比较

	χ^2	df	p
Log Rank（Mantel-Cox）	6.233	1	0.013

五、研究报告书

用 Kaplan-Meier 法进行单因素生存分析，结果见表 14-13，结果显示再梗率在不同介入时间组之间的差异有统计学意义（$p < 0.05$）。心肌梗死后介入治疗的时间越早，再梗率越低；介入治疗的时间越晚，再梗率越高。

表 14-13　急性心梗患者不同介入时间组再梗率差异的比较

组别	再梗人数	未再梗人数	合计	再梗率	χ^2	p
≤10 小时	66	51	117	56.41%	6.233	0.013
>10 小时	26	3	29	89.66%		

第五节　Cox 比例风险回归模型

本书相关章节介绍了影响因素分析的多重线性回归和 logistic 回归，而生存资料同时考虑生存结局和生存时间，生存时间非正态分布且可能含有删失时间的特点是以上两种多因素分析方法不能解决的。Logistic 回归以生存结局为因变量，仅考虑结局的好坏（死亡或生存），而未考虑出现该结局的时间长短，无论结局发生在随访早期或晚期，对它们的处理均相同，这样则损失了患者生存时间变量的信息。多重线性回归以生存时间为因变量，虽能考虑生存时间，但生存时间一般不呈正态分布，而且多重线性回归不能有效利用删失时间。剔除删失数据只适用于删失比例较小的情况，如删失比例较大时，剔除会导致较大的偏差。因此，多重线性回归和 logistic 回归不能同时处理生存结局和生存时间，也不能处理删失时间，而生存分析方法则可以巧妙地解决这两个问题。针对生存资料的多因素分析方法，通常采用 Cox 比例风险回归模型（Cox proportional hazard regression model）。

一、Cox 比例风险回归模型的基本形式

生存分析的一个重要的内容是探索影响生存时间或生存率的危险因素，这些危险因素可通过影响各时刻的死亡风险而影响生存率，不同特征的人群在不同时刻的风险函数不同，通常将风险函数表达为基准风险率函数与相应协变量函数的乘积，即：

$$h(t, X) = h_0(t) \cdot f(X) \tag{14-9}$$

式中 $h(t, X)$ 表示 t 时刻的风险函数，又称瞬时死亡率；$h_0(t)$ 表示 t 时刻的基准风险函数，即 t 时刻所有协变量取值为 0 时的风险函数；$f(X)$ 为协变量函数。

Cox 比例风险回归模型的基本形式为：

$$h(t, X) = h_0(t) \exp(\beta_1 X_1 + \beta_2 X_2 + \cdots + \beta_m X_m) \tag{14-10}$$

式中，β_1，β_2，$\cdots \beta_m$ 为自变量的偏回归系数。

式（14-10）右侧分为两部分：$h_0(t)$ 分布无明确的假定，一般也无法估计，这是非参数部分；另一部分是参数部分，其参数是可以通过样本的实际观察值来估计的。正因为 Cox 回归模型由非参数和参数两部分组成，故又称为半参数模型。此式还可以转化为：

$$\ln[h(t, X)/h_0(t)] = \beta_1 X_1 + \beta_2 X_2 + \cdots + \beta_m X_m \tag{14-11}$$

因此，Cox 回归模型与一般的回归分析不同，协变量对生存时间的影响是通过风险函数

和基准风险函数的比值反映的，其中的风险函数和基准风险函数是未知的。在完成参数估计的情况下，可对基准风险函数和风险函数做出估计，并可计算每一个时刻的生存率。

二、 Cox 比例风险回归模型的假定

（1）由 Cox 模型表达式可知，在 m 个协变量共同影响下，时刻 t 的风险函数为 $h(t, X) = h_0(t)\exp(\beta_1 X_1 + \beta_2 X_2 + \cdots + \beta_m X_m)$，使得风险函数由 $h_0(t)$ 增加到了 $\exp(\beta_1 X_1 + \beta_2 X_2 + \cdots + \beta_m X_m)$ 倍，故 Cox 模型是一种乘法模型。

（2）任意两个个体风险函数之比，即风险比（risk ratio，RR）或相对危险度（relative risk，RR）计算如下：

$$
\begin{aligned}
RR &= \frac{h_i(t)}{h_j(t)} = \frac{h_0(t)\exp(\beta_1 X_{i1} + \beta_2 X_{i2} + \cdots + \beta_m X_{im})}{h_0(t)\exp(\beta_1 X_{j1} + \beta_2 X_{j2} + \cdots + \beta_m X_{jm})} \\
&= \exp[\beta_1(X_{i1} - X_{j1}) + \beta_2(X_{i2} - X_{j2}) + \cdots \beta_m(X_{im} - X_{jm})]
\end{aligned}
\tag{14-12}
$$

$i, j = 1, 2 \cdots, n$。

该比值与 $h_0(t)$ 无关，在时间 t 上为常数，即模型中协变量的效应不随时间而改变，称为比例风险假定（assumption of proportional hazard），比例风险模型由此得名。

三、参数估计与假设检验

（一）参数估计

偏回归系数 $\beta_1, \beta_2 \cdots \beta_m$ 的估计需要借助部分似然比（partial likelihood）理论。Cox 比例风险模型的似然函数可分解为两部分：第一部分与 $h_0(t)$ 和 β 有关，第二部分只与 β 有关。部分似然估计只考虑第二部分，采用最大似然估计得到回归系数估计值。部分似然估计的最大优点是不需要确定基准风险函数 $h_0(t)$ 的形式就能估计回归系数 β。部分似然估计的另一特性是仅与生存时间的排序有关，而不是生存时间的数值大小，这意味着生存时间的单调变换，如对生存时间加一个常数、乘以一个常数或取对数，都不会改变回归系数的估计值。

（二）假设检验

回归系数的检验方法有 Score 检验、wald 检验和似然比检验三种方法。这些方法均为 χ^2 检验，自由度为模型中待检验的参数个数。

（1）Score 检验也称作得分检验，可检验一个或多个新变量能否引入模型，还可用于检验变量间交互作用能否对生存时间产生影响。

（2）Wald 检验用于模型中的协变量是否应从模型中剔除，检验模型中第 k 个协变量对模型的贡献是否有统计学意义。Wald 检验的重要特点是可以按参数的置信区间判断模型内的参数是否为 0，其方法是当 β_k 的 95% 置信区间包含 0 时，则 β_k 为 0。

（3）似然比检验用于模型中原有不显著变量的剔除和新变量的引入，以及包含不同协变量数时模型间的比较。

四、参数解释

根据公式(14-11)和公式(14-12)不难看出，回归系数 $\beta_k (k = 1, 2, \cdots m,)$ 的实际意义是：在其他协变量不变条件下，变量 X_j 每增加一个单位所引起的相对危险度的自然对数

（即公式 14-11）；在其他协变量不变条件下，变量 X_j 每增加一个单位所引起的相对危险度（即公式 14-12）。

如果研究的结局事件是死亡，当 $\beta_k > 0$ 时，$\exp(\beta_k) > 1$，说明 X_k 增加时风险函数增加，即 X_k 为危险因素；当 $\beta_k < 0$ 时，$\exp(\beta_k) < 1$，说明 X_k 增加时风险函数降低，即 X_k 为保护因素；当 $\beta_k = 0$ 时，$\exp(\beta_k) = 1$，说明 X_k 增加时风险函数不变，即 X_k 为无关因素。

五、实例分析

例题 14-5   在例题 14-3 的基础上，该研究者还同时考虑性别、介入时间对急性心梗患者发生再梗的影响因素分析，变量赋值见表 14-14（数据见例题 14-5. sav）。

表 14-14   变量赋值

变量名（意义）	赋值
STATUS(是否再梗)	1＝再梗，0＝未再梗
TIME(时间)	第一次急性心梗发生至再梗的时间（月）
FACTOR(介入时间)	1＝"≤10 小时"，2＝">10 小时"
GENDER(性别)	1＝男，2＝女

自变量筛选方法：Cox 回归变量筛选方法类似于多重线性回归和 logistic 回归，主要有向前引入法（forward）、向后剔除法（backward）和逐步引入-剔除法（stepwise），检验水准 α 可取 0.1 或 0.15（变量数较少或探索性研究）、0.05 或 0.01（变量数较多或证实性研究）等。本例 2 个变量采用 Forward 筛选，$\alpha_{引入} = 0.05$，$\alpha_{剔除} = 0.10$，具体操作见"六、SPSS 分析过程"。

六、 SPSS 分析过程

（1）建立数据库（见例题 14-5），包括变量 ID（编号）、STATUS（是否再梗）、TIME（时间）、FACTOR（介入时间）、GENDER（性别）。

（2）在菜单中选择"分析(A)"→"生存分析(S)"→"Cox 回归，见图 14-12。

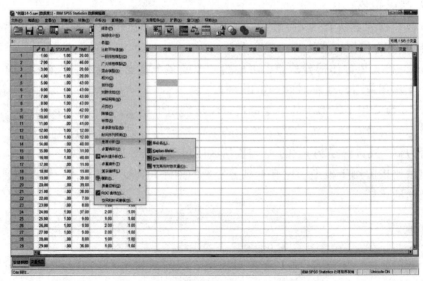

图 14-12   例题 14-5 数据 Cox 回归选择

（3）进入 Cox 回归对话框中，将月份［time］变量选入到"时间（I）"中。将 STA-TUS 选入到"状态（U）"框中，并"定义事件（F）"定义结局事件代码，在"单值"框中填写 1（1 代表再梗）。将 FACTOR（介入时间）、GENDER（性别）选入到"协变量（A）"框中。在其下的"方法"中，选择相应的假设检验方法，"向前"代表的是"向前逐步回归法"；"向后"是"向后逐步回归法"；"有条件"是"基于条件参数的方法"；LR 是"基于部分最大似然估计法"，"瓦尔德"是"基于瓦尔德统计量进行的分析"。本例中选择了"向前：瓦尔德"方法。在"图（L）"中勾选"生存分析（S）"（将会在结果中显示生存曲线图）（图 14-13）。

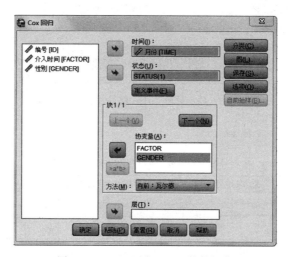

图 14-13　Cox 回归 SPSS 软件操作

（4）哑变量设置，本例中介入时间［FACTOR］、性别［GENDER］变量均为二分类变量，对于多分类变量应在"分类（C）"按钮中设置哑变量，如图 14-14 所示。将要分类的变量选入到"分类（C）"对话框中。默认情况下，每个分类变量设置后均以"最后一个"作为参照，研究者可根据自己的研究选择"第一个"为参照，但是选择了"第一个"后一定要单击"变化量（H）"按钮进行修改。另外，对比的方法默认的是"指示符"，研究者也可以根据条件选择。

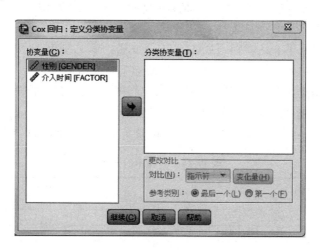

图 14-14　Cox 回归 SPSS 软件操作分类（C）

（5）在选项（O）中可以选择"Exp(B) 的置信区间"，默认是 95％置信区间，此选项的作用是在结果中给出 RR 值的 95％置信区间。在"步进概率"选项中默认是 $\alpha_{引入} = 0.05$，$\alpha_{剔除} = 0.10$，研究者根据数据信息可以自行修改（图 14-15）。

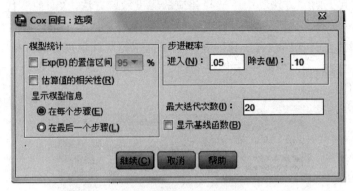

图 14-15　Cox 回归 SPSS 软件操作选项（O）

（6）结果读取与解释（表 14-15）。

表 14-15　模型系数的 Omnibus 检验结果表

步长 (T)	-2 对数似然	总体（得分）			从上一步进行更改			从上一块进行更改		
		卡方	自由度	显著性	卡方	自由度	显著性	卡方	自由度	显著性
1^a	767.765	5.804	1	0.016	5.203	1	0.023	5.203	1	0.023
2^b	760.471	12.950	2	0.002	7.294	1	0.007	12.496	2	0.002

a. 在步骤号 1：介入时间处输入的变量。

b. 在步骤号 2：性别处输入的变量。

c. 起始块号 1. 方法＝向前步进（瓦尔德）。

表 14-15 展示的是本例采用逐步向前法的分析结果，分析进行了 2 步，每一步都对模型中是否所有的协变量回归系数全为 0 进行统计学检验。以第 2 步为例，-2 对数似然为 760.471，χ^2 为 12.950，自由度为 2，$p = 0.002$；对数似然比检验 $X^2 = 7.294$，$p = 0.007$，两个检验结果均说明 β_i 不全为 0。

表 14-16 所示为对回归方程各参数的估计，各指标依次为 β_i 值（B）、标准误（SE）、瓦尔德卡方值、自由度、p 值（显著性）、RR 值 [Exp(B)]、RR 值的 95％置信区间。由表可以看出，第一步引入了介入时间 [FACTOR] 变量；第二步引入了性别 [GENDER] 变量，且无变量剔除。结果表明，在性别不变的情形下，介入时间"＞10 小时"急性心梗患者发生再梗的风险是介入时间"≤10 小时"急性心梗患者的 2.264 倍；而性别回归系数为 -0.811，提示性别是急性心梗患者再梗的保护因素。RR＝0.444，可解释为：在介入时间不变的情形下，女性急性心梗患者发生再梗的风险是男性的 0.444 倍。

表 14-16　方程中的变量

		B	SE	Wald	df	显著性	exp(B)	95.0% Exp(B) 的 CI	
								下限	上限
步骤 1	介入时间	0.560	0.235	5.665	1	0.017	1.750	1.104	2.775
步骤 2	介入时间	0.817	0.249	10.787	1	0.001	2.264	1.390	3.687
	性别	-0.811	0.323	6.317	1	0.012	0.444	0.236	0.836

七、研究报告书

本研究通过 Cox 回归分析，结果显示介入时间和性别是急性心梗患者再梗的独立影响因素（表 14-17）。介入时间回归系数为 0.8127，提示介入时间增加是影响急性心梗患者再梗的危险因素。RR＝2.2641，可解释为：在性别不变的情形下，介入时间"＞10 小时"急性心梗患者发生再梗的风险是介入时间"≤10 小时"急性心梗患者的 2.2641 倍；而性别回归系数为−0.8109，提示性别是急性心梗患者再梗的保护因素。RR＝0.4445，可解释为：在介入时间不变的情形下，女性急性心梗患者发生再梗的风险是男性的 0.4445 倍。

表 14-17　急性心梗患者再梗影响因素 Cox 回归分析结果

变量	B	SE	Wald	df	p	RR	95.0% 置信区间用于 RR 值 下限	上限
介入时间	0.817	0.249	10.787	1	0.001	2.264	1.390	3.687
性别	−0.811	0.323	6.317	1	0.012	0.445	0.236	0.837

课后练习题

习题 14-1-1　白血病患者 26 例分为两组，分别用化疗、化疗加中药两种疗法，治疗后存活月数如下，其中带"＋"表示为删失。试估计化疗组的生存率，并绘制生存曲线，并比较两种疗法的白血病患者生存率是否有差异（数据见例题 14-1-1.sav)？

化疗组：2^+，3，7^+，11^+，6，1，11，3，17，7

化疗加中药组：10，2^+，12^+，13，18，6^+，19^+，26，9^+，8^+，6^+，43^+，9，4，31，24

习题 14-1-2　某医院用甲、乙两种疗法治疗急性黄疸性肝炎，随访十年得资料如下（月），试比较两种疗法的生存期有无差别（数据见例题 14-1-2.sav)？

甲疗法组：12，25，50^+，68，70，79^+，83^+，91^+，114^+，114^+

乙疗法组：1，1，9，17，21，25，37，38，58，72^+，73

习题 14-1-3　某研究随访收集了 2006 年 2 月—2010 年 2 月收治的 317 例维持性血液透析患者的临床资料（月），试分析年龄和血管通路对维持性血液透析患者的预后是否有影响（数据见例题 14-1-3.sav)？

（张　璐　张晓娜）

第十五章　信度和效度分析

在医学研究中，往往需要借助仪器、设备、试剂、问卷或量表等测量工具来收集资料。测量工具的质量直接关系到资料的真实性与可靠性。测量工具的信度和效度是衡量测量工具质量的两个重要指标。本章节主要介绍信度和效度的定义、分类以及各种类型的信度、效度的分析方法。

第一节　信度和效度的定义

一、信度

信度（reliability）是指使用某研究工具所获结果的一致程度，反映研究工具的稳定性和可靠性。如果使用某研究工具对同一研究对象某个稳定的指标测量两次，两次的测量结果差别很大，那么该研究工具不稳定或不可靠，不能作为测量工具。例如在测量物体长度时，我们会选用钢尺去测量，而不选用橡皮筋去测量，就是因为橡皮筋有弹性，测量的结果不稳定。在实际研究中，应尽量选择信度好的测量工具。信度的好坏用信度系数（r）的大小来描述。信度系数的取值范围为 0～1，值越接近 1，说明信度越好；值越接近 0，说明信度越差。一般不建议选择信度系数低于 0.7 的研究工具。不同研究指标，对信度大小的要求不同。例如，能力测试或标准化的学绩测验需达到 0.90 以上，而人格测试或兴趣测试达到 0.80～0.85 即可。

信度具有稳定性、内部一致性和等值性三大特征。根据信度的三大特点可将信度分为以下三种类型：

（1）重测信度：又称为稳定性系数，反映信度的稳定性特征。在一定的时间间隔内，使用同一测量工具对同一研究对象测量两次，求得两次测量结果的相关系数即为重测信度。

（2）内部一致性信度：指组成研究工具的各项目之间的同质性或内在相关性。内在相关性越大，说明该工具的内部一致性越好，同质性越好，信度越好。只需要使用某研究工具对研究对象测量一次即可求得。常用的内部一致性信度包括分半信度、Cronbach's α 信度、KR-20 值。

分半信度是将测验题目分成等值的两半，分半求出测验题目的总分，再计算两部分总分的相关系数。这样算出的值还需用斯皮尔曼-布朗公式进行校正。

Cronbach's α 信度可评价量表中各个题项得分间的一致性，是目前最常用的内部一致性系数，适用于多重计分题量表。

KR-20 值只适用于二分法计分题量表。

（3）复本信度：反映等值性特征。用两个平行（等值）的测验测量同一组被试者，得到两组测验分数，求得这两组测验分数的相关系数即为复本信度。

此外，评分者信度也是反映等值性特征的信度指标，指不同评定者使用相同测量工具，同时测量相同对象时，计算评定者间评定结果的一致程度，主要用于收集主观资料的测量工具。

二、效度

效度（validity）是指测量结果的有效性。所谓有效性是指一种测量能够正确地测量出它所要测量的特性或功能的程度。测量结果与要测量的内容越吻合，则效度越高；反之，效度越差。

常用的效度指标包括内容效度、校标效度和结构效度。

（1）内容效度：是指研究工具中的项目能反映所测量内容的程度。常用专家判断法来确定。具体做法是：邀请至少 3 位以上熟知研究领域的专家组成专家组，对问卷的各条目打分。采用 4 分制打分："1 分"代表该项目与研究内容一点都不相关；"2 分"代表该项目必须经过修改，否则和研究内容不相关；"3 分"代表该项目和研究内容相关，但仍需要少量修改；"4 分"代表该项目与研究内容非常相关。然后计算各条目的内容效度指数（I-CVI）和总量表的内容效度指数（S-CVI）。I-CVI 为 3 分以上的专家数除以专家总数，一般要求达到 0.78 以上。S-CVI 为量表所有的 I-CVI 的平均值，一般要求达到 0.90 以上。

（2）校标效度：反映的是研究工具与其它测量标准之间的相关关系，不体现研究工具与其所测量概念的相符程度。校标效度又分为同时效度和预测效度。同时效度是一种测量的结果与另一大约同时获得的测量结果（即校标）之间的一致程度，并用两测量结果的相关系数来估算。预测效度是指某一测量结果与另一将来获得的测量结果（即校标）之间的相关程度，亦通过相关系数来估算。预测校标的建立远在测验之后，目的在于说明某一测量的结果是否具有预测未来另一测量结果的功能。

（3）结构效度：是指研究工具能够反映所要测量的理论结构和特质的程度。它反映的是研究工具与其所依据的理论或概念框架间的吻合程度。结构效度分析包括探索性因子分析（exploratory factor analysis，EFA）和验证性因子分析（confirmatory factor analysis，CFA）。EFA 是一项用来找出多元观测变量的本质结构并进行降维处理的技术，可将具有错综复杂关系的变量综合为少数几个核心因子。CFA 是用于测量因子（观测变量）与测量项（潜在变量）之间的对应关系是否与研究者预测保持一致的一种分析方法。

第二节　信度分析

信度反映研究工具所测结果的一致程度，其大小用信度系数表示。根据不同类型的信度，采用不同的信度分析方法。常见的信度分析方法包括重测信度分析、分半信度分析和 Cronbach's α 信度分析。复本信度分析的方法与重测信度分析相同。

一、重测信度分析

（一）提出问题

例题 15-1　一项调查老年人生活质量的研究中使用了 SF-36 生活质量量表作为调查工具，为了明确该量表的信度，预调查中，抽取了 20 名老年人进行了两次调查，中间间隔两周，试分析 SF-36 生活质量量表的重测信度（数据见例题 15-1.sav）。

（二）数据分析

（1）建立 SPSS 数据库并录入数据（图 15-1）。

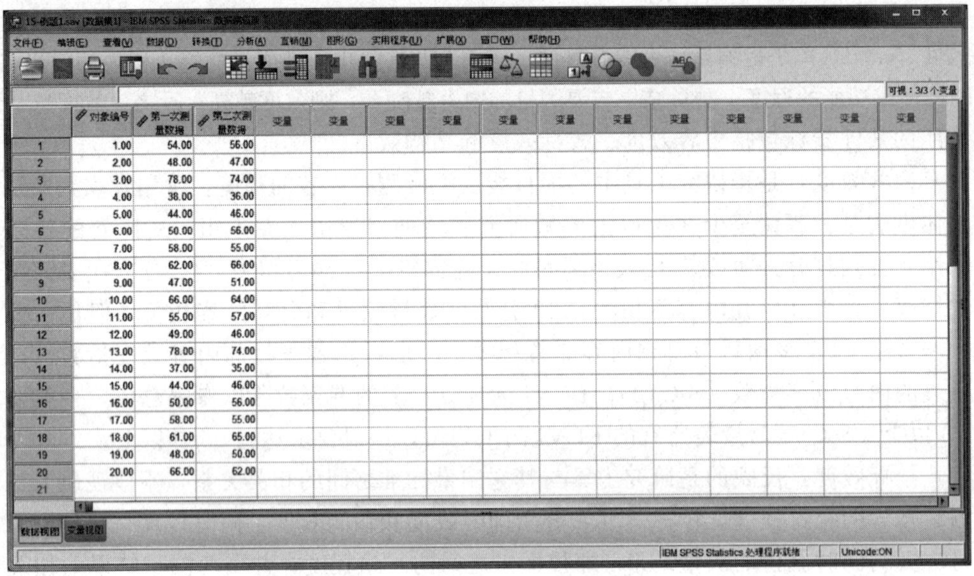

图 15-1　例题 15-1 数据录入示图

（2）在菜单中选择"分析(A)"→"相关(C)"→"双变量(B)"（图 15-2）。

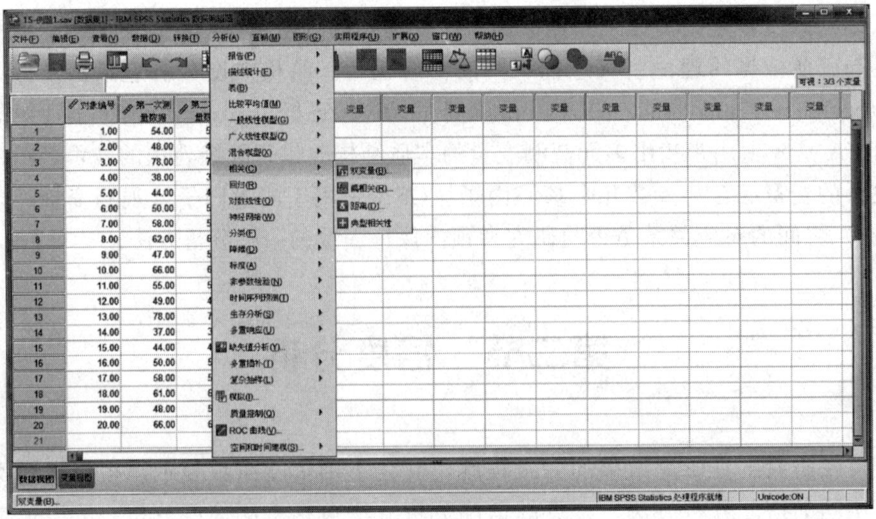

图 15-2　线性相关 SPSS 操作

（3）在"双变量相关性"对话框中，把左边的变量"第一次测量数据"和"第二次测量数据"移动到右边的"变量（V）"中，"相关系数"选择"皮尔逊（N）"（图 15-3）。

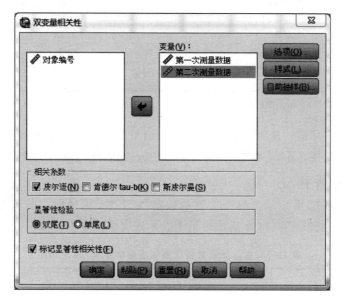

图 15-3　线性相关分析方法选择

（4）单击"选项（O）"。在"双变量相关性：选项"对话框中，选择"统计"中的"平均值和标准差（M）"，单击"继续"（图 15-4）。

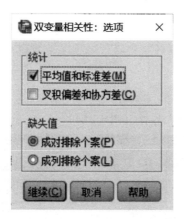

图 15-4　线性相关分析"选项（O）"界面

（5）单击"确定"。

（三）结果解读

SPSS 分析结果显示如表 15-1、表 15-2 所示。

表 15-1　描述统计

	平均值	标准差	个案数
第一次测量数据	54.5500	11.47755	20
第二次测量数据	54.8500	10.73251	20

表 15-2　相关性

		第一次测量数据	第二次测量数据
第一次测量数据	皮尔逊相关性	1	0.954**
	显著性（双尾）		0.000
	个案数	20	20
第二次测量数据	皮尔逊相关性	0.954**	1
	显著性（双尾）	0.000	
	个案数	20	20

**. 在 0.01 级别（双尾），相关性显著。

通过相关分析得到第一次测量数据与第二次测量数据的皮尔逊相关系数 $r=0.954$，此相关系数即为重测信度。p（显著性）$=0.000<0.05$，说明该信度有统计学意义。

（四）研究报告书

用线性相关分析结果显示：第一次测量数据与第二次测量数据的相关系数 $r=0.954$，$p=0.000<0.05$，因此，SF-36 生活质量量表在本研究中的重测信度为 0.954（表 15-3）。

表 15-3　生活质量量表重测信度分析结果（$n=20$）

	$\bar{X}\pm S$	r	p
第一次测量数据	54.55±11.48	0.954	<0.05
第二次测量数据	54.85±10.73		

二、分半信度分析

（一）提出问题

例题 15-2　某学校对某班 20 名学生进行一项学业测试，试分析该次测试的分半信度如何（数据见例题 15-2.sav）。

（二）数据分析

（1）建立 SPSS 数据库并录入数据（图 15-5）。

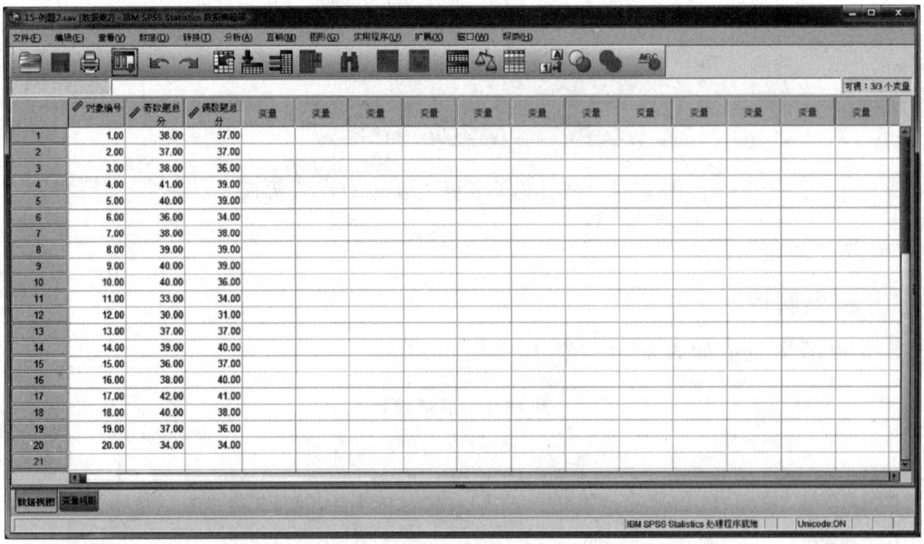

图 15-5　例题 15-2 数据录入示图

（2）在菜单中选择"分析（A）"→"标度（A）"→"可靠性分析（R）"（图 15-6）。

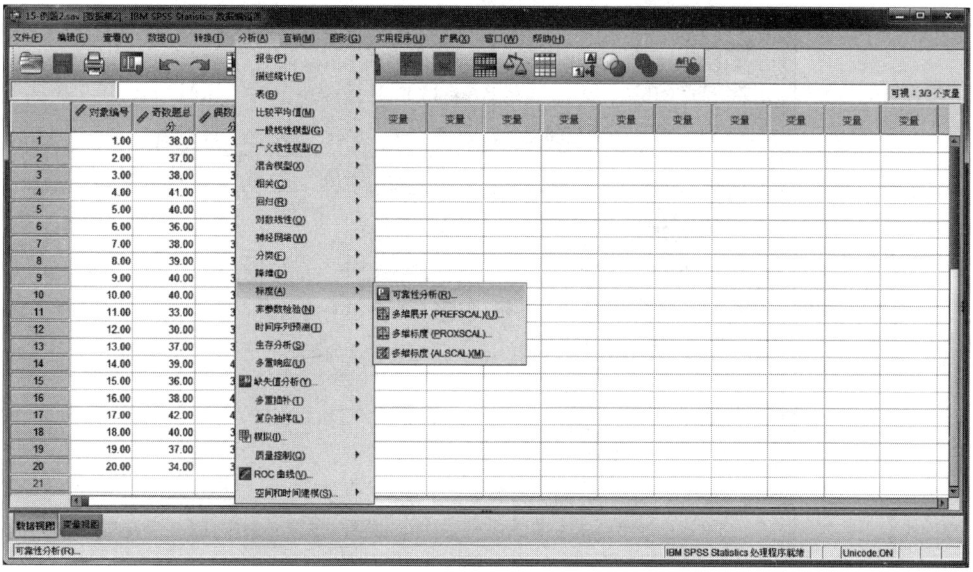

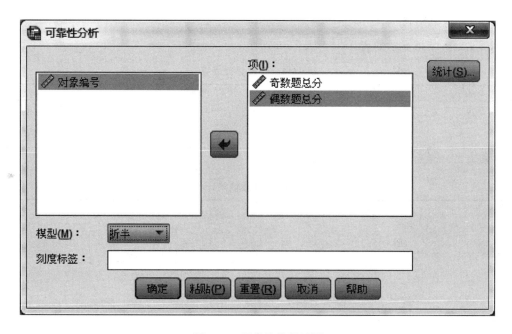

图 15-6　分半信度 SPSS 操作

（3）在"可靠性分析"对话框中，把左边的变量"奇数题总分"和"偶数题总分"移动到右边的"项（I）"中，选择"模型（M）"中的"折半"（图 15-7）。

图 15-7　可靠性分析示图

（4）单击"统计（S）"，在"可靠性分析：统计"对话框中，选择"描述"中的"项（I）"，单击"继续"（图 15-8）。

（5）单击"确定"。

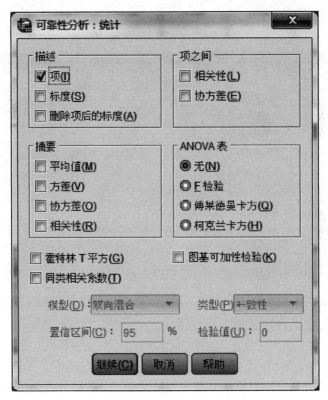

图 15-8　可靠性分析统计量设置

（三）结果解读

SPSS 分析结果显示如表 15-4～表 15-6 所示。

表 15-4　个案处理摘要

		个案数	百分比/%
	有效	20	100.0
个案	排除[a]	0	0.0
	总计	20	100.0

a. 基于过程中所有变量的成列删除。

表 15-5　可靠性统计

克隆巴赫 Alpha	第一部分	值	1.000
		项数	1[a]
	第二部分	值	1.000
		项数	1[b]
	总项数		2
形态之间的相关性			0.867
斯皮尔曼-布朗系数	等长		0.929
	不等长		0.929
格特曼折半系数			0.924

a. 项为奇数题总分；

b. 项为偶数题总分。

表 15-6 项统计

	平均值	标准差	个案数
奇数题总分	37.6500	2.87045	20
偶数题总分	37.1000	2.48998	20

通过可靠性分析得到奇数题总分与偶数题总分的相关系数 $r=0.867$。经过斯皮尔曼-布朗校正后的系数为 0.929，此系数即为分半信度。

（四）研究报告书

可靠性分析结果显示：该校本次学业测验的分半信度为 0.929。见表 15-7。

表 15-7 学业测验分半信度分析结果（$n=20$）

	$\bar{X}\pm S$	r
奇数题总分	37.65±2.87	0.929
偶数题总分	37.10±2.49	

三、 Cronbach's α 信度分析

（一）提出问题

例题 15-3 为了测量血液透析患者的抑郁程度，研究者开发了由 7 个条目组成的抑郁量表，该量表包括心理抑郁维度（X_1、X_2、X_3、X_7）和生理抑郁维度（X_4、X_5、X_6），采用 Likert 5 级评分方式，分数越高，表明抑郁程度越高。试分析该量表总信度和各个维度的信度（数据见例题 15-3. sav）。

（二）数据分析

（1）建立 SPSS 数据库并录入数据（图 15-9）。

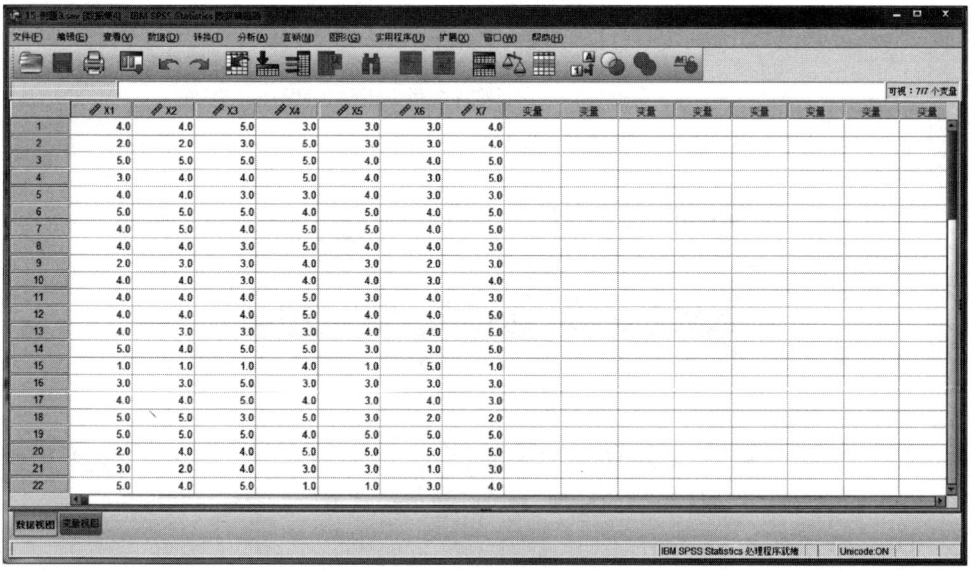

	X1	X2	X3	X4	X5	X6	X7
1	4.0	4.0	5.0	3.0	3.0	3.0	4.0
2	2.0	2.0	3.0	5.0	3.0	3.0	4.0
3	5.0	5.0	5.0	5.0	4.0	4.0	5.0
4	3.0	4.0	4.0	5.0	4.0	3.0	5.0
5	4.0	4.0	3.0	3.0	4.0	3.0	3.0
6	5.0	5.0	5.0	4.0	5.0	4.0	5.0
7	4.0	5.0	4.0	5.0	5.0	4.0	5.0
8	4.0	4.0	3.0	5.0	4.0	4.0	3.0
9	2.0	3.0	3.0	4.0	3.0	2.0	3.0
10	4.0	4.0	3.0	4.0	4.0	3.0	4.0
11	4.0	4.0	4.0	5.0	3.0	4.0	3.0
12	4.0	4.0	4.0	5.0	4.0	4.0	5.0
13	4.0	3.0	3.0	3.0	4.0	4.0	5.0
14	5.0	4.0	5.0	5.0	3.0	3.0	5.0
15	1.0	1.0	1.0	4.0	1.0	5.0	1.0
16	3.0	3.0	5.0	3.0	3.0	3.0	3.0
17	4.0	4.0	5.0	4.0	3.0	4.0	3.0
18	5.0	5.0	3.0	5.0	3.0	2.0	2.0
19	5.0	5.0	5.0	4.0	5.0	5.0	5.0
20	2.0	4.0	4.0	5.0	5.0	5.0	5.0
21	3.0	2.0	4.0	3.0	3.0	1.0	3.0
22	5.0	4.0	5.0	1.0	1.0	3.0	4.0

图 15-9 例题 15-3 数据录入示图

（2）在菜单中选择"分析（A）"→"标度（A）"→"可靠性分析（R）"（图15-10）。

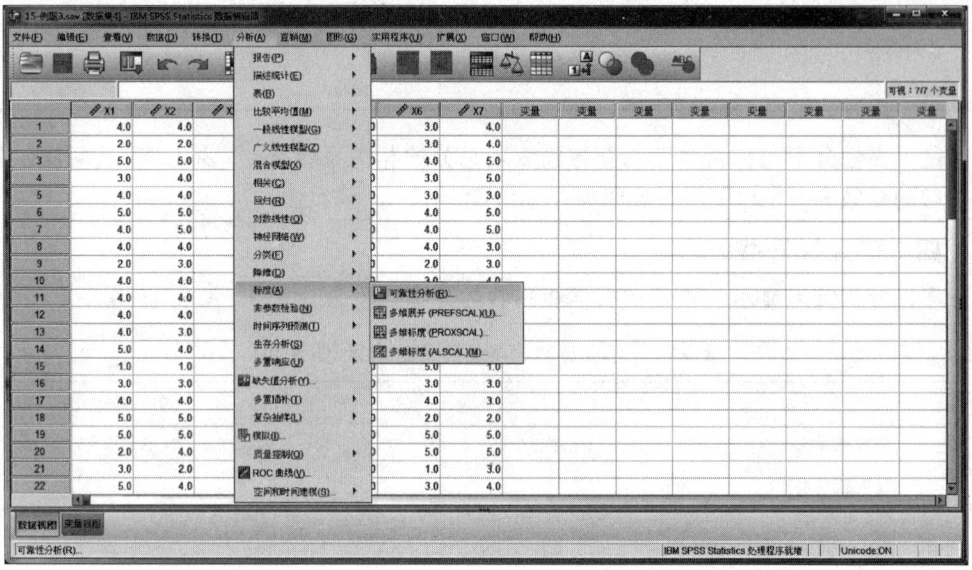

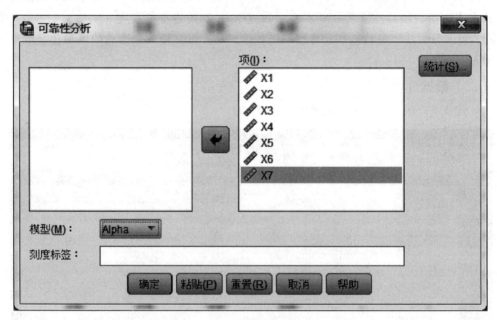

图15-10　可靠性分析示图

（3）在"可靠性分析"对话框中，把左边的变量 $X_1 \sim X_7$ 移动到右边的"项（I）"中，选择"模型（M）"中的"Alpha"（图15-11）。

图15-11　可靠性分析数据选择示图

（4）单击"统计（S）"，在"可靠性分析：统计"对话框中，选择"描述"中的"项（I）""标度（S）"和"删除项后的标度（A）"，单击"继续"（图15-12）。

（5）单击"确定"。

求心理抑郁和生理抑郁两个维度的 Cronbach's α 信度的操作方法与总信度的操作相同。

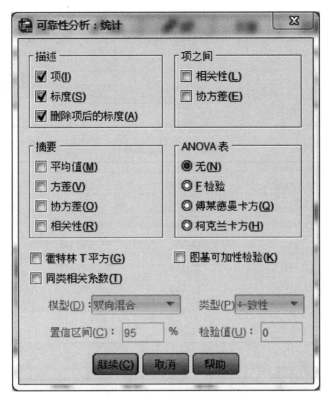

图 15-12 可靠性分析统计量设置

（三）结果解读

1. 总信度分析结果

SPSS 分析结果显示如表 15-8～表 15-12 所示。

表 15-8 个案处理摘要

		个案数	百分比/%
个案	有效	49	100.0
	排除[a]	0	0.0
	总计	49	100.0

a. 基于过程中所有变量的成列删除。

表 15-9 可靠性统计

Cronbach α 信度	项数
0.752	7

表 15-10 项统计

	平均值	标准差	个案数
X_1	3.755	1.1279	49
X_2	3.612	1.0372	49
X_3	3.918	1.1335	49

续表

	平均值	标准差	个案数
X_4	4.102	1.0848	49
X_5	3.388	1.1870	49
X_6	3.245	1.1820	49
X_7	3.776	1.1414	49

表 15-11 项总计统计

	删除项后的 标度平均值	删除项后的 标度方差	修正后的项与 总计相关性	删除项后的 Cronbach α 信度
X_1	22.041	18.665	0.528	0.708
X_2	22.184	19.236	0.524	0.711
X_3	21.878	18.985	0.487	0.717
X_4	21.694	22.384	0.148	0.785
X_5	22.408	17.705	0.597	0.691
X_6	22.551	19.086	0.445	0.727
X_7	22.020	18.270	0.565	0.700

表 15-12 标度统计

平均值	方差	标准差	项数
25.796	25.082	5.0082	7

2. 心理抑郁维度和生理抑郁维度的信度分析结果

（1）心理抑郁维度的结果如表 15-13～表 15-16 所示。

表 15-13 可靠性统计

Cronbach α 信度	项数
0.780	4

表 15-14 项统计

	平均值	标准差	个案数
X_1	3.755	1.1279	49
X_2	3.612	1.0372	49
X_3	3.918	1.1335	49
X_7	3.776	1.1414	49

表 15-15 项总计统计

	删除项后的 标度平均值	删除项后的 标度方差	修正后的项与 总计相关性	删除项后的 Cronbach α 信度
X_1	11.306	6.759	0.658	0.687
X_2	11.449	7.503	0.583	0.728
X_3	11.143	6.875	0.628	0.704
X_7	11.286	7.583	0.478	0.781

表 15-16　标度统计

平均值	方差	标准差	项数
15.061	11.892	3.4485	4

（2）生理抑郁维度的结果如表 15-17～表 15-20 所示。

表 15-17　可靠性统计

Cronbach α 信度	项数
0.630	3

表 15-18　项统计

	平均值	标准差	个案数
X_4	4.102	1.0848	49
X_5	3.388	1.1870	49
X_6	3.245	1.1820	49

表 15-19　项总计统计

	删除项后的标度平均值	删除项后的标度方差	修正后的项与总计相关性	删除项后的 Cronbach α 信度
X_4	6.633	4.154	0.347	0.649
X_5	7.347	3.315	0.496	0.447
X_6	7.490	3.380	0.481	0.470

表 15-20　标度统计

平均值	方差	标准差	项数
10.735	6.866	2.6202	3

通过可靠性分析得到：总量表的 Cronbach'α 信度为 0.752，心理抑郁维度的 Cronbach'α 信度为 0.780，生理抑郁维度的 Cronbach'α 信度为 0.630。

（四）研究报告书

Cronbach'α 信度分析结果见表 15-21。

表 15-21　抑郁量表信度分析结果（$n=49$）

维度	条目	$\overline{X} \pm S$	因子内信度（α）	总信度（α）
心理抑郁维度	X_1	3.76±1.13		
	X_2	3.61±1.04		
	X_3	3.92±1.13	0.780	
	X_7	3.78±1.14		0.752
生理抑郁维度	X_4	4.10±1.08		
	X_5	3.39±1.19	0.630	
	X_6	3.25±1.18		

第三节 效度分析

效度是指研究工具测量结果的有效性，因此效度分析是评价研究工具质量的重要指标之一。不同的效度类型有不同的分析方法。内容效度采用专家法计算内容效度指数，校标效度通过计算研究工具与校标之间的相关系数得出，结构效度则需要通过因子分析得出。因子分析可分为探索性因子分析（EFA）和验证性因子分析（CFA）。本节内容只介绍应用 SPSS 软件进行探索性因子分析。

在实际研究中，研究者往往通过设计多个变量来收集大量数据，从多个角度较全面地反映研究事物的特征，寻找规律。然而多变量大样本的数据提供丰富信息的同时，也增加了数据采集和处理的难度，加上不同变量之间可能存在一定的相关性，导致信息的重叠现象，从而增加了问题分析的复杂性。因子分析是将众多相关、重叠的信息进行合并和综合，将原始的多个变量变成较少的几个综合变量，这些综合变量即是因子，代表各类信息的综合指标，每个因子之间是不相关的。因子分析就是用少数几个因子来描述许多变量的联系，以较少的几个因子反映原始资料的大部分信息的统计方法。

基本步骤：

（1）确定变量及样本：一般而言，样本量应至少为变量数的 10 倍以上。

（2）判断是否适合做 EFA：①观察相关矩阵；②KMO 值检验和球形检验。KMO 检验检验变量间的偏相关是否很小，值越接近 1，越适合做因子分析；Bartlett 球形度检验可检验相关矩阵是否是单位矩阵，如果 p 值拒绝原假设，表示变量间存在相关关系，适合做因子分析。

（3）因子提取：常采用主成分分析法提取公因子，提取标准如下：①以特征值是否大于 1 为标准；②参考特征值的碎石图；③方差贡献率。

（4）因子的旋转：通过对初始因子载荷矩阵进行旋转，更易解释各公因子的专业意义，方法包括正交旋转和斜交旋转。

（5）因子的解释。

一、提出问题

例题 15-4 为了测量血液透析患者的抑郁程度，研究者开发了由 7 个条目组成的抑郁量表，采用 Likert 5 级评分方式，分数越高，表明抑郁程度越高。该量表能否反映血液透析患者的抑郁程度的共同特征呢？试用探索性因子分析方法分析该量表的结构效度（数据见例题 15-4.sav）。

二、数据分析

（1）建立 SPSS 数据库并录入数据（图 15-13）。本例题数据库中共有 7 个变量，即 7 个条目。

（2）在菜单中选择"分析（A）"→"降维（D）"→"因子（F）"（图 15-14）。

（3）在"因子分析"对话框中，把左边的变量 $X_1 \sim X_7$ 七个变量移到右边的"变量（V）"中（图 15-15）。

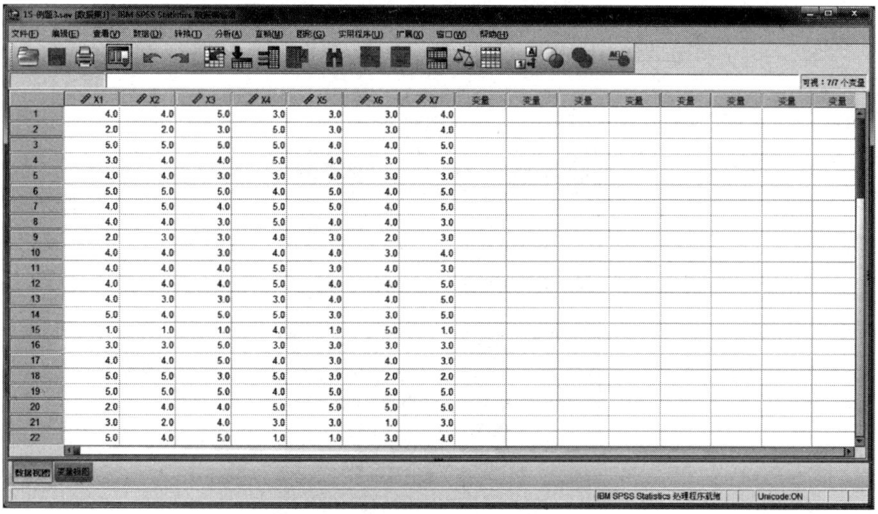

图 15-13　例题 15-4 数据录入图

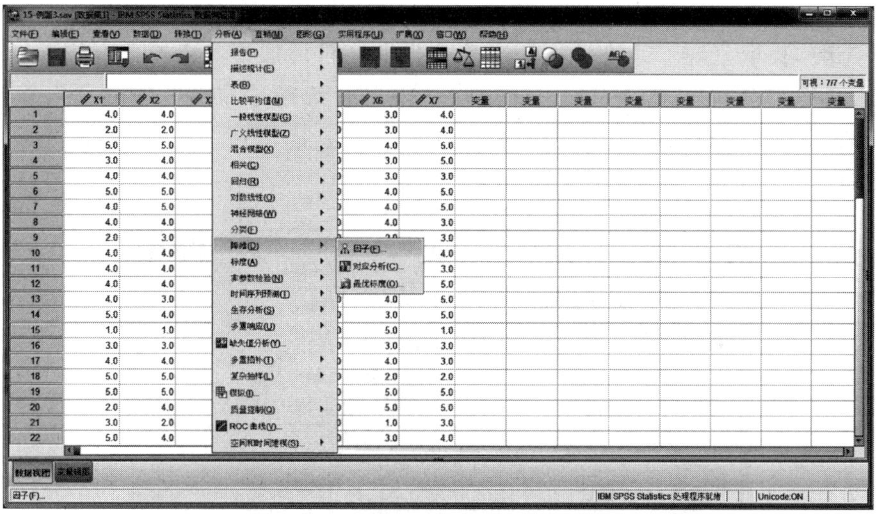

图 15-14　因子分析 SPSS 软件操作

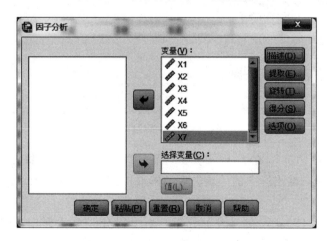

图 15-15　因子分析 SPSS 软件操作变量选择

（4）单击"描述（D）"，在"因子分析：描述"对话框中，选择"统计"中的"初始解（I）"，选择"相关性矩阵"中的"系数（C）"和"KMO 和巴特利特球形度检验"。单击"继续"（图 15-16）。

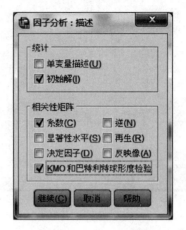

图 15-16 因子分析 SPSS 软件操作描述示图

（5）单击"提取（E）"。在"因子分析：提取"对话框中，选择"方法（M）"中的"主成分"，选择"分析"中的"相关性矩阵（R）"，选择"输出"中的"未旋转因子解（F）"和"碎石图（S）"，选择"提取"中的"基于特征值（E）"，在"特征值大于（A）"中输入 1。单击"继续"（图 15-17）。

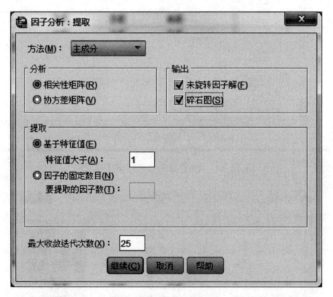

图 15-17 因子分析 SPSS 软件操作提取示图

（6）单击"旋转（T）"，在"因子分析：旋转"对话框中，选择"方法"中的"最大方差法（V）"，选择"输出"中的"旋转后的解（R）"和"载荷图（L）"。单击"继续"（图 15-18）。

（7）单击"得分（S）"，在"因子分析：因子得分"对话框中，选择"保存为变量（S）"方法中的"回归（R）"。单击"继续"（图 15-19）。

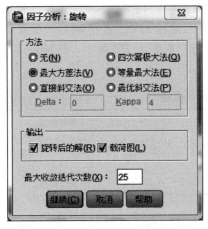

图 15-18　因子分析 SPSS 软件操作旋转示图

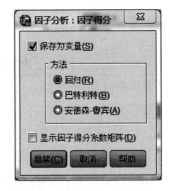

图 15-19　因子分析 SPSS 软件操作因子得分示图

（8）单击"选项（O）"，在"因子分析：选项"中，选择"缺失值"中的"成列排除个案（L）"，选择"系数显示格式"中的"按大小排序（S）"。单击"继续"（图 15-20）。

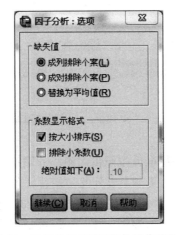

图 15-20　因子分析 SPSS 软件操作选项示图

（9）单击"确定"。

三、结果解读

SPSS 分析结果显示如下。

表 15-22 所示为相关性矩阵，表明各个变量之间的相关关系。

表 15-22　相关性矩阵

		X_1	X_2	X_3	X_4	X_5	X_6	X_7
相关性	X_1	1.000	0.612	0.571	−0.030	0.275	0.233	0.377
	X_2	0.612	1.000	0.451	0.091	0.311	0.198	0.347
	X_3	0.571	0.451	1.000	−0.129	0.380	0.140	0.469
	X_4	−0.030	0.091	−0.129	1.000	0.308	0.289	0.069
	X_5	0.275	0.311	0.380	0.308	1.000	0.480	0.481
	X_6	0.233	0.198	0.140	0.289	0.480	1.000	0.381
	X_7	0.377	0.347	0.469	0.069	0.481	0.381	1.000

KMO 和巴特利特检验是用来验证收集的资料是否适合进行因子分析。KMO 值说明样本量的合适程度，通常要求>0.5，越接近 1，说明样本量越充分。巴特利特检验是判断因子分析模型，通常要求 $p<0.05$，说明适合做因子分析。由表 15-23 可知，该量表适合进行因子分析。

表 15-23　KMO 和巴特利特检验

KMO 取样适切性量数		0.738
巴特利特球形度检验	近似卡方	92.117
	自由度	21
	显著性	0.000

　　表 15-24 所示为公因子方差表，通常要求提取比例>0.4，<0.4 的因子要删除。

表 15-24　公因子方差

	初始	提取
X_1	1.000	0.693
X_2	1.000	0.564
X_3	1.000	0.699
X_4	1.000	0.618
X_5	1.000	0.660
X_6	1.000	0.604
X_7	1.000	0.539

提取方法：主成分分析法。

　　主成分的统计信息表中，将特征值按照由大到小的顺序排列，给出了各主成分的贡献率和累计贡献率。由表 15-25 可知，第一主成分的初始特征值为 2.949，它对解释总变异的贡献率为 42.132%；第二主成分的初始特征值为 1.428，它对解释总变异的贡献率为 20.407%。前两个成分的初始特征值均大于 1，累积贡献率为 62.539%。一般因子分析中，要求累计贡献率应该>60%。

表 15-25　总方差解释

成分	初始特征值			提取载荷平方和			旋转载荷平方和		
	总计	方差百分比	累积/%	总计	方差百分比	累积/%	总计	方差百分比	累积/%
1	2.949	42.132	42.132	2.949	42.132	42.132	2.561	36.591	36.591
2	1.428	20.407	62.539	1.428	20.407	62.539	1.816	25.947	62.539
3	0.818	11.683	74.222						
4	0.598	8.542	82.764						
5	0.478	6.830	89.594						
6	0.415	5.926	95.520						
7	0.314	4.480	100.000						

提取方法：主成分分析法。

　　图 15-21 为碎石图，可根据碎石图的拐点，确定主成分数。由图 15-21 可知，本例的主成分数为 2。

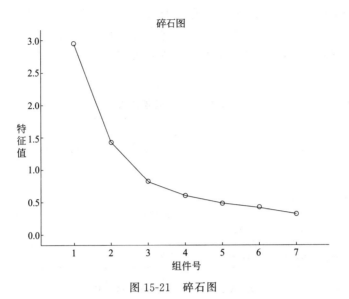

图 15-21 碎石图

下面为相关因子负荷矩阵，在旋转后的成分矩阵中，将相关因子负荷矩阵＞0.7 的成分集合成一个因子。本例的因子可分为两组：因子 1（X_3、X_1、X_2）和因子 2（X_4、X_6、X_5），见表 15-26、表 15-27。

表 15-26　成分矩阵[a]

	成分	
	1	2
X_1	0.738	−0.385
X_7	0.732	0.048
X_3	0.721	−0.424
X_2	0.707	−0.253
X_5	0.706	0.402
X_6	0.558	0.541
X_4	0.195	0.762

提取方法：主成分分析法。

a. 提取了 2 个成分。

表 15-27　旋转后的成分矩阵[a]

	成分	
	1	2
X_3	0.836	−0.002
X_1	0.832	0.040
X_2	0.738	0.139
X_7	0.608	0.411
X_4	−0.217	0.756
X_6	0.208	0.749
X_5	0.407	0.703

提取方法：主成分分析法。

旋转方法：凯撒正态化最大方差法。

a. 旋转在 3 次迭代后已收敛。

本例中，X_7 的因子负荷在因子 1 中的值为 0.608，在因子 2 中的值为 0.411，均比较高。一般情况下应删除此类条目，但是如果研究者认为该条目非常重要时，可保留并加以特殊说明。本例题在删除条目 X_7 后，重新进行探索性因子分析，结果如表 15-28～表 15-34 所示。

表 15-28　相关性矩阵

		X_1	X_2	X_3	X_4	X_5	X_6
相关性	X_1	1.000	0.612	0.571	−0.030	0.275	0.233
	X_2	0.612	1.000	0.451	0.091	0.311	0.198
	X_3	0.571	0.451	1.000	−0.129	0.380	0.140
	X_4	−0.030	0.091	−0.129	1.000	0.308	0.289
	X_5	0.275	0.311	0.380	0.308	1.000	0.480
	X_6	0.233	0.198	0.140	0.289	0.480	1.000

表 15-29　KMO 和巴特利特检验

KMO 取样适切性量数		0.665
巴特利特球形度检验	近似卡方	71.796
	自由度	15
	显著性	0.000

表 15-30　公因子方差

	初始	提取
X_1	1.000	0.740
X_2	1.000	0.621
X_3	1.000	0.690
X_4	1.000	0.644
X_5	1.000	0.650
X_6	1.000	0.600

提取方法：主成分分析法。

表 15-31　总方差解释

成分	初始特征值			提取载荷平方和			旋转载荷平方和		
	总计	方差百分比	累积/%	总计	方差百分比	累积/%	总计	方差百分比	累积/%
1	2.518	41.971	41.971	2.518	41.971	41.971	2.244	37.392	37.392
2	1.427	23.777	65.748	1.427	23.777	65.748	1.701	28.356	65.748
3	0.734	12.234	77.982						
4	0.590	9.839	87.821						
5	0.415	6.914	94.735						
6	0.316	5.265	100.000						

提取方法：主成分分析法。

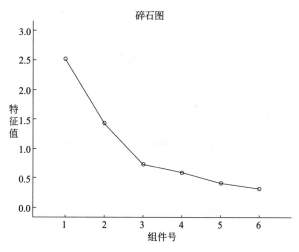

碎石图

表 15-32　旋转后的成分矩阵[a]

	成分	
	1	2
X_1	0.857	0.078
X_3	0.831	0.008
X_2	0.767	0.180
X_4	−0.204	0.776
X_6	0.194	0.750
X_5	0.390	0.706

提取方法：主成分分析法。

旋转方法：凯撒正态化最大方差法。

a. 旋转在 3 次迭代后已收敛。

表 15-33　旋转后的成分矩阵[a]

	成分	
	1	2
X_1	0.857	0.078
X_3	0.831	0.008
X_2	0.767	0.180
X_4	−0.204	0.776
X_6	0.194	0.750
X_5	0.390	0.706

提取方法：主成分分析法。

旋转方法：凯撒正态化最大方差法。

a. 旋转在 3 次迭代后已收敛。

表 15-34　成分转换矩阵

成分	1	2
1	0.865	0.502
2	−0.502	0.865

提取方法：主成分分析法。

旋转方法：凯撒正态化最大方差法。

四、研究报告书

探索性因子分析结果显示，血液透析患者抑郁量表可分为两个因子：心理抑郁和生理抑郁。两个主成分的初始特征值均大于 1，累积贡献率为 62.539%，因子负荷均大于 0.6，说明该量表的结构效度较好（表 15-35）。为了更准确地测量血液透析患者的抑郁程度，删除条目 7 之后的因子分析结果见表 15-36。

表 15-35　血液透析患者抑郁量表 7 个条目的因子分析结果

条目	心理抑郁	生理抑郁	公因子方差
X_3	0.836	−0.002	0.699
X_1	0.832	0.040	0.693
X_2	0.738	0.139	0.564
X_7	0.608	0.411	0.539
X_4	−0.217	0.756	0.618
X_6	0.208	0.749	0.604
X_5	0.407	0.703	0.660
初始特征值	2.949	1.428	—
总变异的解释率%	42.132	20.407	—
累计总变异的解释率%	42.132	62.539	—

表 15-36　血液透析患者抑郁量表 6 个条目的因子分析结果

条目	心理抑郁	生理抑郁	公因子方差
X_1	0.857	0.078	0.740
X_3	0.831	0.008	0.690
X_2	0.767	0.180	0.621
X_4	−0.204	0.776	0.644
X_6	0.194	0.750	0.600
X_5	0.390	0.706	0.650
初始特征值	2.518	1.427	—
总变异的解释率%	41.971	23.777	—
累计总变异的解释率%	41.971	65.748	—

课后练习题

习题 15-2-1　为了能更好地测量中学生的社会支持程度，科研人员研究开发了中学生社会支持量表。该量表由 11 个条目构成，包括父母支持（条目 1、2、3、4）、老师支持（条目 5、6、7、8）和朋友支持（条目 9、10、11）三个维度。为了验证该量表的信度，研究者采用该量表调查了 68 名中学生。试分析该量表的总信度和各维度信度（数据见习题 15-2-1.sav）。

习题 15-2-2　为测量女大学生经前期综合征的症状，研究者开发设计了经前期综合征症状量表，量表包括疼痛、注意力下降、行为变化、自主神经系统反应、水钠潴留、否定情绪六个方面，共 30 个条目，采用 Likert 5 级计分制。为了验证该量表的信效度，研究者用该量表调查了 489 名一年级女大学生。试分析经前期综合征症状量表的信度和效度（数据见习题 15-3-1.sav）。

（唐争艳　张永爱）

第十六章　循证医学与 Meta 分析

1992 年，Gorden Guyatt 在 JAMA 上发文，首先提出循证医学（evidence-based medicine，EBM）的概念，这标志着循证医学的诞生。经过近几十年的发展，循证医学已成为医学领域最具影响力的创新和革命之一。循证医学本身不能视为一门医学，它与内科学、外科学、传染病学等不能并列，它只是一种临床医学的研究方法，起源于临床流行病学，发展于医学统计学，最终是为临床医学服务的。因此，本章将围绕循证医学概念、循证护理和 Meta 分析进行讲解。

第一节　循证医学

一、循证医学的基本概念及特点

1996 年，David Sackett 在 BMJ 发表文章，定义循证医学是"慎重、准确、明智地应用所能获得的最好研究证据来确定个体患者的治疗措施"。2014 年，Gordon Guyatt 在第 22 届 Cochrane 年会上，进一步完善循证医学定义为："临床实践需结合临床医生个人经验、患者意愿和来自系统化评价和合成的研究证据"。

循证医学源于对更好医疗干预的思考。与传统医学的知识和证据主要来自临床经验积累的专家推荐或集体学术权威意见不同，其最大特点是：立足临床研究的证据来源，系统全面地检索和严格规范的评价证据，以当前可得的最佳研究证据为治疗依据，重视证据转化后的后效评价，以患者最终结局为判效指标，真正实现"以患者为中心"的医疗模式。循证医学的特点还包括：①基于问题的研究（健康维护、疾病预防、环境因素等）；②遵循证据的决策（证据分类分级，有证查证用证、无证创证用证）；③关注实践的结果；④后效评价、止于至善。强调在实践过程中要遵循提出问题、检索证据、严格评价、应用证据和后效评价的步骤，其详细实施过程见本章第二节相关内容。

二、叙事循证医学模式

虽然循证医学是目前主导的医学模式，它在科学化、精准化临床实践中具有优势，但对于患者主观体验关注不足，易弱化患者疾病背后的潜藏需求。2001 年，美国学者

Rita 基于叙事与医学内在关联提出叙事医学（narrative medicine，NM）的概念，源于人本主义思想，倡导医护人员回归医学照护的情感和社会文化维度，强调尊重患者独特性，成为人文关怀走向实践的有效工具，在临床中迅速推广。有学者指出需要解决循证医学客观性与叙事医学主观性之间潜在的冲突，认为叙事医学与循证医学并非对立关系，而是关注疾病的不同方面，若二者相结合可使客观医疗行为与患者独特体验相联系，由此产生了叙事循证医学模式（narrative evidence based medicine，NEBM）构想。叙事循证医学模式目前还没有明确定义，但在临床实践中却显示出特有的应用价值，在此，将它作为循证医学发展的一种模式，对它进行简单介绍。

1. 叙事循证医学模式的实践模型

叙事循证医学模式的实践模型将循证医学的目标、资源和技能融入到一个广义叙事实践框架内，以 PACT 转化路径，即临床问题、行动、选择和治疗目标（problem delineation，action，choices and targets，PACT）作为概念框架，实现了临床客观数据与患者-医护人员不同观点间的共享与整合，由此形成一个可促进不同角色间平等对话的医患共同体，并为定性研究提供途径，实现叙事医学与循证医学整合需求。其实践模型见图 16-1，由叙事代表的"关系域"和循证代表的"信息域"两部分组成，借助"PACT 转化路径"将二者联通，随着"信息域"成果回归到与"关系域"交汇处，即完成一个整合过程。研究者将"信息域"看作"根基"，意喻通过科学客观的临床数据滋养上层"关系域"的"果实"，同时强调"信息域"应优先遵从"关系域"中的医患共享行为。PACT 是整个模型概念的基础，用于描述患者问题和需求，是区分患者需求与医生专业知识的可操作性工具。

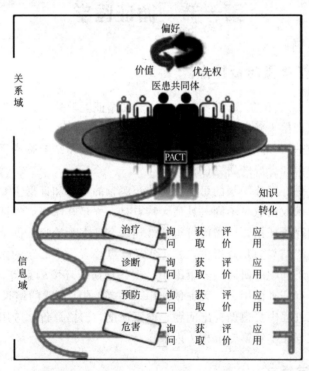

图 16-1　叙事循证医学模式的实践模型

2. 叙事与循证整合的价值

首先，实现了质性与量性融合。叙事循证医学模式提供了不同医学模式间的新整合理念，同时开发出实践模型，使两种存在潜在冲突的医学模式实现优势互补。

其次，推进了医患共享决策。叙事循证医学模式有利于形成医患共同体，使医生与患者不同立场观点整合，将客观医疗行为与患者个人需求相结合，医护人员可从中探索患者独特疾病经历，使客观诊断与主观体验互补，为实现医患共享决策提供了可能性。

最后，有利于全面理解医学与人。叙事循证医学模式对于促进临床实践、医学教育、研究探索的相互融合有积极意义，对实践者专业素质、人文情怀和研究能力也提出更高要求。叙事循证医学模式提供了更深入理解"医护"、"患者"、"医学"的全面视角。

三、循证医学数据库

循证医学数据库指基于循证医学理念，以循证证据为核心内容，服务于临床证据利用、临床决策制定和临床指南制订的一类数据库。从证据类型的角度，大致可分为临床实践指南（clinical practice guide，CPG）数据库、系统评价（systematic review，SR）数据库和临床试验（clinical trial）数据库等。

1. CPG 数据库

在众多类型的数据库中，CPG 数据库以其较成熟的证据形态和实用功能，得到证据制作者和使用者的青睐。CPG 数据库大多由政府机构或集团公司创建，通常提供 CPG 全文溯源服务和信息检索功能。常用的 4 个国际上具代表性和影响力的 CPG 数据库包括：美国临床诊疗指南数据库（National Guideline Clearinghouse，NGC）、国际指南协作网（Guidelines International Network，GIN）、英国国家卫生与临床优化研究所（National Institute for Health and Clinical Excellence，NICE）、苏格兰校际指南网络（Scottish Intercollegiate Guidelines Network，SIGN）。

2. SR 数据库

SR 是在临床试验基础上，通过系统化检索、合并与评价得到的证据体，是指导临床决策的最佳证据来源之一，因此 SR 数据库是循证数据库的重要形态。常用的包括 Cochrane 系统评价数据库（Cochrane Database of Systematic Reviews，CDSR）、疗效评价摘要数据库（Database of Abstracts of Reviews of Effects，DARE）、PROSPERO、Evidence-Based Medicine Reviews、Bandolier、Health Technology Assessment、NHS 经济评估数据库和 Health Systems Evidence 等。

3. 临床试验数据库

临床试验是循证医学的基石，采用随机、盲法、对照设计的随机对照试验结果被认为是评价干预措施安全性及有效性的"金标准"。常用的包括美国临床试验数据库（Clinical Trials gov）、中国临床试验注册中心（Chinese Clinical Trial Registry，ChiCTR）、Cochrane 对照试验注册中心（Cochrane Central Register of Controlled Trials，CENTRAL）等。

除上述三类数据库外，还有众多收录循证医学综合内容的数据资源，如 DynaMed、UpToDate、MD Consult、BMJ Best Practice 和 Trip Database 等。其实，不同类型数据库使用范围和针对群体是有所不同的，如 CPG 数据库更适用于临床工作者的辅助诊疗决策需求；SR 数据库既可以服务于临床决策，也适合为临床实践指南提供证据材料；临床试验数据库以 CENTRAL 为代表，能为系统评价和 Meta 分析作者提供快速的 RCT 检索渠道；

而近年来发展愈热的综合型循证医学数据库，更是以临床实践为方向，提供全方位循证医学服务。

另外，当前循证医学发展的主要问题，是低效的传统证据生产过程与快速决策需求之间的矛盾，由此提出的自动 Meta 分析需要新的证据库形式提供支持，即元证据库（pre-extract evidence database）。元证据库通过规范化预提取并存储机读证据数据，结合现有的证据数据，可支持自动 Meta 分析，有利于提高证据生产效率，促进高质量临床证据和实用性临床决策的快速生产，进一步推动循证医学在真实世界的广泛应用。

第二节　循证护理

自 1992 年循证医学概念正式提出后，护理学是较早受该思维模式影响和启发的学科之一。在近 30 年的发展中，循证思想和理念已广泛、深入地渗透到临床护理、护理管理、护理教育和护理科研等各个领域，极大地推动了临床护理实践和护理学科发展，成为 21 世纪护理实践的标准。因此，本节将围绕循证护理起源、概念和实践步骤进行介绍。

一、循证护理的起源

循证护理在国际护理领域的发展非常迅速，已形成多个国际性的循证护理网络。英国 York 大学护理学院于 1996 年成立了全球第一个循证护理中心，是全球最早致力于循证护理研究的机构。该中心于 1998 年与加拿大 McMaster 大学共同创办了 *Evidence-based Nursing* 杂志。1996 年总部设在澳大利亚阿德莱德大学的 Joanna Briggs 循证卫生保健中心（Joanna Briggs Institute，JBI）成立，2014 年该协作组织拥有全球 53 个分中心、覆盖近 50 个国家。2008 年起 JBI 与 Cochrane 协作网合作，负责 Cochrane 下的第 17 专业组——护理组（Cochrane Nursing Care Field，CNCF）的工作。2012 年国际护士会（International Council of Nursing，ICN）发布了题为《循证护理实践——缩短证据与实践之间的差距（*Closing the gap：from evidence to action*）》的 2012ICN 白皮书，ICN 的这一主题发布后，不但在全球护理领域引发了循证护理实践的热潮，也引起医学领域的积极关注，著名的医学期刊 *Lancet*《柳叶刀》在 2012 年第五期针对 ICN 的白皮书发表了一篇题为《护理实践的科学性（*Science for action-based nursing*）》的编者按，对 ICN 2012 年白皮书倡导的循证护理实践表示支持，鼓励全球的护理人员应"迈出大胆的步伐拥抱证据，通过研究缩小知识与实践之间的差距，并让全球的护士真正置身于全球循证实践的核心"。

1997 年以来，JBI 循证护理全球协作网在中国地区设立了 4 个分中心：1997 年在香港中文大学护理学院设立"香港 JBI 循证护理分中心"，2004 年 11 月在上海复旦大学护理学院设立"复旦大学 JBI 循证护理分中心"，2005 年在中国台湾地区杨明大学护理学院设立了"台湾杨明大学 JBI 循证护理分中心"，2012 年 4 月在北京大学护理学院设立"北京大学 JBI 循证护理分中心"。这些分中心的宗旨是：在临床护理和社区卫生健康服务中，运用循证实践的观念开展临床护理、护理研究和护理教育，促进研究成果在护理实践中的运用，提高护理服务质量。

二、循证护理的概念

1. 基本概念

循证护理是循证医学的分支之一，指护理人员在计划其护理活动过程中，审慎地、明确地、明智地（conscientious, explicit and judicious）将科研结论与其临床经验及患者愿望相结合，获取证据，作为临床护理决策的过程。循证护理构建在护理人员的临床实践基础上，它强调以临床护理实践中特定的、具体化的问题为出发点，将来自科学研究的结论与其临床知识和经验、患者需求进行审慎地、明确地、明智地结合，促进直接经验和间接经验在实践中的综合应用，并通过知识转化，改革工作程序和方法，激发团队精神和协作气氛，以提高护理质量和患者满意度。循证护理注重终末评价和持续护理质量改进，能有效地提高护理水平，并节约卫生资源。

2. 概念的核心要素

循证护理是引导科学、有效地开展临床护理决策的理念和方法，循证护理的核心要素为：①最新最佳证据（the best available external evidence），即来自设计严谨，且具有临床意义的最新研究的结论；②护理人员的专业判断（clinical expertise）：即护理人员基于对临床问题的敏感性及应用其丰富的临床知识和经验、熟练的临床技能做出专业决策；③患者的需求和意愿（patient preference）：任何先进的诊治手段首先都必须得到患者的接受和配合才能取得最好的效果，因此循证护理必须充分考虑患者的需求和意愿；④应用证据的情景（context）：证据的应用必须强调情景性，在某一特定情景获得明显效果的研究结论并不一定适用于所有的临床情景，这与该情景的资源分布情况、医院条件、患者的经济承受能力、文化习俗和信仰等均有密切的关系。

三、循证护理的实践步骤

1. 明确需要循证的问题，并使之结构化

循证问题是对临床问题进行结构化的整理和分析的结果，应遵循 PICO 原则，即研究对象（population）、干预措施或暴露因素（intervention/exposure）、对照措施（control）以及结局指标（outcome）。例如：针对机械通气的呼吸道传染病患者，如何进行高质量的气道护理是最需要解决的临床问题。因此可按照 PICO 原则提出以下循证问题：

P（population）：机械通气的重症患者；

I（intervention/exposure）：进行密闭式吸痰；

C（control）：进行开放式吸痰；

O1（outcome 1）：是否能有效减少呼吸机相关性肺炎的发生率；

O2（outcome 2）：是否能有效减少呼吸道传染病的传播。

另外，护理学科领域诸多有关患者体验、观点、感受的问题，往往需要通过开展质性研究，如新生儿重症监护室早产儿的家属会担忧哪些问题？参加药物试验患者的治疗体验是什么？某些糖尿病患者为什么不能按期如约来医院复诊？这些临床问题也可以转化为相应的循证问题。质性研究领域的循证问题一般包括 PIC 三个方面：

P（patient）：患者或服务对象；

I（interest of phenomena）：感兴趣的现象；

C（context）：具体情形。

总之，一个好的循证护理问题的提出，一方面取决于护士的临床观察及思考能力；另一方面，也取决于护士分析、提出结构化问题的能力。只有将这两方面有效地结合，才能真正提出好的循证护理问题。

2. 护理证据的系统检索

首先根据 PICO 确定明确的检索关键词，制定检索策略，然后先从循证资源库中查找证据，如果没有，则查找原始研究数据库。护理证据资源一般可经以下的数据库查找：Cochrane 图书馆（或 OVID 数据库中 All EBM Review 模块）、美国指南网（National Guideline Clearinghouse，NGC）、澳大利亚 JBI 循证卫生保健中心网站（Joanna Briggs Institute，JBI）、加拿大安大略注册护士协会（Registered Nurses Association of Ontario，RNAO）、TRIP 等。如果以上二次研究资源的检索结果不能回答所提的问题，则需检索以收录原始研究资源为主的数据库，如 Medline、EMBase、中国生物医学文献数据库、相关专业杂志、会议录等。该检索应注意全面、系统、方法公开、透明。所有的过程均应清晰地标引文献出处。

3. 文献质量的严格评价

所检索的原始研究是否可以纳入，需进行该研究论文的内、外部真实性的严格评价。循证护理遵循各循证医学中心提出的文献质量评价原则，常依据的原则有：Cochrane 协作网关于干预性研究系统评价手册（Cochrane Handbook for Systematic Review of Interventions）、澳大利亚 JBI 循证卫生保健中心评价者手册（Reviewer's Manual）、英国牛津大学循证医学中心文献质量评价项目（Oxford Critical Appraisal Skill Program）对随机对照试验、类实验性研究、队列研究/病例对照研究、描述性研究、个案报告/专家意见、质性研究、系统评价等不同类型的研究论文进行质量评价的原则和评价工具。

4. 通过系统评价汇总、整合文献

护理领域的系统评价包括对量性研究和质性研究的系统评价。对量性研究的系统评价遵循 Cochrane 系统评价原则。对质性研究的 Meta 整合则强调在理解各质性研究哲学思想和方法论的前提下，反复阅读理解、分析和解释其各研究结果的含义，将相似结果组合归纳在一起，形成新的类别，然后将类别归纳为整合结果，形成新的概念或解释。

5. 传播证据

指通过发布临床实践指南、最佳实践信息册等形式，由专业期刊、专业网站、教育和培训等媒介将证据传递到护理系统、护理管理者、护理实践者中。证据的传播不仅仅是简单的证据和信息发布，而是通过周密的规划，明确目标人群（如临床人员、管理者、政策制定者、消费者等），而后设计专门的途径，精心组织证据和信息传播的内容、形式以及传播方式，以容易理解、接受的方式将证据和信息传递给实践者，使之应用于决策过程中。

6. 应用证据

包括引入证据、应用证据、后效评价三个环节。

（1）引入证据：护理部门可组织系列活动让一线护理人员了解最新科研证据，包括：①组织定期的"期刊阅读俱乐部（Journal Club）"，营造应用研究结果的氛围，鼓励阅读和分享，让护士主动对所在领域的最新研究论文进行讨论、评价；②制定循证的实践规范，要求临床决策、解决临床护理问题时询问是否依据了设计严谨的研究的结果；③创造机会让护士

参与到临床研究中，尤其参与构建研究问题、审视研究计划可行性、招募研究对象、收集研究资料、促进研究对象依从性等环节，可让护士从中了解最新研究证据；④形成专业规范，要求护士在向患者进行健康指导时以研究结果为依据，开展基于循证医学的健康教育活动。

（2）应用证据：循证实践就是护理变革的过程，往往会打破常规，改变以往的实践方式和操作流程，采用新的标准评价护理质量，因此应用证据的过程具有挑战性，可能遭到来自个体层面和机构层面的种种阻碍，需要应用变革的策略，充分发挥领导力，评估变革的障碍因素，根据情景选择和采纳证据，制定可操作的流程、质量标准、激励政策，并通过全员培训，在应用证据的全体相关护士中达成共识，遵从新的流程，提高执行力。

（3）后效评价：循证护理实践以护理系统发生整体变革为标志，应通过持续质量改进，动态监测证据应用过程，并评价证据应用后对卫生保健系统、护理过程、患者带来的效果。

在我国推广循证护理实践，必须广泛加强与国外循证实践机构的密切合作和联系，以获取最新的信息和技术支持，建立互助互惠的网络；同时，还必须加强与国内循证医学机构的联系。国内有多个循证医学中心，已开展了形式多样的循证医学项目，通过医护之间在循证实践上的合作，形成多学科团队，用共同的程序和方法开展循证实践，是推广循证护理实践的重要保证。

第三节　Meta 分析

Meta 分析是循证医学的重要工具之一，为循证医学提供临床证据打下了坚实基础。

一、基本概念

Meta 分析由 Beecher 于 1955 年最先提出，Glass 于 1976 年首次命名。目前存在广义和狭义两种概念。

（1）广义：指全面收集所有相关研究并逐个进行严格评价和分析，再用定量合成的方法对资料进行统计学处理得出综合结论的整个过程。在广义定义中，Meta 分析是系统评价的一种类型，是一种研究过程。

（2）狭义：认为只是一种定量合成的统计处理方法。

目前国内外文献中以广义的概念应用更为普遍，广义 Meta 分析常和系统评价交叉使用。但两者又不完全相同，Meta 分析是一种系统评价，但系统评价可以是 Meta 分析，也可以不是 Meta 分析，只有当系统评价采用定量合成的方法对资料进行统计学处理时才称为 Meta 分析。

二、　Meta 分析的优势与不足

1. 优势

Meta 分析克服了传统文献综述的缺陷，可以定量综合；增加检验效能；提高研究精度；解决因研究结果相矛盾产生的争议或产生新的假说。

2. 不足

Meta 分析虽有有得天独厚的优势，但也有不足：费时费力；结果质量依赖于原始研究的质量；结果是相关的，而不是内在的，依赖于原始研究；研究选择时会存在选择偏倚等。因此，在评价 Meta 分析时要处理好三个问题：纳入研究的质量、研究结果异质性和各种偏倚。

三、进行 Meta 分析的指征

Meta 分析最初主要用于随机对照试验结果的综合，近年来，观察性研究（如队列研究和病例对照研究、基因相关研究、诊断试验研究等）的 Meta 分析也越来越多。那到底哪些情况下可以做 Meta 分析？又在哪些情况下不能做 Meta 分析呢？

1. 需要进行 Mcta 分析的指征

当有下列情况时，可考虑做 Meta 分析：需要一项临床决策，但缺乏条件（如时间或研究对象的限制）进行新的试验；或者两种干预措施缺乏直接比较证据时；或者目前没有能力开展大规模的临床试验；或者研究结果相矛盾时。

在进行 Meta 分析时，需要具备以下条件：有大量可比较的、针对同一科学研究问题的研究；对于每一个研究，可以提取某一格式的数据，用于 Meta 分析时合并效应；对于每一个研究，足够详细地描述了特征，便于在分析时比较不同研究的特征，并且可以判断研究质量。

2. 进行 Meta 分析的反指征

如果合理使用 Meta 分析，它就是一个强有力的工具，并能避免错误；但如果不合理使用，则可能导致临床个体化治疗和卫生决策的失误。当研究间存在异质性，以及存在严重的研究、发表偏倚时，则建议不要进行 Meta 分析，可进行传统的综述或描述性系统评价。

四、 Meta 分析的基本步骤

Meta 分析的基本步骤包括以下八步：①提出问题（PICOS 原则）；②制定合适的纳入和排除标准；③检索、收集、选择文献；④提取数据；⑤文献质量评价；⑥统计学处理与分析；⑦解释和讨论结果；⑧撰写总结报告并发表，且不断更新。

下面将对第⑥步进行简要介绍。Meta 分析中提取完数据，常常进行的统计学分析包括：①同质性检验：即检验各个试验结果是否基本一致（同质性），以证实联合这些试验的合理性，可用 χ^2 检验。如果不一致性存在，则应分析原因，例如各试验结果不一致是由于某个试验失访病例过多造成的，则应排除这个试验；②对各试验的统计量进行合并，得出合并后的统计量，如相对危险度（relative risk，RR）或比值比（odds ratio，OR）等，以及其95%的可信区间（CI）；③对合并后的统计量进行统计检验和统计判断，以便确定某一疗法是否降低有害事件的发生（例如降低死亡率或残废率）或是否有效；④图示单个试验的结果和合并后的结果；⑤敏感性分析，即了解系统评价的结果是否稳定可靠；⑥失安全数及漏斗图，当系统评价的结果为阳性并有显著性意义时，为排除发表偏倚的可能，可计算需要多少个阴性试验的结果能使结论逆转，称为失安全数。也可采用漏斗图了解发表偏倚的情况。

五、 Meta 分析软件及案例数据分析

Meta 分析中统计学处理过程可由专门的软件完成。常用的 Meta 分析软件详见表 16-1。

表 16-1　　Meta 分析常用软件

软件	是否免费
Review Manager(RevMan)	免费
Comprehensive Meta-Analysis(CMA)	商用
Meta-Analyst(MA)	免费
Meta-Disc	免费
R	免费
Stata	商用
SAS	商用
NCSS	商用

例题 16-1　　某研究者进行一项关于循证护理对中国自然分娩产妇产程结局干预效果的 Meta 分析，数据详见文献《循证护理对中国自然分娩产妇产程结局干预效果 meta 分析》或图 16-15。试用 RevMan 5.3 软件分析循证护理对新生儿窒息发生情况的效果？

对例题 16-1 将进行简单的演示操作和结果解释。

（一）问题分析

反映循证护理对中国自然分娩产妇产程结局的干预效果的指标有很多，本例仅选取新生儿窒息发生情况指标。试验组采用循证护理，对照组只接受常规护理。在筛选出的 14 篇文献中，12 篇包括了新生儿窒息发生情况。通过创建新综述向导，输入数据，完成模型选择和森林图绘制，分析循证护理对新生儿窒息发生情况的干预效果。

（二）数据分析

（1）打开软件，选择 "file"→"new"，出现创建一个新综述的向导，见图 16-2、图 16-3；单击 "next"，选择 "Intervention review"，见图 16-4，单击 "next"；输入 "title"，见图 16-5，单击 "next"；选择 "Full review"，单击 "Finish"，见图 16-6。

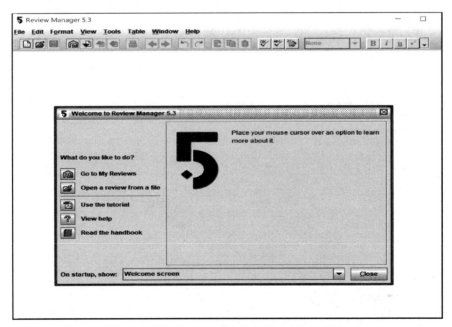

图 16-2　软件打开后界面

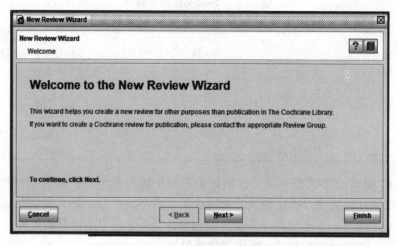

图 16-3　新建综述向导页面

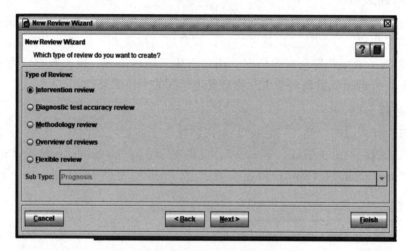

图 16-4　向导界面——选择综述类型

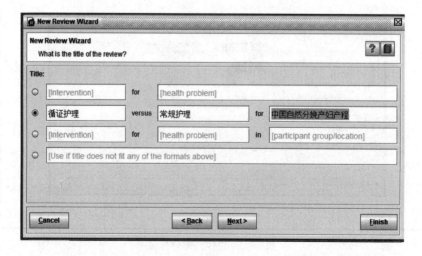

图 16-5　向导界面——输入标题

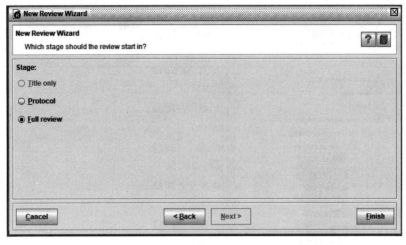

图 16-6　向导界面——综述阶段

（2）依次单击"Studies and references"＞"References to studies"＞"Included studies"，单击右侧"Add Studies"按钮，见图 16-7。进入添加研究向导界面，详细操作见图 16-8、图 16-9。

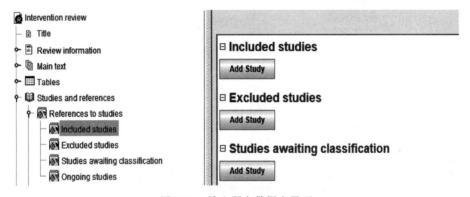

图 16-7　输入研究数据主界面

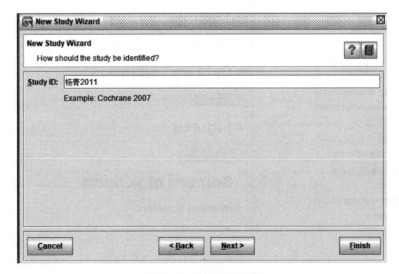

图 16-8　添加新的研究

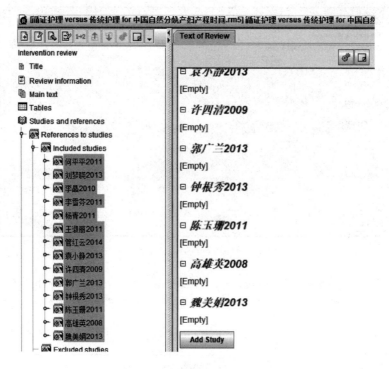

图 16-9　14 篇文献全部添加完成

（3）添加一个比较项目，并针对这个项目添加每项研究的数据。单击左侧"Data and analyses"，单击"Add Comparison"按钮，添加"新生儿窒息率"比较项；单击"Add Outcome"，给每项研究添加数据，见图 16-10～图 16-15。

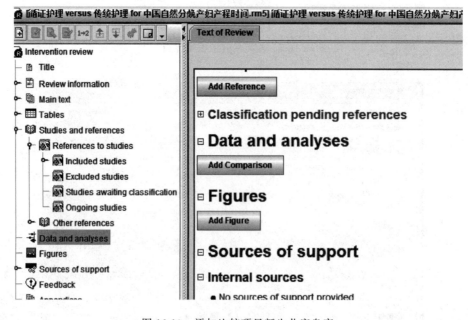

图 16-10　添加比较项目新生儿窒息率

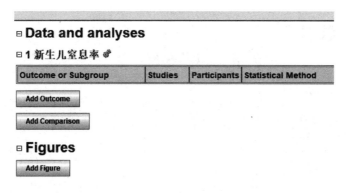

图 16-11　给每项研究添加数据

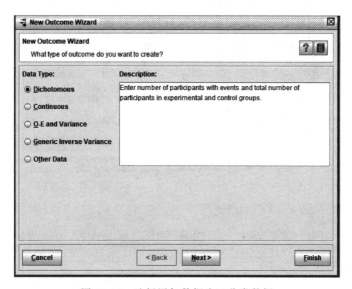

图 16-12　选择添加数据为二分类数据

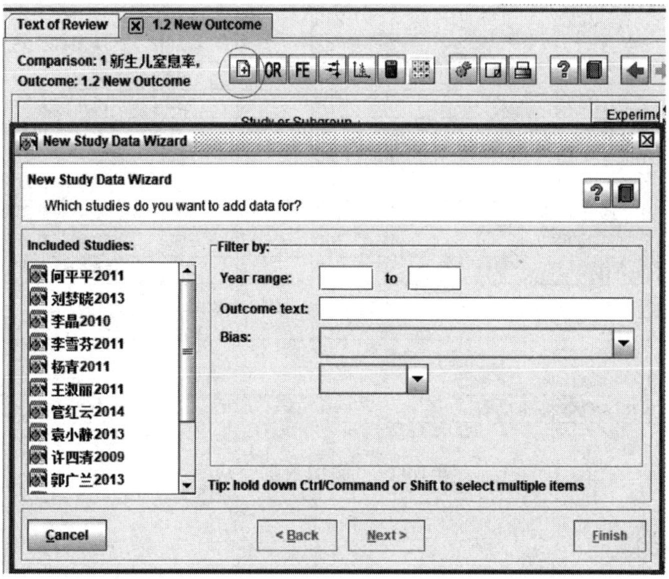

图 16-13　添加有新生儿窒息率数据的研究

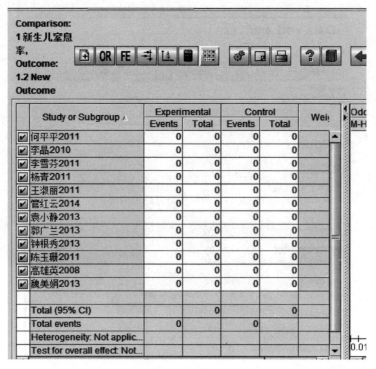

Comparison:
1新生儿室息率,
Outcome:
1.2 New
Outcome
OR
FE
Study or Subgroup
Experimental
Events
Total
Control
Events
Total
何平平2011 0 0 0 0
李晶2010 0 0 0 0
李雪芬2011 0 0 0 0
杨青2011 0 0 0 0
王淑丽2011 0 0 0 0
管红云2014 0 0 0 0
袁小静2013 0 0 0 0
郭广兰2013 0 0 0 0
钟根秀2013 0 0 0 0
陈玉珊2011 0 0 0 0
高雄英2008 0 0 0 0
魏美娟2013 0 0 0 0
Total (95% CI) 0 0
Total events 0 0
Heterogeneity: Not applic...
Test for overall effect: Not...

图 16-14　添加数据表格

Text of Review
1.1 新生儿
Comparison: 1 新生儿室息率, Outcome: 1.1 新生儿
OR
FE
Study or Subgroup
Experimental
Events
Total
Control
Events
Total
Weight
Odds
M-H, Fix...
何平平2011 6 50 12 50 6.8% 0.43 [0....
李晶2010 10 256 26 712 8.5% 1.07 [0....
李雪芬2011 3 210 13 210 8.3% 0.22 [0....
杨青2011 2 48 7 48 4.3% 0.25 [0....
王淑丽2011 1 49 4 49 2.5% 0.23 [0....
管红云2014 5 120 18 120 11.1% 0.25 [0....
袁小静2013 5 45 11 45 6.3% 0.39 [0....
郭广兰2013 3 60 15 60 9.2% 0.16 [0....
钟根秀2013 3 60 7 60 4.3% 0.40 [0....
陈玉珊2011 15 130 34 130 19.4% 0.37 [0....
高雄英2008 5 300 17 300 10.8% 0.28 [0....
魏美娟2013 3 210 13 210 8.3% 0.22 [0....
Total (95% CI) 1538 1994 100.0% 0.36 [0....
Total events 61 177
Heterogeneity: Chi² = ...
Test for overall effect: ...

图 16-15　添加数据完成

（三）结果解读

从图 16-16 可以看出，研究间不存在异质性（$\chi^2=12.20$，$p=0.35$，$I^2=10\%$），采用

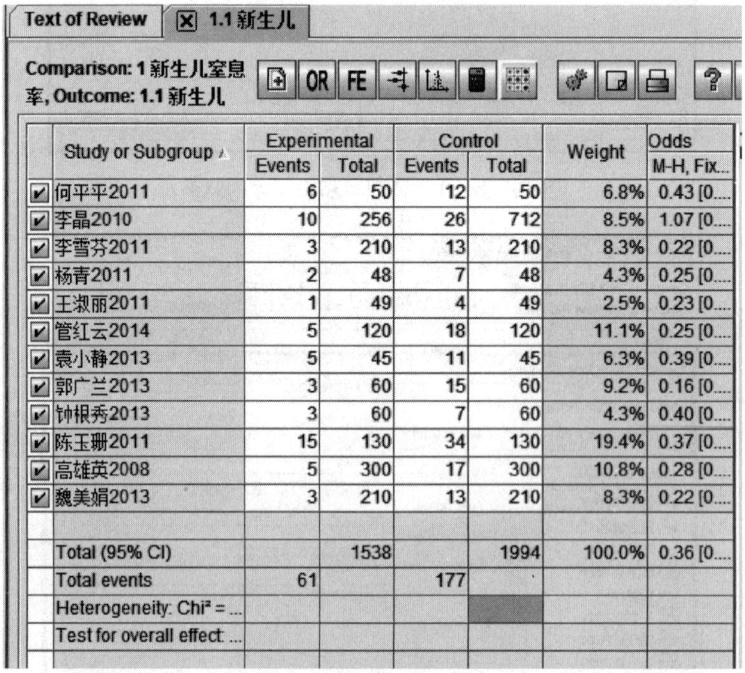

固定效应模型，且进行循证护理新生儿窒息发生的风险为未进行循证护理新生儿的0.36倍（OR＝0.36，95％ CI＝0.27～0.49）。

对于漏斗图等的制作也可通过单击图16-15上的漏斗图图标完成，其它相关操作和结果解释可查看循证医学和Meta分析专著。

（四）研究报告书

循证护理对新生儿窒息影响的Meta分解结果如图16-16所示，经异质性检验，不存在明显的异质性（$\chi^2=12.20$，$p>0.10$，$I^2=10\%$），采用固定效应模型，分析结果显示：进行循证护理新生儿窒息发生的风险为未进行循证护理新生儿的0.36倍（OR＝0.36，95％CI＝0.27～0.49）。

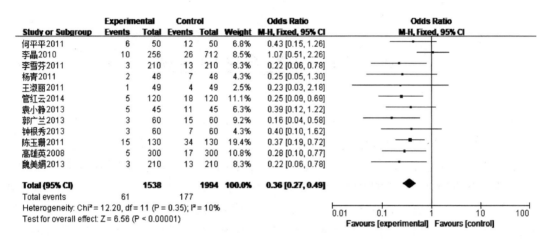

图16-16　循证护理对新生儿窒息影响Meta分析的森林图

（门　可　武颂文）

第十七章　结构方程模型分析

第一节　研究方法的理解

前面的章节学习了分析一个或多个自变量与一个因变量之间因果关联的回归分析，但是，很多研究者研究的社会现象具有复杂的因果关系。举例来说，研究医院的服务质量（类型性、可靠性、反应性、确信性、共鸣性）和患者对医院的忠诚度（再次访问）时，不能单纯地认为服务质量会直接影响患者对医院的忠诚度。其中的因果联系更有可能是：如果患者认为医院的服务有价值，那他的满意度就会提高，而满意度提高，其再次访问的忠诚度就会提高，即服务质量对服务价值产生影响，服务价值对顾客满意度产生影响，而二者又都对患者的忠诚度产生影响，此过程用以下不同模型表示（图 17-1）。

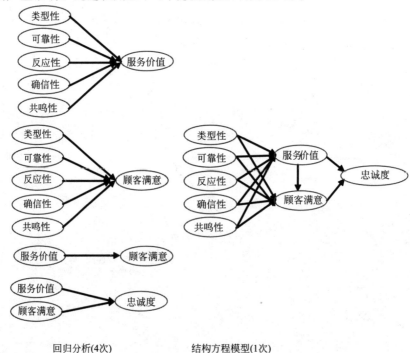

回归分析(4次)　　　　　　　结构方程模型(1次)

图 17-1　医院服务质量对患者的忠诚度影响过程模型

如模型图所示,利用回归模型进行各个变量之间的关联分析,则共进行 4 次回归分析,另外,存在的问题是服务质量对忠诚度的影响力,不能直接通过回归模型来分析。为了解决此类问题,20 世纪 90 年代,Karl. G. Joreskog(1973)利用数学矩阵的观念将潜在变量模型和路径分析两种量化研究范式巧妙整合,开创了一个崭新的量化研究范式,即结构方程模型(structural equation model,SEM),至今结构方程模型的名称很多,如协方差结构分析(covariance structure analysis)、潜变量模型(latent variable model)、线性结构关系 LISREL(linear structural relations)等。

结构方程模型是一种综合性的统计方法,是对验证性因素分析、路径分析、多元回归及方差分析等统计方法的综合。它能够同时进行潜在变量的估计与复杂自变量/因变量预测模型的参数估计,适用于变量间复杂关系的分析。用于结构方程模型的变量有潜在变量(latent variable)、观测变量(observed variable)、外生变量(exogenous variable)、内生变量(endogenous variable)、误差变量(error variable)。

(1)潜在变量(latent variable):潜在变量是指构成概念(construct)不能直接被测量的变量,有时也简称"潜变量"。其本身不能被测量,借着观测变量(observed variable)间接地被测量。结构方程模型中用圆形和椭圆形来表示。

(2)观测变量(observed variable):观测变量是指能直接被测量的变量,它是和潜在变量联系着的变量,可通过观测变量测量潜在变量。它又叫测定变量(measured variable)、显变量(manifest variable)、指标(indicator)等。结构方程中用正方形或长方形来表示。

(3)外生变量(exogenous variable):外生变量相当于自变量的概念,是对其他变量产生影响的变量。在结构方程模型中箭头开始的变量。

(4)内生变量(endogenous variable):内生变量是至少一次直接或间接受到影响的变量。结构方程模型中箭头指向的变量。

实际上结构方程模型中,以上 4 种变量(潜在变量、观测变量、外生变量、内生变量)相互协调起作用,表现为外生潜在变量、内生潜在变量、外生观测变量、内生观测变量。

(5)误差变量(error variable):包括测量误差(measurement error)和结构误差(structural error)。

测量误差是表示不能完全说明潜在变量的程度,而结构误差是意味着内生变量不能被一个或者一个以上的外生变量说明的程度。以上变量关系如图 17-2 所示。

符号	意义
⬭	潜在变量
▭	观测变量
▭←⬭	观测变量和潜在变量之间的关系

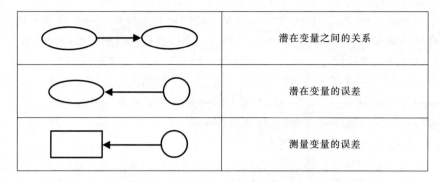

图 17-2 结构方程模型在 AMOS 软件分析中常见变量关系符号

如图 17-3 所示的某医院住院医生的离职过程结构方程模型，职业观、职业压力为潜在变量，也是外生变量，相当于自变量的概念，而职业满意度和离职意图既是潜在变量，也是内生变量，其中职业满意度相当于媒介变量，离职意图为因变量。$x_1 \sim x_6$、$y_1 \sim y_6$ 均为测量变量，$e_1 \sim e_{14}$ 均为误差变量。

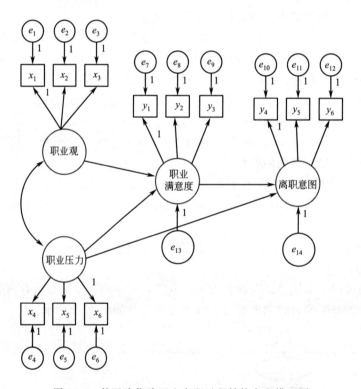

图 17-3 某医院住院医生离职过程结构方程模型图

结构方程模型是同时采用验证性因子分析和回归分析进行研究的方法论。一般在自变量和因变量之间存在媒介变量的时候，通常多采用结构方程模型对复杂的研究数据进行探索和分析。如图 17-4 所示，结构方程模型是由测定模型（measurement model，验证性因子分析）和结构模型（structural model，回归分析）相结合构成的模型，是利用多个回归模型来得出最佳解的方法。

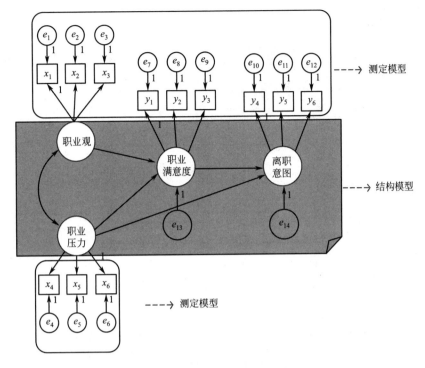

图 17-4　结构方程模型的组成

第二节　AMOS 软件分析操作界面及使用方法

AMOS（analysis of monment structure）是阿巴克尔（Arbuckle）和沃纳（Werner）为了结构方程模型分析而开发的统计软件。除了 AMOS 软件，还可以进行结构方程模型分析的统计软件有 LISREL、Smart PLS、EQS 等。本书使用 AMOS 24.0 进行结构方程模型分析。

一、AMOS 界面构成

AMOS 最常用的分析操作均在 Amos Graphics 中，也是软件的主界面。其打开方式如下：依次单击电脑左下端的"开始"→"所有程序"→IBM SPSS Statistics→Amos Graphics（图 17-5）。

AMOS Input 界面和 Output 界面是软件最基本的两个界面。Input 界面是制作结构方程模型的界面，Output 界面是输出分析结果的界面。

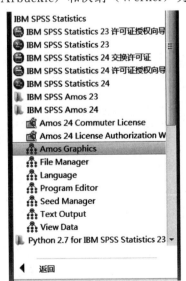

图 17-5　运行 AMOS Graphics 操作

（一） Input 界面

Input 界面如图 17-6 所示。

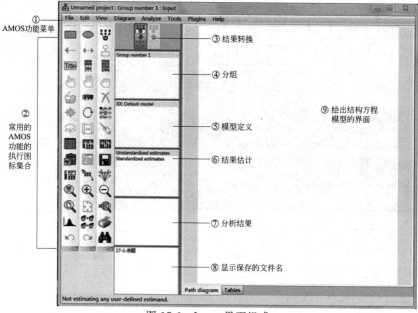

图 17-6　Input 界面组成

（二） Output 界面

Output 界面如图 17-7 所示。

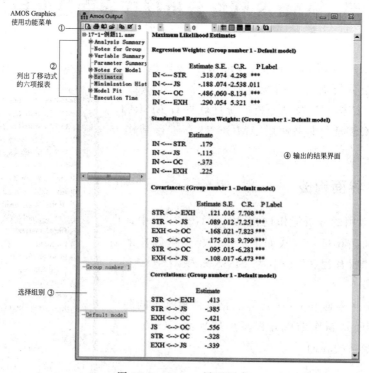

图 17-7　Output 界面组成

（三） AMOS 功能的执行图标集合

AMOS 功能的执行图标集合如图 17-8 所示。

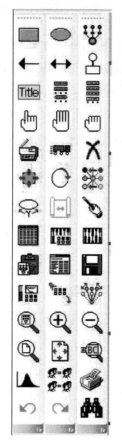

图标	说明
▬	绘制测定变量 (observed variable) 时使用
◯	绘制潜在变量 (latent variable) 或者因子时使用
✦	在潜在变量中绘制测定变量 (观测变量) 时使用
←	绘制路径箭头时使用
↔	绘制共变量 (相关关系) 时使用
⌙	绘制测定变量的误差项 (误差变量) 时使用
▤	选择数据文件中展示的所有测定变量时使用
👆	选择一个个体时使用
🖐	选择所有个体时使用
✋	解除被选择的个体时使用
📻	复制个体时使用
🚚	移动个体时使用
✕	删除个体时使用
↻	旋转变量时使用
✦	调换潜在变量的测定变量误差项数字位置时使用
✎	自动调整因子和变量之间的路径、相关关系线条，保持最为合适美观时使用
▦	选择模型中的数据集合时使用
▥	选择模型选项时使用
▥	分析模型时使用
▤	查看分析结果时使用
👥=👥	多重集合结构方程模型时使用

图 17-8　AMOS 功能的执行图标集合

二、 AMOS 使用方法

此处选用第十二章中多因素线性回归的例题 12-2 来学习 AMOS 的使用方法，并对比回归分析和结构方程分析结果的异同。

例题 17-1 为研究职业压力、职业满意度、组织承诺、工作疲溃感等因素对护士离职意图的影响，通过问卷调查收集了以上相关资料（各变量资料均为相应量表测量所得总分的条目均分）。请分析一下护士离职意图的影响因素（数据见例题 17-1. sav）。

（一） AMOS 分析过程

（1）单击 AMOS Graphics 菜单以后，选择图标 ▭ ，在右侧空白绘图区绘制出 1 个测定项目（图 17-9）。

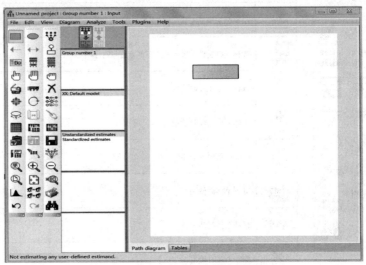

图 17-9　绘制出 1 个测定项目

（2）选择图标 ⬚ ，复制出另外 4 个测定项目（图 17-10）。

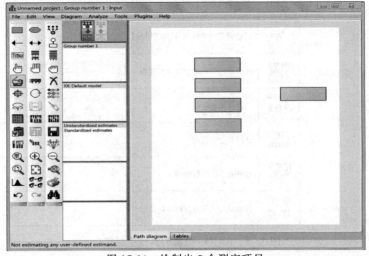

图 17-10　绘制出 5 个测定项目

（3）选择图标 ，出现如图 17-11 的对话框，单击"File Name"，选择模型构建使用的数据集。

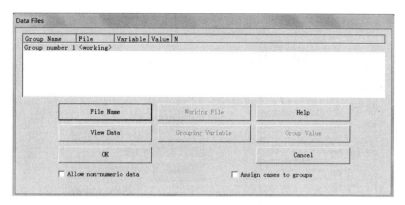

图 17-11　选择模型构建使用的数据集

（4）选择"例题 17-1. sav"数据文件并单击"打开"，将显示图 17-12 界面，其中 N 408/408 是该数据集的样本量。

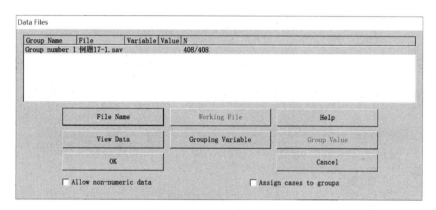

图 17-12　显示选中的数据集

（5）选择图标 ，就会出现列出所有测定变量的界面（图 17-13）。

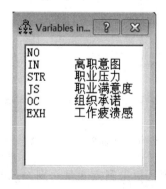

图 17-13　显示所有测定变量

（6）用鼠标依次选择上面测定变量集合中的"离职意图""职业压力""职业满意度"

"组织承诺""工作疲溃感"等变量移动至相应的测定项目中，就会自动产生变量名，如图 17-14 所示。

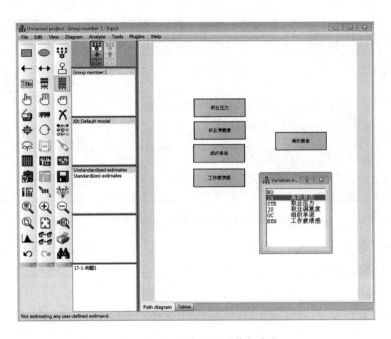

图 17-14　测定变量的赋值与命名

（7）选择图标，绘制出左侧变量之间相关关系线条，如图 17-15 所示。

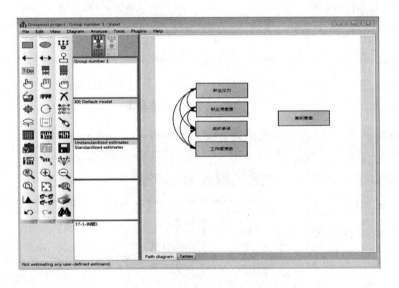

图 17-15　左侧变量相关关系图

（8）选择图标，再在绘图区单击测定变量，则为该测定变量添加了误差项，继续单击该测定变量，则误差项会顺次向右旋转，分布在测定变量的上下左右等不同位置，见图 17-16。

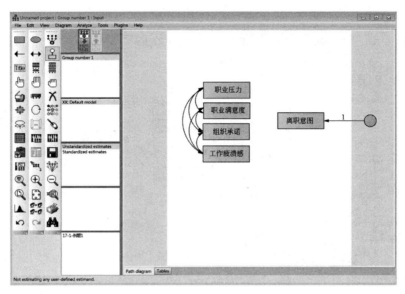

图 17-16　添加误差项

（9）单击图标 <img_2 />，取消绘制，双击误差项，打开"Object Properties"，在"Variable name"中输入 e1，通常误差项 error 用 e 来表示，如图 17-17 所示。

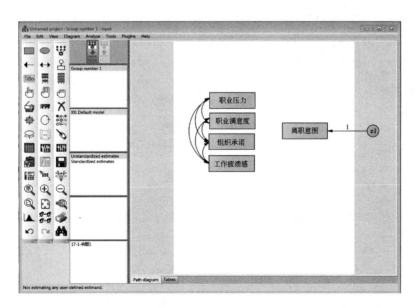

图 17-17　误差项的命名

（10）选择图标 ←，用鼠标依次单击从开始到终止位置的变量，绘制出自变量和因变量之间的路径（图 17-18）。

（11）选择图标 ✎，把所有的测定变量都单击一次，测定变量之间的路径线条就会自动调整到最合适的线条长度和位置（图 17-19）。

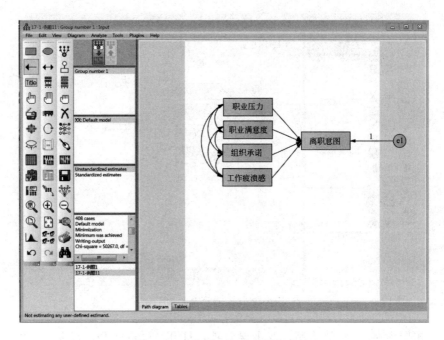

图 17-18　绘制出变量之间的路径

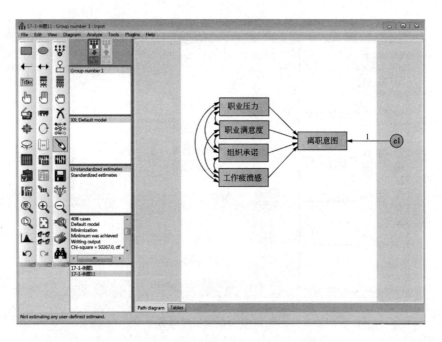

图 17-19　自动调整变量之间路径线条位置与长度

　　(12) 选择图标 ，出现 Analysis Properties 对话框，见图 17-20。单击 Output 部分，勾选 Standardized estimates 和 Squared multiple correlations 等在结果框中需要输出的结果。

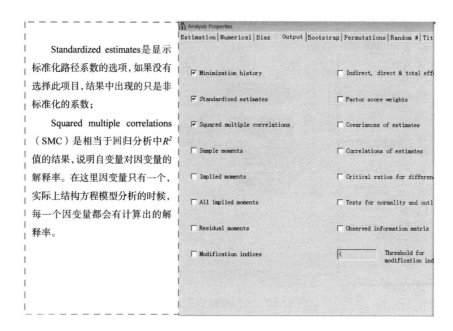

Standardized estimates是显示标准化路径系数的选项，如果没有选择此项目，结果中出现的只是非标准化的系数；

Squared multiple correlations（SMC）是相当于回归分析中R^2值的结果，说明自变量对因变量的解释率。在这里因变量只有一个，实际上结构方程模型分析的时候，每一个因变量都会有计算出的解释率。

图 17-20　选择结果框中要显示的标准化路径系数等指标

（13）选择 File→Save，保存模型（图 17-21）。

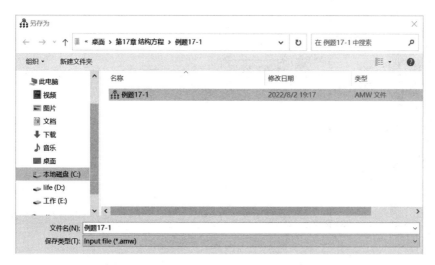

图 17-21　保存模型

（14）选择图标 ，执行模型估计。同样也可以单击 Analyze 菜单下的 calculate estimates 进行模型运算，输出结果如图 17-22 所示。

如果单击图标 View the output path diagram，可以查看参数估计结果图，如图 17-23 所示。

（15）选择图标 查看 Output 界面的分析结果。

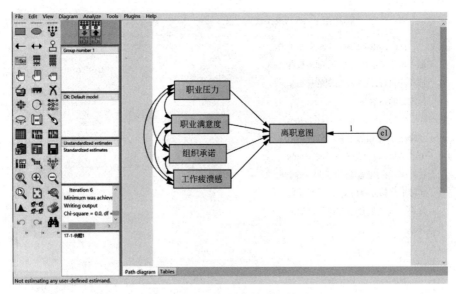

图 17-22　执行模型估计的结果

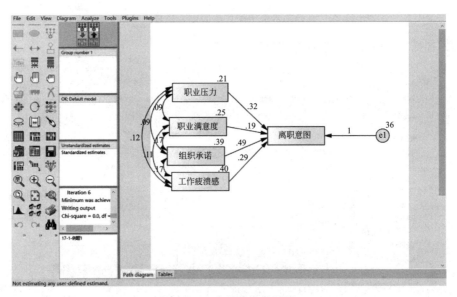

图 17-23　参数估计结果图

（二）　Output 界面的分析结果

从 Amos 提供的文本结果信息可以看到详细的模型运算，其结果输出在 AMOS Output 界面，以表格形式提供。

详细结果信息包括：分析基本情况（analysis summary）、变量基本情况（variable summary）、模型信息（notes for model）、估计结果（estimates）、修正指数（modification indices）和模型拟合（model fit）六部分。在分析过程中，一般通过前三部分了解模型，在模型评价时使用估计结果和模型拟合部分，在模型修正时使用修正指数部分。

本部分重点比较各路径系数与回归分析所得到结果的异同，其他结果在后面的章节详细解释说明。变量间路径系数的值显示在 Estimates→Scalar→Regression Weights（图 17-24）。

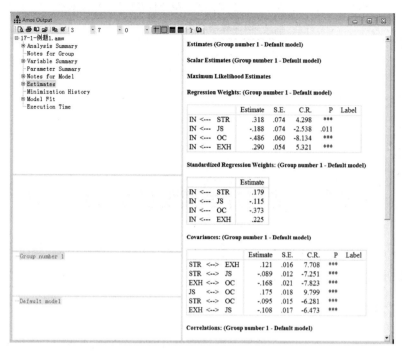

图 17-24　AMOS Output 界面下的分析结果

第十二章 线性回归的分析结果如图 17-25 所示。

模型摘要[b]

模型	R	R^2	调整后 R^2	标准估算的误差	更改统计				
					R^2 变化量	F 变化量	自由度 1	自由度 2	显著性 F 变化量
1	0.681[a]	0.464	0.458	0.60281	0.464	87.075	4	403	0.000

a. 预测变量：（常量），工作疲溃感、职业满意度、职业压力、组织承诺。
b. 因变量：离职意图。

ANOVA[a]

模型		平方和	自由度	均方	F	显著性
1	回归	126.564	4	31.641	87.075	0.000[b]
	残差	146.440	403	0.363		
	总计	273.004	407			

a. 因变量：离职意图。
b. 预测变量：（常量），工作疲溃感、职业满意度、职业压力、组织承诺。

系数[a]

模型		未标准化系数		标准化系数			共线性统计	
		B	标准误	Beta	t	显著性	容差	VIF
1	(常量)	3.315	0.362		9.158	0.000		
	职业压力	0.318	0.074	0.179	4.277	0.000	0.759	1.318
	职业满意度	-0.188	0.074	-0.115	-2.526	0.012	0.643	1.556
	组织承诺	-0.486	0.060	-0.373	-8.094	0.000	0.628	1.592
	工作疲溃感	0.290	0.055	0.225	5.294	0.000	0.735	1.360

a. 因变量：离职意图。

图 17-25　回归分析的结果

表 17-1 所示的表格中比较了回归分析和结构方程模型（SEM）分析得出的变量间路径系数的结果，说明只有一个因变量时，两种分析方法得出的结果是相同的。

表 17-1   例题 17-1 线性回归分析和结构方程模型分析得出的变量间路径系数结果对比
（因变量均为离职意图）

自变量	B		S. E.		β		t	
	回归	SEM	回归	SEM	回归	SEM	回归	SEM
职业压力	0.318	0.318	0.074	0.074	0.179	0.179	4.277***	4.298***
职业满意度	−0.188	−0.188	0.074	0.074	−0.115	−0.115	−2.526*	−2.538*
组织承诺	−0.486	−0.486	0.060	0.060	−0.373	−0.373	−8.094***	−8.134***
工作疲馈感	0.290	0.290	0.055	0.055	0.225	0.225	5.294***	5.321***

注：* $p<0.05$；*** $p<0.001$。

第三节　结构方程模型基本程序理解

利用结构方程模型进行研究的时候，其基本程序一般包括两个阶段：第一阶段要分析并梳理模型的发展过程；第二阶段是对模型的估计与评鉴。

一、模型的发展

第一阶段，模型的发展，这个过程主要目的是建立一个适用于 SEM 分析概念与技术需要的假设模型（hypothetical model）。它牵涉到理论发展、模型界定与模型识别三个概念。在图 17-26 中虽然是用连续的流程图表示，但是三者之间关系只是说明概念发生的先后顺序。在实际研究过程中，这三个概念的运作则是相互作用不断往复的过程。

首先，结构方程模型的建立必定以理论为基础。所谓以理论为基础，并不是说模型必须建立在某一个特定的理论之上，而是强调模型的建立必须经过观念的厘清、文献整理与推导或者研究假设的发展等理论性的辩证与演绎过程，最终提出一套有待验证的假设模型。也就是说，SEM 分析的第一阶段，主要目的便是构建 SEM 的理论基础。

另外两个概念，模型界定与模型识别，是基于理论性推演过程，将结构方程模型的理论假设转换成为适当的技术语言。研究者在理论推导过程中，必须进行模型界定工作，这是第一阶段最为具体的步骤，其目的在于发展可供 SEM 进行检验与估计的变量关系与假设模型。

如果研究者决定用 SEM 检验他所提出的假设模型，则必须配合 SEM 技术语言的规范与各项操作要求，将研究者所提出的假设与理论模型转换成 SEM 模式。与此同时也必须将 SEM 分析当中所涉及的因素分析、路径分析、潜在变量的设定、平均数的估计等各种统计学概念及原理，一并纳入 SEM 模型界定之中。从理论到技术性模型建立的一套程序，称为模型界定。

在 SEM 分析过程中，最为核心的计量程序就是参数估计，而参数估计完全交由 AMOS 等计算机软件处理，所以这也是使用 SEM 分析的研究者最难明白的部分，可以说是 SEM 分析过程中最大的黑箱。因此，在模型界定过程中，有一个非常重要的技术问题，即必须让模型具有可识别性，使 SEM 的各项数学估计程序可以顺利进行。由于结构方程模型所设定的假设模型是基于研究者的研究需求所提出的，而模型分析必须利用实际搜集所得来的数据。所以，只有在模型符合统计分析与软件执行的要求下，也就是在模型能够被有效识别的情况下，方能使各项估计程序与统计决策过程顺利进行。这个让假设模型具有可识别性的过程，称为模型识别。一个模型可以被有效识别的程度称为模型识别度。模型识别度的估算过程，是第三个步骤"模型识别"的主要任务。

二、模型的估计与评鉴

第二阶段，对模型进行估计与评鉴。模型的发展阶段完成以后，研究者即必须搜集实际的测量资料来检验提出的概念模型的适当性。此阶段开始于样本的建立与测量工作的进行，测量工具选择尤为重要，所得的观察资料经过处理以后，即依照 SEM 分析工具的要求，进行各项估计。

样本的获得对于 SEM 分析的结果有着重要的影响。其结果除了受样本规模大小的影响以外，由于 SEM 涉及潜在变量的测量，SEM 分析结果与样本结构及质量有密切关系，也就是具有样本的依赖性。

通常经验法建议，对于正态分布的指标变量且没有缺失数据，简单验证性因子分析模型的合理样本大小至少 100 个以上，150～200 个样本比较合适；但一些研究人员认为结构方程模型需要更大的样本量，100～150 被认为是最小的用于进行 SEM 分析的样本量，一般建议样本量选择测量变量数的 15～20 倍。

结构方程模型的基本程序，如图 17-26 所示。

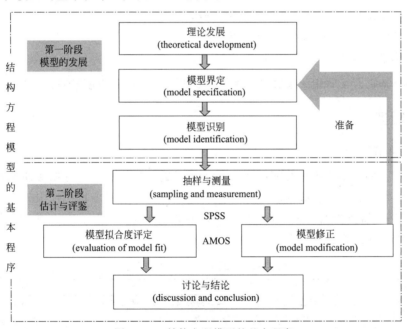

图 17-26　结构方程模型的基本程序

第四节　结构方程模型的分析过程

一、使用验证性因子分析验证信度和效度

通过验证性因子分析（confirmatory factor analysis，CFA）构建测定模型是验证观测变量与潜在变量之间的效度和信度的方法。这里指的效度为收敛效度（convergent validity）和区分效度（discriminant validity），需要计算的收敛效度指标值为平均方差提取值（average variance extracted，AVE)；区分效度，也叫判别效度，强调本不应该在同一因子（指标）下的测量项，测量时确实不在同一因子下面，可使用 AVE 根号值与相关分析结果进行对比，如果该因子与其他因子的相关系数小于该因子的 AVE 根号值，则说明区分效度良好；另外，信度是指内部一致性信度，在这里需要计算的内部一致性信度的指标值为组合信度（construct reliability，CR)。

公式及判别标准如下：

1. 标准方差提取值（AVE）

$$AVE = \frac{(\sum \lambda^2)}{(\sum \lambda^2) + \sum \theta} \tag{17-1}$$

式中：λ 表示因子载荷量；θ 表示测量误差。

AVE>0.50，表示收敛效度较好。

2. 组合信度（CR）

$$CR = \frac{(\sum \lambda)^2}{(\sum \lambda)^2 + \sum \theta} \tag{17-2}$$

式中：λ 表示因子载荷量；θ 表示测量误差。

CR>0.70，表示内部一致性信度较好。

3. 区分效度

该因子与其它因子的相关系数<该因子$\sqrt{AVE}$，表示区分效度较好。

二、测定模型

（一）提出问题

例题 **17-2** 验证基于服务性能的医疗服务质量的效度，分析医疗服务质量和医疗服务价值、患者满意度、患者忠诚度之间是否存在因果关系？同时分析医疗服务质量 3 个维度（因子）中对医疗服务价值、患者满意度产生影响的具体维度（因子）（数据见例题 17-2）。

该研究中的变量如表 17-2 所示。

表 17-2　例题 17-2 研究中的变量

变量(variable)	定义(definition)	尺度(measure)
类型性(TAN)	医院的物理设施、设备、医务工作者的表象，共 4 个项目构成	比率尺度（分数）
反应性(RES)	帮助患者，为患者尽快提供服务的态度，共 4 个项目组成	比率尺度（分数）
共鸣性(EMP)	医院为患者提供的个别服务和关心，共 4 个项目组成	比率尺度（分数）
服务价值(SV)	患者所认可的服务质量和为了获得其服务所付出的代价之间的差异，共 4 个项目组成	比率尺度（分数）
顾客满意(CS)	患者充足状态的反应，表示患者愉快地接受医疗服务的程度，共 3 个项目组成	比率尺度（分数）
忠诚度(CL)	患者基于对以往的经验和对未来的期望，希望再次访问本医院的意图，共 3 个项目组成	比率尺度（分数）

本研究的假设模型如图 17-27 所示。

（二）基础模型分析

1. AMOS 分析

（1）将资料录入 SPSS 软件（图 17-28）。

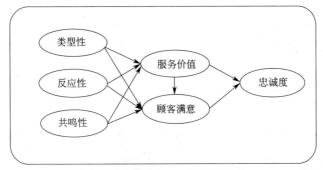

图 17-27　例题 17-2 的假设模型

	Tan1	Tan2	Tan3	Tan4	Res1	Res2	Res3	Res4	Emp1
1	6	4	4	5	7	1	3	3	
2	4	2	4	2	4	2	2	2	
3	2	1	7	1	6	2	6	1	
4	4	3	5	4	2	3	4	4	
5	5	3	7	4	4	3	5	3	
6	4	4	6	4	5	3	3	4	
7	4	4	5	4	4	3	3	3	
8	4	4	6	3	4	3	4	4	
9	4	2	4	4	3	3	2	3	
10	4	4	7	4	1	3	3	4	
11	4	4	4	4	5	3	4	4	
12	4	4	5	3	3	4	3	1	
13	4	5	5	4	4	4	4	4	
14	6	5	5	4	5	4	5	6	
15	2	4	6	4	4	4	3	4	
16	4	3	4	4	4	4	4	4	
17	5	5	5	5	3	4	5	4	
18	4	3	4	3	5	4	3	3	

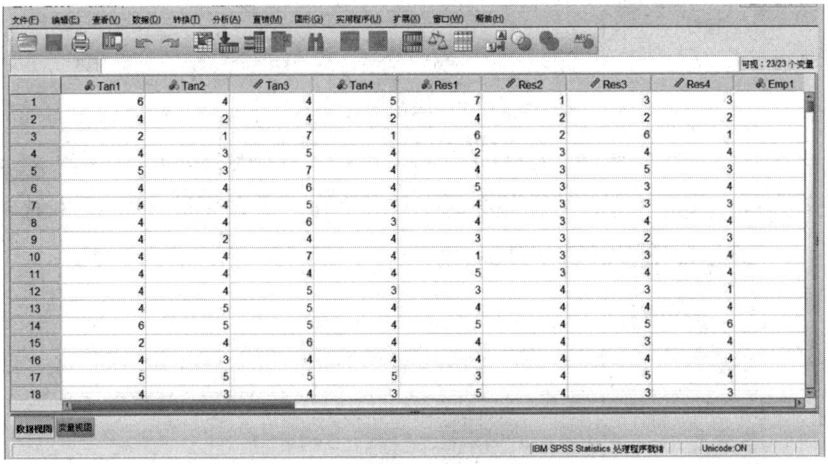

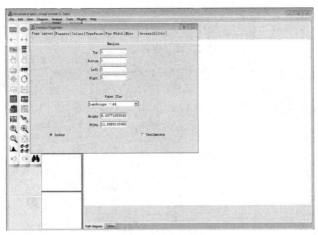

图 17-28　例题 17-2 数据录入示图

（2）打开“Amos Graphics”，初始界面中第一部分是建模区域，默认是竖版格式。为了使建立的模型在横向上占用较大空间，需选择“View→Interface Properties→Page Layout”，在 Paper Size 选项中选择“Landscape-A4”，即可将建模区域调整为横版格式（图 17-29）。

图 17-29　建模区域的版式调整

（3）选择图标⬭，在建模区域绘制模型中的 6 个潜在变量（图 17-30）。为了保持图形的美观，可以先绘制一个潜在变量，再使用复制工具绘制其它潜在变量，以保证潜在变量大小一致（图 17-30）。

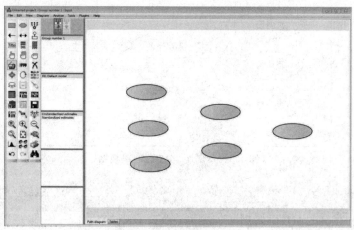

图 17-30　绘制潜在变量

（4）在潜在变量上右击选择"Object Properties"，在"Variable Name"框中为潜在变量命名（图 17-31）。采用对应数据文件中的变量名来命名潜在变量（图 17-32）。

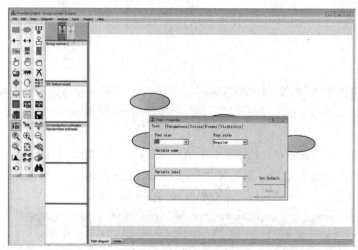

图 17-31　命名潜变量

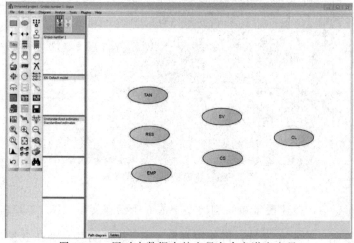

图 17-32　用对应数据中的变量名命名潜在变量

（5）选择图标 为潜在变量设置观测变量及相应的误差变量，每个潜变量的单击次数和其需要的测定变量数一致，如 TAN 有 4 个测定变量，即单击该潜在变量椭圆 4 次；EMP 有 5 个测定变量，则单击 5 次，其它变量也一样。再选择图标 ⟳，单击旋转测定变量及相应误差变量的位置。最终绘制完成模型结果（图 17-33）。

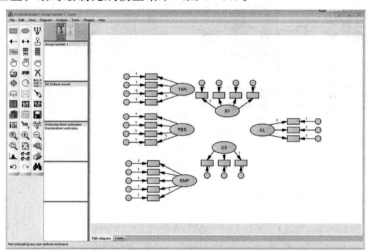

图 17-33　为潜在变量设置观测变量及相应的误差变量

（6）选择图标 ▓，可使测定变量整体围绕潜在变量左右或者上下移动，并且与潜在变量相连被指定为 1 的测定变量上下、左右变化。模型分析时要求用 1 来表示的测定变量应位于左侧（或上侧），如图 17-34 所示位置。

选择图标 ▦，在跳出的对话框中单击"File Name"，选择分析所需用的数据文件"例题 17-2"。接下来，继续选择图标 ▤，将数据集合中的测定变量依次移动至相应的测定项目中，如图 17-34 所示。

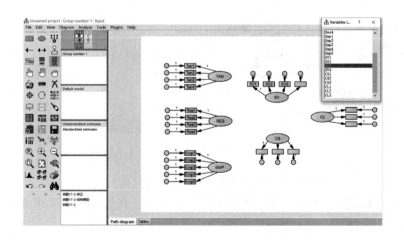

图 17-34　测定变量的赋值与命名

（7）选择菜单"Plugins"→"Name Unobserved Variables"，就会一次性自动命名误差项（图 17-35）。

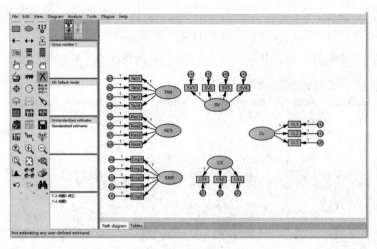

图 17-35　录入误差项

（8）为了进行验证性因子分析，可选择图标↔，一个一个地绘出 6 个潜变量之间的相关关系线条，但是，为了简便操作，可以选择图标🖐，依次单击 TAN 等 6 个潜变量，被选择的变量变成蓝颜色，再在菜单中选择"Plugins"→"Draw Covariances"，就会一次性自动绘出相关关系线条。然后单击图标🖐解除选择的个体项，就会出现如图 17-36 所示的最终模型。

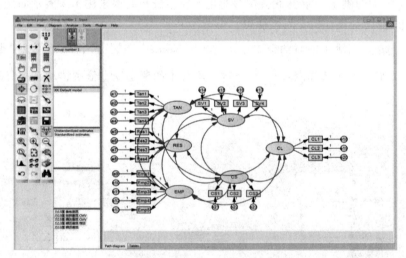

图 17-36　绘出潜在变量之间的相关关系线条

（9）选择"File"→"Save"，保存例题 17-2 的测定模型。

（10）选择图标，单击后选择结果框中要显示的：在"Output"中选择"Standard-ized estimates"和"Squared multiple correlations"（图 17-37）。

（11）选择图标 执行模型运算估计。

（12）选择图标 执行 Output 界面。

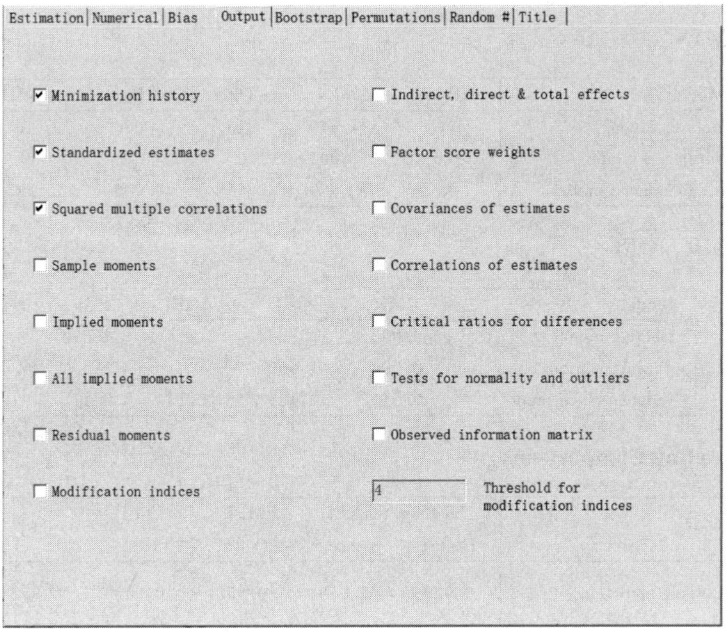

图 17-37 选择结果框中要显示的"Output"选项

2. 结果分析

首先,看一下本研究模型的拟合度,在 Model Fit 中显示其结果。

CMIN 是 chi-square 值。评价模型拟合度的标准请参考表 17-3。如果得出的指标大部分都满足表格中显示的评价标准,说明模型的拟合很好。

表 17-3 模型拟合度评价指标

指数类型	指数名称	评价标准
绝对拟合指数	χ^2(chi-square 值,CMIN)	越小越好
	p(CMIN)<0.05	
	CMIN/df<3	
	GFI	$\geqslant 0.9$(或 0.8)
	AGFI	$\geqslant 0.8$
	RMR	$\leqslant 0.05$(或 0.1),越小越好
	SRMR	$\leqslant 0.05$(或 0.1),越小越好
	RMSEA	$\leqslant 0.05$(或 0.1),越小越好
相对拟合指数	NFI	$\geqslant 0.9$,越接近 1 越好
	TLI	$\geqslant 0.9$,越接近 1 越好
	CFI	$\geqslant 0.9$,越接近 1 越好

AMOS 分析的本研究模型拟合结果在"Model Fit Summary"中显示(图 17-38),GFI$=0.886$,没能达到$\geqslant 0.9$ 的标准,当然有些研究中存在拟合指数标准降低到 0.8 的情况,这种情况一般是在已经通过聚合效度的验证之后,拟合指数仍然不足 0.9 的时候勉强采用。

Model Fit Summary

CMIN

Model	NPAR	CMIN	DF	P	CMIN/DF
Default model	61	634.649	215	0.000	2.952
Saturated model	276	0.000	0		
Independence model	23	8911.978	253	0.000	35.225

RMR, GFI

Model	RMR	GFI	AGFI	PGFI
Default model	0.060	0.886	0.854	0.690
Saturated model	0.000	1.000		
Independence model	0.610	0.158	0.081	0.145

Baseline Comparisons

Model	NFI Delta1	RFI rho1	IFI Delta2	TLI rho2	CFI
Default model	0.929	0.916	0.952	0.943	0.952
Saturated model	1.000		1.000		1.000
Independence model	0.000	0.000	0.000	0.000	0.000

RMSEA

Model	RMSEA	LO 90	HI 90	PCLOSE
Default model	0.068	0.062	0.074	0.000
Independence model	0.284	0.279	0.289	0.000

图 17-38　模型拟合结果

其次，为了验证聚合效度，再看一下"Estimates"→"Scalars"→"Standardized Regression Weights"，验证标准因子载荷值（FL）。FL 的标准值要求＞0.7。结果显示，测量变量 Tan3、Res1、Emp5 的标准因子载荷值小于基本标准值。因此重新选择 Input 菜单，删除以上几个变量后，重新执行验证模型效度（图 17-39）。

（三）修正模型分析

1. AMOS 分析

测量变量 Tan3、Res1、Emp5 的标准因子载荷值分别为 0.578、0.567、0.605 ，均小于 0.7。所以，重新选择 Input 菜单，删除 Tan3、Res1、Emp5 等 3 个变量后，重新验证模型效度。

（1）单击 Input 图标 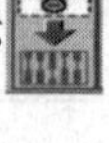 ，选择图标 ✗ 删除 Tan3、Res1、Emp5 等测量变量及其相应的误差变量（图 17-40）。

（2）选择图标 执行模型运算，就会出现错误信息。验证性因子分析时因子 和测定项目 之间的因子路径中必须有一个是 1（图 17-41）。

Standardized Regression Weights：（Group number 1-Default model）

			Estimate
Tan1	<---	TAN	0.863
Tan2	<---	TAN	0.852
Tan3	<---	TAN	0.578
Tan4	<---	TAN	0.837
Res1	<---	RES	0.567
Res2	<---	RES	0.826
Res3	<---	RES	0.880
Res4	<---	RES	0.873
Emp1	<---	EMP	0.816
Emp2	<---	EMP	0.866
Emp3	<---	EMP	0.891
Emp4	<---	EMP	0.842
Emp5	<---	EMP	0.605
SV1	<---	SV	0.840
SV2	<---	SV	0.914
SV3	<---	SV	0.883
SV4	<---	SV	0.812
CL1	<---	CL	0.919
CL2	<---	CL	0.961
CL3	<---	CL	0.960
CS2	<---	CS	0.951
CS3	<---	CS	0.922
CS1	<---	CS	0.833

图 17-39　测量变量的标准因子载荷值

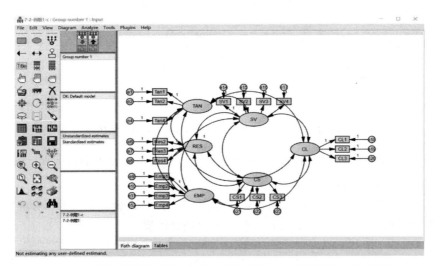

图 17-40　删除因子载荷值小于基本标准值的 3 个测定变量之后的模型

（3）如图 17-42 所示，选择 RES→Res2 之间的路径后并右击，选择 "Object Proper-ties"，再在其对话框中选择 "Parameters"，在 "Regression weight" 框输入 1。

（4）选择 "File→Save" 保存为 "例题 17-2-修正"。

（5）选择图标 █ 执行修正模型的运算估计，再选择图标 █ 执行 "Output" 界面。

首先，选择 "Model Fit"，查看修正模型的拟合指数值，模型修正之前，原模型的 GFI

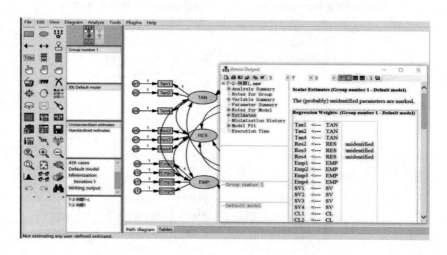

图 17-41　执行模型运算时出现的错误信息

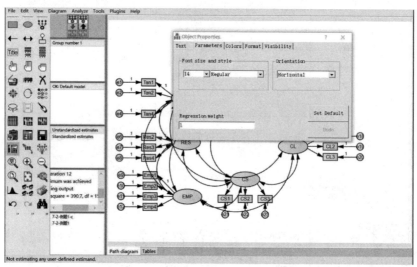

图 17-42　潜在变量 RES 和测定变量 Res2 之间的路径中输入 1

=0.886，而修正后的研究模型的 GFI=0.914，其它拟合指数也均满足标准（图 17-43）。

2. CR 与 AVE 计算方法

接下来，需要算出 CR 与 AVE 值。若要求出 CR 与 AVE 值，需要利用标准因子载荷值（FL）和测定方差（variances）来计算，初学者比较难理解。

Model Fit Summary

CMIN

Model	NPAR	CMIN	DF	P	CMIN/DF
Default model	55	390.690	155	0.000	2.521
Saturated model	210	0.000	0		
Independence model	20	8196.715	190	0.000	43.141

RMR，GFI

Model	RMR	GFI	AGFI	PGFI
Default model	0.039	0.914	0.884	0.675
Saturated model	0.000	1.000		
Independence model	0.646	0.164	0.076	0.148

Baseline Comparisons

Model	NFI Delta1	RFI rho1	IFI Delta2	TLI rho2	CFI
Default model	0.952	0.942	0.971	0.964	0.971
Saturated model	1.000		1.000		1.000
Independence model	0.000	0.000	0.000	0.000	0.000

RMSEA

Model	RMSEA	LO 90	HI 90	PCLOSE
Default model	0.060	0.052	0.067	0.015
Independence model	0.315	0.309	0.321	0.000

Standardized Regression Weights：（Group number 1-Default model）

			Estimate
Tan1	<---	TAN	0.863
Tan2	<---	TAN	0.861
Tan4	<---	TAN	0.838
Res2	<---	RES	0.811
Res3	<---	RES	0.889
Res4	<---	RES	0.884
Emp1	<---	EMP	0.810
Emp2	<---	EMP	0.870
Emp3	<---	EMP	0.894
Emp4	<---	EMP	0.844
SV1	<---	SV	0.840
SV2	<---	SV	0.914
SV3	<---	SV	0.883
SV4	<---	SV	0.812
CL1	<---	CL	0.919
CL2	<---	CL	0.961
CL3	<---	CL	0.960
CS2	<---	CS	0.951
CS3	<---	CS	0.922
CS1	<---	CS	0.833

图 17-43　修正模型的拟合指数值

（1）打开 Excel 文件（例题 17-2 计算 CR 与 AVE.xls）。此文件是为了方便初学者学习，笔者使用 Excel 函数制作好的自动计算 CR 和 AVE 的文件，文件中 CR 与 AVE 的计算公式分别如式 17-2 和式 17-1 所示。潜变量的测定项目从 2 个至 6 个的情况，均能自动计算出结果（图 17-44）。

（2）复制"Estimates→Scalars→Standardized Regression Weights"中的因子载荷值，粘贴至 Excel 文件中，如图 17-45 所示。

（3）复制"Estimates→Scalars→Variances"中的值，粘贴至 Excel 文件中，如 Tan1 的

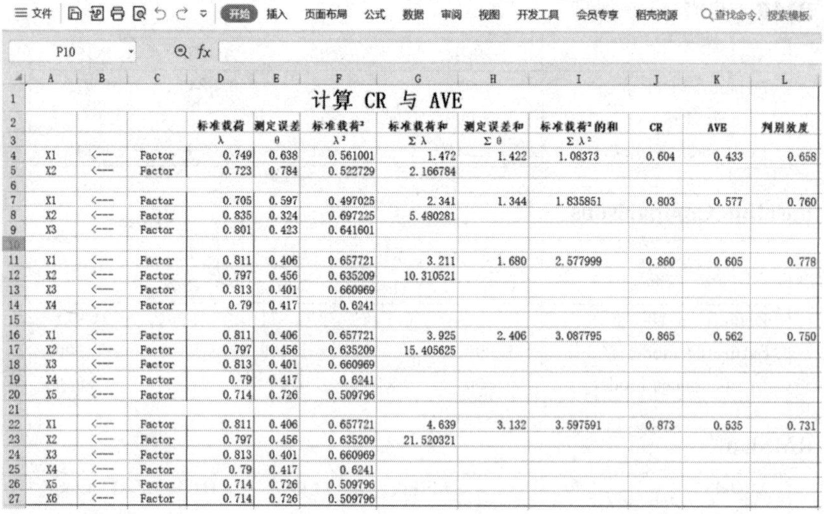

图 17-44 自动计算 CR 与 AVE 的 Excel 文件

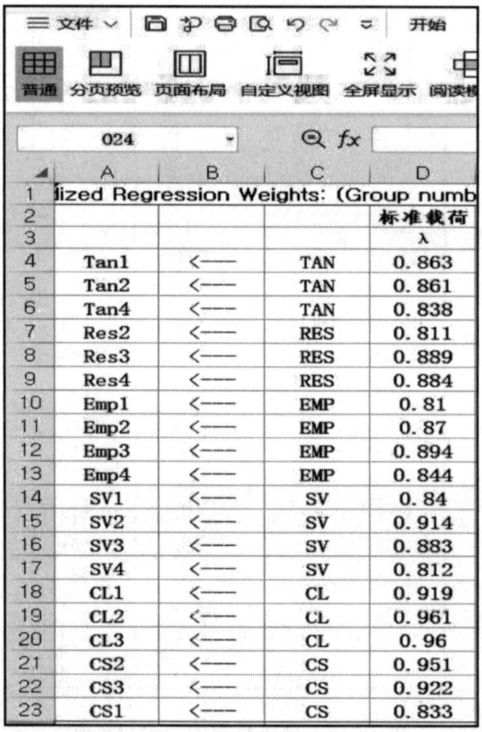

			标准载荷 λ	测定误差 θ	标准载荷² λ²	标准载荷和 Σλ	测定误差和 Σθ	标准载荷²的和 Σλ²	CR	AVE	判别效度
X1	<---	Factor	0.749	0.638	0.561001	1.472	1.422	1.08373	0.604	0.433	0.658
X2	<---	Factor	0.723	0.784	0.522729	2.166784					
X1	<---	Factor	0.705	0.597	0.497025	2.341	1.344	1.835851	0.803	0.577	0.760
X2	<---	Factor	0.835	0.324	0.697225	5.480281					
X3	<---	Factor	0.801	0.423	0.641601						
X1	<---	Factor	0.811	0.406	0.657721	3.211	1.680	2.577999	0.860	0.605	0.778
X2	<---	Factor	0.797	0.456	0.635209	10.310521					
X3	<---	Factor	0.813	0.401	0.660969						
X4	<---	Factor	0.79	0.417	0.6241						
X1	<---	Factor	0.811	0.406	0.657721	3.925	2.406	3.087795	0.865	0.562	0.750
X2	<---	Factor	0.797	0.456	0.635209	15.405625					
X3	<---	Factor	0.813	0.401	0.660969						
X4	<---	Factor	0.79	0.417	0.6241						
X5	<---	Factor	0.714	0.726	0.509796						
X1	<---	Factor	0.811	0.406	0.657721	4.639	3.132	3.597591	0.873	0.535	0.731
X2	<---	Factor	0.797	0.456	0.635209	21.520321					
X3	<---	Factor	0.813	0.401	0.660969						
X4	<---	Factor	0.79	0.417	0.6241						
X5	<---	Factor	0.714	0.726	0.509796						
X6	<---	Factor	0.714	0.726	0.509796						

图 17-45 分析结果中的因子载荷值粘贴至 Excel 文件中

Variances 值是 e1，也就是 0.334，如图 17-46 所示。

（4）以计算 TAN 因子的指标为例，打开 Excel 文件（例题 17-2 计算 CR 与 AVE.xls）的第一个工作表（即"计算 CR 和 AVE"），TAN 因子有三个测量变量，因此将前述表格中"TAN1←TAN"、"TAN2←TAN"、"TAN4←TAN"的标准载荷和测定误差复制至该 Excel 的相应位置中，后面的"标准载荷²""标准载荷和"、"CR"、"AVE"、"判别效度"

图 17-46　Variances 中的值测定误差值 e 粘贴至 Excel 文件中

等则自动计算出来（图 17-47）。

图 17-47　利用编制好 Excel 计算 "TAN" 因子的 CR、AVE 和判别效度值

（5）按照上面方法计算出所有潜变量的 CR 与 AVE 值、判别效度值，整理后如图 17-48 所示。

本研究中求得的所有潜变量的 CR 与 AVE、判别效度值，整理成表格，可用在研究论文撰写中（表 17-4）。

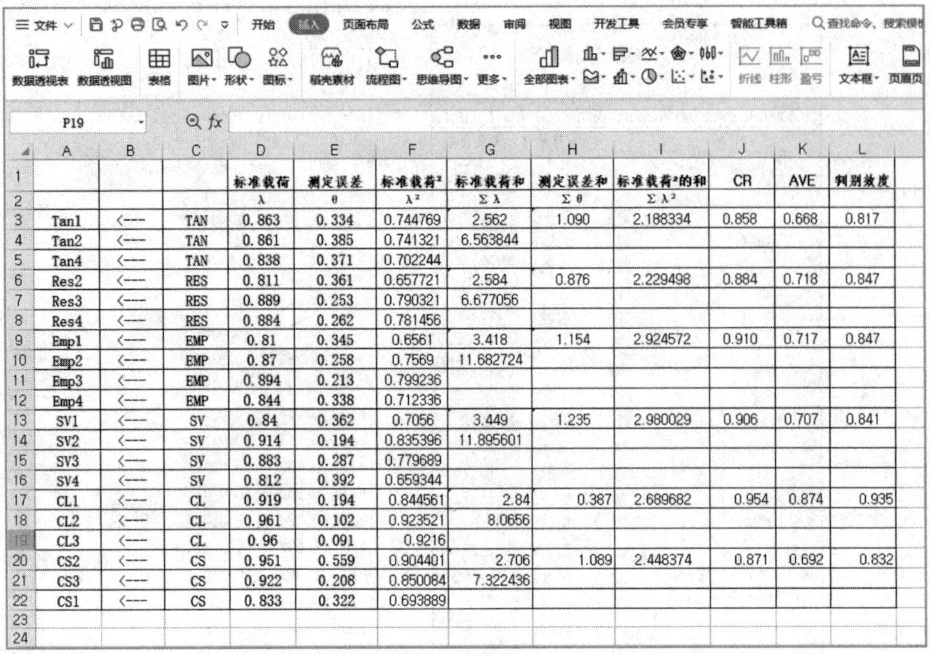

图 17-48　所有潜变量的 CR 与 AVE 值、判别效度值

表 17-4　变量的 CR 与 AVE、判别效度

路径			标准载荷(λ)	测定误差(θ)	CR	AVE	判别效度
Tan1	<---	TAN	0.863	0.334	0.858	0.668	0.817
Tan2	<---		0.861	0.385			
Tan4	<---		0.838	0.371			
Res2	<---	RES	0.811	0.361	0.884	0.718	0.847
Res3	<---		0.889	0.253			
Res4	<---		0.884	0.262			
Emp1	<---	EMP	0.81	0.345	0.910	0.717	0.847
Emp2	<---		0.87	0.258			
Emp3	<---		0.894	0.213			
Emp4	<---		0.844	0.338			
SV1	<---	SV	0.84	0.362	0.906	0.707	0.841
SV2	<---		0.914	0.194			
SV3	<---		0.883	0.287			
SV4	<---		0.812	0.392			
CL1	<---	CL	0.919	0.194	0.954	0.874	0.935
CL2	<---		0.961	0.102			
CL3	<---		0.96	0.091			
CS2	<---	CS	0.951	0.559	0.871	0.692	0.832
CS3	<---		0.922	0.208			
CS1	<---		0.833	0.322			

　　本次针对共 6 个潜在变量及 20 个测量变量分析项进行验证性因子分析（CFA）。本次分析有效样本量为 426。因子对应的 AVE 值均大于 0.5，且 CR 值均高于 0.7，意味着数据具有良好的聚合（收敛）效度。

3. 判别效度的分析方法

（1）复制 "Estimates" → "Scalars" → "Correlations" 中的所有相关系数值，粘贴至

Excel 文件（图 17-49）。

（2）在 Excel 文件中，将上述相关关系整理如图 17-50 所示。

Correlations: (Group number 1 - Default model)

			Estimate
TAN	<-->	RES	0.6 7
TAN	<-->	EMP	0.567
TAN	<-->	SV	0.533
TAN	<-->	CS	0.587
TAN	<-->	CL	0.515
RES	<-->	EMP	0.750
RES	<-->	SV	0.635
RES	<-->	CS	0.469
RES	<-->	CL	0.561
EMP	<-->	SV	0.747
EMP	<-->	CS	0.498
EMP	<-->	CL	0.682
SV	<-->	CS	0.492
SV	<-->	CL	0.703
CL	<-->	CS	0.508

图 17-49　复制 Estimates 中所有相关系数值转至 Excel 文件

	TAN	RES	EMP	SV	CS	CL
TAN						
RES	0.607					
EMP	0.567	0.75				
SV	0.533	0.635	0.747			
CS	0.587	0.469	0.498	0.492		
CL	0.515	0.561	0.682	0.703	0.508	

图 17-50　整理潜变量的相关关系数据

（3）以下结果框中 AVE 右侧已计算好列出了区分效度，即判别效度值 $\sqrt{AVE}$（图 17-51）。

			标准载荷 λ	测定误差 θ	标准载荷² λ²	标准载荷和 Σλ	测定误差和 Σθ	标准载荷²的和 Σλ²	CR	AVE	判别效度
Tan1	<---	TAN	0.863	0.334	0.744769	2.562	1.090	2.188334	0.858	0.668	0.817
Tan2	<---	TAN	0.861	0.385	0.741321	6.563844					
Tan4	<---	TAN	0.838	0.371	0.702244						
Res2	<---	RES	0.811	0.361	0.657721	2.584	0.876	2.229498	0.884	0.718	0.847
Res3	<---	RES	0.889	0.253	0.790321	6.677056					
Res4	<---	RES	0.884	0.262	0.781456						
Emp1	<---	EMP	0.81	0.345	0.6561	3.418	1.154	2.924572	0.910	0.717	0.847
Emp2	<---	EMP	0.87	0.258	0.7569	11.682724					
Emp3	<---	EMP	0.894	0.213	0.799236						
Emp4	<---	EMP	0.844	0.338	0.712336						
SV1	<---	SV	0.84	0.362	0.7056	3.449	1.235	2.980029	0.906	0.707	0.841
SV2	<---	SV	0.914	0.194	0.835396	11.895601					
SV3	<---	SV	0.883	0.287	0.779689						
SV4	<---	SV	0.812	0.392	0.659344						
CL1	<---	CL	0.919	0.194	0.844561	2.84	0.387	2.689682	0.954	0.874	0.935
CL2	<---	CL	0.961	0.102	0.923521	8.0656					
CL3	<---	CL	0.96	0.091	0.9216						
CS2	<---	CS	0.951	0.559	0.904061	2.706	1.089	2.448374	0.871	0.692	0.832
CS3	<---	CS	0.922	0.208	0.850084	7.322436					
CS1	<---	CS	0.833	0.322	0.693889						

图 17-51　求出判别效度

（4）如图 17-52 所示，在行列中斜对角线位置空格中依次输入 $\sqrt{AVE}$ 的数值。

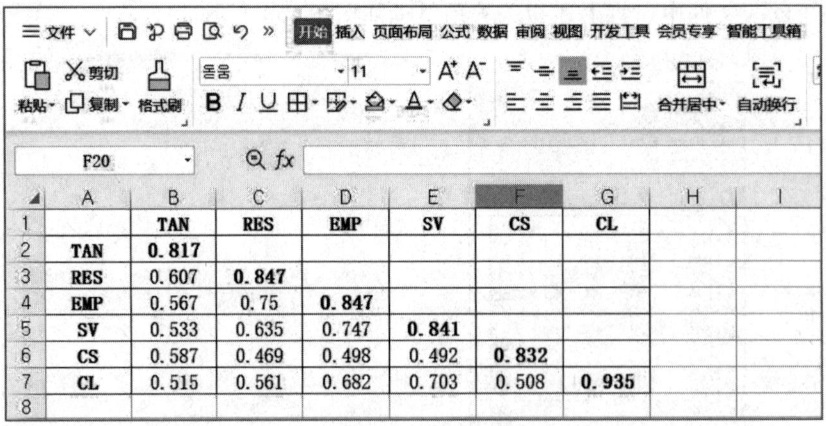

图 17-52　潜变量的相关关系表中依次输入判别效度

（5）整理研究模型的区分效度判断表格如表 17-5 所示。

表 17-5　潜变量的区分效度和相关系数

	TAN	RES	EMP	SV	CS	CL
TAN	0.817					
RES	0.607	0.847				
EMP	0.567	0.750	0.847			
SV	0.533	0.635	0.747	0.841		
CS	0.587	0.469	0.498	0.492	0.832	
CL	0.515	0.561	0.682	0.703	0.508	0.935

备注：斜对角线数字为 AVE 平方根值，斜对角线以下的数字为 Pearson 相关系数。

结果说明，变量之间的相关系数值均小于 $\sqrt{AVE}$，意味着具有良好的区分效度。如表 17-5 所示，RES（反应性）和 EMP（共鸣性），其 AVE 平方根值均为 0.847，而因子 RES、EMP 和其他几个因子之间的相关系数绝对值均小于 0.847，即意味着 RES 和 EMP 具有良好的区分效度。因此，本研究模型的区分效度有统计学意义。

三、结构模型

通过验证性因子分析验证观测变量与潜在变量之间的聚合效度与信度、区分效度，得出本研究的测定模型拟合度指标满足标准。因此，继续创建结构模型，可以验证假设。

1. AMOS 分析

（1）打开 Input 界面，选择图标 ✗，把媒介变量和从属变量之间的相关关系线条全部删掉（图 17-53）。

（2）单击图标 ←，按照研究模型框架绘制相关关系路径线条（图 17-54）。

（3）再单击图标 ▥ 执行模型运算，则会出现错误显示。AMOS 分析的时候独立变量之间需要有相关关系线条，媒介变量和从属变量须输入误差项。单击 Cancel the analysis（图 17-55）。

（4）单击图标 ⬍，为媒介变量 SV、CS、CL 绘制误差变量，选择"Plugins" →

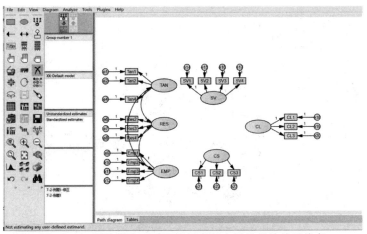

图 17-53　删除媒介变量和从属变量之间的相关关系线条

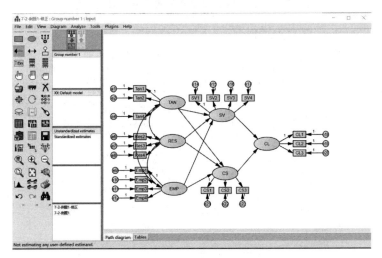

图 17-54　按照研究模型框架绘制相关关系路径线条

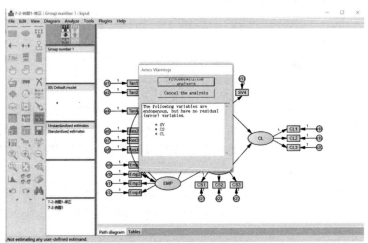

图 17-55　媒介变量和从属变量未添加误差项时软件提示的错误

"Name Unobserved Variables"，就会自动生成相应的误差变量（图 17-56）。

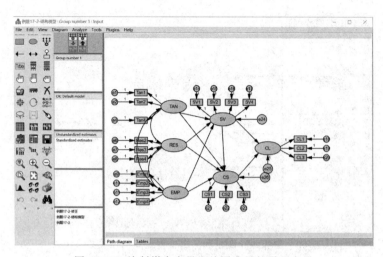

图 17-56 绘制媒介变量和从属变量的误差变量

（5）选择 File→Save 保存为"例题 17-2-结构模型"。

（6）选择图标 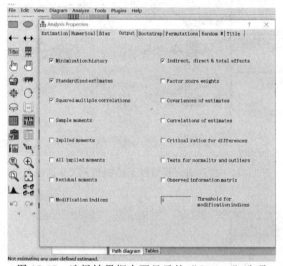，单击"Output"部分，选择结果框中要显示的"Standardized esti-mates"、"Squared multiple correlations"和"Indirect，direct &total effects"（图 17-57）。

图 17-57 选择结果框中要显示的"Output"选项

选择"Indirect，direct &total effects"选项是为了分析模型的总效应和直接/间接效应，直接效应可以在路径系数的结果中被确认，而验证间接效果的统计学意义须选用此菜单才能确定。近年来，很多研究中存在的不足是为了进行假设检验，只做直接效应的验证，而不对直接效应和间接效应进行全面分析。

（7）为了验证间接效果统计学意义的设定，单击"Bootstrap"部分，如图 17-58 所示，勾选"Perfom bootstrap"、"Percentile confidence intervals"、"Bias-corrected confidence in-tervals"、"Bootstrap ML"等选项。

（8）单击图标 执行修正模型的运算估计

（9）单击图标 执行"Output"界面。

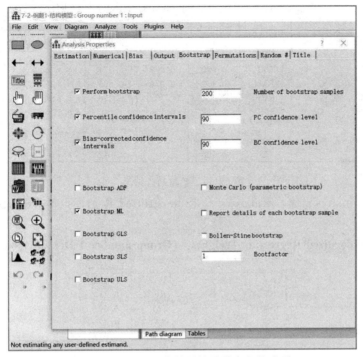

图 17-58　验证间接效果统计学意义的选项

2. 结果分析

（1）"Model Fit"中查看本模型的拟合指数分析，方法与验证性因子分析拟合指数分析相同（图 17-59）。

Model Fit Summary

CMIN

Model	NPAR	CMIN	DF	P	CMIN/DF
Default model	52	418.068	158	0.000	2.646
Saturated model	210	0.000	0		
Independence model	20	8196.715	190	0.000	43.141

RMR，GFI

Model	RMR	GFI	AGFI	PGFI
Default model	0.050	0.911	0.881	0.685
Saturated model	0.000	1.000		
Independence model	0.646	0.164	0.076	0.148

RMSEA

Model	RMSEA	LO 90	HI 90	PCLOSE
Default model	0.062	0.055	0.070	0.003
Independence model	0.315	0.309	0.321	0.000

图 17-59　模型拟合结果

结果显示拟合指数满足标准。

（2）查看"Estimates"→"Scalars"→"Regression Weights"的系数估计结果（图 17-60）。

Regression Weights：（Group number 1-Default model）

			Estimate	S. E.	C. R.	P	Label
SV	<---	TAN	0.124	0.047	2.613	0.009	
SV	<---	RES	0.127	0.074	1.719	0.086	
SV	<---	EMP	0.689	0.078	8.874	* * *	
CS	<---	TAN	0.479	0.070	6.863	* * *	
CS	<---	RES	0.024	0.103	0.230	0.818	
CS	<---	EMP	0.182	0.120	1.520	0.128	
CS	<---	SV	0.187	0.087	2.144	0.032	
CL	<---	SV	0.678	0.053	12.898	* * *	
CL	<---	CS	0.190	0.039	4.872	* * *	

图 17-60　系数估计结果

再查看"Estimates"→"Scalars"→"Standardized Regression Weights"的标准化系数结果（图 17-61）。

Standardized Regression Weights：（Group number 1-Default model）

			Estimate
SV	<---	TAN	0.131
SV	<---	RES	0.113
SV	<---	EMP	0.601
CS	<---	TAN	0.420
CS	<---	RES	0.017
CS	<---	EMP	0.132
CS	<---	SV	0.155
CL	<---	SV	0.616
CL	<---	CS	0.208

图 17-61　标准化系数估计结果

利用以上输出结果，制作表 17-6。

表 17-6　模型中变量的参数估计

路径			非标准化系数	标准误	C. R.	p	标准化系数	假设检验结果
TAN	-->	SV	0.12	0.05	2.61	0.009	0.13	接受
RES	--->		0.13	0.07	1.72	0.086	0.11	拒绝
EMP	-->		0.69	0.08	8.87	<0.001	0.60	接受
TAN	-->	CS	0.48	0.07	6.86	<0.001	0.42	接受
RES	--->		0.02	0.10	0.23	0.818	0.02	拒绝
EMP	--->		0.18	0.12	1.52	0.128	0.13	拒绝
SV	-->		0.19	0.09	2.14	0.032	0.16	接受
SV	-->	CL	0.68	0.05	12.90	<0.001	0.62	接受
CS	-->		0.19	0.04	4.87	<0.001	0.21	接受

（3）SMC（squared multiple correlations）代表独立变量对从属变量的说服力。举例说明，如表 17-7 中 SV（服务价值）的三个独立变量 TAN、RES、EMP 对 SV（服务价值）的解释率为 60%。

表 17-7　SMC 结果

Squared Multiple Correlations：（Group number 1-Default model）

	Estimate
SV	0.600
CS	0.398
CL	0.549

（4）总效应和直接/间接效应是通过"Estimates"→"Matrices"查看，此时要查看的结果为 Standardized Effects（标准化值）。举例说明，如图 17-62 中 SV（服务价值）对 CL 的影响效果的总效应为 0.648，其中直接效应为 0.616，而通过 CS（顾客满意）引起影响的间接效应为 0.032。

Standardized Total Effects（Group number 1-Default model）

	EMP	RES	TAN	SV	CS	CL
SV	0.601	0.113	0.131	0.000	0.000	0.000
CS	0.225	0.035	0.440	0.155	0.000	0.000
CL	0.417	0.077	0.172	0.648	0.208	0.000

Standardized Direct Effects（Group number 1-Default model）

	EMP	RES	TAN	SV	CS	CL
SV	0.601	0.113	0.131	0.000	0.000	0.000
CS	0.132	0.017	0.420	0.155	0.000	0.000
CL	0.000	0.000	0.000	0.616	0.208	0.000

Standardized Indirect Effects（Group number 1-Default model）

	EMP	RES	TAN	SV	CS	CL
SV	0.000	0.000	0.000	0.000	0.000	0.000
CS	0.093	0.017	0.020	0.000	0.000	0.000
CL	0.417	0.077	0.172	0.032	0.000	0.000

图 17-62　模型中变量间的总效应、直接效应和间接效应

（5）其次，要验证间接效果是否具有统计学意义，需要在 AMOS Output 界面进行以下两个操作，结果显示，"SV（服务价值）"通过"CS（顾客满意）"对"CL（忠诚度）"的间接效应（0.032）有统计学意义（$p=0.040$）（图 17-63）。

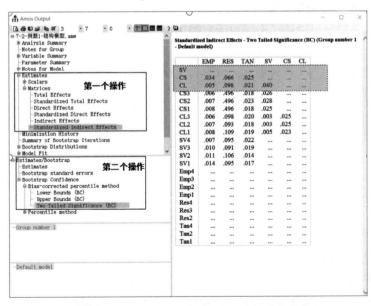

图 17-63　Output 中查看间接效果的统计学意义

四、研究报告书

1. 测定模型

通过结构方程模型验证假设之前，先对构建结构模型将要使用的量表项目及因子进行效度的验证。为此利用 AMOS 24.0 通过验证性因子分析，验证了收敛效度和区分效度。

首先，为了验证聚合（收敛）效度，用测量变量对潜在变量之间的标准因子载荷值（FL）、CR 值、AVE 值进行验证，其结果显示，测量变量"Tan3"、"Res1"、"Emp5"的标准因子载荷值未能达到 0.7 的标准而被删掉。因此，在 23 个观测变量中，最终用于分析的观测变量有 20 个。分析结果为 6 个因子所对应的 AVE 值均大于 0.5，且 CR 值均高于 0.7。

其次，聚合（收敛）效度被验证后，继续验证区分效度。本研究中验证了因子变量之间的相关系数值是否小于 $\sqrt{\text{AVE}}$。验证的结果如表 17-8 所示，所有因子之间的相关系数绝对值均小于 $\sqrt{\text{AVE}}$。

表 17-8　各变量之间的相关关系和区分效度

	类型性	反应性	共鸣性	服务价值	顾客满意	忠诚度
类型性	**0.817**					
反应性	0.607	**0.847**				
共鸣性	0.567	0.750	**0.847**			
服务价值	0.533	0.635	0.747	**0.841**		
顾客满意	0.587	0.469	0.498	0.492	**0.832**	
忠诚度	0.515	0.561	0.682	0.703	0.508	**0.935**

备注：斜对角线数字为 AVE 平方根值，斜对角线以下的数字为 Pearson 相关系数。

最终测定模型的拟合度为 $\chi^2 = 390.690$，$\chi^2/\text{df} = 2.521$，CFI＝0.914，NFI＝0.952，TLI＝0.964，IFI＝0.971，RMSEA＝0.060，所有指标都满足模型拟合评价标准，说明模型拟合度很好。

2. 结构模型分析与假设检验

最终对结构模型分析验证了不同因子之间的因果关系。模型的说服率指标 SMC 值分别为 SV＝60.0%，CS＝39.8%，CL＝54.9%。

SV（服务价值）、CS（顾客满意）、CL（忠诚度）之间的影响关系如图 17-64 和表 17-9、表 17-10 所示。

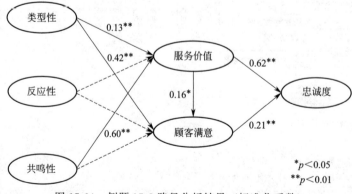

图 17-64　例题 17-2 路径分析结果（标准化系数）

表 17-9　模型中各变量的参数估计分析表

路　径		非标准化系数	标准误	C. R.	标准化系数	SMC
类型性 TAN	服务价值 SV	0.12**	0.05	2.61	0.13	
反应性 RES		0.13	0.07	1.72	0.11	0.60
共鸣性 EMP		0.69**	0.08	8.87	0.60	
类型性 TAN	顾客满意 CS	0.48**	0.07	6.86	0.42	
反应性 RES		0.02	0.10	0.23	0.02	0.398
共鸣性 EMP		0.18	0.12	1.52	0.13	
服务价值 SV		0.19*	0.09	2.14	0.16	
服务价值 SV	忠诚度 CL	0.68**	0.05	12.90	0.62	0.549
顾客满意 CS		0.19**	0.04	4.87	0.21	

$^{*} p < 0.05$；$^{**} p < 0.01$

（张永爱　张晓娜）

第十八章 医学论文中的统计学要求

科学研究包括研究设计、收集资料、整理资料、分析资料、撰写报告等步骤。前面各章节中重点介绍了研究设计和统计分析的各种方法，然而在统计分析过程中，原始数据的采集、录入与质量控制、针对特定研究问题和研究设计对统计方法进行合理选择以及对统计结果的正确解释等，也是非常重要的环节。另外对于医学科研数据的统计分析还涉及医学专业知识、数据分析的经验和技术等方面问题。

第一节 数据的质量控制

一、数据来源

完整、准确的资料收集是统计工作的基础。在医学科研中，数据的来源是多方面的，既可来自观察性研究，亦可来自实验性研究。观察性研究是指客观地观察、记录和描述事物的规律或现象，而实验性研究通常是在观察性研究的基础上人为控制实验条件或对研究对象施加一定干预措施的条件下所做的进一步研究。相应的科研数据可分为观察性数据和实验性数据。观察性数据常见的有国家法定的有关卫生工作报表，如传染病报表、职业病报表、医院工作报表等。病历资料也是观察性数据的来源，特别是历年病历资料的积累，可为医学科研工作提供极具价值的信息，但它有其局限性，不能以此为依据反映一般人群特征。实验性数据可以来源于临床试验中的病例记录和观察，也可以是动物实验得到的记录或数据。

随着医学的发展和科研工作的需要，医学科研数据越来越趋向于大数据，即采集的样本量和变量数越来越多。因此，为了确保原始数据的准确、可靠，应采取一定的规范措施，如采集数据前制定统一的数据采集标准，采集试验记录、病历和报表要做到规范、完整、准确、及时，以保证基础资料的质量。其次要提高各级医疗卫生工作人员对科研工作的认识和责任感，重视对漏报、重报和错报的检查，坚决制止伪造和篡改科研资料。

二、数据录入

数据录入就是将研究收集到的各种信息以数据形式输入到计算机。为了保证数据的质量，录入数据前，研究人员首先要经过数据审核、制定数据编码表、建立数据库等几个步骤。

数据审核是对收集到的原始资料进行审查与核实的过程。一个质量较好的调查表或临床病例报告表应由专人负责原始数据的审核。审核的基本原则是必须保证数据的真实性、准确性、完整性和标准性。审核过程中对发现有问题的数据应进行更正和澄清。

数据录入之前需要制定统一的编码表以使研究得到的信息数字化和标准化。编码表中规定了各个问题的每一个回答类别或者观测指标值取值范围的代码，此代码通常采用数字形式，这样可使各个问题的实际含义与不同的数字代码之间一一对应，从而使资料转换为数字形式。问卷调查中对调查问题的答案进行赋值就类似于这一过程。

编码表包含：①各项问题的数据库内命名；②各项问题的回答内容或者取值范围以及对应的编码；③各项内容输入时的输入格式。制定编码表时需要针对不同问题类型考虑不同方法：①封闭性问题编码，预先确定了问题的答案，结果只能从众多答案中选择其中之一，编码时采用简单数字 1、2、3、4 等形式。封闭性问题的编码一般应该在开始问卷调查前完成编码表的制定；②开放性问题的编码，预先没有限定问题的答案，需要先整理资料，分析有关信息后，根据实际问题回答情况进行完善和编码，一般只能在问卷调查中或调查完成后进行；③缺失数据的编码（无回答问题的编码），观测对象没有明确地回答问题，编码时常采用可以输入数字的最大数据值，譬如输入数据仅为一位整数则可采用数字 9。

按照编码表的规定把信息转换成可以直接进行计算机输入的数字结果，并将此结果誊写到特定表格的过程称为数据编码。数据编码便于将资料输入到计算机，且能降低输入时的阅读错误。传统的数据编码方法是使用转录表，即将问卷表的编码结果誊写到特制的用于计算机输入的数据表格。目前数据编码多设置在问卷选项内。具体做法是：问卷中问题的各个回答包含编码，在问卷上对应问题处预留编码位置，但在资料收集时观察对象或者调查员选择问题答案，通常不直接填写编码；在之后的资料审核、数据编码过程中，按对应问题的答案在相应编码位置填写编码。以上设置编码的方法在配合特定的问卷编制软件（如问卷星）的情况下，不仅简化了编码输入过程，而且能在输入数据时快速方便地进行错误检查。

数据库的创建和管理可采用 EPIDATA、ACCESS、EXCEL、VFOXPRO（Visual Fox Pro）、ORACLE（Oracle Database）等专用的数据库管理软件，同时 STATA、SPSS、SAS 等一些常用统计分析软件也具备一些数据录入和管理的功能，且上述软件之间多数情况下可相互读取录入的数据。

建立数据库主要包含：①数据库结构，根据数据信息特征确定具体采用何种数据结构来保存数据；②数据输入界面，根据问卷设计在计算机上建立用户数据输入界面，确定输入数据的具体形式；③其他数据库功能，如数据核查、数据查询、数据汇总等。

数据录入是将数据输入到计算机，进而将数据保存在计算机存储设备的过程。前述专用软件通常具有完善的数据管理、查询、修改的功能，并且还能够设计出与调查表一致的屏幕格式，方便录入，同时还可在数据的计算机录入过程中，根据数据的取值范围，对数据的录入范围进行限定，减少出错的可能性。在一些大型数据的录入过程中，为尽量减少或者避免输入错误，往往采用对同一资料进行双人重复录入的方法，然后应用程序对两个数据库进行比对，如有录入结果不符，则进行核查，找出其错误所在。在数据的录入过程中，应遵循方便录入、便于核查、易于转换、利于分析的原则。

数据录入的结果是形成数据表，医学科研的原始数据大多可用一种统一的数据结构表达，如表 18-1 所示。在表 18-1 中，每一行称为一个记录（record），或一个观察单位

（case）；每一列称为一个变量（variable），用以表示观察指标。该数据集（dataset）是由一个 623 例观察单位和 7 个变量组成的数据方阵，也可叫做数据矩阵。创建数据库（database）时，变量的设置应合理。例如变量名最好用英文且不超过 8 个字符，其内容可采用变量标签加以注释而不是直接用中文变量名表示；变量的长度应足够（如姓名应考虑复姓的情况，年龄应考虑到 3 位数等）；其中的分类变量必须进行适当的数量化处理。

表 18-1　某地 2018 年 623 例 60 岁以上老年人健康检查记录

编号	性别	民族	年龄/岁	身高/cm	体重/kg	高血压	糖尿病
1	男	汉族	74	167	65.5	无	无
2	女	汉族	81	155	48.5	有	有
3	女	回族	79	165	71.0	临界	无
...	...	...	...	...	...	...	...
623	男	汉族	75	178	75.5	无	无

三、数据核查与整理

数据录入后的核查整理应按照事先准备好的核查计划来进行。利用计算机来查错、纠错主要包括两个方面：①输入信息的有效性检查：对录入数据范围检查，检查各个变量是否都在编码表规定的幅度范围内，也称幅度检查。例如，关于性别的调查项目回答只有两个：男、女，如果编码表确定数码 1 表示"男"，数码 0 表示"女"，那么输入数码只能是 1 或者 0，输入数据中有其他的数码都是错误的。②输入信息相互之间的一致性检查，常称逻辑检查。逻辑检查是检查同一份问卷中不同问题的回答是否相互矛盾。例如：如果某份问卷性别项目回答"男"，而同时生育史项目回答"有"，那么该份问卷的这两个项目的回答就是不一致，是逻辑错误。

其他的数据整理工作还包括：对原始数据的编号和数据库的数据序号进行核对，看有无缺漏；利用统计分析软件，列出变量的频数表，观察其频数分布有无异常；对变量进行统计描述，观察其样本含量、最大值、最小值是否与原始数据吻合，有无离群值和缺失值；对二分类或有序分类的变量列出行列表，以观察两变量间的交互频数是否符合实际情况。通过以上多种措施来尽量减少数据录入的差错，给出核查报告，再对其中发现的错误进行更正。

第二节　数据处理中的几个常见问题

一、可疑数据的处理

在数据清理过程中，有时可能会遇到一些偏离数据主体分布较远，超出数据通常变化范围的特大或特小的观测值，会使统计分析结果出现较大的误差，该类数据就称为可疑数据，也称离群点。对可疑值的识别是数据核查整理的重要内容，其中最简单直观的办法是借助一些统计图，且目前多数的专业统计软件都有专门用于可疑值识别的统计方法，以及一些评价可疑值对统计分析结果影响的分析诊断量。例如单变量情况下，可通过观察值的频数分布箱式图来判断，如果观测值距箱式图底线（第 25 百分位数）或顶线（第 75 百分位数）过远，如超出箱体高度（四分位数间距）的两倍以上，则可视该观测值为可疑值，而在回归模型或一些方差分析模型中，可借助某些残差图来初步识别可疑值。对可疑值的处理应慎重，不应一律简单剔除，数据是否异常应结合分布假设的正确性考察和专业知识来综合判断。理想的处理方式是在条件允许时，在可疑值附近多次抽样，以了解真实的数据分布情况。如果重复观察之后原来的可疑值仍然大量出现，提示原有的数据分布假设可能存在问题；当重复观察之后大量观察值出现在主体数据附近而不出现可疑值，才可以谨慎地认为可疑值是原来的数据分布假设成立时出现的小概率事件，此时可采用非参数统计来降低可疑值的影响。当现有条件无法在可疑值附近重复观察时，只有确定可疑值属于数据录入等过失导致才可删除，否则应充分利用专业知识直接对可疑值加以合理的解释，或者结合前期研究以及文献中的相关结果对数据分布假设进行确认，如果分布假设成立或者主要是为了刻画主体数据的情况，亦可考虑采用非参数统计来降低可疑值的影响。对可疑值删除前后做敏感性分析也可作为一种分析策略。

二、缺失值的处理

在资料收集过程中，特别是大型数据的采集，常有缺失值产生，这主要来自于资料收集中的遗漏。为保证资料的质量，应尽量减少数据的缺失，如有缺项，应尽可能地补齐。通常认为，缺失值应控制在数据记录总量的10%以内。在计算机的数据录入过程中，要注意把"缺失值"和"无"区分开，"无"即该事件未发生，具有确切的含义，该数据是已经收集到的，而缺失值表示该数据未收集到，二者不能混淆。在一般的数据库软件中，缺失值通常都用"."表示。当缺失比例很小时，可直接对完全记录进行数据处理，舍弃缺失记录。但当缺失数据占有较大比重，尤其是多元数据时，前述的处理将丢失大量信息，可能导致偏倚的产生。针对该问题有一些统计学方法对缺失值进行插补，即给每一个缺失数据一些替代值，进而得到"完全数据集"。其中单一插补指对每个缺失值从其预测分布中取一个值进行填充，再使用标准的完全数据分析进行处理，单一插补往往会低估估计量的方差。SAS 等软件可采用多重插补，多重插补是一种以模拟为基础的方法，对每个缺失值产生 m 个合理的插补值，这样插补后，得到 m 组完全数据，使用标准的完全数据方法分析每组数据并融合分析结果。需要指出，插补以后的缺失值与实际值间毕竟存在一定的差距，是一种不得已的办法。

第三节　统计方法选择

在医学科研数据的统计分析中，统计方法的正确选择极为重要，它是得到正确可靠统计结论的基本保证。而统计方法的选择来自于研究方案中的统计学设计。在实际工作中，必须根据医学研究目的、设计类型、资料性质、样本大小和分析过程中所遇到的各种实际情况，并结合专业知识选择恰当地统计分析方法，从而得到正确的、符合实际的结论。统计分析方法的选择应考虑到以下问题：①应变量是单变量、双变量还是多变量；②拟分析的资料属于哪种类型，是定量资料、无序分类资料还是等级资料；③影响因素是单因素还是多因素；④资料是单样本、两组样本还是多组样本；⑤判断资料的设计方式，是完全随机设计、配对设计、随机区组设计，还是其它的设计类型；⑥判断资料是否符合拟采用的统计分析方法的应用条件，必要时可考虑变量变换。

一、单变量计量资料的分析

1. 样本均数与已知的总体均数比较

该类资料的统计分析思路为：①单变量分析；②资料为定量资料；③样本均数与已知的总体均数比较；④该资料是否符合正态分布。若资料符合正态分布，则选用单样本 t 检验；若不符合正态分布，则考虑变量变换或者选用非参数检验方法。

2. 两样本均数比较

该类资料的统计分析思路为：①单变量分析；②资料为定量资料；③完全随机设计的两样本均数比较；④该资料是否符合正态分布和方差齐性的条件。若资料符合正态分布和方差齐性，则选用两独立样本比较的 t 检验；若不符合则考虑变量变换或者选用两样本比较的秩和检验。

3. 配对样本均数比较

该类资料的统计分析思路为：①单变量分析；②资料为定量资料；③配对设计的样本均数比较；④该资料是否符合正态分布的条件。若资料符合正态分布，则选用配对的 t 检验；若不符合则考虑变量变换或者选用配对的秩和检验。

4. 多个样本均数比较

单变量的多个样本均数比较，较常见的可分为完全随机设计的单因素比较和随机区组设计的两因素比较两种情况。

1）完全随机设计的单因素方差分析

该类资料为多个（分组数＞2）样本均数的比较，若各组样本服从正态分布，且方差齐性，则选用单因素方差分析（one-way ANOVA），若资料不满足上述条件，则选用成组设计多样本的秩和检验（Kruskal-Wallis test）。如检验结果有统计学意义，则还需进行两两比较，如 SNK-q 法、LSD-t 法、Dunnet-t 检验等。

单变量计量资料的分析思路如图 18-1、图 18-2、图 18-3 所示。

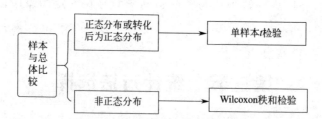

图 18-1　单变量计量（样本与总体比较）资料的分析思路示意图

2）随机区组设计的两因素方差分析

该类资料为单变量的比较，但涉及两个分组因素，一个为处理因素，一个为区组因素，也称作配伍组。如果资料满足正态分布和方差齐性的条件，则采用随机区组设计的两因素方差分析，如果不满足上述条件，则采用随机区组设计资料的秩和检验（Friedman test）。

3）其他类型资料的方差分析

主要有析因设计、重复测量资料的方差分析等。析因设计中最简单的是两因素的方差分析，此时观察两个因素，每个因素两个水平，共有 $2 \times 2 = 4$ 种不同的因素水平组合，要分别计算两个因素的效应及因素间的交互作用效应。而对于重复测量的资料，由于同一受试对象在不同时点的观察值之间彼此不独立，因此，这类资料的方差分析具有一定的特殊性，可视为有多个反应变量。

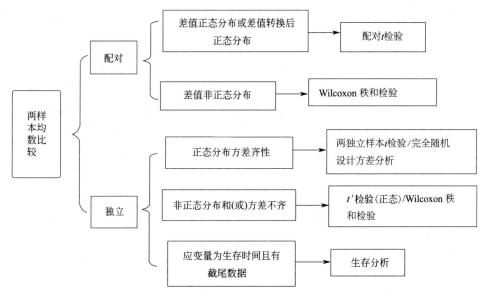

图 18-2　单变量计量资料（两样本比较）的分析思路示意图

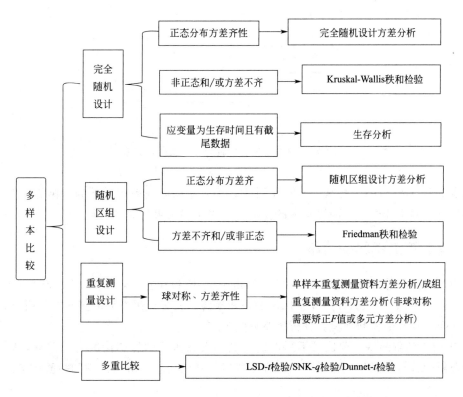

图 18-3　单变量计量资料（多个样本比较）的分析思路示意图

二、单变量计数资料的分析

单变量计数资料的分析思路如图 18-4 所示。

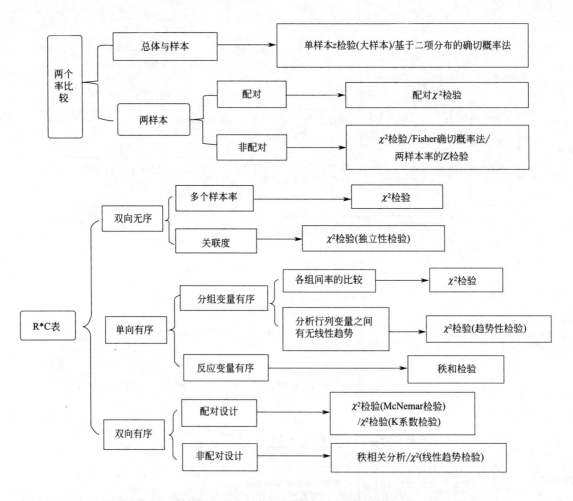

图 18-4　单变量计数资料的分析思路示意图

如表 18-1 的资料中，要比较不同性别的老年人患糖尿病率有无差异，则为单变量计数资料的分析，属于非配对的两样本率的比较，可采用四格表的 χ^2 检验。

三、单变量等级资料的分析

若为两组配对等级资料的比较，可选 Wilcoxon 秩和检验；若为成组设计的两样本等级资料的比较，可选 Wilcoxon 两样本比较的秩和检验；若为成组设计的多样本等级资料比较，可选 Kruskal-Wallis 秩和检验。分析思路见图 18-5。

在表 18-1 的资料中，要比较不同性别的老年人高血压的患病情况有无差异，则为单变量等级资料的分析，属于成组设计的两样本等级资料的比较，应采用秩和检验。

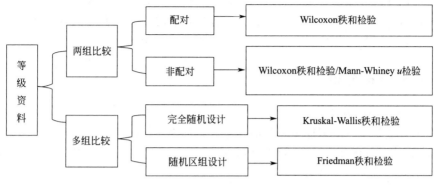

图 18-5　单变量等级资料的分析思路示意图

四、双变量资料的分析

1. 简单相关分析

分析两变量的相关关系时，若两变量满足双变量正态分布，可选 Pearson 直线相关分析；若两变量不满足双变量正态分布或是等级资料，可选 Spearman 秩相关分析。

2. 直线回归分析

分析两变量的回归关系时，若两变量的关系呈直线趋势且残差满足独立等方差的正态分布，可选直线回归分析。

3. 曲线回归分析

分析两变量的回归关系时，若两变量的关系呈曲线趋势，可选择进行曲线直线化变换，也可按曲线类型作相应曲线回归分析，如指数曲线、对数曲线、Logistic 曲线回归分析等方法。双变量资料的分析思路见图 18-6。

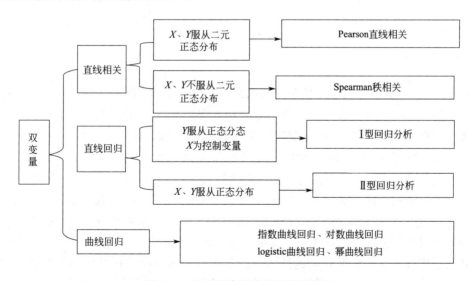

图 18-6　双变量资料分析思路示意图

如表 18-1 的资料中，分析老年人的年龄与体重之间的相互关系，则为双变量资料的分析，由于两变量均为计量资料且为正态分布，因此可采用直线相关或直线回归分析。

不同的统计分析方法都有其各自的应用条件和适用范围，实际应用时，必须根据研究目的、资料的性质以及所要分析的具体内容等选择适当的统计分析方法，不能仅关心检验结果有无统计学意义，而不考虑统计分析方法的应用条件和适用范围。

五、多变量资料的分析

1. 多因素线性回归分析

　　分析多个自变量与一个因变量之间的关系时，如果变量均满足正态分布，而因变量为连续的定量资料，自变量之间不存在多重共线性，且与因变量呈线性关系，可选择多元线性回归分析。

2. 二分类 logistic 回归分析

　　分析多个自变量对一个因变量的影响作用时，如果因变量为二分类变量，自变量类型不做要求，但自变量间需彼此独立、无聚集现象，在自变量进行单因素分析筛选之后，可选择二分类 logistic 回归分析。

3. 结构方程模型

　　分析验证多个变量之间的多重关系，涉及到多个自变量和多个因变量组成的路径结构时，可以选择结构方程模型进行分析验证。

第四节　统计分析的结果表达

　　实验结果是医学论文的中心内容，它反映了论文的水平和价值，实验结果必须如实、具体、准确地描述，数据要准确无误。在对数据进行统计分析时，其结果主要用统计指标（统计量）来表示，当统计指标比较多时，需借助于统计表和（或）统计图来表达。

一、统计量

　　均数（μ 或 $\overline{X}$）表示一组分布呈对称的观察值在数量上的平均水平即集中趋势。标准差（S 或 SD）用于表示个体值的变异，而均数的标准误（S_X 或 SE）表示样本均数的抽样误差，当多个均数比较时，多采用标准误。在均数"$\pm$"号后可直接写标准差具体数值如 12.3 ± 2.1，也可标注出标准误或标准差符号如 12.3（$S=2.1$）或 12.3（$S_X=2.1$），表示更为清晰。置信区间用于描述总体均数，它指按照预先给定的概率所确定的总体均数的可能范围，大样本时随机区间（如 95%CI）有 95% 的可能性包含总体均数，此方法给出具体的界限，如（10.2，14.4），要比用 12.3 ± 2.1 的意思更清楚。用非参数统计分析方法处理的资料，数据的集中趋势用中位数表示，分布范围用百分位数表示。此外，若对原始数据进行了变量转换，则计算原始数据的均数及标准差不能很好地反映数据的集中趋势及其分布范围，而应将转换后变量的统计量列出。另外，使用百分比时，分母要交代清楚，且小样本资料不宜计算百分比。而当两个率比较时，要区分清楚绝对差别和相对差别，例如，从 20%增加到 25%，既表示增加了 5%，也可解释为增加了 25%，前者是绝对差别，后者是相对差别。

二、个体值

由于全距受个体离群值的影响很大，并且随着样本量的增加而增加，故全距不宜作为表示一组观测值变异大小的指标。若数据服从正态分布，则在均数加减两倍标准差（参考值）的范围以外还有 5% 的个体值；若用百分位数表示的区间范围，则不必假定数据服从正态分布。虽然统计分析注重平均效应的比较，但在很多情况下，考察单个受试者的反应也很重要。例如，在临床上除了了解某一治疗措施的平均疗效，还要注意有多少病人未达到预期的治疗效果，因为平均疗效不能解释为对所有个体都有效。

三、假设检验的结果表达

在统计推断时，不能仅仅给出 p 值，还要求给出检验统计量的实际值，如 z 值、t 值、χ^2 值等。而描述统计量，如均数、率、相关系数，无论检验结果是否有统计学意义，均应列出，并且指明哪些指标已进行过统计学检验。若用符号（如用"NS"表示 $p > 0.05$，"*"表示 $p \leq 0.05$，"**"表示 $p \leq 0.01$）表示显著性水准，要加以说明和统一。p 值传统上习惯于取 0.05 和 0.01 两个界值，随着计算机和统计软件的普及，提倡在检验结果的表达时能给出具体的 p 值，如 $p = 0.012$，这样可以为读者提供更充分的信息，使其对研究结论的统计学证据认识更为详尽，同时也可给其它同类研究提供数据，例如用于 Meta 分析。

四、统计图

统计图是医学论文写作的一种极为重要的表达方式，统计图便于读者直观了解研究结果，是形象化的语言。在绘图时应注意以下问题：①选择图的类型需要与资料性质相符合。如果资料属于间断性资料，且要比较各个相互独立的统计指标，则应选用条图；如果资料属于间断性资料，且要表示事物内部的构成比，则应选用百分条图或圆图；如果资料属于连续性资料，且要表示量与量之间的变化，则应选用线图或散点图；如果资料属于连续性资料，且要比较两种以上率的变化速度，则应选用半对数图；如果某资料属于连续性资料，且要表示变量的频数分布，则应选用直方图或多边图。②每张图有其图序和图题，排在图的下面，两者之间留有空格。③图中标目通常由量和单位符号组成，量符号同单位符号之间用斜分数线（/）相隔，标目位置应当与坐标轴线平行且居中排。④坐标上标值和图内文字一律水平排列；横坐标的标目与单位应水平排列，纵坐标的标目与单位则垂直排列。同时，要避免研究者在统计图设计和绘制过程中出现的常见错误，如内容重复，包括图文重复、图标重复及图图重复；内容过于简单或者繁复；项目不全，每幅图均应有图序、图题、坐标轴、标值线、标值、标目及单位、曲线（直线）和图注等；图中涉及的文字、标值的计量单位、位置、横纵尺度比例不规范等。

五、统计表

统计表是经统计学处理的数字化语言，有着用文字叙述难以达到的效果，因此表格的设计和安排是医学论文写作十分重要的环节。当前医学论文中通常采用国内外统一的"三线"表。制表时应注意以下问题：①每个表应有其表序、表题及标目。②表内线条除三线外，其余线条都可省去，不宜有竖线及左上角的斜线，有时总标目下有一短线。③数据结果按列

（行）放置，位数对齐，不要出现交叉换行的情况。④表注写在表底线下面。⑤表的大小应以能被容纳在一个版面内为限，尽可能不用插页表和转页表。当表格横向项目过多而竖向项目较少时，可把表格从宽度方向切断成上下叠置的几段，段与段之间用双细线（正线）分隔开，每段的竖向栏目应当重复排出；当表格竖向项目过多而横向项目较少时，可把表格从长度方向切断成平行的转排几幅，幅与幅之间用双细线（正线）分隔开，每幅的横向栏目应当重复排出。同时，要避免研究者在表格设计过程中常见的错误，如表格与文字或统计图内容重复；表格内容太少，过于单薄；表格内容繁复，包罗万象；表格内容混杂，层次不清等。

六、数据精确度

一般来说，数据精确度只要足以区分个体差异即可，并非小数位数越多越好。计量资料的统计指标（$\overline{X}$、S、S_X、中位数、百分位数等）要保留的小数位数，应该与原始数据记录的小数位数相同，均数的有效位数通常不应比原始数据的有效位数多，但标准差或标准误必要时需多增加一个位数。书写测量结果时，两个数的精确度其末位应该取得一致，如 5.4 ± 0.62，应写成 5.4 ± 0.6；计数资料的百分比保留一位小数，一般不超过两位小数；病死率、发病率等按惯例选择比例基数，如 1‰、1/万，1/10 万等，或自行选择合适的比例基数，使得率的表达至少有 1 位整数。相关系数 r 通常保留两位小数；精确概率 p 值一般没必要给出 4 位小数，有时甚至保留两位小数就可以；检验统计量，如 χ^2 值、t 值保留 2～3 位小数即可。

七、混杂的控制

在数据的采集过程中，不可避免地存在着混杂因素的干扰，影响着数据正确的分析，医学研究中的混杂因素应满足以下两个条件：①该因素影响阳性结果；②该因素在对比组中的分布不同。混杂因素是与暴露因素和疾病均关联的非研究因素，混杂往往造成暴露与疾病的虚假联系或掩盖暴露与疾病的真实关系。在研究工作中，研究者不可能在设计和调查的实施过程中对许多重要的混杂因素如性别、年龄、职业、社会地位等进行控制，分析时如不考虑这些因素，将会导致结果的偏倚。因此，可采用一些统计学方法对混杂因素进行控制和处理，以得到符合真实情况的结论，如 Mantel-Haenszel 分层分析方法或多因素分析如多重线性回归、协方差分析等方法，可参阅有关的文献。

（张海苗 李晓虹）

参考文献

1. 李康，贺佳. 医学统计学 [M]. 7 版. 北京：人民卫生出版社，2018.

2. 颜艳，王彤. 医学统计学 [M]. 5 版. 北京：人民卫生出版社，2020.

3. 李晓松. 卫生统计学 [M]. 8 版. 北京：人民卫生出版社，2017.

4. 仇丽霞. 医学统计学 [M]. 3 版. 北京：中国协和医科大学出版社，2018.

5. 李晓松. 医学统计学 [M]. 3 版. 北京：高等教育出版社，2014.

6. 詹思延. 流行病学 [M]. 8 版. 北京：人民卫生出版社，2017.

7. 沈洪兵，齐秀英. 流行病学 [M]. 9 版. 北京：人民卫生出版社，2017.

8. 王家良. 临床流行病学——临床科研设计、测量与评价 [M]. 5 版. 上海：上海科学技术出版社，2021.

9. 胡良平. 临床统计学——临床课题统计解读 [M]. 郑州：河南科学技术出版社，2019.

10. 颜虹. 医学统计学 [M]. 2 版. 北京：人民卫生出版社，2010.

11. 方积乾. 生物医学研究的统计方法 [M]. 北京：高等教育出版社，2007.

12. 贾俊平. 统计学 [M]. 2 版. 北京：清华大学出版社，2006.

13. 刘新平，刘存侠. 教育统计与测量导论 [M]. 北京：人民卫生出版社，2003.

14. 张厚粲，徐建平. 现代心理与教育统计学 [M]. 北京：北京师范大学出版社，2004.

15. 刘续宝，孙业桓. 临床流行病学与循证医学 [M]. 5 版. 北京：人民卫生出版社，2018.

16. 邱皓政，林碧芳. 结构方程模型的原理与应用 [M]. 北京：中国轻工业出版社，2012.

17. 韩湘淑，李向哲. 护理保健统计分析 [M]. 3 版. 首尔：hannarae 出版社，2018.

18. RAYMOND SGREENBERG. Medical epidemiology [M]. New York：The McGraw-Hill Companies，2001.

19. THOMAS GLOVER，KEVIN MITCHELL. An introduction to biostatistics [M]. New York：The McGraw-Hill Companies，2001.

20. 张雪芹，邓宏勇. 循证医学数据库：现状与趋势 [J]. 中国循证医学杂志，2021，21（6）：621-627.

21. 闫媛媛，王磊，王梦瑶，等. 叙事循证医学模式在护理中的应用 [J]. 解放军护理杂志，2021，38（7）：78-81.

22. 程丽楠，崔文香，崔英善. 循证护理对中国自然分娩产妇产程结局干预效果 meta 分析 [J]. 中国公共卫生，2015，31（3）：288-291.

23. 孙振球，徐勇勇. 医学统计学 [M]. 4 版. 北京：人民卫生出版社，2014.

24. 颜虹，徐勇勇. 医学统计学 [M]. 3 版. 北京：人民卫生出版社，2013.

25. 吴明隆. 结构方程模型——AMOS 的操作与应用 [M]. 2 版. 四川：重庆大学出版社，2009.

26. KLINE REX B. Principles and practice of structure equation modeling [M]. 2nd ed. NewYork：Guilford Press，2005.

27. TABACHNICK B G，FIDELL L S. Using multivariate statistus [M]. 4th ed. NewYork：Harper & Row，2001.

附录

附表 1 标准正态分布曲线下左侧尾部面积 $\varphi(z)$ 值

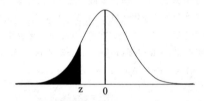

z	0.00	0.01	0.02	0.03	0.04	0.05	0.06	0.07	0.08	0.09
−0.0	0.5000	0.4960	0.4920	0.4880	0.4840	0.4801	0.4761	0.4721	0.4681	0.4641
−0.1	0.4602	0.4562	0.4522	0.4483	0.4443	0.4404	0.4364	0.4325	0.4286	0.4247
−0.2	0.4207	0.4168	0.4129	0.4090	0.4052	0.4013	0.3974	0.3936	0.3897	0.3859
−0.3	0.3821	0.3783	0.3745	0.3707	0.3669	0.3632	0.3594	0.3557	0.3520	0.3483
−0.4	0.3446	0.3409	0.3372	0.3336	0.3300	0.3264	0.3228	0.3192	0.3156	0.3121
−0.5	0.3085	0.3050	0.3015	0.2981	0.2946	0.2912	0.2877	0.2843	0.2810	0.2776
−0.6	0.2743	0.2709	0.2676	0.2643	0.2611	0.2578	0.2546	0.2514	0.2483	0.2451
−0.7	0.2420	0.2389	0.2358	0.2327	0.2296	0.2266	0.2236	0.2206	0.2177	0.2148
−0.8	0.2119	0.2090	0.2061	0.2033	0.2005	0.1977	0.1949	0.1922	0.1894	0.1867
−0.9	0.1841	0.1814	0.1788	0.1762	0.1736	0.1711	0.1685	0.1660	0.1635	0.1611
−1.0	0.1587	0.1562	0.1539	0.1515	0.1492	0.1469	0.1446	0.1423	0.1401	0.1379
−1.1	0.1357	0.1335	0.1314	0.1292	0.1271	0.1251	0.1230	0.1210	0.1190	0.1170
−1.2	0.1151	0.1131	0.1112	0.1093	0.1075	0.1056	0.1038	0.1020	0.1003	0.0985
−1.3	0.0968	0.0951	0.0934	0.0918	0.0901	0.0885	0.0869	0.0853	0.0838	0.0823
−1.4	0.0808	0.0793	0.0778	0.0764	0.0749	0.0735	0.0721	0.0708	0.0694	0.0681
−1.5	0.0668	0.0655	0.0643	0.0630	0.0618	0.0606	0.0594	0.0582	0.0571	0.0559
−1.6	0.0548	0.0537	0.0526	0.0516	0.0505	0.0495	0.0485	0.0475	0.0465	0.0455
−1.7	0.0446	0.0436	0.0427	0.0418	0.0409	0.0401	0.0392	0.0384	0.0375	0.0367
−1.8	0.0359	0.0351	0.0344	0.0336	0.0329	0.0322	0.0314	0.0307	0.0301	0.0294
−1.9	0.0287	0.0281	0.0274	0.0268	0.0262	0.0256	0.0250	0.0244	0.0239	0.0233
−2.0	0.0228	0.0222	0.0217	0.0212	0.0207	0.0202	0.0197	0.0192	0.0188	0.0183
−2.1	0.0179	0.0174	0.0170	0.0166	0.0162	0.0158	0.0154	0.0150	0.0146	0.0143
−2.2	0.0139	0.0136	0.0132	0.0129	0.0125	0.0122	0.0119	0.0116	0.0113	0.0110
−2.3	0.0107	0.0104	0.0102	0.0099	0.0096	0.0094	0.0091	0.0089	0.0087	0.0084
−2.4	0.0082	0.0080	0.0078	0.0075	0.0073	0.0071	0.0069	0.0068	0.0066	0.0064
−2.5	0.0062	0.0060	0.0059	0.0057	0.0055	0.0054	0.0052	0.0051	0.0049	0.0048

续表

z	0.00	0.01	0.02	0.03	0.04	0.05	0.06	0.07	0.08	0.09
-2.6	0.0047	0.0045	0.0044	0.0043	0.0041	0.0040	0.0039	0.0038	0.0037	0.0036
-2.7	0.0035	0.0034	0.0033	0.0032	0.0031	0.0030	0.0029	0.0028	0.0027	0.0026
-2.8	0.0026	0.0025	0.0024	0.0023	0.0023	0.0022	0.0021	0.0021	0.0020	0.0019
-2.9	0.0019	0.0018	0.0018	0.0017	0.0016	0.0016	0.0015	0.0015	0.0014	0.0014
-3.0	0.0013	0.0013	0.0013	0.0012	0.0012	0.0011	0.0011	0.0011	0.0010	0.0010

附表2　t 分布临界值表

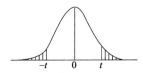

ν	概率,p						
	单侧:0.10	0.05	0.025	0.01	0.005	0.001	0.0005
	双侧:0.20	0.10	0.05	0.02	0.01	0.002	0.001
1	3.078	6.314	12.706	31.821	63.657	318.309	636.619
2	1.886	2.920	4.303	6.965	9.925	22.327	31.599
3	1.638	2.353	3.182	4.541	5.841	10.215	12.924
4	1.533	2.132	2.776	3.747	4.604	7.173	8.610
5	1.476	2.015	2.571	3.365	4.032	5.893	6.869
6	1.440	1.943	2.447	3.143	3.707	5.208	5.959
7	1.415	1.895	2.365	2.998	3.499	4.785	5.408
8	1.397	1.860	2.306	2.896	3.355	4.501	5.041
9	1.383	1.833	2.262	2.821	3.250	4.297	4.781
10	1.372	1.812	2.228	2.764	3.169	4.144	4.587
11	1.363	1.796	2.201	2.718	3.106	4.025	4.437
12	1.356	1.782	2.179	2.681	3.055	3.930	4.318
13	1.350	1.771	2.160	2.650	3.012	3.852	4.221
14	1.345	1.761	2.145	2.624	2.977	3.787	4.140
15	1.341	1.753	2.131	2.602	2.947	3.733	4.073
16	1.337	1.746	2.120	2.583	2.921	3.686	4.015
17	1.333	1.740	2.110	2.567	2.898	3.646	3.965
18	1.330	1.734	2.101	2.552	2.878	3.610	3.922
19	1.328	1.729	2.093	2.539	2.861	3.579	3.883
20	1.325	1.725	2.086	2.528	2.845	3.552	3.850
21	1.323	1.721	2.080	2.518	2.831	3.527	3.819
22	1.321	1.717	2.074	2.508	2.819	3.505	3.792
23	1.319	1.714	2.069	2.500	2.807	3.485	3.768
24	1.318	1.711	2.064	2.492	2.797	3.467	3.745
25	1.316	1.708	2.060	2.485	2.787	3.450	3.725
26	1.315	1.706	2.056	2.479	2.779	3.435	3.707
27	1.314	1.703	2.052	2.473	2.771	3.421	3.690
28	1.313	1.701	2.048	2.467	2.763	3.408	3.674
29	1.311	1.699	2.045	2.462	2.756	3.396	3.659
30	1.310	1.697	2.042	2.457	2.750	3.385	3.646

续表

ν	概率，p						
	单侧:0.10	0.05	0.025	0.01	0.005	0.001	0.0005
	双侧:0.20	0.10	0.05	0.02	0.01	0.002	0.001
40	1.303	1.684	2.021	2.423	2.704	3.307	3.551
60	1.296	1.671	2.000	2.390	2.660	3.232	3.460
120	1.289	1.658	1.980	2.358	2.617	3.160	3.373
∞	1.282	1.645	1.960	2.326	2.576	3.090	3.291

附表3　χ^2分布临界值表

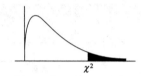

ν	概率，p（右侧尾部面积）												
	0.99	0.98	0.95	0.90	0.80	0.70	0.50	0.30	0.20	0.10	0.05	0.02	0.01
1			0.004	0.016	0.064	0.148	0.455	1.074	1.642	2.706	3.841	5.412	6.635
2	0.020	0.040	0.103	0.211	0.446	0.713	1.386	2.403	3.219	4.605	5.991	7.824	9.210
3	0.115	0.185	0.352	0.584	1.005	1.424	2.366	3.665	4.642	6.251	7.815	9.837	11.341
4	0.297	0.429	0.711	1.064	1.649	2.195	3.357	4.878	5.989	7.779	9.488	11.668	13.277
5	0.554	0.752	1.145	1.610	2.343	3.000	4.351	6.064	7.289	9.236	11.070	13.388	15.068
6	0.872	1.134	1.635	2.204	3.070	3.828	5.348	7.231	8.558	10.645	12.592	15.033	16.812
7	1.239	1.564	2.167	2.833	3.822	4.671	6.346	8.383	9.803	12.017	14.067	16.622	18.475
8	1.646	2.032	2.733	3.490	4.594	5.527	7.344	9.524	11.030	13.362	15.507	18.168	20.090
9	2.088	2.532	3.325	4.168	5.380	6.393	8.343	10.656	12.242	14.684	16.919	19.679	21.666
10	2.558	3.059	3.940	4.865	6.179	7.267	9.342	11.781	13.442	15.987	18.307	21.161	23.209
11	3.053	3.609	4.575	5.578	6.989	8.148	10.341	12.899	14.631	17.275	19.675	22.618	24.725
12	3.571	4.178	5.226	6.304	7.807	9.304	11.340	14.011	15.812	18.549	21.026	24.054	26.217
13	4.107	4.765	5.892	7.042	8.634	9.926	12.340	15.119	16.985	19.812	22.362	25.472	27.688
14	4.660	5.368	6.571	7.790	9.467	10.821	13.339	16.222	18.151	21.064	23.685	26.873	29.141
15	5.229	5.985	7.261	8.547	10.307	11.721	14.339	17.322	19.311	22.307	24.996	28.259	30.578
16	5.812	6.614	7.962	9.312	11.152	12.624	15.338	18.413	20.465	23.542	26.296	29.633	32.000
17	6.408	7.255	8.672	10.035	12.002	13.531	16.338	19.511	21.615	24.769	27.587	30.995	33.409
18	7.015	7.906	9.390	10.865	12.857	14.440	17.338	20.601	22.760	25.989	28.869	32.346	34.805
19	7.633	8.567	10.117	11.651	13.716	15.352	18.338	21.689	23.900	27.204	30.144	33.687	36.191
20	8.260	9.237	10.851	12.443	14.578	16.266	19.337	22.775	25.038	28.412	31.410	35.020	37.566
21	8.897	9.915	11.591	13.240	15.445	17.182	20.337	23.858	26.171	29.615	32.671	36.343	38.932
22	9.542	10.600	12.338	14.041	16.314	18.101	21.337	24.939	27.301	30.813	33.924	37.659	40.289
23	10.196	11.293	13.091	14.848	17.187	19.021	22.337	26.018	28.429	32.007	35.172	37.968	41.638
24	10.856	11.992	13.848	15.659	18.062	19.943	23.337	27.096	29.553	33.196	36.415	40.270	42.980
25	11.524	12.697	14.611	16.473	18.940	20.867	24.337	28.172	30.675	34.382	37.652	41.566	44.314
26	12.198	13.409	15.379	17.292	19.820	21.792	25.336	29.246	31.795	35.563	38.885	42.856	45.642

续表

ν	概率,p(右侧尾部面积)												
	0.99	0.98	0.95	0.90	0.80	0.70	0.50	0.30	0.20	0.10	0.05	0.02	0.01
27	12.897	14.125	16.151	18.114	20.703	22.719	26.336	30.319	32.912	36.741	40.113	44.140	46.963
28	13.565	14.847	16.928	18.930	21.588	23.647	27.336	31.391	34.027	37.916	41.337	45.419	48.278
29	14.256	15.574	17.708	19.768	22.475	24.577	28.336	32.461	35.139	39.087	42.557	46.693	49.588
30	14.593	16.306	18.493	20.599	23.364	25.508	29.336	33.530	36.250	40.256	43.773	47.962	50.892

附表4 F 分布临界值表

（双侧 $\alpha = 0.10$，方差齐性检验用；
单侧 $\alpha = 0.05$，方差分析检验用）

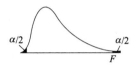

分母自由度 ν_2	分子自由度 ν_1																
	1	2	3	4	5	6	7	8	9	10	11	12	15	20	30	∞
1	161.45	199.50	215.71	224.58	230.16	233.99	236.77	238.88	240.54	241.88	242.98	243.91	245.95	248.01	250.10	254.31
2	18.51	19.00	19.16	19.25	19.30	19.33	19.35	19.37	19.38	19.40	19.40	19.41	19.43	19.45	19.46	19.50
3	10.13	9.55	9.28	9.12	9.01	8.94	8.89	8.85	8.81	8.79	8.76	8.74	8.70	8.66	8.62	8.53
4	7.71	6.94	6.59	6.39	6.26	6.16	6.09	6.04	6.00	5.96	5.94	5.91	5.86	5.80	5.75	5.63
5	6.61	5.79	5.41	5.19	5.05	4.95	4.88	4.82	4.77	4.74	4.70	4.68	4.62	4.56	4.50	4.36
6	5.99	5.14	4.76	4.53	4.39	4.28	4.21	4.15	4.10	4.06	4.03	4.00	3.94	3.87	3.81	3.67
7	5.59	4.74	4.35	4.12	3.97	3.87	3.79	3.73	3.68	3.64	3.60	3.57	3.51	3.44	3.38	3.23
8	5.32	4.46	4.07	3.84	3.69	3.58	3.50	3.44	3.39	3.35	3.31	3.28	3.22	3.15	3.08	2.93
9	5.12	4.26	3.86	3.63	3.48	3.37	3.29	3.23	3.18	3.14	3.10	3.07	3.01	2.94	2.86	2.71
10	4.96	4.10	3.71	3.48	3.33	3.22	3.14	3.07	3.02	2.98	2.94	2.91	2.85	2.77	2.70	2.54
11	4.84	3.98	3.59	3.36	3.20	3.09	3.01	2.95	2.90	2.85	2.82	2.79	2.72	2.65	2.57	2.40
12	4.75	3.89	3.49	3.26	3.11	3.00	2.91	2.85	2.80	2.75	2.72	2.69	2.62	2.54	2.47	2.30
13	4.67	3.81	3.41	3.18	3.03	2.92	2.83	2.77	2.71	2.67	2.63	2.60	2.53	2.46	2.38	2.21
14	4.60	3.74	3.34	3.11	2.96	2.85	2.76	2.70	2.65	2.60	2.57	2.53	2.46	2.39	2.31	2.13
15	4.54	3.68	3.29	3.06	2.90	2.79	2.71	2.64	2.59	2.54	2.51	2.48	2.40	2.33	2.25	2.07
16	4.49	3.63	3.24	3.01	2.85	2.74	2.66	2.59	2.54	2.49	2.46	2.42	2.35	2.28	2.19	2.01
17	4.45	3.59	3.20	2.96	2.81	2.70	2.61	2.55	2.49	2.45	2.41	2.38	2.31	2.23	2.15	1.96
18	4.41	3.55	3.16	2.93	2.77	2.66	2.58	2.51	2.46	2.41	2.37	2.34	2.27	2.19	2.11	1.92
19	4.38	3.52	3.13	2.90	2.74	2.63	2.54	2.48	2.42	2.38	2.34	2.31	2.23	2.16	2.07	1.88
20	4.35	3.49	3.10	2.87	2.71	2.60	2.51	2.45	2.39	2.35	2.31	2.28	2.20	2.12	2.04	1.84
21	4.32	3.47	3.07	2.84	2.68	2.57	2.49	2.42	2.37	2.32	2.28	2.25	2.18	2.10	2.01	1.81
22	4.30	3.44	3.05	2.82	2.66	2.55	2.46	2.40	2.34	2.30	2.26	2.23	2.15	2.07	1.98	1.78
23	4.28	3.42	3.03	2.80	2.64	2.53	2.44	2.37	2.32	2.27	2.24	2.20	2.13	2.05	1.96	1.76
24	4.26	3.40	3.01	2.78	2.62	2.51	2.42	2.36	2.30	2.25	2.22	2.18	2.11	2.03	1.94	1.73
25	4.24	3.39	2.99	2.76	2.60	2.49	2.40	2.34	2.28	2.24	2.20	2.16	2.09	2.01	1.92	1.71
26	4.23	3.37	2.98	2.74	2.59	2.47	2.39	2.32	2.27	2.22	2.18	2.15	2.07	1.99	1.90	1.69
27	4.21	3.35	2.96	2.73	2.57	2.46	2.37	2.31	2.25	2.20	2.17	2.13	2.06	1.97	1.88	1.67
28	4.20	3.34	2.95	2.71	2.56	2.45	2.36	2.29	2.24	2.19	2.15	2.12	2.04	1.96	1.87	1.65
29	4.18	3.33	2.93	2.70	2.55	2.43	2.35	2.28	2.22	2.18	2.14	2.10	2.03	1.94	1.85	1.64

续表

分母自由度 ν_2	分子自由度 ν_1															
	1	2	3	4	5	6	7	8	9	10	11	12	15	20	30	∞
30	4.17	3.32	2.92	2.69	2.53	2.42	2.33	2.27	2.21	2.16	2.13	2.09	2.01	1.93	1.84	1.62
40	4.08	3.23	2.84	2.61	2.45	2.34	2.25	2.18	2.12	2.08	2.04	2.00	1.92	1.84	1.74	1.51
60	4.00	3.15	2.76	2.53	2.37	2.25	2.17	2.10	2.04	1.99	1.95	1.92	1.84	1.75	1.65	1.39
120	3.92	3.07	2.68	2.45	2.29	2.18	2.09	2.02	1.96	1.91	1.87	1.83	1.75	1.66	1.55	1.25
∞	3.84	3.00	2.60	2.37	2.21	2.10	2.01	1.94	1.88	1.83	1.79	1.75	1.67	1.57	1.46	1.00

附表 5 T 界值表（配对比较的符号秩和检验用）

n	单侧:0.05 0.010	0.025 双侧:0.10	0.01 0.05	0.005 0.02
5	0～15	—	—	—
6	2～19	0～21	—	—
7	3～25	2～26	0～28	—
8	5～31	3～33	1～35	0～36
9	8～37	5～40	3～42	1～44
10	10～45	8～47	5～50	3～52
11	13～53	10～56	7～59	5～61
12	17～61	13～65	9～69	7～71
13	21～70	17～74	12～79	9～82
14	25～80	21～84	15～90	12～93
15	30～90	25～95	19～101	15～105
16	35～101	29～107	23～113	19～117
17	41～112	34～119	27～126	23～130
18	47～124	40～131	32～139	27～144
19	53～137	46～144	37～153	32～158
20	60～150	52～158	43～167	37～173
21	67～164	58～173	49～182	42～189
22	75～178	65～188	55～198	48～205
23	83～193	73～203	62～214	54～222
24	91～209	81～219	69～231	61～239
25	100～225	89～236	76～249	68～257
26	110～241	98～253	84～267	75～276
27	119～259	107～271	92～286	83～295
28	130～276	116～290	101～305	91～315
29	140～295	126～309	110～325	100～335
30	151～314	137～328	120～345	109～356
31	163～333	147～349	130～366	118～378
32	175～353	159～369	140～388	128～400
33	187～374	170～391	151～410	138～423
34	200～395	182～413	162～433	148～447
35	213～417	195～435	173～457	159～471
36	227～439	208～458	185～481	171～495
37	241～462	221～482	198～505	182～521
38	256～485	235～506	211～530	194～547
39	271～509	249～531	224～556	207～573
40	286～534	264～556	238～582	220～600

n	单侧:0.05 0.010	0.025 双侧:0.10	0.01 0.05	0.005 0.02
41	302～559	279～582	252～609	233～628
42	319～584	294～609	266～637	247～656
43	336～610	310～636	281～665	261～685
44	353～637	327～663	296～694	276～714
45	371～664	343～692	312～723	291～744
46	389～692	361～720	328～753	307～774
47	407～721	378～750	345～783	322～806
48	426～750	396～780	362～814	339～837
49	446～779	415～810	379～846	355～870
50	466～809	434～841	397～878	373～902

附表6　T 界值表（两样本比较的秩和检验用）

		单侧	双侧		单侧	双侧
	1 行	$p=0.05$	$p=0.10$;	3 行	$p=0.01$	$p=0.02$;
	2 行	$p=0.025$	$p=0.05$;	4 行	$p=0.005$	$p=0.01$

n_1（较小 n）	n_2-n_1										
	0	1	2	3	4	5	6	7	8	9	10
2				3～13	3～15	3～17	4～18	4～20	4～22	4～24	5～25
							3～19	3～21	3～23	3～25	4～26
3	6～15	6～18	7～20	8～22	8～25	9～27	10～29	10～32	11～34	11～37	12～39
		6～21	7～23	7～26	8～28	8～31	9～33	9～36	10～38	10～41	
			6～27	6～30	7～32	7～35	7～38	8～40	8～43		
			6～33	6～36	6～39	7～41	7～44				
4	11～25	12～28	13～31	14～34	15～37	16～40	17～43	18～46	19～49	20～52	21～55
	10～26	11～29	12～32	13～35	14～38	14～42	15～45	16～48	17～51	18～54	19～57
	10～30	11～33	11～37	12～40	13～43	13～47	14～50	15～53	15～57	16～60	
	10～34	10～38	11～41	11～45	12～48	12～52	13～55	13～59	14～62		
5	19～36	20～40	21～44	23～47	24～51	26～54	27～58	28～62	30～65	31～69	33～72
	17～38	18～42	20～45	21～49	22～53	23～57	24～61	26～64	27～68	28～72	29～76
	16～39	17～43	18～47	19～51	20～55	21～59	22～63	23～67	24～71	25～75	26～79
	15～40	16～44	16～49	17～53	18～57	19～61	20～65	21～69	22～73	22～78	23～82
6	28～50	29～55	31～59	33～63	35～67	37～71	38～76	40～80	42～84	44～88	46～92
	26～52	27～57	29～61	31～65	32～70	34～74	35～79	37～83	38～88	40～92	42～96
	24～54	25～59	27～63	28～68	29～73	30～78	32～82	33～87	34～92	36～96	37～101
	23～55	24～60	25～65	26～70	27～75	28～80	30～84	31～89	32～94	33～99	32～104
7	39～66	41～71	43～76	45～81	47～86	49～91	52～95	54～100	46～105	58～110	61～114
	36～69	38～74	40～79	42～84	44～89	46～94	48～99	50～104	52～109	54～114	56～119
	34～71	35～77	37～82	39～87	40～93	42～98	44～103	45～109	47～114	49～119	51～124
	32～73	34～78	35～84	37～89	38～95	40～100	41～106	43～111	44～117	45～122	47～128

n_1（较小 n）	n_2-n_1										
	0	1	2	3	4	5	6	7	8	9	10
8	51~85	54~90	56~96	59~101	62~106	64~112	67~117	69~123	72~128	75~133	77~139
	49~87	51~93	53~99	55~105	58~110	60~116	62~122	65~127	67~133	70~138	72~144
	45~91	47~97	49~103	51~109	53~115	56~120	58~126	60~132	62~138	64~144	66~150
	43~93	45~99	47~105	49~111	51~117	53~123	54~130	56~136	58~142	60~148	62~154
9	66~105	69~111	72~117	75~123	78~129	81~135	84~141	87~147	90~153	93~159	96~165
	62~109	65~115	68~121	71~127	73~134	76~140	79~146	82~152	84~159	87~165	90~171
	59~112	61~119	63~126	66~132	68~139	71~145	73~152	76~158	78~165	81~171	83~178
	56~115	58~122	61~128	63~135	65~142	67~149	69~156	72~162	74~169	76~176	78~183
10	82~128	86~134	89~141	92~148	96~154	99~161	103~167	106~174	110~180	113~187	117~193
	78~132	81~139	84~146	88~152	91~159	94~166	97~173	100~180	103~187	107~193	110~200
	74~136	77~143	79~151	82~158	85~165	88~172	91~179	93~187	96~194	99~201	102~208
	71~139	73~147	76~154	79~161	81~169	84~176	86~184	89~191	92~198	94~206	97~213

附表 7　H 界值表（三样本比较的秩和检验用）

n	n_1	n_2	n_3	p	
				0.05	0.01
7	3	2	2	4.71	
	3	3	1	5.14	
8	3	3	2	5.36	
	4	2	2	5.33	
	4	3	1	5.21	
	5	2	1	5.00	
9	3	3	3	5.60	7.20
	4	3	2	5.44	6.44
	4	4	1	4.97	6.67
	5	2	2	5.16	6.53
	5	3	1	4.96	
10	4	3	3	5.79	6.75
	4	4	2	5.46	7.04
	5	3	2	5.25	6.91
	5	4	1	4.99	6.96
11	4	4	3	5.60	7.14
	5	3	3	5.65	7.08
	5	4	2	5.27	7.21
	5	5	1	5.13	7.31
12	4	4	4	5.69	7.65
	5	4	3	5.66	7.45
	5	5	2	5.34	7.34
13	5	4	4	5.66	7.76
	5	5	3	5.71	7.58
14	5	5	4	5.67	7.82
15	5	5	5	5.78	8.00